国家中医药管理局高等中医药教育
面向21世纪教学内容和课程体系改革研究成果
供中医药类专业用

中药学
中药基础与应用

第2版

卫生部医学CAI课件

主　编　赵　越

副主编　张贵君　贾　真

主　审　颜正华

编　委（以姓氏笔画为序）

王　辉（河南中医学院）　　　　　　张贵君（北京中医药大学）
王茂生（山西中医学院）　　　　　　周　晔（天津医科大学）
邓先瑜（安徽中医药大学）　　　　　郑虎占（北京中医药大学）
刘立萍（辽宁中医药大学）　　　　　赵　越（广东药学院）
安中原（广州科技职业技术学院）　　赵成国（吉林大学珠海学院）
李　鹏（福建医科大学）　　　　　　贾　真（广东药学院）
李寅超（郑州大学）　　　　　　　　聂　晶（江西中医药大学）
吴红彦（甘肃中医学院）　　　　　　董建勇（温州医科大学）
张　萌（天津中医药大学）　　　　　揭　晶（武汉生物工程学院）
张凤瑞（长春中医药大学）　　　　　雷　蕾（成都市食品药品检测中心）
张荣华（暨南大学）　　　　　　　　燕　平（山西中医学院）

人民卫生出版社

图书在版编目（CIP）数据

中药学：中药基础与应用/赵越主编.—2版.
—北京：人民卫生出版社，2013.8
ISBN 978-7-117-17757-3

Ⅰ.①中… Ⅱ.①赵… Ⅲ.①中药学-医学院校-教材 Ⅳ.①R28

中国版本图书馆CIP数据核字（2013）第180777号

| 人卫智网 | www.ipmph.com | 医学教育、学术、考试、健康，购书智慧智能综合服务平台 |
| 人卫官网 | www.pmph.com | 人卫官方资讯发布平台 |

版权所有，侵权必究！

中药学——中药基础与应用
第2版

主　　编：赵　越
出版发行：人民卫生出版社（中继线 010-59780011）
地　　址：北京市朝阳区潘家园南里19号
邮　　编：100021
E - mail：pmph @ pmph.com
购书热线：010-59787592　010-59787584　010-65264830
印　　刷：北京虎彩文化传播有限公司
经　　销：新华书店
开　　本：787×1092　1/16　印张：28
字　　数：681千字
版　　次：2004年2月第1版　2013年8月第2版
　　　　　2022年1月第2版第7次印刷（总第15次印刷）
标准书号：ISBN 978-7-117-17757-3
定价（含光盘）：62.00元

打击盗版举报电话：010-59787491　E-mail：WQ @ pmph.com
（凡属印装质量问题请与本社市场营销中心联系退换）

前 言

为了适应我国高等中医药教育改革和发展的需要,根据教育部《关于"十五"期间普通高等教育教材建设改革的意见》精神编写了本教材。本教材属于国家中医药管理局高等中医药教育面向 21 世纪教学内容和课程体系改革的研究成果;《运用教育心理学原理指导中药学教学方法与课程体系的改革研究》。本成果经查新为国内首创,专家鉴定为国内领先水平,国医大师、中药学专家颜正华教授作为专家组组长和主审,给予了较高的评价。本课件第 1 版出版后于 2007 年获中华人民共和国新闻出版总署中国政府出版奖电子出版物奖;2006 年获全国第十届教学软件大奖赛高等教育组多媒体课件优秀奖;广东省教学软件大奖赛高等教育组多媒体课件三等奖。主编赵越教授为教育部高等学校医药学科教学指导委员会委员、省级教学名师,其负责的《中药学》课程在 2010 年获得国家级精品课程的光荣称号。

本次修订,主要按照 2010 年版《中华人民共和国药典》进行了更新,补充了 2004 年以来单味药的运用范围,并将原单独发行的光盘配于书中,让利于广大读者与学生。

《中药学》是高等中医药院校中药专业和中医专业的必修课程,是中医药学的重要组成部分。她宛若中医学这座宏伟大厦的奠基石,所以掌握中药学知识对学好中医学有着举足轻重的作用。由于历届学生普遍反映中药学比较枯燥,不易记忆;抽象的功效主治很难理解;在内容上《中药学》(中药的基本药性)与《方剂学》(中药的临床配伍应用)两门教材长期脱节,即理论与实践脱节。针对上述问题,我们在对教学内容、教学方法和教学手段进行较为系统研究的基础上,进行了教学改革的积极探索,为解决以上问题做了大胆尝试,在教材中体现了如下特点:

1. 运用了教育心理学中的"学习动机"理论,旨在培养和激发学生的学习兴趣,提高学习效率。

2. 系统地运用了智育心理理论,以增强学生的学习效果,重点突出,教学知识点简明扼要。构建知识框架,将知识系统化、条理化。

3. 根据记忆规律,进行信息编码,将意义识记和机械识记相结合,对比、联系穿插进行。

4. 采用图表等形式对信息进行加工,归纳整理,重点突出,一目了然。

5. 教学层面广泛,具有普及性、通用性和前瞻性,有利于推动教育的深化和改革。

6. 在知识的框架上,能与边缘学科有机结合,体现了现代中药学的特点。

7. 在内容上有所创新,主要表现在以下几个方面。

(1)每章概述中增加了治疗范围项目,可谓独辟蹊径;并以脏腑、经络理论为主线,详细阐述了中药的使用范围,使本教材更具有实用性。

(2)对每类中药均系统阐述了其含义、归经和治疗范围、性能特点、作用与适应证、配伍原则、注意事项、现代药理作用与单味药的临床运用,充分体现了中药理论体系的整体观,反映了基本知识的规律性,具有较强的指导意义。

(3) 每味药名后边直接标注入药部位，便于学生对药用部位的直观记忆。

(4) 每味药均概括说明了其功效及应用特点，通俗易懂，并将不同类别具有共性功效或应用特点的药物进行比较，突出了临床用药的关键性问题，有助于学生的理解和记忆。

(5) 以表格的形式将功效主治与配伍组方的要点归纳，便于理解和记忆；并结合方剂学教材和大纲，将该味药的配伍组方列出，以君臣佐使直接标注，说明该药在方剂中的应用地位，以此来加深学生对中药主要功效与临床运用"因果"关系的理解，突出重点，提高学习效率，从而体现了临床中药学的科学内涵，并将273首方剂学的内容简明扼要展现在光盘背景资料中，包括方剂的组成、功用、主治、辨证要点、病机和主要配伍（内容结合中药学学习的重点编撰，如药对的配伍等）。中药学与方剂学两门学科在教材中的有机结合，旨在为临床中药学的发展作一些尝试，希望能唤起中医药同仁的共鸣。

(6) 增补了中药现代研究的内容，其中包括化学成分、药理作用及单味药的临床应用。试图将传统中药与现代的中药药理、中药化学等知识紧密联系，便于学生从中药的药效物质基础来理解中药基本理论与临床用药的相关性。

8. 利用模像直观提高学习理解的效果（详见光盘）。将现代科学技术与传统中医药相结合，通过CD-ROM多媒体软件的制作，提供了大量的感性素材。以彩色图片（730余幅）的形式表述了每味中药的基原及药材饮片的特征；运用动画的形式（100余个二维动画设计）形象阐释中药的主要作用或适应证；将中药文化以诗歌、连环画（10余个）的形式展现；集典故、趣闻和知识于一体，有利于活跃思维和学习气氛，将中药学抽象的概念拟人化、客观化，使教学内容变得栩栩如生、好记易懂，使中药学课堂教学更加直观、形象、生动活泼。

每章节药物后面有"互动问答"、"思考题"及"趣味总结"。前两项引导学生在解答问题过程中通过思维、归纳、总结、记忆所学内容；而趣味总结体现了"顺根摸豆"的学习方法。如：本教材各论有21章，每章药物既有共性，又有个性。以马铃薯为例，地上的茎、叶、花、果形态一致，犹如每章的共性；地下的马铃薯形态各异，犹如每味药物的特点。这样，每章药物知识构建一个框架，作为一个整体看待，有利于总结掌握。只要掌握了学习方法，《中药学》很容易学习和掌握，一本书只不过是二十几串马铃薯而已。

本教材包括总论和各论两大部分。总论5章，分别阐述中药的起源和中药学的发展、中药的产地与采集、中药的炮制、中药的性能、中药的应用等内容。

各论按药物的功效分为21章，按国家中医药管理局教学大纲要求，共收载药物377种，其中掌握药物132种（附药22种），熟悉药物81种（附药9种），了解药物88种（附药3种），从索引中检索；参考药物42种，在相似药物比较中列出。

每章均明确列出学习要求，将教学内容分为掌握、熟悉、了解三大部分。根据教考内容：一般要求掌握的药物需熟记性味、功效、应用，特殊重要的药物还要求记归经；熟悉的药物要求熟记功效和主要应用；了解的药物要求记归类或其主要特点即可。

各论每章均介绍了该章中药的含义，归经与治疗范围，性能特点，分类，作用与适应证，配伍原则，注意事项及药理作用。单味药叙述的内容如下：名称、来源、采地、性味归经、功用特点、功效主治与配伍组方、用法用量、注意事项（从证候、配伍、饮食、妊娠等方面介绍药物的禁忌情况）、现代研究（包括主要成分、药理作用及单味药的临床应用）。

本教材适用于高等中医药院校中医、中药专业的学生使用，亦可作为研究生、专科等多层次中药教学使用。鉴于本教材的知识面较为广泛,在教学过程中可针对不同的教学对象取舍讲授内容。

此外,在多媒体教材动画创作过程中,由于中医的概念较抽象,我们力求能较客观地表现其功效与应用,初次尝试,定有纰漏。对于教材中的不妥之处,一并恳请专家、学者不吝赐教,以便改进提高。

编委会

2013 年 5 月

序

中药学是祖国医药学重要的组成部分,她为人类的健康事业作出了伟大的贡献。在人类社会进入 21 世纪的时刻,中药学正在展示其灿烂的前景和广阔的发展空间,所以,作为我国的高等中医药教育,中药学的战略地位已经突出地摆在了我们面前。加强中医药教育,努力提高人类的健康水平,是时代赋予我们的光荣使命。加强中医药人才的培养,首先应从教师、教材、教法、教具抓起。由广东药学院赵越教授主编,多所中医药院校的专家参编的《中药学》配套教材,就是一部为适应我国高等中医药教育改革和发展需要的创新性教材。

该教材是配套多媒体光盘的系列教材,属于国家中医药管理局"高等中医药教育面向 21 世纪教学内容和课程体系改革"的研究成果,经专家鉴定认为其研究成果已达到国内本学科的领先水平。其突出的特点在于将教学内容、教学方法、教学课件紧密结合,充分体现了运用现代教育心理学原理进行《中药学》教学方法改革的方向。

该教材的主要特点为:运用了教育心理学的原理编写;采用智育心理理论构建知识框架,能与边缘学科有机结合,体现了现代中药学的特点;根据学生的记忆规律将知识进行信息化,并利用图表等形式对知识信息进行加工、归纳整理;通过制作配套多媒体软件,利用模像直观以提高教学质量;知识层面广泛,既有普及性、又有通用性和前瞻性,有利于推动中药教育的深化和改革。在内容上以脏腑、经络理论为主线阐述了中药的使用范围,充分体现了中药理论体系的整体观,反映了基本知识的规律性,具有较强的指导性意义。此外,教材中增补了中药现代研究的内容,运用彩色图片和动画的形式形象阐释中药的主要作用或适应证,集知识性、科学性、趣味性、实用性和先进性于一体。

综上所述,该教材的特点不一而足,读后颇受启迪,甚感中药人才培养有章,事业发展必定前途无量,感怀之余,草草数笔,不成为序,望中药同仁以鉴之。

颜正华

2004 年 2 月

颜正华教授主审书面意见

北京中医学院中药研究所公用笺

赵越老师：你好！

来稿已收阅。感到这本教材优点很多，特别是能体现教改精神。教材简明扼要，分数适当，条理清楚，能突出重点。其中功能主治以表格形式描述，配伍结合方剂，并有说吟，令人醒目。所附现代研究，也很有参考价值。为了使学生勇于学习和掌握药性，前有学习要求，后有药物功效对比以及思考题等，对教学都是十分有利的。在光盘中，有趣味问答，以连环画的形式介绍中药典故，避免学习中药枯燥乏味，又在光盘中收录233首方剂的组成功效、主治辨证要点、病机和主药配伍等，为方药结合，创造条件，颇为可取。总之，教材加光盘，对本门课程的教学内容有创造性和先进性，为中药学教改，提高教学质量，作出了贡献，向你祝贺！

教材经初步阅读，提些意见，很不成熟，仅供参考。（附后）

即说

教安！

颜正华 03.8.31.

目 录

总 论

第一章　中药的起源和中药学的发展 … 1

第二章　中药的产地与采集 ………… 9
　第一节　产地 …………………………… 9
　第二节　采集 …………………………… 10

第三章　中药的炮制 ………………… 12
　第一节　炮制的目的 ………………… 12
　第二节　炮制的方法 ………………… 14

第四章　中药的性能 ………………… 17
　第一节　四气 …………………………… 18
　第二节　五味 …………………………… 19
　第三节　升降浮沉 ……………………… 20
　第四节　归经 …………………………… 22
　第五节　毒性 …………………………… 24

第五章　中药的应用 ………………… 27
　第一节　中药的配伍 ………………… 27
　第二节　用药禁忌 ……………………… 29
　第三节　剂量 …………………………… 31
　第四节　用法 …………………………… 32

各 论

第一章　解表药 ……………………… 37
　第一节　发散风寒药 ………………… 39
　　麻黄 …………………………………… 39
　　桂枝 …………………………………… 40
　　紫苏叶（附：紫苏梗） ……………… 42
　　生姜（附：生姜皮、生姜汁） ……… 43
　　香薷 …………………………………… 45
　　荆芥 …………………………………… 46
　　防风 …………………………………… 47
　　羌活 …………………………………… 48
　　白芷 …………………………………… 49
　　细辛 …………………………………… 51
　　藁本 …………………………………… 52
　　苍耳子 ………………………………… 53
　　辛夷 …………………………………… 54

　第二节　发散风热药 ………………… 56
　　薄荷 …………………………………… 56
　　牛蒡子 ………………………………… 57
　　蝉蜕 …………………………………… 58
　　桑叶 …………………………………… 59
　　菊花 …………………………………… 60
　　蔓荆子 ………………………………… 62
　　柴胡 …………………………………… 62
　　升麻 …………………………………… 64
　　葛根（附：葛花） …………………… 65
　　淡豆豉 ………………………………… 67

第二章　清热药 ……………………… 69
　第一节　清热泻火药 ………………… 71
　　石膏 …………………………………… 71

知母……73
芦根……74
天花粉……75
淡竹叶(附:竹叶)……76
栀子……77
夏枯草……78
决明子……79

第二节 清热燥湿药……80
黄芩……81
黄连……83
黄柏……85
龙胆……87
秦皮……88
苦参……89
白鲜皮……90

第三节 清热解毒药……91
金银花(附:忍冬藤)……91
连翘……92
蒲公英……94
紫花地丁……95
野菊花……96
穿心莲……96
大青叶……97
板蓝根……98
青黛……99
绵马贯众……101
鱼腥草……101
红藤……103
败酱草……103
射干……104
山豆根(附:北豆根)……105
白头翁……107
蚤休……107
白花蛇舌草……108
土茯苓……109
熊胆……109

第四节 清热凉血药……111
地黄……112
玄参……113

牡丹皮……115
赤芍……116
紫草……117
水牛角……118

第五节 清虚热药……119
青蒿……119
地骨皮……121
银柴胡……122
胡黄连……123

第三章 泻下药……124
第一节 攻下药……126
大黄……126
芒硝……128
番泻叶……130
芦荟……131

第二节 润下药……132
火麻仁……132
郁李仁……133

第三节 峻下逐水药……134
甘遂……134
京大戟(附:红大戟)……134
牵牛子……135
巴豆……136

第四章 祛风湿药……139
第一节 祛风湿散寒药……140
独活……140
威灵仙……141
川乌(附:草乌)……142
蕲蛇(附:金钱白花蛇)……143
雷公藤……145
木瓜……146

第二节 祛风湿清热药……148
秦艽……148
防己……149
豨莶草……150
络石藤……151

第三节 祛风湿强筋骨药……152

五加皮 …………………… 152
　　桑寄生 …………………… 152
　　狗脊 ……………………… 153

第五章　化湿药 ………………… 156
　　广藿香 …………………… 157
　　佩兰 ……………………… 158
　　苍术 ……………………… 159
　　厚朴 ……………………… 160
　　砂仁 ……………………… 161
　　豆蔻 ……………………… 162

第六章　利水渗湿药 …………… 164
　第一节　利水消肿药 ………… 165
　　茯苓（附：茯苓皮、赤茯苓、
　　　　白茯苓、茯神）………… 165
　　薏苡仁 …………………… 167
　　猪苓 ……………………… 168
　　泽泻 ……………………… 169
　　香加皮 …………………… 169
　第二节　利尿通淋药 ………… 170
　　车前子（附：车前草）……… 170
　　滑石 ……………………… 171
　　木通 ……………………… 172
　　瞿麦 ……………………… 173
　　地肤子 …………………… 174
　　海金沙 …………………… 174
　　石韦 ……………………… 175
　　萆薢 ……………………… 175
　第三节　利湿退黄药 ………… 176
　　茵陈 ……………………… 176
　　金钱草 …………………… 177
　　虎杖 ……………………… 178

第七章　温里药 ………………… 181
　　附子 ……………………… 182
　　干姜 ……………………… 183
　　肉桂 ……………………… 185
　　吴茱萸 …………………… 187

　　小茴香 …………………… 189
　　高良姜 …………………… 189
　　花椒 ……………………… 190
　　丁香 ……………………… 191
　　荜茇 ……………………… 192

第八章　理气药 ………………… 194
　　陈皮（附：橘核、橘络、橘叶、
　　　　化橘红）………………… 196
　　青皮 ……………………… 197
　　枳实（附：枳壳）…………… 198
　　木香 ……………………… 200
　　沉香 ……………………… 201
　　香附 ……………………… 202
　　川楝子 …………………… 203
　　乌药 ……………………… 204
　　荔枝核 …………………… 205
　　佛手 ……………………… 205
　　薤白 ……………………… 206
　　柿蒂 ……………………… 207

第九章　消食药 ………………… 208
　　山楂 ……………………… 209
　　神曲 ……………………… 210
　　麦芽 ……………………… 211
　　谷芽 ……………………… 212
　　莱菔子 …………………… 212
　　鸡内金 …………………… 213

第十章　驱虫药 ………………… 215
　　使君子 …………………… 216
　　苦楝皮 …………………… 217
　　槟榔 ……………………… 217
　　南瓜子 …………………… 218
　　鹤草芽 …………………… 219
　　雷丸 ……………………… 219

第十一章　止血药 ……………… 221
　第一节　凉血止血药 ………… 223

大蓟 …………………………… 223	骨碎补 …………………………… 258
小蓟 …………………………… 224	马钱子 …………………………… 259
地榆 …………………………… 224	血竭 …………………………… 260
槐花(附:槐角) …………………………… 225	第四节 破血消癥药 …………………………… 261
侧柏叶 …………………………… 226	莪术 …………………………… 261
白茅根 …………………………… 227	三棱 …………………………… 262
苎麻根 …………………………… 228	水蛭 …………………………… 263
第二节 化瘀止血药 …………………………… 229	穿山甲 …………………………… 264
三七 …………………………… 229	
茜草 …………………………… 231	第十三章 化痰止咳平喘药 …………………………… 267
蒲黄 …………………………… 232	第一节 化痰药 …………………………… 269
第三节 收敛止血药 …………………………… 233	半夏 …………………………… 269
白及 …………………………… 233	天南星(附:胆南星) …………………………… 270
仙鹤草 …………………………… 234	白附子(附:关白附) …………………………… 271
棕榈炭 …………………………… 235	芥子 …………………………… 272
第四节 温经止血药 …………………………… 236	旋覆花 …………………………… 273
炮姜 …………………………… 236	白前 …………………………… 274
艾叶 …………………………… 237	前胡 …………………………… 275
	桔梗 …………………………… 276
第十二章 活血化瘀药 …………………………… 239	川贝母 …………………………… 277
第一节 活血止痛药 …………………………… 241	浙贝母 …………………………… 278
川芎 …………………………… 241	瓜蒌 …………………………… 279
延胡索 …………………………… 242	竹茹 …………………………… 280
郁金 …………………………… 244	竹沥 …………………………… 281
姜黄 …………………………… 245	天竺黄 …………………………… 282
乳香 …………………………… 245	海藻 …………………………… 282
没药 …………………………… 246	昆布 …………………………… 283
五灵脂 …………………………… 247	黄药子 …………………………… 284
第二节 活血调经药 …………………………… 248	第二节 止咳平喘药 …………………………… 285
丹参 …………………………… 248	苦杏仁(附:甜杏仁) …………………………… 285
红花(附:番红花) …………………………… 249	紫苏子 …………………………… 286
桃仁 …………………………… 251	百部 …………………………… 287
益母草(附:泽兰) …………………………… 252	紫菀 …………………………… 288
牛膝 …………………………… 253	款冬花 …………………………… 289
鸡血藤 …………………………… 255	马兜铃 …………………………… 290
第三节 活血疗伤药 …………………………… 256	枇杷叶 …………………………… 291
土鳖虫 …………………………… 256	桑白皮 …………………………… 292
自然铜 …………………………… 257	葶苈子 …………………………… 293
苏木 …………………………… 257	白果(附:银杏叶) …………………………… 294

第十四章　安神药 …… 296
第一节　重镇安神药 …… 297
朱砂 …… 297
磁石 …… 298
龙骨（附：龙齿） …… 299
琥珀 …… 300
第二节　养心安神药 …… 301
酸枣仁 …… 301
柏子仁 …… 302
远志 …… 303

第十五章　平肝息风药 …… 305
第一节　平抑肝阳药 …… 306
石决明 …… 306
珍珠母 …… 307
牡蛎 …… 308
赭石 …… 309
蒺藜 …… 310
第二节　息风止痉药 …… 312
羚羊角 …… 312
牛黄 …… 313
钩藤 …… 314
天麻 …… 315
地龙 …… 317
全蝎 …… 318
蜈蚣 …… 320
僵蚕（附：僵蛹） …… 321

第十六章　开窍药 …… 323
麝香 …… 324
冰片 …… 326
苏合香 …… 327
石菖蒲 …… 328
蟾酥 …… 329

第十七章　补虚药 …… 332
第一节　补气药 …… 334
人参 …… 334
西洋参 …… 337
党参 …… 338
太子参 …… 339
黄芪 …… 339
白术 …… 342
山药 …… 343
白扁豆 …… 344
甘草 …… 345
大枣 …… 347
第二节　补阳药 …… 348
鹿茸（附：鹿角、鹿角胶、鹿角霜） …… 348
巴戟天 …… 349
淫羊藿 …… 350
补骨脂 …… 351
益智 …… 353
肉苁蓉（附：锁阳） …… 354
菟丝子 …… 354
沙苑子 …… 355
杜仲 …… 356
续断 …… 357
蛤蚧 …… 358
冬虫夏草 …… 359
紫河车 …… 360
第三节　补血药 …… 361
当归 …… 361
熟地黄 …… 362
白芍 …… 363
何首乌 …… 364
阿胶 …… 366
第四节　补阴药 …… 367
北沙参 …… 367
南沙参 …… 368
百合 …… 369
麦冬 …… 369
天冬 …… 371
石斛 …… 372
玉竹 …… 373
黄精 …… 373
枸杞子 …… 374

墨旱莲 ……………………… 375
女贞子 ……………………… 376
龟甲 ………………………… 377
鳖甲 ………………………… 378

第十八章 收涩药 …………………… 380
第一节 固表止汗药 …………… 381
麻黄根 ……………………… 381
第二节 敛肺涩肠药 …………… 382
五味子 ……………………… 382
乌梅 ………………………… 384
五倍子 ……………………… 385
诃子 ………………………… 386
肉豆蔻 ……………………… 388
赤石脂 ……………………… 389
第三节 固精缩尿止带药 ……… 390
山茱萸 ……………………… 390
桑螵蛸 ……………………… 391
海螵蛸 ……………………… 392
莲子(附:莲子心、荷叶) …… 393
芡实 ………………………… 394

第十九章 涌吐药 …………………… 396
常山 ………………………… 396

瓜蒂 ………………………… 397

第二十章 解毒杀虫燥湿止痒药 …… 399
雄黄 ………………………… 399
硫黄 ………………………… 400
白矾 ………………………… 401
蛇床子 ……………………… 402
土荆皮 ……………………… 403
蜂房 ………………………… 404

第二十一章 拔毒化腐生肌药 ……… 406
升药 ………………………… 406
砒石 ………………………… 407
炉甘石 ……………………… 408
硼砂 ………………………… 409

模拟试题(一) …………………………… 411

模拟试题(二) …………………………… 416

模拟试题(一)参考答案 ………………… 421

模拟试题(二)参考答案 ………………… 423

主要参考书籍 …………………………… 425

药名索引 ………………………………… 426

在我国的辽阔大地和海域,分布着种类繁多、产量丰富的天然药材资源,包括植物、动物和矿物,古代本草书籍所载,已逾3000种,经20世纪90年代全国中药资源普查资料表明,目前我国的中药资源种类达12807种。这些宝贵资源的开发与有效利用,已有很悠久的历史,也是我国医药学发展的基础。几千年来,以之作为防病治病的主要武器,对于保障人民身体健康和民族繁衍起着不可忽视的作用。历代常用和研究较深入者有500种左右,根据国家中医药管理局规划教材五年制大纲的要求,重点介绍377种药材及其在273首方剂中的配伍应用。

中药是我国传统药物的总称,是以中医药理论为基础,用来预防或治疗疾病的物质。由于其来源以植物性药材居多,所以古往今来相沿把药学称为"本草"(或本草学)。

中药学是主要研究中药的基本理论和各种中药的来源、采制、性能、功效与临床应用等知识的一门学科。

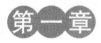 中药的起源和中药学的发展

【学习要求】

1. 明确中药学的概念。

2. 了解中药的起源和中药学的发展。

3. 重点掌握6本主要本草著作《神农本草经》、《神农本草经集注》、《新修本草》、《证类本草》、《本草纲目》和《本草纲目拾遗》的成书年代、作者、载药数及主要贡献。

一、医药起源于生产劳动实践(远古至秦汉以前)

在原始时代,我们的祖先由于饥不择食,在采食植物和狩猎动物得以生存的过程中,接触并了解了这些植物和动物的习性及其服用后对人体的影响。古人经过无意识的尝试到无数次有意识的试验、观察,逐步形成了最初的植物药和动物药知识。我国古籍中记述的"神农尝百草……一日而遇七十毒"的传说生动而形象地概括了药物知识萌芽的实践过程。

原始社会后期,随着采矿和冶炼的兴起,又相继发现了矿物药。在这一时期,人们从野

果与谷物发酵的启示中,还逐步掌握了酒的酿造技术。至殷商时期,酿酒业已十分兴盛。酒不仅是一种饮料,更重要的是具有温通血脉、行药势、助溶和消毒等多方面的作用,故古人将酒誉为"百药之长"。

随着文字的创造和使用,药物知识也由口耳相传发展为文字记载。文物考古表明,在数千年的钟鼎文中,已有"药"字出现。《说文解字》将其训释为"治病草,从草,乐声"。明确指出了"药"即治病之物,并以"草"(植物)类居多的客观事实。

西周时已有专业的"医师","聚毒药以共医事"。

当时并无药学专著问世,但药学知识已散在其他书中。《诗经》是我国第一部诗歌总集,其中涉及的植物和动物共330多种,其中不少是后世本草著作中收载的药物。《山海经》是我国古代的地理书,内容涉及历史、医药、物产等内容,其中载有124种动物、植物、矿物等药,并记述了它们的医疗用途。20世纪70年代初出土的汉墓帛书《五十二病方》载方约280个,涉及药物247种,对炮制、制剂、用法、禁忌等皆有记述,其复方的广泛应用标志着药学的进步。我国医学典籍《黄帝内经》,不仅奠定了我国医学理论体系,而且总结了四气五味等药性理论,为后世的药学理论提供了理论基础。

二、中药学的发展

自汉代至清代,我国各个时代药物的发展都有其成就和特色。据统计,现存本草书目400种以上,记录了我国人民在医药方面的创造和取得的辉煌成就,其中,6本主要本草著作为不同时期的代表作,至今对中药的研究和应用都具有很好的参考价值和文献价值。通过对6本主要本草著作的介绍,对中药学的发展,可窥其概略。

(一)秦汉时期(《神农本草经》)

西汉时期已有药学专著流行,如《史记·扁鹊仓公列传》载名医公孙阳庆曾传其弟子淳于意《药论》一书。从《汉书》中的有关记载可知,西汉晚期不仅已用"本草"一词来指称药物学及药学专著,而且拥有一批通晓本草的学者。

通过境内外的交流,西域的红花、大蒜、胡麻,越南的薏苡仁等相继传入中国;边远地区的麝香、羚羊角、琥珀、龙眼等药源源不断地进入内地,都在不同程度上促进了本草学的发展。

此期的代表作是《神农本草经》(简称《本经》)。本书并非出自一人之手,而是古代劳动人民用药经验和集体智慧的结晶,"神农"是尊古之风的托名而已。成书年代虽有争议,但不会晚于公元2世纪(东汉末年),载药数365种。它的主要贡献有三:其一,系统地总结了汉以前的药学成就,对后世本草学的发展具有十分深远的影响,成为我国医学经典著作之一;其二,初步奠定了中药理论的基础——其"序例"部分,言简意赅地总结了药物的四气五味、有毒无毒、配伍法度、服药方法、剂型选择等基本原则;其三,为药物按功效分类的创始——各论按药物有毒与无毒、养身延年与祛邪治病的不同,分为上、中、下三品,即后世所称的"三品分类法"。每药之下,依次介绍正名、性味、主治、功用、生长环境,部分药物之后还有别名、产地等内容。所记各药功用大多朴实有验,历用不衰,如黄连治痢,阿胶止血,人参补血,乌头止痛,半夏止呕,茵陈退黄……《本经》原书早佚,目前的各种版本,均系明清以来学者考订、整理、缉复而成。本书为研究秦汉以至战国之际医药的情况,留下了宝贵的资料。

(二)三国、两晋、南北朝时期(《本草经集注》)

由于战乱持续不断,"文籍焚靡,十不遗一",而此间留下的本草书目仍有近百种之多。重要的本草著作有《吴普本草》、《李当之药录》、《名医别录》、《徐之才药对》、《本草经集注》、《雷公炮炙论》等,各有特色,从不同角度反映了当时药学的发展。

其中优秀的代表作是《本草经集注》(简称《集注》),作者为南北朝著名的医药学家陶弘景。本书约完成于公元500年,载药数730种(《本经》的1倍)。它的主要贡献有三:其一,对《本经》进行了整理和纠错;其二,首创了按药物自然属性分类的方法,即将药物分为玉石、草木、虫兽、果、菜、米食及有名未用7类,各类中又结合三品分类安排药物顺序;其三,反映了魏晋南北朝时期的主要药学成就。

"序例"部分首先回顾本草学的发展概况,接着对《本经》序例条文逐一加以注释、发挥,具有较高的学术水平。针对当时药材伪劣品较多的状况,补充了大量采收、鉴别、炮制、制剂及合药取量方面的理论和操作原则,还增列了"诸病通用药"、"解百毒及金石等毒例"、"服药食忌例"(原书无标题,以上题目为后人所习用)等,大大丰富了药学总论的内容。为便于保存文献资料原貌,陶氏采用朱写《本经》文,墨写《别录》文,小字作注的方式;对于药性,又以朱点为热,墨点为冷,无点为平。这在全凭手抄药书的时代,不失为一种事半功倍的方法。本书较全面地收集、整理了古代药物学的各种知识,标志着综合本草模式的初步确立。

《雷公炮炙论》,作者雷敩,南朝刘宋时期我国第一部炮制学专著。本书叙述药物通过适宜的炮制,可以提高药效,减轻毒性或烈性,收录了300种药物的炮制方法,标志着本草学新分支学科的出现。

(三)隋唐五代时期(《新修本草》)

隋唐时期,由于政权的稳定,经济和文化的进步,中外往来频繁,相继从海外输入的药材品种亦有所增加,丰富了我国的药学宝库,各地使用的药物总数已达千种。另一方面,由于长期分裂、战乱等多种原因造成的药物品种及名称混乱,加之《本草经集注》在100多年的传抄中出现了不少错误,因此,对本草学进行一次大规模的整理,既是当时的迫切需要,也是本草学发展的必然结果。

此期的代表作是《新修本草》(又称《唐本草》),由唐政府颁布、发行,李勣、苏敬等主持编纂。本书完成于唐显庆四年(公元659年),载药844种。本书的主要贡献有四:其一,增加了药物图谱,这种图文对照的方法,开创了世界药学著作的先例,从而保证了其科学性和先进水平;其二,反映了唐代药学的高度成就;其三,是我国历史上第一部官修本草;其四,开创了药典的先河,先于欧洲的纽伦堡药典800多年。本书的完成,依靠了国家的行政力量和充分的人力物力,全书卷帙浩博,无论形式和内容,都有崭新的特色。唐政府将本书规定为医学生必修课程之一。本书于公元731年即传入日本,并广为流传。日本古书《延喜式》还有"凡医生皆读苏敬《新修本草》"的记载。可见该书对国内外医药发展起到了很大的促进作用。

这个时期还有一些有代表性的著作:

《本草拾遗》,作者陈藏器,增补了大量的民间药物,将各种药物按临床功用概括为十类(宣、通、补、泻、轻、重、滑、涩、燥、湿),成为日后中药和方剂按性能或功效分类的发端。

《食疗本草》,由孟诜原著、张鼎改编增补而成,全面总结了唐以前的营养学和食治经验,是这一时期最有代表性的食疗专书,具有较高的科学性和实用性。

《海药本草》，作者李珣，主要介绍海外输入药物及南药，从一个侧面扩充了本草学的内容，也反映了唐代对外来药物引进的情况和认识水平。

唐代已开始使用动物组织、器官及激素制剂，如羊肝治雀盲，人胞用于滋补，羊靥、鹿靥治瘿。由于炼丹术的发展，唐代开始使用砒石和砒霜，并将砷剂用于齿病，而且还掌握了硇砂、轻粉等化学药物的功用和炼制，这些成就在世界医药史上亦占有重要的位置。

（四）宋代（《证类本草》）

北宋中央集权王朝的建立，结束了五代十国的分裂争斗局面。在残唐以来的战乱中，原有手抄医药卷大量散失，对本草进行修订，突出摆在了宋政府面前。国家的统一，经济、文化、科学技术和商业交通的进步，尤其是雕版印刷的应用，为宋代本草学术的发展提供了有利条件。本草书籍的修订，乃以国家规模进行。对本草文献进行了全面汇集和整理，先后完成了将近1800种药物的来源调查和品种考订，相继官修了几部大型的本草，同时也带动了民间对本草的编著和刻印，成为历史上综合性本草集中出现的时期，为后世保存了大量珍贵的药学文献。公元973—974年刊行了《开宝本草》，公元1060年刊行了《嘉祐补注本草》，公元1061年刊行《本草图经》，亦称《图经本草》，所附900多种药图是我国现存最早的版刻本草图谱。

具有代表性的本草书籍是《经史证类备急本草》（后世简称《证类本草》），作者唐慎微，载药数1558种。主要贡献有二：其一，增加了附方，这种方药兼收，图文并重的编写体例较前代本草又有所进步。本书以《嘉祐本草》为基础，将《本草图经》之图文融入其中。其二，它不仅具有很高的学术价值和实用价值，而且还具有很高的文献价值，研究整理了大量经史文献中有关药学的资料，将247种本草、方书、经史百家及佛书道藏等中有关药学的内容增补了进来，几乎包罗了北宋以前所有的药学资料。这些原书多已亡佚，全靠唐氏得以传世。

国家药局的设立，是北宋的一大创举，也是我国乃至世界药学史上的重大事件。公元1076年，在京城开封开设了由国家经营的熟药所，其后又发展为修合药所（后改称为"医药和剂局"）及出卖药所（后改为"惠民局"）。药局的产生促进了药材检验、成药生产的发展，带动了炮制、制剂技术的提高，并制订了制剂规范，《太平惠民合剂局方》即是这方面的重要文献。

《苏沈良方》所载"秋石"的制备，是从人尿中提取的性激素制剂，它采用了以皂苷沉淀甾体的先进技术，堪称世界制药化学的非凡创举，至今仍令化学家和药剂学家赞叹不已。《宝庆本草折衷》则有"猪胆合为牛黄"的记载。此外，用升华法制取龙脑、樟脑，蒸馏法制酒等，皆反映出这一时期中药制剂所取得的成就。

（五）金元时期

宋代本草著作的大量刊行，方兴未艾的药理研究，留下了丰富的药学文献，并扩展了金元医家的学术视野。他们不再承袭唐宋的本草学风，改变了以资料汇集整理、药物品种搜寻和基原考证为重点的作法，编撰药书，不求其赅备，而多期于实用。因此没有出现一种有代表性的大型综合本草。故这一时期的本草，一般出自医家之手，内容简要，具有明显的临床药物学特征。如刘完素的《素问药注》、《本草论》，张元素的《珍珠囊》、《脏腑标本药式》，李东垣的《药类法象》、《用药心法》，王好古的《汤液本草》，朱丹溪的《本草衍义补遗》等。上述本草的主要特点有二：一是发展了医学经典中有关升降浮沉、归经等药物性能的理论，使之系统化，并作为药物记述中的重要内容；二是大兴药物奏效原理探求之风。他们在宋人基础上,以药物形、色、气、味为主干,利用气化、运气和阴阳五行学说,建立了一整套法象药理模式。这一努力的结果,丰富了中药药理的内容,使临床由经验用药向理论用药迈进了一步。但其简单、机械的推理方式,又给本草学造成了一些消极后果,至今有的还待澄清和消除。此外,"十八反"、"十九畏"歌诀的出现,说明金元时期对药物配伍禁忌的重视。

元代忽思慧所著《饮膳正要》是饮食疗法的专门著作,记录了不少回、蒙民族的食疗方药和元蒙宫廷食物的性质及有关膳食的烹饪方法,至今仍有较高的参考价值。

元代中外医药交流更加广泛,在药物相互贸易中,政府还派遣人员去各国采购。阿拉伯人、法兰西人开始来华行医。回回药物院的建立,更促进了中国医药和阿拉伯医药的交流。

(六) 明代(《本草纲目》)

明代,随着医药学的发展,药学知识和技术的进一步积累,沿用已久的《证类本草》已不能满足时代的要求。弘治十六年(公元1503年),刘文泰奉敕修订本草,花费两年时间编成《本草品汇精要》42卷,收药1815种,分名、苗、地、时、收、用、质、色、味、性、气、臭、主、行……24项记述。这种分项解说的体例是本书的一大特色,但分项过于繁杂,反而招致一些混乱。本书绘有1385幅精美彩色药图和制药图,是古代彩绘本草之珍品。本书是我国封建社会最后一部大型官修本草,但书成之后存于内府而未刊行流传,故在药学史上未产生什么影响,公元1936年始由商务印书馆据故宫旧抄本铅印出版。明代后期,以《本草纲目》为代表的一批优秀本草,将本草学推到一个新的高峰。

明代科学巨著《本草纲目》,作者是伟大的医药学家李时珍(1518—1593),载药数1892种(新增374种),附图1100多幅,附方11000余首。主要贡献有三:其一,按药物的自然属性,分为16纲60类,是中古时代最完备的分类体系——各论分水、火、土、金石、草、谷、菜、果、木、服器、虫、鳞、介、禽、兽、人等16部,以下再分为60类。各药之下,分正名、释名、集解、正误、修治、气味、主治、发明、附方诸项,逐一介绍。其二,集我国16世纪以前药学成就之大成。其三,对世界自然科学的贡献,举世公认,无以伦比——在训诂、语言文字、历史、地理、植物、动物、矿物及冶金等方面均有突出成就,被誉为"十六世纪中国的百科全书"。本书17世纪末即传播海外,先后有多种文字的译本。

李时珍渔猎群书,搜罗百氏,参考了800多部医药著作,并以毕生精力,亲历实践,广收博采,实地考察,对本草学进行了全面的整理总结,历时27年编成了《本草纲目》,全书52卷,约200万言,序例部分对本草史和中药基础理论进行了全面、系统的总结和发挥。

《本草纲目》的版本可分为"一祖三系",祖本(初刻)即金陵本,下分江西本、钱(蔚起)本、张(绍棠)本。最大差异是图版。从版本角度看,金陵本最接近原貌,然我国数量极少,故江西版较为实用。

《救荒本草》,成书于公元1406年,作者朱橚,选择可供灾荒时食用之物414种,在医药、农学、植物学方面有较高价值。公元15世纪中初,《滇南本草》,作者兰茂,实地调查和搜集了云南地区400余种药物,是现存内容最丰富的古代地方本草。《炮炙大法》,作者缪希雍,明代影响最大的炮制专著。《本草原始》,作者李中立,偏重于生药学的研究。

这一时期人工栽培的药物已达200余种,种植技术也有很高水平,如川芎茎节的无性繁殖,牡丹、芍药的分根繁衍。《本草蒙筌》所载五倍子制百药煎(没石子酸),早于欧洲200余年。约为公元17世纪的著作《白猿经》所记的用新鲜乌头制取冰晶状的"射罔",实为乌头碱的结晶,比起欧洲人在公元19世纪初叶从鸦片中提炼出号称世界第一生物碱的吗啡,还要早100多年。明代中叶(公元1502年左右),梅毒经荷兰由广东传入后,不但发现了土茯苓治疗该病有效,而且还广泛使用砷和汞的化合物治疗该病,砷的应用也早于德国人发现砷剂200～300年。

此外,卢复以《本草纲目》和《证类本草》资料为主,历时14年,于公元1626年辑成《神农本草经》3卷,为该书现存最早的辑复本。

(七) 清代(《本草纲目拾遗》)

清代研究本草之风盛行。一是由于医药学的发展,有必要进一步补充修订《本草纲目》的不足;二是配合临床需要,以符合实用为原则,取《本草纲目》精粹,编辑成节要性本草,如汪昂《本草备要》、吴仪洛《本草从新》、黄宫绣《本草求真》等;三是受考据之风的影响,从古代文献中重辑《神农本草经》,如孙星衍、顾观光等的辑本,或对《本经》进行注释发挥,如张璐《本草逢原》、邹澍《本草疏证》等。

此期的代表性著作是《本草纲目拾遗》,作者赵学敏。他博览群书,参考文献600余种,于公元1765年编辑成书,载药921种(新增药物716种)。主要贡献有三:其一,对《本草纲目》已载药物,加以补充,订正——卷首"正误"中,纠正和补充了《本草纲目》内容34条,十分可贵,其分类亦较《本草纲目》有所发展。其二,增收了大量民间药和外来药——补充了716种疗效确切的民间药、常用药和外来药,如马尾连、金钱草、鸦胆子等民间药,太子参、西洋参、冬虫夏草、银柴胡等临床常用药,金鸡纳(奎宁)、香草、臭草等外来药,极大地丰富了本草学的内容;书中还记录了一些其他方面的自然科学成就,如用强水制铜版的方法,即首见于此书中。其三,具有重要文献价值——本书不但总结了我国16～18世纪本草学发展的新成就,还保存了大量今已失散的方药书籍的部分内容。

公元1769年成书的《本草求真》,作者黄宫绣,载药520种,采用按药物主要功效进行分类的方法,较三品分类、"十剂"分类更为先进,对当代临床中药学的功效分类有重要影响。

其次,清代的大批草药专著,也为综合本草提供了新的内容。仅《本草纲目拾遗》引用,就有《百草镜》、《草药书》、《采药记》、《草宝》、《山海草函》、《李氏草秘》等十余种。此外,还有《生草药性备要》、《草药图经》、《草木便方》及《天宝本草》等。

(八) 民国时期

辛亥革命以后,西方文化及西方医药学进一步在我国传播,这对我国的社会及医药事业的发展产生了重大影响,随之出现了一股全盘否定传统文化的思潮,中医药学的发展受到阻碍。但是,在志士仁人的努力下,本草学以其顽强的生命力,在继承与发扬方面均有新的发展。

随着中医学校的建立,涌现出了一批适应教学和临床运用需要的中药学讲义,如浙江兰溪中医学校张寿颐的《本草正义》、浙江中医专门学校何廉臣的《实验药物学》、上海中医专门学校秦伯未的《药物学》、天津国医函授学校张锡纯的《药物讲义》等。这些中药讲义,对各药功用主治的论述大为充实,其中尤以《本草正义》的论述和发挥最为精辟中肯。

药学辞典类大型工具书的出现,是民国时期本草学中的一件大事。其中成就和影响最大者,当推陈存仁的《中国药学大辞典》(公元1935年)。本书收录词目4300条,汇集古今有关论述,资料繁博,方便查阅,虽有不少错讹,仍不失为近代第一部具有重要影响的大型药学辞书。

本草学的现代研究也开始起步。植物学、生药学工作者在确定中药品种及资源调查方面做了大量工作。许多药学工作者则致力于中药化学及药理学研究。在当时条件下,多是进行单味药的化学成分和药理作用研究,但取得的成就和对本草学发展所作的贡献是应当充分肯定的。

(九)当代的本草成就

中华人民共和国成立以来,党和政府高度重视中医药事业的继承和发扬,并制定了一系列相应的政策和措施,随着现代自然科学技术和国家经济的发展,本草学也取得了前所未有的成就。

20世纪50年代以来,政府先后数次组织各方面人员对中药资源进行了大规模调查,编写了全国性的中药志及一大批植物志、药用动物志及地区性中药志,普查中发现的国产沉香、马钱子、安息香、阿魏、萝芙木等,已能在相当程度上满足国内需求,而不再完全依赖进口。各地出版部门根据卫生部的安排和建议,积极进行中医药文献的整理刊行。在本草方面,陆续影印、重刊或校点评注了《神农本草经》、《新修本草》(残卷)、《证类本草》、《滇南本草》、《本草品汇精要》、《本草纲目》等数十种重要的本草专著。60年代以来,对亡佚本草的辑复也取得突出成绩,其中有些已正式出版发行,对本草学的研究有重大意义。

当前涌现的中药新著,不仅数量多,而且门类齐全。据统计,从1949年10月到1984年,国内公开出版和内部刊印的中药著作达2117种,1985年至今又有数百种新的中药书籍出版,它们从各个角度将本草学提高到崭新的水平。

其中最能反映当代本草学成就的有各版的《中华人民共和国药典》、《中药志》、《中药大辞典》、《全国中草药汇编》、《原色中国本草图鉴》、《中华药海》、《中药辞海》、《中华本草》及《现代中药学大辞典》等。

我国药品质量规格的法典——《中华人民共和国药典》,至今为止已再版了8次(1953、1963、1977、1985、1990、1995、2000、2010年版)。一部收载中药正文、附录制剂通则和检查方法等,以法典的形式确定了中药在当代医药卫生事业中的地位,为中药材和中药制剂的提高、标准的确定起了巨大的促进作用。

第一部中药工具书《中药大辞典》,1977年由江苏新医学院编纂,载药5767种,比较广泛地汇集了古今中外有关中药文献资料,为临床、教学、科研提供了较为全面、系统和具有实用价值的参考资料,但对引用文献进行了删节。

当代最新、内容较全的大型本草书籍《中华本草》,由国家中医药管理局组织,60多个单位参与,500余名专家历经10年编撰而成,全面总结了中华民族2000多年来传统药学成就,是一部集中反映20世纪中药学科发展水平的综合性本草著作,填补了《本草纲目》问世400年来对中药文献系统整理研究的历史空白。全书共34卷,前30卷为中药,于1999年出版,按自然分类系统排列药物,共载药8980味,插图8534幅后4卷为民族药专卷,分为藏药、蒙药、维药、傣药各1卷,于2006年出版,共计567万字,分别收载临床上常用、疗效确切的民族传统药材396味、422味、423味和400味,并配置了相应的插图。该部著作的问世,不仅对中医药教学、科研、临床医疗、资源开发及新药研制具有一定的指导作用和实用价值,而且对促进中医药走向世界具有十分重大的历史意义。

当代中药教育事业的振兴,为本草学和中药事业的发展,造就了一大批高质量的专业人才。1956年起,在北京、上海、广州、成都和南京等地相继建立了中医学院,于1959年起开办本科中药专业,使中药教育纳入了现代正规高等教育行列,至1992年已有21所大专院校设置中药专业,近60所中专学校设置了中药相关专业。1978年开始招收了中药学硕士研究生,1984年招收中药学博士研究生。至此,我国的中药教育形成了从中专、大专、本科到硕士、博士研究生等不同层次培养的完整体系。为了适应中药教育的需要,各种中药教材,也多次编写修订,质量不断提高。

随着我国现代化建设的发展,本草学必将取得更大的成就,为人类作出更多的贡献。

思考题

1. 何谓中药和中药学?
2. 试述《神农本草经》、《神农本草经集注》、《新修本草》、《证类本草》、《本草纲目》和《本草纲目拾遗》的成书年代、作者、载药数及其主要贡献。

第二章　中药的产地与采集

【学习要求】
1. 了解中药的产地与药效的关系,以及在保证药效的前提下如何发展道地药材生产以适应临床用药的需要。
2. 了解植物采集季节与药效的关系,以及不同药用部位的一般采收原则。

中药的来源,除部分人工制品外,主要是天然的动物、植物和矿物,因此他们的生长、形成必然受到自然环境的影响。环境不同,采收时节不同,药材的内在质量是不同的,而内在质量是指有效成分的含量。有效成分是药物具有防病治病作用的物质基础,又是药材优劣的衡量标准,含量高疗效好,含量低疗效差,所以中药的产地和采集时节应由有效成分含量高低来决定。

第一节　产　地

天然药材的分布和生产,离不开一定的自然条件。由于在我国不同的地区,水土、气候、日照、生物分布等生态环境不完全相同,甚至差别很大,因而形成质量优劣不等的药材。将在同种药材中公认的具有明显地域性,品种良,质量优,疗效好的药材称为道地药材,有时又叫地道药材,即真资格的药材。一般在药名前常冠以地名,以示其道地产区。如:四川的川黄连、川芎、川附子、川贝母;河南的怀地黄、怀山药、怀菊花、怀牛膝;浙江的杭白芍、杭菊花、杭白芷;西宁的大黄;宁夏的枸杞;东北的人参、细辛、五味子;云南的茯苓(云苓)、三七;山东的阿胶;甘肃的当归(秦归);山西的党参(潞党)等都是著名的道地药材。

道地药材是在长期的生产和用药实践中形成的,并不是一成不变的。环境条件的变化,使上党人参绝灭,人们遂贵东北人参;川芎在宋代始成为道地药材;三七原产广西,称为广三七、田七,云南产者后来居上,称为滇三七,成为三七的新道地产区。

长期的临床医疗实践证明,重视中药产地与质量的关系,强调道地药材的开发和应用,对于保证中药疗效起着十分重要的作用。随着医疗事业的发展,中药材需求量的日益增加,再加上很多药材的生产周期较长,产量有限,因此,一方面强调道地药材产区扩大生产,另一方面进行药材的引种栽培以及药用动物的驯养,成为解决道地药材不足的重要途径。如原依靠进口的西洋参在国内引种成功;天麻原产贵州,而今在陕西大面积引种;人工培育牛黄、人工养鹿取茸、人工养麝及活麝取香、人工虫草菌的培养等等。当然,在药材的引种或驯养工作中,必须确保该品种原有的性能和疗效。

第二节 采 集

有效成分的质和量与中药材的采收季节、时间和方法有着十分密切的关系。以植物药为例，不同的生长发育阶段，植物中化学成分的积累是不相同的，甚至会有很大区别。首先，植物生长年限的长短与药物中所含化学成分的质和量有着密切的关系。据研究资料报道，甘草中的甘草酸为其主要有效成分，生长 3～4 年者含量较之生长 1 年者几乎高出 1 倍。人参总皂苷的含量，以 6～7 年采收者最高。其次，植物在生长过程中随月份的变化，有效成分的含量也各不相同。如薄荷生长初期，几乎不含薄荷油，花期末，薄荷油急剧增加，以后又下降；草麻黄在春天时生物碱含量最低，到夏天突然增高，8—9 月份最高，以后又显著下降；丹参在有效成分含量最高的 7 月采收为宜；黄连中的小檗碱含量大幅度增高的趋势可延续到第 6 年，而 1 年内又以 7 月份含量最高，因而黄连的最佳采收期是第 6 年的 7 月份。其次，时辰的变更与中药有效化学成分含量亦有密切关系。如金银花 1 天之内以早晨 9 时采摘最好，否则因花蕾开放而降低质量；曼陀罗中生物碱的含量，早晨叶子含量高，晚上根中含量高。由此可见，中药材的采集应该在药用部位有效成分含量最高时采收，而产地加工也应尽量减少有效成分的损失。

一、植物类药物的采收

植物类药其根、茎、叶、花、果实、种子等各器官的生长成熟期有明显的季节性，根据前人的实践经验，通常在入药部位生长最茂盛时采收。

1. 全草类 多数在植物充分生长、枝叶茂盛的花前期或刚开花时采收。地上部分入药如薄荷、荆芥、益母草、紫苏等。带根全草入药如车前草、蒲公英、紫花地丁等。茎叶入药的藤本植物如夜交藤、忍冬藤等。

2. 叶类 通常在花蕾将放或正在盛开的时候进行，如大青叶、荷叶、艾叶、枇杷叶等。

3. 花类 一般在花含苞欲放或正在开放时进行。由于花朵次第开放，所以要分次采摘，以花蕾入药的如金银花、槐花、辛夷，以花入药的有菊花、旋覆花、月季花。采摘时间很重要，若采收过迟，则易致花瓣脱落和变色，气味散失，影响质量；而红花则宜于花冠由黄色变橙红色时采。至于蒲黄之类以花粉入药的，则须于花朵盛开时采收。

4. 果实和种子类 以果实入药的一般在果实成熟后或将成熟时采收，如瓜蒌、枸杞、马兜铃；容易变质的浆果，如枸杞子、女贞子，在略熟时于清晨或傍晚采收为好。以种子入药的，如果同一果序的果实成熟期相近，可以割取整个果序，悬挂于干燥通风处，以待果实全部成熟，然后进行脱粒。若同一果序的果实次第成熟，则应分次摘取成熟果实。有些干果成熟后很快脱落，或果壳裂开，种子散失，如茴香、豆蔻、牵牛子等，最好在开始成熟时适时采取。

5. 根、根茎和根皮类 应于秋后苗枯，或早春萌发前采集，即阴历二月、八月为佳。早春二月，新芽未萌；深秋时节，多数植物的地上部分停止生长，其营养物质多贮存于地下部分，有效成分含量高，此时采收质量好，产量高，如天麻、苍术、葛根、桔梗、大黄、玉竹；牡丹皮、地骨皮、苦楝根皮等。天麻在冬季至翌年清明前茎苗未出土时采收者为"冬麻"，体坚色亮，质量较佳；春季茎苗出土再采者名"春麻"，体轻色黯，质量较差。根茎类药材要注意挖大留小以利来年生长。

6. 树皮类　通常在清明至夏至间(即春、夏相交时节)剥取树皮。此时植物生长旺盛,不仅质量较佳,而且树木枝干内浆汁丰富,形成层细胞分裂迅速,树皮易于剥离,如黄柏、厚朴、杜仲。木本植物生长周期长,应尽量避免伐树取皮或环剥树皮等简单方法,以保护药源。

但也有一些例外:叶类:桑叶,须在深秋或初冬经霜后采集,以增加其寒凉性。全草类:茵陈,采三月的嫩苗;民间流传着这样的一首谚语:"三月茵陈,四月蒿,五月茵陈当柴烧"。果实和种子类:以幼果入药的有乌梅、青皮、枳实等。根及根茎类:半夏、延胡索等则以夏季采收为宜,否则春秋季无苗时不宜寻找。树皮类:如肉桂多在十月采收,因此时油多容易剥离。

二、动物类药物的采收

动物类药材因品种不同,采收各异。其具体时间,以保证药效及容易获得为原则。如:桑螵蛸应在三月中旬采收,过时则虫卵已孵化;鹿茸应在清明后 45~60 天截取,过时则角化;驴皮应在冬季后剥取,其皮厚质佳;小昆虫等,应于数量较多的活动期捕获(如斑蝥于夏秋季清晨露水未干时捕捉);蟾蜍于夏季捕捉;地龙于 9—10 月捕捉。

三、矿物类药材的采收

矿物类药物大多可随时采收。

综上所述,中药的采集一般规律可用一首歌诀来概括:

春初秋末采根茎,

春夏相交皮类分;

花叶果实夏秋采,

藻菌动矿随季寻。

> **思考题**
> 1. 何谓"道地药材"?
> 2. 中药材各部位一般在何时采收为好?有无特例?

第三章 中药的炮制

【学习要求】
1. 掌握炮制的含义和目的。
2. 熟悉火制等常用的炮制方法,了解其余炮制方法。

炮制,古代称为炮炙。据《说文解字》"炮,毛炙肉也"、"炙,炮肉也,从肉在火上",可见早期的炮制主要是用火加工处理药物。原始人用火来烤炙食物,并逐渐将熟食知识用于处理药物,随着药物品质的增多,用药经验的丰富,对药物的加工方法也逐渐丰富与完善起来,炮制的方法已不限于用火处理药物的范畴,名称由炮炙转为炮制。"炮"字代表各种与火有关的加工处理技术,而"制"代表各种加工制作技术。炮制的含义:是药物在应用前或制成各种剂型以前必要的加工处理过程,包括对原药材进行修治整理和部分药材的特殊处理。中药材大多是生药,在制备各种剂型之前,一般应根据医疗、配方、制剂的不同要求,并结合药材的自身特点,进行一定的加工处理,才能使之既充分发挥疗效又避免或减轻不良反应,在最大程度上符合临床用药的目的。炮制是否得当,直接关系到药效,而少数毒性和烈性药物的合理炮制,更是确保用药安全的重要措施。

第一节 炮制的目的

中药的炮制由于处理方法,添加的辅料不同,而具有多种多样的目的,历代本草多倾向于强调操作方法和辅料对药物疗效的影响,如明代陈嘉谟在《本草蒙筌》中论述炮制的作用指出"酒制升提,姜制发散,入盐走肾脏,乃使软坚,用醋注肝经且资住痛,童便制除劣性降下,米泔制去燥性和中……"不过由于药物自身的特性,相同的炮制方法和辅料对不同的药物可产生不同的效用,而且在炮制某一具体药物时,又往往具有几方面的目的。总的说来,炮制目的大致可以归纳为以下五个方面:

一、降低或消除药物的毒副作用,保证用药安全

有些药物虽有较好的治疗效果,但又有较强的毒性或较明显的副作用,如附子、川乌、草乌、半夏、天南星、马钱子等生用内服易于中毒,炮制后能降低其毒性。巴豆、千金子泻下作用剧烈,宜去油取霜用。常山用治疟疾疗效好,但却引起呕吐,故用酒炒,可减轻其催吐的副作用。对于有毒药物,炮制应当适度,不可太过或不及。如巴豆制霜,应保留脂肪油在18%~20%左右;马钱子砂烫,其士的宁生物碱含量应在0.8%左右,含量偏高,容易中毒,除去或破坏太过,疗效难以保证。

二、增强药物的作用，提高临床疗效

在中药的炮制过程中，常常加入一些辅料，其目的主要是增强药物的作用，提高疗效，尤其是液体辅料，如蜂蜜、酒、姜汁、胆汁等，其本身就是药物，与药物的某些作用存在着协同配伍的关系。

如：蜂蜜具有补中益气、润肺止咳的作用，故补气药与化痰止咳药常用蜜炙；生姜具有温中止呕的作用，被称为"呕家圣药"，故止呕药常用姜汁炙；酒辛热升散，活血通络，故多用于活血散瘀、祛风通络的药物；醋具有收敛、解毒、散瘀止痛、引药入肝的作用，故多用于疏肝解郁、散瘀止痛及攻下逐水的药物。

不加辅料的其他炮制方法，也能增强药物的作用，如明矾煅为枯矾，可增强燥湿、收敛作用；槐花炒制，能增强止血作用。

三、改变药物的性能或功效，使之更能适应病情的需要

药物的某些性味功效，在某种条件下不一定适应临床应用的需要，但经过炮制处理，则能在一定程度上改变药物的性能和功效，以适应不同病情和体质的需要。如：吴茱萸性味辛热燥烈，宜用于里寒证，以黄连水拌炒，或甘草水浸泡，去其温烈之性，却可治疗肝火犯胃之呕吐腹痛；生地黄本为甘苦寒之品，长于清热凉血，经入黄酒蒸晒后而为熟地黄，其药性微温而以补血见长，适宜于血虚证；生姜煨熟，则能减缓其发散力，而增强温中之效，尤宜于治疗中寒腹痛之证；何首乌生用能泻下通便，制熟后则失去泻下作用而专补肝肾；大黄为攻下药，生用泻下力强，用治热积便秘，酒炙泻下力稍缓，并借酒的升提之性引药上行，可清上焦实热，酒炖后是熟大黄，泻下力缓和，同时增强活血化瘀的效力，减轻腹痛的副作用，炒炭后，泻下力极弱，止血止痢的作用增强，多用治血痢。

再者，由于每一单味药往往具有多种功效。这些互不相同的功效，有时不能全部适用于某一临床证候，如麻黄具有辛温发汗解表和平喘止咳的功效，对于风寒表实而兼咳喘者，可全面发挥其功效；对于热壅于肺，汗出而咳喘者，其温散发汗作用显然不利于病情，若通过炮制以蜜制麻黄入药，则辛温发汗之力受到制约，而平喘止咳之力增强，宜用于咳喘之证。

四、便于贮存、调剂和制剂

一般的中药材在采集之后，均可直接使用鲜品，诸如地黄、芦根、石斛等许多鲜品药材的疗效，较之干品更佳。然而，由于市场流通的需要，多种药材均需干燥处理，才可贮存、运输。多数药材可以日光暴晒，或人工烘烤进行干燥，但有少数动物药及富含汁液的植物药，需经特殊处理。如肉苁蓉之肉质茎富含汁液，春季采者所含水分较少，可半埋于沙中晒干；而秋季采者，茎中水分较多，需投入盐水湖中，加工为盐苁蓉，方可避免腐烂变质。桑螵蛸为螳螂之卵鞘，内有虫卵，应蒸后晒干，杀死虫卵，以防贮存过程中因卵孵化而失效。有些含苷类成分的药物经加热处理能使其中与苷共存的酶失去活性，可久藏而不变质。

五、纯净药材，保证药材品质和用量准确；矫味、矫臭，便于服用

药材采收保存过程中，常混有杂质泥土及非药用部分，必须经过纯净处理去除，以保证药物的净度，使计量准确，如根类药材应洗去泥沙，去芦头（残茎），皮类药材剥去粗皮。动物

类药材或其他有特殊臭味的药材应进行矫臭、矫味处理,便于服用,如海藻漂去咸腥味。

第二节 炮制的方法

炮制方法是历代逐渐发展和充实起来的,其内容丰富,方法多样。现代的炮制方法在古代炮制经验的基础上有了很大的发展与改进,根据目前的实际应用情况,可分为五大类型。

一、修治

1. 纯净处理　采用挑、拣、簸、筛、刮、刷等方法,去掉灰屑、杂质及非药用部分,使药物清洁纯净。如捡去合欢花中的枝、叶,刷除枇杷叶、石韦叶背面的绒毛,刮去厚朴、肉桂的粗皮等。

2. 粉碎处理　采用捣、碾、镑、锉等方法,使药物粉碎,以符合制剂和其他炮制法的要求,如牡蛎、龙骨捣碎便于煎煮,川贝母捣粉便于吞服,水牛角、羚羊角镑成薄片或锉成粉末等。

3. 切制处理　采用切、铡的方法,把药物切制成一定规格的切片,便于进行其他炮制,也利于干燥、贮藏和调剂时称量。切片有很多规格,如天麻、槟榔宜切薄片,泽泻、白术宜切厚片,黄芪、鸡血藤宜切斜片,桑白皮、枇杷叶宜切丝,白茅根、麻黄宜铡成段,茯苓、葛根宜切成块等。

二、水制

用水或其他液体辅料处理药物的方法。水制的目的主要是清洁药材,软化药材以便于切制和调整药性。常用的有洗、淋、泡、润、漂、水飞等。主要内容如下:

1. 洗　将药材放入清水中,快速洗涤,及时捞出晒干备用。适用于质地松软,水分易于渗入的药材,如陈皮、桑白皮等。

2. 淋　用清水浇撒喷淋药材,使其清洁和软化。适用于质地疏松的全草类药材,如佩兰、薄荷等。

3. 泡　将质地坚硬的药材放入水中,浸泡一段时间使其变软。

4. 润　又称闷或伏。使少量清水或其他液体辅料徐徐入内,闷软药材,以无损药效又利于切制为前提。适用于用前三法处理后软化程度仍不能达到切制要求的药材。

5. 漂　将药物置宽水或长流水中反复多次换水泡洗的方法。适用于含腥味、盐分及毒性成分的药材。如将昆布、海藻、盐附子漂去盐分,紫河车漂去腥味等。

6. 水飞　药物与水共研,细粉随水倾出,粗粉继续加水研磨,多次分离放置后得极细粉的方法。适用于有效成分不溶于水的矿物类、贝甲类药物。此法所制粉末既细,又减少了研磨中粉末的飞扬损失,如飞朱砂、飞炉甘石、飞雄黄。

三、火制

用火加热处理药物的方法。本法是使用最为广泛的炮制方法,常用的火制法有炒、炙、煅、煨、烘焙等,其内容如下:

1. 炒　有清炒法及拌固体辅料炒法。

清炒法包括炒黄、炒焦、炒炭。炒黄:用文火炒至药物表面微黄(色浅的药物)或发出特有的香味(色深的药物);炒焦:用武火炒至药材表面焦黄或焦褐色,内部颜色加深,并有焦香气者;炒炭:用武火炒至药材表面焦黑,部分炭化,内部焦黄,但仍保留有药材固有的气味(即炒炭存性)。目的:炒黄、炒焦使药物易粉碎加工,并缓和药性,种子类药物有效成分易于溶出;炒炭能缓和药物的烈性、副作用,或增强其收敛止血的功效。

拌固体辅料(土、麸、米等)炒:如土炒白术、麸炒枳壳、米炒斑蝥等。目的:减少药物的刺激性,增强疗效。

"烫"与砂或滑石、蛤粉同炒的方法。如砂炒穿山甲,蛤粉炒阿胶等。目的:药物受热均匀酥脆,易于煎出有效成分或便于服用。

2. 炙　是将药材与液体辅料拌炒,使辅料逐渐渗入药材内部的炮制方法。通常使用的液体辅料有蜜、酒、醋、姜汁、盐水、童便等。如蜜制百部、紫菀,能增强润肺止咳的作用;蜜制黄芪、甘草可增强补中益气的作用;酒炒川芎、当归,能增强温经活血的作用;醋炒玄胡、香附,能增强止痛的作用;姜汁炙可加强止呕的作用,如姜川连、姜竹茹等;盐水炙杜仲可增强补肾的作用等。

3. 煅　将药材用猛火直接或间接煅烧,使质地松脆,易于粉碎,充分发挥疗效。其中直接放炉火上或容器内而不密闭加热者,称为明煅,此法多用于矿物药或动物甲壳类药,如煅牡蛎、煅石膏等。将药材置于密闭容器内加热煅烧者,称为密闭煅或焖煅,本法适用于质地疏松、可炭化的药材,如煅血余炭,煅棕榈炭。

4. 煨　将药材包裹于湿面粉、湿纸中,放热火灰中加热,或用草纸与饮片隔层分放加热的方法。其中以面糊包裹者,称面裹煨;以湿草纸包裹者,称纸裹煨;以草纸分层隔开者,称隔纸煨;将药材直接埋入火灰中,使其高热发泡者,称为直接煨。

5. 烘焙　将药材用微火加热,使之干燥的方法。

四、水火共制

常用的水火共制包括煮、蒸、燀、淬等。

1. 煮　是用清水或液体辅料与药物共同加热的方法。如醋煮芫花、酒煮黄芩。

2. 蒸　是利用水蒸气或隔水加热药物的方法。不加辅料者,称为清蒸;加辅料者,称为辅料蒸。加热的时间,视炮制的目的而定。如改变药物性味功效者,宜久蒸或反复蒸晒,如蒸制熟地、何首乌;为使药材软化,以便于切制者,以变软透心为度,如蒸茯苓、厚朴;为便于干燥或杀死虫卵,以利于保存者,加热蒸至"圆气",即可取出晒干,如蒸银杏、女贞子、桑螵蛸。

3. 燀　是将药物快速放入沸水中短暂潦过,立即取出的方法。常用于种子类药物的去皮和肉质多汁药物的干燥处理,如杏仁、桃仁以去皮;马齿苋、天门冬以便于晒干贮存。

4. 淬　是将药物煅烧红后,迅速投入冷水或液体辅料中,使其酥脆的方法。淬后不仅易于粉碎,且辅料被其吸收,可发挥预期疗效。如醋淬自然铜、鳖甲,黄连煮汁淬炉甘石等。

五、其他制法

除上述四类以外的一些特殊制法,均概括于此。常用的有制霜、发酵、发芽等。

1. 制霜　种子类药材压榨去油或矿物药材重结晶后的制品,称为霜。其相应的炮制方法称为制霜。前者如巴豆霜,后者如西瓜霜。

2. 发酵　将药材与辅料拌和,置一定的湿度和温度下,利用霉菌使其发泡、生霉,并改变原药的药性,以生产新药的方法,称为发酵法。如神曲、淡豆豉。

3. 发芽　将具有发芽能力的种子药材用水浸泡后,经常保持一定的湿度和温度,使其萌发幼芽,称为发芽。如谷芽、麦芽、大豆黄卷等。

思考题

1. 何谓炮制?炮制的目的是什么?举例说明。
2. 常用的炮制方法有哪些?

第四章 中药的性能

【学习要求】
1. 掌握中药药性理论的概念及中药治病的基本原理。
2. 掌握四气的概念,所表示的药物作用,及其对临床用药的指导意义。
3. 掌握五味的概念,所表示的药物作用,及气与味的综合效应。
4. 掌握升降浮沉的概念,升降与浮沉的不同作用,升降浮沉与药物性味的关系,影响升降浮沉的因素,及其对临床的指导意义。
5. 掌握归经的概念,归经理论对临床用药的指导意义。
6. 掌握为什么必须把四气、五味、升降浮沉、归经结合起来全面分析,才能准确地掌握药性。
7. 掌握毒性的概念,引起中毒的原因及解救方法,应用有毒药物的注意事项。

一、防治疾病的原理

人体在健康状态下,各脏腑经络的生理活动正常,其脏腑经络气血阴阳之间以及人体与外界环境之间保持着相对的平衡,即《黄帝内经》所谓的"阴平阳秘"。人体之所以生病,是由于致病因素,即邪气作用于人体,引起机体阴阳偏盛偏衰,脏腑经络功能失常的结果。药物防病治病的基本作用,不外是祛邪去因,扶正固本,协调脏腑经络功能,从而纠正阴阳偏盛偏衰的病理现象。药物之所以能够针对病情,发挥上述基本作用,是由于各种药物各自具有若干特性和作用,前人也称之为药物的偏性。以药物的偏性纠正疾病所表现的阴阳偏盛或偏衰,以偏纠偏,使机体恢复到阴平阳秘的正常状态。

除了用上述"以偏纠偏"来解释药物的基本作用原理外,古人还对药物作用的物质基础进行了探究。但是,由于历史的局限性,前人不可能对这些物质进行深入细致的认识,所以长期以来,仍以药物的偏性来解释药物作用的基本原理。

二、中药的性能

中药的性能是中药作用的基本性质和特征的高度概括。中药性能又称药性。药性理论是中药理论的核心,主要包括四气、五味、归经、升降浮沉、毒性等。它的产生是在长期医疗实践中,以人体为观察对象,根据药物作用于人体所发生的反应概括总结出来的。其中四气是说明药物的寒凉属性;五味是说明药物的作用;升降浮沉是说明药物的作用趋向;归经说明药物的作用范围;四者综合起来从不同角度说明药物能以治病的道理。而毒性从另一个侧面说明药物对机体的损害性,提示临床用药时应加以注意。

中药的性状与性能是两个不同的含义。中药的性状是以药物(药材)为观察对象,是指药物形状、颜色、气味、滋味、质地(包括轻重、疏密、坚软、润燥等)。前人往往将药物的性状和性能相联系,并用药物的性状,即一般所说的形色、气味、质地、入药部位等解释药物作用的原理,这是不对的,两者不能混淆。

三、中药的作用

中药的作用包括治疗作用和不良作用(不良反应)。中药的治疗作用又称为中药的功效;中药的不良作用包括副作用和毒性反应。

副作用是指在常用剂量时出现的与治疗需要无关的不适反应。一般比较轻微,对机体危害不大,停药后能消失。副作用的产生固然与药物的偏性有关,更重要的是因为一味中药往往有多种作用,治疗时利用某一种或一部分作用,其他作用便成为副作用。例如,麻黄发表散寒,宣肺平喘,最宜于风寒咳喘,取其宣肺平喘之功,虽可用于治疗肺热咳喘,但其辛温发汗作用,不利于肺热及出汗,便成为副作用,此外,麻黄常与石膏、桑白皮等清泻之品配伍,使其温散之性受到制约,即所谓的"去性存用"。又如,大黄有泻下攻积、清热泻火等作用,对于热结便秘之证,上述两项作用均为治疗作用;对于冷积便秘之证,泻下攻积为治疗作用,而清热泻火便成为副作用,可造成寒凉遏伏阳气及苦寒伐胃等不良后果,在这种情况下,常将大黄与温补脾胃的附子、干姜、党参、甘草等同用。吴茱萸有温中止呕作用,故最宜于胃寒呕吐;对于胃热呕吐,其温中作用便成为副作用,故常与清热的黄连、栀子等同用。

毒性反应是指用药后引起机体损害性的反应。往往因用药剂量过大或用药时间过长而引起,与人的体质因素等也有密切关系。

充分而正确地利用中药的治疗作用,尽量避免不良反应发生,即确保用药安全、有效,这是临床用药的一条基本原则。

第一节 四 气

一、含义

四气亦称四性,是指药效所反应的寒、热、温、凉(平)四种药性。它反映药物在影响人体阴阳盛衰、寒热变化方面的作用倾向,是说明药物作用性质的重要概念之一。古人之所以用寒热温凉来说明药性,是由于中药药性理论是以中医基础理论为指导的,中医理论将疾病分为寒、热两大纲,相应地将药物也分为寒热两性,即《素问·至真要大论》所谓"治寒以热,治热以寒"之意。能够减轻或消除热证的药物,一般属于寒性或凉性药物,如大黄、芒硝对于热结便秘,燥屎坚结,有清热泻下软坚的作用,表明这两味药物具有寒性;能够减轻或消除寒证的药物,一般属于温性或热性药物,如干姜、高良姜对脘腹冷痛,呕吐泄泻等寒证具有温中散寒的作用,表明这两味药物具有热性。可见寒凉性的药物有清热泻火、凉血解毒等作用,温热性的药物一般具有温里散寒、补火助阳、温经通络、回阳救逆等作用。

对寒证、热证作用不明显(寒热偏性不明显)的药物,称为平性药。平性药,不是"中性"药,有偏温偏凉的不同,偏凉不足以清热,偏温不足以散寒,由于作用平和,不足以以偏纠偏,此时作用取决于五味。

《本经》首先提出"药有寒热温凉四气"。宋代寇宗奭为了避免与药物的香臭之气相混淆,主张将"四气"改为"四性"。他在《本草衍义》中指出:"凡称气者,即是香臭之气,其寒热温凉则是药之性……序例(指《本经·序例》)中'气'字,恐后世误书,当改为'性'字,于义方允。"但是,不论称四气还是称四性,含义都是一样的,都是指寒热温凉四种药性,而四气的称谓沿用已久,习称至今。

四气中温热与寒凉属于两类不同的性质。温热属阳,寒凉属阴。温次于热,凉次于寒。即在共同性质中又有程度上的差异,对于有些药物,通常还标以大热、大寒、微温、微寒等予以区别,这是对中药四气不同程度的进一步区分。

二、临床指导原则

其一,"寒者热之,热者寒之",阳热证用寒凉药,阴寒证用温热药。其二,当用热药而用温药,当用寒药而用凉药,则病重药轻达不到治愈疾病的目的;反之,当用温药而用热药反伤其阴,当用凉药而用寒药易伤其阳。其三,对寒热错杂之证,热药寒药并用,但注意比重。对于真寒假热之证,则当以热药治本,必要时反佐以寒药;真热假寒之证,则当以寒药治本,必要时反佐以热药。

第二节 五 味

一、含义

五味是药物因作用不同而具有辛甘酸苦咸五种最基本的滋味,常与"四气"合称"气味"或"性味"。既是药物作用规律的概括,又是部分药物真实滋味的具体表现。药物和食物的滋味,并不止5种,至少还有涩味和淡味,由于五行学说盛行,必须以五之数为准,这就不得不人为地将涩附于酸,淡附于甘,以合五行学说,故习称五味。为从理论上解决这一认识问题,前人花了不少心思,为其圆说,但实际意义不大,甘和淡味,酸和涩味,其滋味、作用与特点均有很大差异,显见其牵强附会之意。

辛、甘属阳,酸、苦、咸属阴。

味的确定最初是依据药物的真实滋味,即通过口尝而得知的,如黄连、黄柏之苦,甘草、枸杞之甘,桂枝、川芎之辛,乌梅、木瓜之酸,芒硝、食盐之咸等。后来又将药物的滋味与作用相联系,并以味解释和归纳药物的作用。随着用药实践的发展,一些药物的作用很难以滋味来解释,采用了以作用推定其味的方法,即以药物作用于人体所表现出来的治疗作用,决定药物的味,例如,玄参因有解毒散结之功,治疗瘰疬痰核,故谓之具有咸味;葛根、石膏均能解肌退热,虽口尝无辛味,但云其味辛。磁石并无咸味,因其能入肾潜镇浮阳,而肾在五行属水与咸相应,磁石因之而标以咸味。在本草中,与滋味基本相同的药味约占35%,部分与滋味相同的药物约占40%,二者全异的约占25%。由此可知,确定味的主要依据,一标示药物的真实滋味,二提示药物作用的基本范围。

由于药物滋味和作用并无本质联系,两者之间并无严密的对应关系,因而从古至今,五味学说在理论上和实际运用中出现不少分歧和混乱也就在所难免了。用"味"来提示、归纳药物作用的基本范围也具有明显的局限性。

二、作用

《黄帝内经》最早归纳了五味的基本作用：辛散、酸收、甘缓、苦坚、咸软……同时还论述了过食、偏嗜五味对五脏系统的损害。后世对五味的作用作了进一步的补充发挥，综合前人的论述和用药经验，分述如下：

辛：能散、能行，有发散、行气、行血等作用。解表药如麻黄、薄荷；行气活血药，如川芎、延胡索。一些具有芳香气味的药物往往也标上"辛"，亦称辛香之气。芳香药除了有能散能行的特点外，还包括了芳香辟秽、芳香化湿、芳香开窍等作用。

甘：能补、能缓、能和，即有补益、缓急止痛、调和药性、和中的作用。如补益药，以甘草为例，甘平，平表示作用平和，此时作用取决于甘味，具有补中益气、缓急止痛、调和药性等的作用。甘味药还具有解药食中毒的作用，如甘草、绿豆等，故又有甘能解毒之说。

酸：能收、能涩，即有收敛固涩作用，如收涩药山茱萸、五味子涩精、敛汗，五倍子涩肠止泻，乌梅敛肺止咳、涩肠止泻等。此外，酸能生津，酸味药与甘味药伍用又可化阴。

涩：收敛固涩作用与酸味相似，但不能生津。

苦：能泄、能燥、能坚阴。泄的含义包括：通泄大便，如大黄泻下通便，用于热结便秘；降泄气逆，如杏仁、枇杷叶降泄肺气，用于肺气上逆之咳喘，枇杷叶还能降泄胃气，用于胃气上逆之呕吐呃逆；清泄火热，如栀子、黄芩清热泻火，用于火热上炎，神躁心烦，目赤口苦等。燥即燥湿，用于湿证。湿证有寒湿、湿热的不同，温性的苦燥药如苍术、厚朴，用于寒湿证，称为苦温燥湿；寒性的苦燥药如黄连、黄柏，用于湿热证，称为苦寒燥湿。

"苦能坚"的提法源于《黄帝内经》。《素问·脏气法时论》："肾欲坚，急食苦以坚之。"后世举知母、黄柏等苦味药用治肾阴亏虚、相火亢盛的痿证为例，认为苦能坚阴，并以"泻火存阴"之理解释之。而泻火与存阴乃属因果关系，故"存阴"是间接作用，"泻火"才是直接作用。因而苦能坚阴与苦能清泄直接相关。

咸：能软、能下，即有软坚散结和泻下作用。多用于瘰疬、瘿瘤、痰核、癥瘕等病证。如海藻、昆布消散瘰疬，鳖甲软坚消癥，芒硝泻下通便等。

淡：能渗、能利，既有渗湿利水作用。多用于治疗水肿、小便不利等，如猪苓、茯苓、薏苡仁、通草等。

三、性味合参才能较全面地认识药物的作用

性和味分别从不同角度说明药物的作用，二者合参才能较全面地认识药物的作用和性能。例如，紫苏、薄荷，皆有辛味，能发散表邪，但紫苏辛温，能发散风寒；薄荷辛凉，能发散风热。麦冬、黄芪皆有甘味，前者甘凉，有养阴生津的作用；后者甘温，有温养中焦，补中益气的作用。

第三节 升降浮沉

一、含义

中药的升降浮沉性能是指药物作用的趋向性，是说明药物作用性质的概念之一。升表

示上升,降表示下降,浮表示向外发散,沉表示向内闭藏。

气机升降出入是人体生命活动的基础。气机升降出入发生障碍,机体便处于疾病状态,产生不同的病势趋向。病势趋向常表现为向上(如呕吐、喘咳),向下(如泄利、脱肛),向外(如自汗、盗汗),向内(如表邪内传)。能够针对病情,改善或消除这些病证的药物,相对说来也就分别具有向下、向上、向内、向外的作用趋向。

四种作用趋向中,升与降、浮与沉分别是相对的,而升与浮、降与沉又是相互联系的,实际上往往升浮并提,沉降并论,难以截然区分。

升浮属阳,沉降属阴。升浮的药一般都能上行向外,具有升阳发表、祛风散寒、涌吐、开窍等功效;沉降的药能下行向内,具有泻下、清热、利水渗湿、重镇安神、潜阳息风、消导积滞、降逆止呕、收敛固涩、止咳平喘等功效。有的药物升降浮沉的特性不明显,如消食、驱虫、杀虫止痒药。有的药物则存在二向性,如麻黄既能发汗解表,又能利水消肿;蕲蛇内走脏腑,外达皮肤;川芎上行头目,下入血海。

二、临床指导原则

1. 调整紊乱的脏腑气机,纠正机体功能的失调,使之恢复正常(逆病势)　病势逆上者,宜降不宜升,如肝阳上亢之头痛,当用牡蛎、石决明潜降;病势陷下者,宜升而不宜降,如久泻、脱肛当用人参、黄芪、升麻、柴胡等药益气升阳。

2. 作用于肌体不同的部位,因势利导,祛邪外出(顺病位)　病位在上、在表宜用升浮而不宜用沉降,如外感风寒,用麻黄、桂枝发表;在下、在里宜用沉降,而不宜用升浮,如里实便秘之证,用大黄、芒硝攻下。

病势与病位	方向与部位	治疗原则
病势	向上(如呕吐、喘咳)	逆病势
	向外(如自汗、盗汗)	病势上逆的宜降
	向下(如泄利、脱肛)	病势下陷的宜升
	向内(如表邪内传)	
病位	在上(如头痛目赤)	顺病位
	在表(如外感表证)	在上在表宜升浮
	在下(如腹水尿闭)	在下在里宜沉降
	在里(如里实便秘)	

三、影响因素

1. 性味　一般来说,药性升浮的,大多具有辛甘之味和温热之性;药性沉降的大多具有酸苦咸涩之味和寒凉之性。故李时珍说:"酸咸无升,辛甘无降,寒无浮,热无沉。"但对此"无"字,应理解为"多数不"。如前所述,性味是从特定角度对中药作用特征的概括,药性升降浮沉也是如此。前人往往将性味作为影响和确定药物升降浮沉性质的重要因素。实际上,由于性味和升降浮沉都是从不同角度对药物作用特点的概括。因此,从逻辑关系而言,升降浮沉与性味是间接关系,与功效是直接关系。

2. 药物质地　一般认为花、叶、皮、枝等质轻的药物大多是升浮的,而种子、果实、矿物、贝壳等质重者大多是沉降的。但有特例,如旋覆花降气消痰,止呕止噫,虽是花类,药性沉降而不升浮;苍耳子祛风解表,善通鼻窍,虽为果实,药性升浮,而不沉降,故有"诸花皆升,旋覆独降;诸子皆降,苍耳独升"之说。药性升降浮沉与质地的关系是前人根据用药经验归纳出来的,但是这种归纳并不完全。因为两者之间并无本质联系,所以现代并不以药物的质地轻重作为判断或解释药性升降浮沉的根本依据。

3. 炮制　某些药物的升降浮沉之性可因炮制而改变,例如,酒炒则升,姜汁炒则散,醋炒则收敛,盐水炒则下行。

4. 配伍　在复方配伍中,性属升浮的药物在同较多沉降药配伍时,其升浮之性可受到一定的制约。反之,性属沉降的药物同较多的升浮药同用,其沉降之性亦能受到一定程度的制约。

在某种情况下,又需要利用升降配合以斡旋气机,恢复脏腑功能。如麻黄、杏仁一宣一降,调理气机;血府逐瘀汤中用柴胡、枳壳,一升一降,以助气血周行。故李时珍说:"升降在物,亦在人也。"

第四节　归　经

一、含义

归经是药物作用的定位概念,即表示药物的作用部位,归是作用的归属,经是脏腑经络的概称。就是把药物的作用与人体的脏腑经络密切联系起来,以说明药物对肌体某部分的选择性作用。

前人在用药实践中观察到,一种药物往往对某一经或某几经发生明显作用,而对其他经的作用较小,甚至没有作用。同属性寒清热的药物,有的偏于清肝热,有的偏于清胃热,有的偏于清肺热或清心热;同属补药,也有补肺、补脾、补肝、补肾的不同。反映了药物在机体产生效应的部位各有侧重。将这些认识加以归纳,使之系统化,便形成了归经理论。

二、理论基础

归经是以脏腑经络辨证理论为基础,以所治病证为依据而确定的。由于历代医家从不同角度去观察疾病,确定疾病的病位,因此,其表达方式有所不同,但不论是六经辨证理论,气血辨证及卫气营血的辨证理论,虽未成为归经理论基础的主流,但对归经理论也有一定的影响,最终都可以统一到脏腑经络辨证来。经络能沟通人体内外表里,所以体表病变可通过经络影响在内的脏腑,脏腑病变亦可反映到体表。例如:心主神志,当出现精神、思维、意识异常的证候表现,如昏迷、癫狂、呆痴、健忘等,可以推断为心的病变。能缓解或消除上述病的药如开窍醒神的麝香、镇惊安神的朱砂、补气益智的人参皆入心经。同理,桔梗、杏仁能止胸闷、咳喘,归肺经;全蝎能止抽搐,归肝经。

经络与脏腑虽有密切关系,但又各成系统。故有经络辨证与脏腑辨证的不同,经络辨证体系的形成早于脏腑辨证。因而历史上不同时期，不同医家在确定药物归经时，或侧重于经络系统，或侧重于脏腑系统。这样一来，便造成某些药物归经的含义有所不同。例如，本草文献记载，羌活、泽泻皆归膀胱经，羌活能治疗外感风寒湿邪所致的头痛、身痛、肢体关节酸楚之证，其归膀胱经，是依经络辨证，盖足太阳膀胱经主表，为一身之藩篱。泽泻利水渗湿，其归膀胱经，是指膀胱之腑。羌活与泽泻，一为解表药，一为利水药，虽都归膀胱经，但二者包含的意义是不相同的。至于有的药物只归一经，有的药物则归数经，这正说明不同药物的作用范围有广义、狭义之分。

三、临床指导意义

1. **掌握归经，有助于准确的选择药物，提高疗效** 例如：里实热证有肺热、心火、肝火、胃火等不同，应当分别选用清泄肺热、心火、肝火、胃火的药物来治疗；头痛的原因很多，疼痛的性质和部位亦各有不同，羌活善治太阳经头痛，葛根、白芷善治阳明经头痛，柴胡善治少阳经头痛，吴茱萸善治厥阴经头痛，细辛善治少阴经头痛，治疗头痛时，考虑到药物的归经特点可以提高疗效；一些具有共同特点的药物，由于归经不同，作用机制也不相同，如麻黄、泽泻、黄芪、附子虽均可利尿消肿，但由于归经不同，其作用机制各不相同，麻黄通过宣肺利尿，泽泻利膀胱水湿而利尿，黄芪健脾利尿，附子则温阳利水。

药物	功效	适应证
羌活		太阳经头痛
葛根、白芷		阳明经头痛
柴胡	治头痛	少阳经头痛
吴茱萸		厥阴经头痛
细辛		少阴经头痛

药物	功效	机制
麻黄		宣肺利尿
泽泻	利尿消肿	利膀胱水湿
黄芪		健脾利尿
附子		温阳利水

2. **根据脏腑经络相关学说选择用药** 运用归经理论，必须考虑到脏腑经络间的关系。由于脏腑经络在生理上相互联系，在病理上相互影响，因此，在临床用药时往往并不单纯使用某一经的药物。如肺病而见脾虚者，每兼用补脾的药物，使肺有所养而逐渐向愈。肝阳上亢往往因于肾阴不足，每以平肝潜阳药与滋补肾阴的药同用，使肝有所涵而虚阳自潜。若拘泥于见肺治肺，见肝治肝，单纯分经用药，其效果必受影响。

3. **正确应用归经理论，必须与性味、升降浮沉合参，才能全面准确地指导临床用药** 例如：同归肺经的药物，由于四气、五味、升降浮沉不同，作用亦各不相同。

归经	性能	功效
肺经	四气不同 治疗作用各异	麻黄温散肺经风寒 薄荷凉散肺经风热 细辛性热温肺化饮 石膏性寒清肺降火
	五味不同 治疗作用亦殊	乌梅酸收固涩,敛肺止咳 旋覆花苦以下气,化痰止咳 党参甘以补虚,补肺益气 麻黄辛以发表,宣肺平喘 蛤蚧咸以补肾,益肺平喘
	药性升浮 药性沉降	麻黄、桔梗宣肺,止咳平喘 葶苈子、桑白皮肃降肺气,止咳平喘

此外,还须注意,勿将中医脏腑经络定位与现代医学的解剖部位混为一谈,因两者的含义与认识都不相同。再者,归经所依据的是用药后机体效应所在,而不是指药物成分在体内的分布。了解以上内容,对于正确进行归经理论的现代研究是十分必要的。

第五节 毒 性

中药的毒性是指中药的作用损害人体功能或器官组织的性能。毒性是在《神农本草经》中就提出的药性理论之一,认识中药的毒性,对指导临床,确保安全用药,具有十分重要的意义。

一、含义

从毒性理论的发展过程来看,有广义的毒性和狭义的毒性之分。

西汉以前是以"毒药"作为一切药物的总称。《周礼·天官》:"医师聚毒药以共医事。"《素问·脏器法时论》:"毒药攻邪,五谷为养,五果为助……"对此,丹波元坚《药治通义》指出:"毒药二字,古多连称,见《素问》及《周官》,即总括药饵之词。"认为药物之所以能治病,就是由于药物具有偏性,这种偏性就是药物的"毒性",以药物的偏性纠正机体的阴阳偏盛偏衰,此即广义的毒性。

东汉时代,《本经》指出了"有毒、无毒"的区分。《黄帝内经》中,亦有大毒、常毒、小毒等论述。从毒药连称到有毒无毒的区分,反映了人们对毒性认识的进步。东汉以后的本草著作对有毒药物都标出其毒性。今天的中药专著中只有少部分标有毒性,仅占9.1%(《中药大词典》)。毒性专指药物对人体的毒害性,毒药就是容易引起毒性反应的药物,此即狭义的毒性,也就是我们今天所说之毒性。

二、毒性的相对性

药物毒性的大小是相对的主要取决于用药剂量。"毒物本身不是毒物,而剂量可使其成为毒物……通常一个物质只有达到中毒剂量时才是毒物,实际上任何物质,甚至纯水,当服用达到中毒剂量时都是有毒的。"从理论上说,毒性具有普遍性,药物都具有毒物的性质,不存在绝对无毒的药,因为"药物的任何作用对健康人和非适应证的人都是具有毒作用的,在这种情况下,药物具有毒物的性质"。但实际上通常只是把那些危险性大的药叫做毒药,《医疗用毒性药品管理办法》指出"医疗用毒性药品是指毒性剧烈,治疗剂量与中毒剂量相近,使用不当会致人中毒或死亡的药品",在规定的毒性药品管理品种中,毒性中药品种有砒石(红砒、白砒)、砒霜、水银、生马钱子、生川乌、生草乌、生白附子、生附子、生半夏、生南星、生巴豆、斑蝥、青娘虫、红娘虫、生甘遂、生狼毒、生藤黄、生千金子、生天仙子、闹羊花、雪上一支蒿、红升丹、白降丹、蟾酥、洋金花、红粉、轻粉、雄黄等28种。其中即使是毒性最强的砒霜,如果用量在中毒量之下,也不会导致中毒。相反,那些认为无毒的药物,其实只是安全度较大(治疗剂量与中毒剂量相差较大),如果用量过大,也会导致中毒,甚至造成死亡,其原因大多是剂量过大,曾有报道1次服用40g红参煎剂、顿服艾水500ml(浓度不详)而死亡的例子。

三、影响毒性的因素

一味药在临床应用时,是否表现出毒性以及毒性大小与多种因素有关,主要有以下几方面。

1. 剂量大小　对毒副作用较强的药物,严格按照剂量使用。
2. 炮制　毒性强的药物,炮制的主要目的是减毒,应该严格按照炮制规范进行。
3. 配伍　"相畏"、"相杀"是使用毒副作用较强药物的配伍关系,通过这种配伍,可减低其毒性。

此外,服药方法、个体差异、药材品种、药材质量、剂型与制剂工艺等也是使用毒性药物需要注意的因素。

四、临床指导意义

1. 指导临床安全用药　决定中药整体毒性是否能毒害人体的关键是用量。特别是对有常毒或大毒的中药,更应严格控制用量,既不可一次过量服,也不可常量持久服。
2. 采用以毒攻毒的原则,治疗沉疴顽疾　如用雄黄治疗恶疮肿毒及毒蛇咬伤等;用黄药子等治疗癌肿。
3. 纠正中药无毒的模糊认识　中药的有毒与无毒是相对的,应该做到"有毒观念,无毒用药",即在认识上充分重视毒性的普遍性,明确药物都具有毒性的性质,使用不当会对机体造成伤害,在具体用药时,做到合理用药,通过炮制配伍等各种合理措施,消除或降低药物的毒性反应,在充分保证用药安全的前提下,追求最佳疗效。
4. 对于中药中毒的诊断和解救,古代文献有不少记载,其中包括了不少宝贵经验。在当今条件下,应结合现代认识、诊断方法及解救措施,以取得更好的解救效果。

思考题

1. 何谓中药的性能?包括哪些内容?
2. 中药治病的基本原理是什么?

3. 四气是如何形成的？有何临床指导意义？
4. 五味包括哪些内容？作用是什么？
5. 决定升降浮沉的因素有哪些？
6. 何谓归经？为什么应用归经理论，必须与四气五味、升降浮沉合参，才能全面准确地指导临床用药？
7. 何谓中药的毒性？如何避免中毒事故的发生？

第五章 中药的应用

【学习要求】
1. 掌握配伍的目的。
2. 掌握药物"七情"及各种配伍关系的含义,配伍用药原则。
3. 掌握配伍禁忌的内容。
4. 掌握妊娠用药禁忌和服药时的饮食禁忌等内容。
5. 熟悉用药剂量与药效的关系及确定剂量大小的依据。
6. 熟悉中药的煎煮时间与方法(包括先煎、后下、包煎、另煎、烊化等不同要求)。

中药的应用包括中药的配伍、禁忌、剂量、用法等内容,掌握这些基本知识与方法对于保证药物疗效,确保用药安全具有十分重要的意义。

第一节 中药的配伍

人体疾病复杂多变,往往数病相兼,或表里同病,或虚实互见,或寒热错杂,用单味药治疗很难收效;有些有毒副作用的药物,单味应用也不安全,所以要将两味以上药物配合应用才能收到预期效果,由此可知,所谓中药的配伍是指有目的地按病情需要和药性特点,有选择地将两味以上的药物配合同用。

药物配伍后,药物之间存在种种关系,中药的"七情"主要讨论合用两药之间相互作用、相互影响的临床效应,而"君、臣、佐、使"主要讨论药物在方剂中的不同地位或作用。现分述如下。

一、七情

前人把单味药的应用和两味药之间的配伍关系及不同作用称为"七情"。"七情"的提法首见于《神农本草经》。其序例云:"药……有单行者,有相须者,有相使者,有相畏者,有相恶者,有相反者,有相杀者。凡此七情,合和视之。"除单行者外,其余六个方面都是讲配伍关系。其具体内容见下表。

七情	含义	举例	临床意义
单行	"单方不用辅也",即单味药治病	清金散、独参汤	病情比较单纯或较轻时使用
相须	"同类不可离也",即同一类性能功效相似的药物配合应用,无主辅的区别	石膏与知母;大黄与芒硝;全蝎与蜈蚣	产生协同作用而增进疗效。临床常用的配伍方法
相使	"我之佐使也",即不同类但有共性,辅药增强主药的疗效	黄芪与茯苓;黄连与木香	
相畏	"受彼之制也",即某药的毒副作用被另药减轻或消除	生半夏和生南星畏生姜	抑制或消除毒副作用。应用毒烈性药时使用的配伍方法
相杀	"制彼之毒也",即某药能减轻或消除另药的毒副作用	生姜杀生半夏和生南星的毒	
相恶	"夺我之能也",即使原有功效降低,甚至丧失	人参畏莱菔子	应避免使用
相反	"两不相和也",即产生或增强毒副反应	"十八反"、"十九畏"	配伍禁忌

解说:

1. 单行 即"单方不用辅也"。病情比较单纯,选用一味针对性较强的药物即能获得疗效,如清金散单用一味黄芩治轻度的肺热咳血。它符合简便廉验的要求,便于使用和推广。

2. 相须 即"同类不可离也",性能功效相类似的药物配合应用,可以增强原有疗效。如石膏与知母配合,能明显增强清热泻火的治疗效果;大黄与芒硝配合,能明显增强攻下泻热的治疗效果;全蝎、蜈蚣同用,能明显增强止痉定搐的作用。

3. 相使 即"我之佐使也",在功效方面有某些共性,或性能功效虽不相同,但是治疗目的一致的药物配合应用,而以一种药物为主,另一种药为辅,能提高主药疗效。如补气利水的黄芪与利水健脾的茯苓配合时,茯苓能提高黄芪补气利水的治疗效果;黄连配木香治湿热下痢,腹痛里急,以黄连清热燥湿、解毒止痢为主,木香调中宣滞、行气止痛,可增强黄连治疗湿热泻痢的效果;雷丸驱虫,配伍泻下通便的大黄,可增强雷丸的驱虫效果。

4. 相畏 即"受彼之制也",一种药物的毒性反应或副作用,能被另一种药物减轻或消除。如生半夏和生南星的毒性能被生姜减轻或消除,所以说生半夏和生南星畏生姜。

5. 相杀 即"制彼之毒也",一种药物能减轻或消除另一种药物的毒性或副作用。如生姜能减轻或消除生半夏和生南星的毒性或副作用,所以生姜杀生半夏和生南星的毒。由此可知,相畏、相杀实际上是同一配伍关系的两种提法,是药物间相互对峙而言的。

6. 相恶 即"夺我之能也",两药合用,一种药物能使另一种药物原有功效降低,甚至丧失。如人参畏莱菔子,因莱菔子能削弱人参的补气作用。相恶,只是两药的某方面或某几方面功效较弱或丧失,并非两药的各种功效全部相恶,如生姜畏黄芩,只是生姜的温肺、温胃的功效与黄芩的清肺、清胃的功效互相牵制而疗效降低,但生姜还能和中开胃治不欲饮食并呕吐之证,黄芩尚可清泄少阳以除热邪。

两药是否相恶,还与所治证候有关,并非所有所治证候均相恶。如用人参治元气虚脱或脾肺纯虚无实之证,而伍以消积导滞的莱菔子,则人参补气效果降低。但对脾虚食积气滞之证,如单用人参益气,则不利于积滞胀满之证;单用莱菔子消积导滞,又会加重气虚。两者合用相制而相成,故《本草新编》说:"人参得莱菔子,其功更神。"

7. 相反　即"两不相和也",两种药物合用,能产生或增强毒性反应或副作用。如"十八反"、"十九畏"中的若干药物(见"用药禁忌")。

综上所述,其变化关系可概括为 4 项,即在配伍应用的情况下:①"相须、相使"因产生协同作用而增进疗效,是临床常用的配伍关系;②"相畏、相杀"因相互作用可减轻或消除原有的毒性或副作用,是使用毒性药或烈性药时常用的配伍方法;③"相恶"因互相拮抗而抵消、削弱原有功效,用药时应加以注意;④"相反"因相互作用而产生或增强毒副作用,属于配伍禁忌,原则上应避免配用。

二、"君臣佐使"

药物的配伍应用是中医用药的主要形式。在"七情"配伍的基础上,药物按一定法度加以组合,并确定一定的分量比例,制成适当剂型,即为方剂,方剂是药物配伍应用的较高形式。"君臣佐使"是药物在方剂中的组方原则。

1. 君药　针对主病或主证起主要作用的药物。
2. 臣药　辅助君药加强治疗作用或针对兼病或兼证的药物。
3. 佐药　分为佐助药、佐制药与反佐药。佐助药是辅助君臣药或针对次要兼证的药物。佐制药是消减君臣药毒烈性的药物。反佐药是与君臣药相反相成的药物。
4. 使药　分为引经药与调和药。

第二节　用药禁忌

用药禁忌:指在用药时一般应有所避忌。主要包括配伍禁忌、妊娠用药禁忌和服药时的饮食禁忌。此外,还有证候禁忌(见单味药的注意事项)。

一、配伍禁忌

药物之所以要配伍应用,目的是使临床用药有效、安全,对于合用后降低疗效或使毒副作用增强,影响用药安全者,原则上属于配伍禁忌。目前,医药界公认的配伍禁忌主要是"十八反"和"十九畏"所涉及的药对。

十八反:甘草反甘遂、京大戟、海藻、芫花;乌头反贝母、瓜蒌、半夏、白蔹、白及;藜芦反人参(2010 年版药典党参、西洋参不宜与藜芦同用)、沙参、丹参、玄参、苦参、细辛、芍药。以金元时期张从正《儒门事亲》的"十八反歌"的文字最为简练易记,故流传最广,其歌诀为"本草明言十八反,半蒌贝蔹及攻乌;藻戟遂芫俱战草;诸参辛芍叛藜芦",实际药数为 19 味。乌头临床应用时包括川乌、草乌、附子等乌头类药材,贝母包括浙贝、川贝,瓜蒌包括瓜蒌类药材及其根天花粉,芍药包括赤芍、白芍,沙参包括南沙参、北沙参。

十九畏:硫黄畏朴硝,水银畏砒霜,狼毒畏密陀僧,巴豆畏牵牛,丁香畏郁金,川乌、草乌畏犀角,牙硝畏三棱,官桂畏石脂,人参畏五灵脂。

对于十八反、十九畏作配伍禁忌,历代医药学家虽然遵信者居多,但亦有持不同意见者,有人认为十八反、十九畏并非绝对禁忌;有的医药学家还认为,相反药同用,能相反相成,产生较强的功效。倘若运用得当,可愈沉疴痼疾。

十八反、十九畏在临床上一般作为配伍禁忌,但历代医家亦有将其配伍使用的,现代对十八反、十九畏进行了药理实验研究,由于各地的实验条件和方法存在差异,结果相差很大。还有的实验证明,十八反、十九畏药,对人体毒副作用的大小,与药物的绝对剂量及相互间的相对剂量有关。至目前为止,无论文献记载、临床应用、实验研究均无统一的定论,故在临床应用时,若无充分根据和实际应用经验,应避免使用。

二、妊娠用药禁忌

妊娠用药禁忌,主要讨论妊娠禁忌药。妊娠禁忌药专指妇女妊娠期除中断妊娠、引产外,禁忌使用的药物。

现存文献中,最早汇集妊娠禁忌药者,当属南宋朱端章《卫生家宝产科备要》,列举产前所忌药物78种,而现代《中药大辞典》载妊娠禁用或慎用药365种,从古到今,妊娠禁忌药在逐渐增多,对妊娠禁忌药的认识也在不断发展。

在为数众多的妊娠禁忌药中,不同的药对妊娠危害程度是有所不同的,因而在临床上也应区别对待。古代对妊娠禁忌药主要提禁用与忌用,极少提慎用。近代则多根据临床实际,将妊娠禁忌药分为禁用与慎用两大类。属禁用的多系剧毒药、药性作用峻猛及堕胎作用较强的药。慎用药则主要是活血祛瘀药、行气药、攻下药、温里药中的部分药物。

禁用药:水银、砒霜、雄黄、轻粉、斑蝥、马钱子、蟾酥、川乌、草乌、藜芦、胆矾、瓜蒂、巴豆、甘遂、大戟、芫花、牵牛子、商陆、麝香、干漆、水蛭、虻虫、三棱、莪术等。

慎用药:牛膝、川芎、红花、桃仁、姜黄、牡丹皮、枳实、枳壳、大黄、番泻叶、芦荟、芒硝、附子、肉桂等。

近年来,对妊娠禁忌药进行了一些实验研究,结果表明禁用或慎用某些药是有道理的,如砒霜、水银、轻粉、斑蝥等属剧毒药,对孕妇及胎儿损害极大;巴豆、牵牛子、甘遂、大戟、芫花、大黄等峻下泻痢之品,能造成盆腔充血,甚至堕胎;麝香、红花、牛膝、姜黄等对子宫,尤其是对妊娠子宫有兴奋收缩作用,可能引起流产;川芎等药对子宫的作用,小剂量兴奋,大剂量麻痹;莪术、雄黄、牡丹皮等药具有抗早孕作用,甘遂、水蛭、姜黄等药具有终止妊娠作用;天花粉、芫花等药具有引产作用;桃仁、杏仁、郁李仁、苦参、百合、荠菜、酒等所含的某些活性成分有致胎儿畸形作用。所以无论从用药安全的角度,还是从优生优育的角度,都是应当高度重视的。

临床对于妊娠禁忌药,如无特殊必要,应尽量避免使用,以免发生事故。如孕妇患病非用不可,则应注意辨证准确,掌握好剂量和疗程,并通过适当的炮制和配伍,尽量减轻药物对妊娠的危害,做到用药有效而安全。

三、服药饮食禁忌

服药饮食禁忌是指服药期间对某些食物的禁忌,又简称食忌、忌口。一般而言应忌食生冷、辛热、油腻、腥膻、有刺激性的食物,以免引起消化不良、胃肠刺激,或助热、助升散、敛邪的不良反应。

此外,根据病情的不同,饮食禁忌也有区别。如热性病应忌食辛辣、油腻、煎炸类食物;寒性病应忌食生冷食品;胸痹患者应忌食肥肉、脂肪、动物内脏及烟、酒;肝阳上亢,头晕目眩、烦躁易怒等应忌食胡椒、辣椒、大蒜、白酒等辛热助阳之品;脾胃虚弱者应忌食油炸黏腻、寒冷固硬、不易消化的食物;疮疡、皮肤病患者,应忌食鱼、虾、鳖等腥膻发物及辛辣刺激性食品。

以上是一般规律,另据报道,高晓山整理古代医药文献中有关食忌的药物达110种。

第三节 剂 量

一、含义

剂量,即药剂的用量。单味药用于治疗的量、方剂组成各药的用量及整个方剂的量都可称为剂量。这里讨论的剂量主要是单味药的剂量。除特别注明的以外,单味药的剂量都是指成人1天内内服的常用有效量。理想的剂量是能够获得最大疗效而不良反应又最小的量。

常用剂量:除峻烈药、毒性药和某些精制药外,一般花叶类质轻的药,用量为3~9g;金石、贝壳类质重的药,用量为10~30g;鲜品用量较大,一般为30~60g。小儿5岁以下通常用成人量的1/4,5~6岁以上可按成人量减半用。

二、剂量单位

中药的剂量单位,古代有重量(铢、两、钱、斤等)、度量(尺、寸等)及容量(斗、升、合等)多种剂量方法,用来量取不同的药物。此外,还有可与上述剂量方法换算的"刀圭"、"方寸匕"、"撮"、"枚"等较粗略的剂量方法。由于古今度量衡制的变迁,后世多以重量为计量固体药物的方法。明清以来,普遍采用16进位制,即1斤=16两=160钱。现在我国对中药生药剂量采用公制。即1kg=1000g。为了处方和配药,特别是古方的配用需要进行换算时的方便,按规定以如下近似值进行换算:

1两(16进位制)=30g

1钱=3g

1分=0.3g

1厘=0.03g

按此规定累计16两只有480g,由于处方剂量不用斤,影响不大。

三、确定剂量的依据

剂量是否得当,是确保用药安全、有效的重要因素之一。临床上主要依据所用药物的性质、临床运用的需要以及病人的具体情况来确定中药的具体用量。

(一)药物方面

药材质量:质优者药力充足,用量勿须过大;质次者,药力不足,用量可稍大。

药材质地:花叶类质轻的药,用量宜轻;金石、贝壳类质重的药用量宜重;鲜品用量也较大。

药物性味:药性温和,味淡的药物,用量可稍重;药性强烈、味浓的药,用量则宜轻。

有毒无毒:无毒者用量变化幅度可稍大;有毒者应将剂量严格控制在安全范围内,并注意个体差异,临床应用时宜从小剂量开始,以确保用药安全有效。

由于中药有效成分含量都不高,重量相差1~2g,其有效成分的质量相差不大。其次,有些药的有效成分及奏效原理至今尚未明确,因此药政管理上尚无法严格确定药材质量标准,因此也无法准确规定临床用药的剂量。对于具体病人来说,病情、体质均有差异,药物的用量也不可能固定不变,所以中药书籍中所标的剂量只是参考用量。

(二)应用方面

方药配伍:一般药物单味应用时,用量可较大;入复方应用时,用量可略小。在复方中作主药时较之作辅药时为重。

剂型:多数药物入汤剂时,因其有效成分多不能完全溶解,故用量一般较之入丸、散剂时的用量为重。

用药目的:临床用药时,由于用药目的的不同,同一药物的用量可不同。如槟榔,用以消积、行气、利水,常用剂量为6~15g;而用以杀姜片虫、绦虫时,即须用到60~120g。再如洋金花,用以止咳平喘或止痛,一般只用0.3~0.6g,每日量不超过1.5g;但若用作麻醉药时可用到20g。即使是利用药物的同一功效,也可能因为用药目的的不同而使用不同剂量。如泻下药大黄,少用润肠,多用则泻下攻积。

(三)患者方面

年龄大小:小儿、老年人对药物的耐受力均较弱,特别是作用峻猛,容易损伤正气的药物,用量应低于青壮年的用量。

性别:对于一般药物,男女用量区别不大,但妇女在月经期、妊娠期用活血祛瘀通经药,用量一般不宜过大。

体质强弱:体质强壮者用量可重;体质虚弱者用量宜轻,即使是用补益药,也宜从小剂量开始,以免虚不受补。

病程长短:一般来说,新病患者正气损伤较小,用量可稍重;久病多体虚,用量宜轻。

病势轻重:一般来说,病急病重者用量宜重;病缓病轻者用量宜轻。如病重药轻,尤如杯水车薪,药不能控制病势;若病轻药重,诛伐太过,药物也会损伤正气。

另外,在患者方面还应考虑到患者在职业、生活习惯等方面的差异。如体力劳动者的腠理一般较脑力劳动者的致密。使用发汗解表药时,对体力劳动者用量可较脑力劳动者稍重一些。再如平素喜食辛辣热物者,需应用辛热药物时,用量可稍大。

在确定药物剂量时,除因注意上述因素外,还应考虑到季节、气候及居住的自然环境等方面的因素,做到"因时制宜"、"因地制宜"。如用发汗药时,夏天用量宜轻,冬天用量宜重;温热地区用量宜轻,寒冷地区用量稍重等等。

第四节 用 法

用法,指中药的应用方法,内容十分广泛。本书主要讨论中药的给药途径、应用形式、煎煮方法和服药方法。

一、给药途径

给药途径亦是影响药物疗效的因素之一。因为机体的不同组织对于药物的吸收性能不同,对药物的敏感性亦有差别,药物在不同组织中的分布、消除情况也不一样。所以,给药途径不同,会影响药物吸收的速度、数量以及作用强度。有的药甚至必须以某种特定途径给药,才能发挥某种作用。

中药的传统给药途径,除口服和皮肤给药两种主要途径外,还有吸入、舌下给药、黏膜表面给药、直肠给药等多种途径。20世纪30年代后,中药的给药途径又增添了皮下注射、肌内注射、穴位注射和静脉注射等。上述给药途径,其吸收速率由高向低,顺序排列如下:静脉注射、吸入给药、肌内注射、皮下注射、舌下给药、口服给药、直肠给药、黏膜表面给药、皮肤给药。

二、应用形式

无论从什么途径给药,都需要将药物加工制成适合医疗、预防应用的一定剂型。传统中药剂型中,有供口服的汤剂、丸剂、散剂、酒剂、膏滋剂及露剂;供皮肤用的软膏剂、硬膏剂、散剂、丹剂、涂擦剂、浸洗剂及熏剂;还有供体腔使用的栓剂、药条及钉剂等等。20世纪30年代研制出了中药注射剂,以后又发展了胶囊剂、冲剂、气雾剂、膜剂等新剂型。其具体内容可参见《中药药剂学》。体内常用的剂型按其吸收速度,由快到慢,排列顺序如下:静脉注射剂、气雾剂、肌内注射剂、皮下注射剂、酒剂、汤剂、栓剂、散剂、片剂、丸剂。

三、煎煮方法

汤剂是临床应用中药最常采用的剂型,并且大多由病家自制,为了保证临床用药能获得预期的疗效,医生应将汤剂的正确煎煮法向患者交代清楚。

煎药器具:最好用砂锅、砂罐等陶瓷器具。因其化学性质稳定,不易与药物成分发生化学反应,并且导热均匀,保暖性能好。其次可用白色搪瓷器皿或不锈钢锅。忌用铁、铜等金属器皿。因金属元素容易与药液中的中药成分发生化学反应,可能使疗效降低,甚至产生毒副作用。如铜锅煎五味子时可检出铜离子;铁器与药物中的苷类、鞣质等反应,生成不溶于水的鞣酸铁等成分,使药液颜色变为深紫色、墨绿色或紫黑色,味涩气腥,有令人恶心的铁锈味。另外,药材中的生物碱多数需与鞣质、有机酸结合生成盐,溶于水,如铁与鞣质发生化学反应,必然间接影响生物碱的浸出,使疗效降低。

煎药用水:水质以新鲜纯净为好,无异味、洁净澄清,含矿物质及杂质少。

加水多少:应根据药材性能及煎煮时间长短确定。以每次煎好后药汁达一小碗为度(药与煎液量为1:4时,煎出率约为70%~80%)。按理论推算,加水量应为饮片吸水量、煎煮过程中蒸发量及煎煮后所需药液量的总和。虽然实际操作时加水很难做到十分精确,但至少一般用水量为将饮片适当加压后,液面淹没过饮片约2cm为宜。质地坚硬、黏稠,或需久煎的药物加水量可比一般药物略多;质地疏松,或有效成分容易挥发,煎煮时间较短的药物,则液面淹没药物即可。

煎前浸泡:中药饮片煎前浸泡,既有利于植物组织细胞充分溶胀,使有效成分易于溶出,又可缩短煎煮时间,避免因煎煮时间过长,导致部分有效成分耗损、破坏过多。必须冷水或温水泡药,如用开水泡药,会使植物中的蛋白质凝固,影响有效成分的煎出。一般药物可浸泡30分钟,以种子、果实为主的药可浸泡1小时。夏天气温高,浸泡时间不宜过长,以免腐败变质。

煎煮火候及时间：煎煮中药还应注意火候与煎煮时间适宜。一般药宜武火煮沸文火慢煎(30分钟)；解表药或其他芳香性药物，用武火煮沸，文火维持10~15分钟；矿物、动物骨甲角类及补益药，有效成分不易煎出，一般宜文火久煎(60分钟)，使有效成分充分溶出。

及时绞渣滤汁：药煎好后应及时滤汁，以免有效成分温度降低时反渗入药渣内。中药在煎煮过程中，许多药物成分可能发生化学反应产生沉淀，这些沉淀也是有效成分，趁热滤过时可保留在溶液内，充分发挥药物疗效。另外，由于药渣会吸附一定药液，造成有效成分的损失，汤剂煎煮后应榨渣取汁。

煎煮次数：一般来说，1剂药可煎3次，最少应煎两次，将煎液合并均匀后分次服用。因为在煎药过程中，当有效成分在药材细胞内外溶液的浓度达到平衡时，就不再溶出了，只有将药液滤出，加水重煎，有效成分才能继续溶出。

入药方法：一般药物可同时入煎，但部分药物因其性质、性能及临床用途不同，所需煎煮时间不同，有的还需做特殊处理。所以，煎制汤剂还应讲究入药方法。

1. 先煎 多用于矿石贝壳类药物及毒性药。如磁石、牡蛎等，因其有效成分不易煎出，应先入煎30分钟左右再纳入其他药同煎；川乌、附子等药因其毒烈性经久煎可以降低，也宜先煎。制川乌、制附片也应先煎半小时后再入他药同煎，以确保用药安全。

2. 后下 多用于含易挥发性成分或不耐煎煮的药物。如薄荷、荆芥、砂仁、豆蔻、大黄、钩藤等，待他药煎煮将成时投入，煎煮几分钟即可。大黄、番泻叶等药甚至可以直接用开水泡服。

3. 包煎 如蒲黄(花粉)、海金沙(孢子)等药材质地过轻，煎煮时易漂浮在药液面上，或成糊状，不便于煎煮或服用；车前子(含黏液质)、葶苈子等药材较细，煎煮时容易粘锅、糊化、焦化；辛夷(有毛)、旋覆花(有毛)等药，对咽喉有刺激性，故宜用纱布包裹入煎。

4. 另煎 如人参等贵重药物宜另煎，以免煎出的有效成分被其他药渣吸附，造成浪费。

5. 烊化 如阿胶、鹿角胶、饴糖等胶糖类药，容易黏附于其他药渣及锅底，宜另行烊化，再与其他药汁兑服。

6. 冲服 如芒硝等入水即化的药及竹沥等汁液型药材，宜用煎好的其他药液或开水冲服。

四、服药方法

口服，是临床使用中药的主要给药途径。口服给药的效果，除受剂型等因素的影响外，还与服药的时间、服药的多少及服药的冷热等服药方法有关。

(一)服药时间

适时服药也是合理用药的重要方面。具体服药时间应根据胃肠的状况、病情需要及药物特性来确定。一般可晨起、晚睡前分两次空腹温服；如1日3次的话，中午宜在饭前1小时用；对胃有刺激性的药及消食药宜饭后1小时服用。此外，有的药还应在特定时间服用，安神药宜在睡前30分钟至1小时服药；截疟药应在疟疾发作前两小时服药；急性病不拘时服药，以保证血药浓度。

(二)服药多少

一般疾病服药，多采用每日1剂，每剂分2次或3次服用。病情急重者，可每隔4小时服药1次，昼夜不停，使药力持续，利于顿挫病势。应用发汗药、泻下药时，一般以得汗、得下为度,不必尽剂,以免发汗、泻下太过,损伤正气。呕吐病人服药宜小量频服,以保证药物不被吐出。

(三) 服药冷热

一般汤药多宜温服,有助于有效成分的吸收,服用时还需要震荡,避免一些有效成分沉淀的丢失。如治寒证用热药,宜于热服。特别是辛温发汗解表药用于外感风寒表实证,不仅药宜热服,服药后还需温覆取汗。至于治热病所用寒药,如热在胃肠,患者欲冷饮者可凉服;如热在其他脏腑,患者不欲冷饮者,寒药仍以温服为宜。另外,用从治法时,也有热药凉服,或凉药热服者。

此外,对于丸散等固体药剂,除特别规定外,一般都宜用温开水送服。

思考题

1. 何谓配伍七情?具体内容是什么?
2. 举例说明除单行外,其他的配伍关系。
3. 用药禁忌包括哪些禁忌?
4. 试述"十八反"、"十九畏"的内容。
5. 妊娠禁忌包括哪些内容?
6. 服药期间,在饮食方面要注意什么?
7. 试述"十九畏"与配伍七情中的"相畏"有何不同?
8. 何谓剂量?确定剂量的根据是什么?
9. 汤剂是如何煎煮的?应注意什么问题?

各论

第一章 解表药

【学习要求】
1. 掌握解表药的含义、功效、适用范围、配伍原则和使用注意。
2. 掌握发散风寒药与发散风热药的功用特点和适应证。
3. 掌握药物13味(麻黄、桂枝、紫苏叶、防风、荆芥、羌活、白芷、薄荷、牛蒡子、桑叶、菊花、葛根、柴胡),熟悉药物9味(香薷、细辛、苍耳子、生姜、藁本、辛夷、升麻、蝉蜕、蔓荆子),了解药物1味(淡豆豉)。
4. 掌握相似药物功效、应用的异同点。
5. 熟悉使用解表药时发汗不宜太过,煎煮时间不宜过长,以及禁忌等注意事项。

一、含义

凡以发散表邪,解除表证为主要功效的药物,称为解表药。

二、归经与治疗范围

本类药物主入肺、膀胱经。

肺主气,司呼吸,主宣发肃降,通调水道,外合皮毛,其华在表,开窍于鼻。本经病候常见肺气不宣所致之咳嗽、喘促、胸痛、咯血、鼻塞流涕;肺不肃降所致之水肿、小便不利等。

足太阳膀胱经,起于目内眦,循行于额、头顶、项、背、腰、臀、下肢后侧,止于足小指。络肾,属膀胱,联系脑、眼、鼻、耳等器官,主储存小便。本经在六经辨证中,主表,其病候多见表证,如恶寒发热、头项强痛、身痛、无汗或有汗、脉浮等。

三、性能特点

本类药物味多辛、质轻,辛能发散,质轻升浮;主入肺与膀胱经,肺主皮毛,膀胱主表;故解表药善行肌表,而具有促进肌体发汗,使表邪由汗出而解的作用,从而达到治愈表证,防止疾病内传的目的。

四、分类及各类解表药的作用与适应证

分类	作用	适应证
发散风寒药	发散风寒	外感风寒所致的风寒表证;部分药物兼治痹证、喘咳、水肿、麻疹及疮疡初起兼有风寒表证等
发散风热药	发散风热	外感风热所致的风热表证;部分药物兼治风热所致目赤多泪,咽喉肿痛,麻疹不透及风热咳嗽等

备注:
1. 风寒表证 症见恶寒发热,无汗或汗出不畅,头、身痛,口不渴,舌苔薄白,脉浮。
2. 风热表证 症见发热,微恶风寒,咽干口渴,头痛目赤,舌苔薄黄,脉浮数。

五、配伍原则

使用解表药必须根据四时气候变化及患者体质不同,而选择配伍用药。

根据表邪的特点:冬季多风寒,春季多风热,夏季多夹暑湿,秋季多兼燥邪,所以除了针对外感风寒、风热表邪不同,相应选择发散风寒或风热的药物外,还有以下配伍:

1. 表证夹暑湿者与祛暑、化湿药配伍应用。
2. 表证兼燥邪者与润燥药配伍应用。
3. 虚人外感,正虚邪实,当分以下几种情况:素体阳虚者,与助阳药配伍,以助阳解表。素体气虚者,与补气药配伍,以益气解表。素体阴虚者,与补阴药配伍,以滋阴解表。素体血虚者,与补血药配伍,以养血解表。
4. 温病初起,邪在卫分者,与清热解毒药配伍。

六、注意事项

1. 掌握用量,中病即止 使用过量发汗力较强的解表药,发汗太多,则耗伤阳气,损及津液,造成"亡阳""伤阴"之弊。一般以遍身微似有汗者佳。
2. "汗家、疮家、失血家不可汗" 汗为津液,汗津同源,故表虚自汗、阴虚盗汗以及疮疡日久、淋病、失血者,虽有表证,也应慎用,以免再伤阴耗血,加重虚损。
3. 用量应随季节、地区变化 春夏腠理疏松,易出汗,用量宜轻;秋冬季腠理致密,不易出汗,用量宜重。北方严寒地区用量宜重;南方炎热地区用量宜轻。
4. 入汤剂不宜久煎 解表药多为芳香辛散之品,久煎易使有效成分挥发而减低药效。

七、药理作用

现代药理研究证明:解表药一般具有不同程度的发汗、解热、镇痛、抑菌、抗病毒及祛痰、镇咳平喘、利尿等作用。部分药物还有降压及改善心脑血液循环的作用。

第一节 发散风寒药

麻黄（草质茎）

来源于麻黄科草本状小灌木草麻黄 *Ephedra sinica* Stapf.、中麻黄 *Ephedra intermedia* Schrenk et C. A. Mey. 和木贼麻黄 *Ephedra equisetina* Bge. 的干燥草质茎。主产于河北、山西、内蒙古、甘肃等地。野生或栽培。立秋至霜降间，割取绿色细枝，阴干，切段。以色淡绿或黄绿，内心色红棕，手拉不脱节，味苦涩者为佳。一般生用、蜜制或捣绒用。

【性味归经】辛、微苦，温。归肺、膀胱经。

【功用特点】解表的特点：有"发表第一药"之称，因其发汗力较强，恐其发汗太过，故多用治风寒表实无汗证；并善于开宣肺气平喘、通调水道，利水消肿，对水肿兼有表证者尤宜。

【功效主治与配伍组方】

功效	主治	配伍组方		备注
发汗解表	风寒表实无汗证	桂枝等	麻黄汤（君） 大青龙汤（君）	阳和汤（佐） 麻黄加术汤（君）
宣肺平喘	风寒喘咳实证 外寒内饮证 表邪未解肺热咳喘证 风寒外束，痰热内蕴证	杏仁等 温肺化饮药 石膏 白果等	三拗汤（君）、华盖散（君） 小青龙汤（君） 麻杏甘石汤（君） 定喘汤（君）	麻黄薏甘汤（君）
利水消肿	风水水肿	发汗利水药	越婢汤（君）	

解说：

1. 发汗解表　外感风寒表实无汗证，与桂枝相配，一发卫气之郁以开腠理，一透营分之郁以和营卫，相须为用，以增加发汗解表之功，方如麻黄汤。风寒表实重证而兼里有郁热者，加重麻黄用量，配石膏清热除烦，如大青龙汤。

2. 宣肺平喘　多种咳喘证。

风寒外束，肺气壅遏所致的喘咳实证，与杏仁、甘草配伍即三拗汤，以宣肺解表，麻黄、杏仁配伍，一刚一柔，一宣一降，调理气机，止咳平喘之力更强，故前人素有"麻黄以杏仁为臂助"的说法。对素体痰多，加苏子、陈皮、桑白皮、赤茯苓以降气化痰，加强化痰止咳的作用，如华盖散。

外感风寒，水饮内停，咳嗽气喘，痰多清稀，麻黄、桂枝相须为君，配温肺化饮之品，以解表散寒、温化寒饮而平喘止咳，如小青龙汤。

表邪未解，肺热喘咳证，每与辛甘大寒的石膏同用，共为君药，石膏倍于麻黄，则成辛凉之剂，麻黄得石膏宣肺平喘而不助热，石膏得麻黄清解肺热而不凉遏，又是相制为用，以辛凉宣肺清热平喘,如麻杏甘石汤,即是治疗该证的千古名方。

风寒外束,痰热内蕴咳喘,痰多色黄,与白果同为君药,麻黄宣肺平喘解表,白果敛肺平喘、祛痰止咳,一散一收,增强平喘之功,如定喘汤。

3. 利水消肿　风水恶风,一身悉肿,脉浮不渴,续自汗出,无大热者,可配伍发汗利水药,如越婢汤。

此外,麻黄配熟地、白芥子可以散阴疽、消癥结,可用于治疗阴疽、痰核、流注结块,如阳和汤("麻黄得熟地则通络不发表,熟地得麻黄则补血不腻膈")。

【用法用量】煎服2～10g。本品生用发汗力强,蜜炙后发汗力减弱,捣绒后作用较为缓和。平喘止咳多蜜炙用,余多生用。小儿、老人及体虚之人宜用麻黄绒或炙麻黄绒。

【注意事项】本品发散力强,凡表虚自汗、阴虚盗汗及虚喘均当慎用。

【现代研究】

1. 主要成分　主要含生物碱和少量挥发油。生物碱中左旋麻黄碱(L-ephedrine)占80%～85%。三种麻黄生物碱含量高低依次为:木贼麻黄＞草麻黄＞中麻黄。

2. 药理作用

(1)麻黄碱有收缩血管兴奋中枢的作用,能兴奋大脑、中脑、延髓和呼吸循环中枢,有类似肾上腺素的作用,能增加汗腺及唾液腺分泌,缓解平滑肌痉挛。

(2)麻黄的水提取物有抗炎、抗过敏、镇咳、祛痰的作用,其镇咳的强度约为可待因的1/20。

(3)挥发油对实验动物有解热作用,对流感病毒[亚甲型AR_8]有明显的抑制作用。体外实验证明:其煎剂、挥发油对金黄色葡萄球菌、甲型溶血性链球菌、乙型溶血性链球菌、流感嗜血杆菌、肺炎链球菌、炭疽杆菌、白喉杆菌、大肠杆菌、奈瑟双球菌等均有不同程度的抑制作用。

故麻黄通过发汗祛除风寒表邪;通过缓解支气管平滑肌的痉挛、抗炎、抗过敏、镇咳、祛痰、解热、抗病毒及抗菌等作用,减轻支气管黏膜肿胀,而达到宣肺平喘的作用;通过发汗、利尿达到消除水肿的作用。现代研究结果与传统用药相一致。

3. 临床应用

(1)小儿遗尿:生麻黄(5～7岁3g,3～15岁5g,16岁以上10g),用冷水浸泡60分钟,煎煮2次,睡前顿服,连服1个月。观察50例,结果42例痊愈,5例有效,3例无效。

(2)皮肤瘙痒诸症:麻黄15g,清水1碗,煮沸后再煮5分钟,温服,1日1剂。先后用此方治顽癣42例,一般连服10剂左右有效。

对顽固性的老年皮肤瘙痒症,冬季反复发作,缠绵难愈,并因晨起感风寒而加重者,可用炙麻黄6g、附子6g、细辛6g,可使之微汗而收效。

(3)周围血管病:上海颜德馨教授在《活血化瘀临床实践》一书中,用麻黄治疗肢端动脉痉挛、血栓闭塞性脉管炎、多发性动脉炎等与血瘀相关的疾病,老药新用,收到奇特的效果。

桂枝(嫩枝)

来源于樟科植物肉桂 Cinnamomum cassia Presl 的干燥嫩枝。主要产于广东、广西及云南省。常于3—7月剪下嫩枝,切成薄片或小段,晒干或阴干。以幼嫩,色棕红,气香者为佳。生用。

【性味归经】辛、甘,温。归心、肺、膀胱经。

【功用特点】解表特点:风寒表实无汗、表虚有汗均可应用;又可温经通阳,行里达表,有温通一身阳气、流畅血脉的功效。

另有横通肢节的特点,能引诸药横行至肩、臂、手指,故又为上肢病的引经药。

第一章 解 表 药

【功效主治与配伍组方】

功效		主治	配伍组方	备注
发散风寒		风寒表实无汗	麻黄等 麻黄汤(臣)	小青龙汤(君)
		风寒表虚有汗	白芍等 桂枝汤(君)	再造散(臣)
	温通胸阳	胸痹心痛	枳实薤白桂枝汤(君)	桂枝茯苓丸(君)
		心悸动,脉结代	炙甘草汤(佐)	当归四逆汤(君)
温经通阳	温中散寒	中焦虚寒,脘腹冷痛	小建中汤(臣)	黄芪桂枝五物汤(臣)
	温通血脉	血寒瘀阻,经闭腹痛	温经汤(君)	桂枝加桂汤(君)
	温通经络	风寒湿痹,肩臂疼痛	祛风湿散寒止痛药	桂枝加芍药汤(臣)
	温阳利水	痰饮眩晕	苓桂术甘汤(臣)	
		蓄水证	五苓散(佐)	

解说:

1. 发散风寒 风寒表实无汗或风寒表虚有汗均可应用。

表实无汗者,配麻黄,以开宣肺气,发散风寒,方如麻黄汤。

表虚有汗者,与益阴敛营的白芍相须为用,一治卫强,一治营弱,散中有收,汗中寓补,以调和营卫,发汗解肌,方如桂枝汤。桂枝汤改变药量,可由治标之方变为治里之剂:如桂枝增加二两的剂量,即桂枝加桂汤;芍药加倍剂量,即桂枝加芍药汤;详见下文。

2. 温经通阳 体现在5个方面。

温通胸阳,治疗胸阳不振,心脉瘀阻,胸痹心痛;心悸动,脉结代。前者常与温通胸阳药同用,如枳实薤白桂枝汤;后者与益气滋阴药伍用,方如炙甘草汤。太阳病发汗太过伤损心阳,心阳不能下蛰于肾,肾之寒气上犯凌心所致的奔豚气病,方用桂枝汤,其中桂枝增加二两,以加强温通心阳、平冲降逆的作用,即桂枝加桂汤。

温中散寒,用治中焦虚寒,脘腹冷痛,与温中缓急止痛药配伍,方如小建中汤。

对太阳病误下损伤脾气,肝木乘脾所致腹满时痛,方用桂枝汤,其中芍药加倍以柔肝缓急止痛,即桂枝加芍药汤。

温通血脉,用治血寒瘀阻,经闭腹痛,与散寒活血止痛药配伍,方如温经汤。瘀血留结胞宫,胎动不安,漏下不止,与茯苓等药同用,以活血化瘀,缓消癥块,如桂枝茯苓丸。

温通经络,用治风寒湿痹,肩臂疼痛,可与祛风湿散寒止痛药配伍,"以枝走肢",偏于上肢。血痹四肢麻木或身体不仁,可与黄芪、芍药等药配伍,以益气温经和血通痹,如黄芪桂枝五物汤。

温阳利水,可用治脾阳不振,不能运化水湿之痰饮眩晕、心悸以及膀胱气化不力,水肿小便不利(蓄水证)。前者可配健脾利湿药,方如苓桂术甘汤;后者与利水渗湿药配伍,方如五苓散。

【用法用量】 煎服,3~10g。

【注意事项】 本品辛温助热,易伤阴动血,凡外感热病、阴虚火旺、血热妄行等证,均当忌用;孕妇及月经过多者慎用。

【现代研究】

1. 主要成分 含挥发油,其中主要成分为桂皮醛(Cinnamic aldehyde),约占 70% ~ 80%,为镇静、镇痛、解热的有效成分,另外含有桂皮酸(Cinnamic acid)、乙酸桂皮酯及乙酸苯丙酯等。

2. 药理作用

(1)扩张血管、促进发汗作用。

(2)解热、镇痛、镇静、抗惊厥。

(3)抗炎、抗过敏:其挥发油部分由呼吸道排出,对呼吸道炎症有消炎作用。

(4)抗菌、抗病毒作用:体外实验证明,桂枝水煎液对金黄色葡萄球菌、伤寒杆菌以及某些常见的致病性真菌均有较强的抑制作用;醇提取物对大肠杆菌、金黄色葡萄球菌、肺炎球菌、炭疽杆菌、霍乱弧菌等也有抑制效果;桂皮油、桂皮醛对结核杆菌有抑制作用。此外,对流感病毒亚洲甲型京科 68-1 株和孤儿病毒($ECHO_{11}$)均有抑制效果。

3. 临床应用

(1)遗尿:桂枝若干,食醋调成饼状,临睡前先用温水熨脐 10 分钟,再将药饼贴于脐部,然后纱布固定,次晨取下,每晚 1 次。治疗小儿遗尿 32 例,总有效率达 90% 以上。疗程短者 3 ~ 4 天即愈,长者连用半月方能奏效。

(2)瘫痪:桂枝 50 ~ 100g,水煎 2 次(沸后煎 15 分钟),取药液,温擦病灶区,每日 2 次,擦至皮肤潮红为度。内服方亦重用桂枝,治疗面瘫、偏瘫及截瘫有效。

(3)冻疮:以桂枝 60g,加水 1000ml,武火煎 10 分钟后,待温浸洗患处,每次 10 ~ 15 分钟,每日早晚各 1 次,治疗 14 例,效果亦好,一般 1 ~ 6 次即愈。

麻黄与桂枝功效主治异同点

药名	相同点	不同点	
麻黄		发汗力强,适用于风寒表实无汗	
		宣肺平喘:咳嗽气喘	
		利水消肿:风水水肿	
桂枝	发散风寒	发汗力弱,风寒表实无汗,配麻黄	
	风寒感冒重证	风寒表虚有汗,配白芍	
		温通胸阳:胸痹、心悸、脉结代	
		温中散寒:中焦虚寒,脘腹冷痛	
		温经通阳	温通血脉:血寒瘀阻,经闭腹痛
			温通经络:风寒湿痹,肩臂疼痛
			温阳利水:痰饮,蓄水证

紫苏叶(叶)

来源于唇形科一年生草本植物紫苏 Perilla frutescens (L.) Britt. 的干燥叶(或带嫩枝)。产于我国南北。夏季枝叶茂盛时采收。阴干。以叶多而片大,色紫,不碎,香气浓者为佳。生用。

【性味归经】 辛,温。归肺、脾经。

【功用特点】 本品发散风寒作用较弱,多用于外感风寒轻证;因其兼能宣肺止咳,入脾经又能行气宽中,和中止呕,故对风寒感冒咳喘有痰兼见脾胃气滞,胸闷、呕恶者,尤为适用。

此外,解鱼蟹中毒。

〔附〕紫苏梗:长于理气宽中,止痛,安胎。

【功效主治与配伍组方】

功效	主治	配伍组方
发散风寒	风寒感冒兼气喘咳嗽	杏仁　杏苏散(君)
	虚人外感风寒,内有痰饮	人参等　参苏饮(君)
行气宽中	脾胃气滞,胸闷呕吐	藿香　藿香正气散(臣)
	胎气上逆,胎动不安	砂仁等理气安胎药

解说:

1. 发散风寒　风寒感冒,常与发散风寒药同用;若兼气喘咳嗽,常与止咳平喘药同用,如杏苏散。虚人外感风寒,内有痰饮证,配补益化痰之品,以益气解表,理气化痰,如参苏饮。

2. 行气宽中　脾胃气滞,胸闷呕吐,如因外感风寒,内伤湿滞,与化湿、理气止呕药等伍用,如藿香正气散;因胎气上逆,胎动不安,可与砂仁等理气安胎药伍用。

此外,鱼蟹中毒,腹痛吐泻,可单用或复方配伍。

【用法用量】 煎服 5～10g,后下。捣汁服或外用适量。发散风寒宜用紫苏叶,行气安胎宜用紫苏梗。

【注意事项】

1. 本品辛温,温病初起、胃热呕逆,均应慎用。
2. 实验证明,本品有升高血糖作用,故建议糖尿病患者不宜大剂量使用紫苏。

【现代研究】

1. 主要成分　含挥发油约为 0.5%,油中主要成分为紫苏醛(1-Perillaaldehyde)约占 55%;为其香气成分。
2. 药理作用　苏叶煎剂有缓和的解热作用;有促进消化液分泌,增进胃肠蠕动的作用;能减少支气管分泌、缓解支气管痉挛;对大肠杆菌、痢疾杆菌、葡萄球菌均有抑制作用。
3. 临床应用

(1) 寻常疣:用鲜紫苏叶外擦患处,每日 1 次,每次 10～15 分钟。观察 20 例,一般 3～6 次可治愈。

(2) 阴囊湿疹:紫苏叶 30g 水煎,温浸洗患处,然后用生油涂搽即可。

生姜(根茎)

来源于姜科多年生草本植物姜 *Zingiber officinale* Rosc. 的新鲜根茎。全国大部分地区均有栽培。8—11 月间采挖,除去泥土、茎叶和须根。以块大,饱满,质嫩者为佳。临用时切片,生用;或煨用(煨姜);或捣汁用(生姜汁);或取皮用(生姜皮)。

【性味归经】 辛,微温。归肺、脾、胃经。

【功用特点】 本品散风寒解表力较弱,多用于外感风寒轻证;但有良好的温中止呕作用,故有"呕家圣药"之称,用于治疗胃寒呕吐(配半夏)等胃气上逆证;又能温肺化痰止咳。此外,可解天南星、半夏及鱼蟹毒。

〔附〕生姜皮:和脾利水消肿,用于水肿、小便不利。

生姜汁:功同生姜,偏于开痰止呕,临床应急服用。

【功效主治与配伍组方】

功效	主治	配伍组方
发汗解表	风寒表证轻证	大枣等　方中为佐使
温中止呕	胃寒呕吐	半夏等　小半夏汤(臣)
温肺止咳	风寒咳嗽	发散风寒止咳药

解说:

1. 发汗解表　风寒表证,力缓,在方中以为佐使。民间常单煎加红糖服用,治疗轻证。或与大枣配伍,在解表剂中以调和营卫。

2. 温中止呕　胃寒呕吐,与降逆止呕的半夏伍用,即小半夏汤。胃热呕吐,可与清胃止呕药伍用;在炮制中,为增强止呕药的作用,常用姜汁制用。

3. 温肺止咳　肺寒咳嗽,与发散风寒止咳药伍用。

此外,可解天南星、半夏及鱼蟹毒。

【用法用量】 煎服,3~10g,或捣汁服。

【注意事项】 本品伤阴助火,阴虚内热者忌服。

【现代研究】

1. 主要成分　主含挥发油和辣味成分,油中有姜醇(Zingiberol)、姜烯(Zingiberene)、水芹烯、柠檬醛、芳香醇、龙脑等;所含辣味成分为姜辣素(Gingerol)。此外,尚含六氢姜黄素、维生素和氨基酸等。

2. 药理作用　生姜能促进消化液分泌,有增进饮食作用;有镇吐、镇痛、抗炎消肿作用;醇提物能兴奋血管运动中枢、呼吸中枢、心脏;正常人嚼生姜,可升高血压;对伤寒杆菌、霍乱弧菌、堇色毛癣菌、阴道滴虫均有不同程度的抑杀作用。

3. 临床应用

(1)牙痛:口含1片鲜生姜在牙痛处,可减轻或消除牙痛。

(2)烧烫伤:生姜捣汁,用药棉蘸汁涂于烫伤处,症轻者,用药1次;症较重者,以姜汁湿敷36小时,即可停药。共治400余例,均获效,且止痛迅速,无刺激。

(3)压疮:用茶油浸泡生姜,外敷局部,治疗Ⅱ度、Ⅲ度压疮18例,取得显著疗效。

(4)脂溢性皮炎:用10%盐水洗净患处,拭干,再用棉签蘸姜汁反复涂搽,至姜汁用完为止(250g生姜,捣碎取汁)。每周1次,一般2~3次即愈。局部有感染者,待炎症消失后使用。

(5)风湿痛、腰腿痛:鲜生姜制成5%~10%注射液,进行痛点或反应结节注射,治疗风湿痛、慢性腰背痛115例,显效38例,好转6例,有效率达83%。

(6)疟疾:鲜生姜捣烂,平铺纱布上,包叠成小方块,敷穴位上并固定,治疗疟疾40例,除2例无效外,其余控制发作,血检疟原虫阴性。

(7)急性菌痢:生姜46g,红糖32g,共捣为糊,分3次服,7天为1个疗程,治疗急性菌痢50例,治愈率70%。

(8)蛔虫性肠梗阻:鲜生姜、蜂蜜(1:2)组方,成人每次30ml,小儿酌减,每2~3小时1次。用于单纯性肠梗阻313例,痊愈309例,有效率达98.7%。

(9)胆道蛔虫症:去皮生姜180g捣碎取汁与生蜂蜜90g拌匀,一次顿服,小儿酌减。治胆道蛔虫所致腹痛102例,有效98例,有效率为96.1%。

(10)斑秃:鲜生姜、墨旱莲等量,用适量95%乙醇溶液浸泡,用棉花涂患处,效果满意。

香薷（地上部分）

来源于唇形科多年生草本植物石香薷 Mosla chinensis Maxim. 或江香薷 Mosla chinensis 'Jiangxiangru' 的干燥地上部分。前者习称"青香薷"，后者习称"江香薷"。主产于江西、安徽及河南等地，夏季茎叶茂盛，花盛开时择晴天采割，除去杂质，阴干。茎淡紫色，花穗多，香气浓者为佳。切段生用。

【性味归经】辛，微温。归肺、脾、胃经。

【功用特点】本品解表的特点：因表证夏季多夹暑湿，而香薷化湿祛暑和中，故有"夏月麻黄"之称，尤宜于治疗阴暑证（夏月乘凉饮冷，外感风寒，内伤暑湿，恶寒发热、头痛无汗、呕吐腹泻）。此外又可利水消肿。

冬季伤寒的表证，解表多用麻黄；夏季伤暑的表证，解表多用香薷。

【功效主治与配伍组方】

功效	主治	配伍组方
发汗解表，化湿和中	阴暑证	香薷散（君）
	暑温	新加香薷饮（君）
利水消肿	水肿脚气	单用或配白术

解说：

1. 发汗解表，化湿和中　善治阴暑证，常配伍燥湿行气除满的厚朴、健脾祛暑的白扁豆，如香薷散。暑温，发热头痛，恶寒无汗等症，与厚朴、金银花等药同用，以祛暑解表，清热化湿，如新加香薷饮。

2. 利水消肿　小便不利及水肿脚气，可单用或配伍健脾利水的白术，如薷术丸。

【用量用法】5～10g，用于发表，不宜久煎；利水消肿需浓煎。

【注意事项】本品辛温发汗之力较强，表虚有汗及阳暑证当忌用。

【现代研究】

1. 主要成分　含挥发油，主要成分为香薷二醇、甾醇、酚性物质、黄酮苷等。
2. 药理作用　所含挥发油有发汗、解热作用，并能刺激消化腺分泌及胃肠蠕动；镇咳祛痰作用；抗菌作用对多种病原性细菌有抑制、杀灭作用；抗流感病毒及利尿作用。

麻黄与香薷异同点

药名	相同点	不同点
麻黄	发汗	开宣肺气平喘，并通利水道，用于冬季伤寒
	利水	
香薷	表虚有汗忌用	化湿祛暑和中，用于夏季伤暑

紫苏、生姜、香薷功效主治异同点

药名	相同点	不同点
紫苏		行气宽中:常用于治疗风寒感冒,咳嗽痰多及中焦气滞
		和胃止呕、安胎:治胸闷呕吐,胎动不安
		解鱼蟹毒:鱼蟹中毒,腹痛吐泻
生姜	发散风寒 兼治脾胃	温中止呕:尤宜于治疗胃寒饮停呕吐
		温肺止咳:治疗风寒咳嗽
		解鱼蟹、天南星、半夏毒
香薷		化湿和中:用于暑湿或中焦湿困证,为夏月常用之品,故有"夏月麻黄"之称
		利水:治水肿脚气

荆芥（地上部分）

来源于唇形科一年生草本植物荆芥 Schizonepeta tenuifolia Briq. 的干燥地上部分。主产于江苏、浙江及江西等地。多系人工栽培。夏、秋二季花开到顶、穗绿时采收,阴干。以色淡紫,茎细,穗长而密,香气浓者为佳,切段生用、炒黄或炒炭。

【性味归经】辛,微温。入肺、肝经。

【功用特点】本品清扬疏散,药性平和,善于散风邪,故表寒、表热均可应用;又可发表透疹;炒炭止血。可谓风病、血病、疮病常用药。

【功效主治与配伍组方】

功效	主治	配伍组方
发表散风	风寒表证	防风等发散风寒药　荆防败毒散(臣)
	风热表证	发散风热药　银翘散(臣)
透疹	麻疹不透	透疹药
	风疹瘙痒	祛风止痒药　消风散(臣)
疗疮	疮疡初起兼有表证	相应证型的解表药
止血(炒炭)	吐衄下血	止血药　槐花散(佐)

解说:

1. 发表散风　以散风邪为主,故外感风寒、风热均可应用。前者与发散风寒药配伍,方如荆防败毒散;后者与发散风热药伍用,方如银翘散。

2. 透疹　表邪外束,小儿麻疹不透可与透疹药同用,方如透疹汤;对风疹瘙痒可与祛风止痒的防风等药同用,如消风散。

3. 疗疮　疮疡初起兼有表证,根据表证的不同类型,配伍相应的解表药。

4. 炒炭止血　吐衄下血等多种出血证,配伍止血药同用,如槐花散。

【用法用量】煎服5～10g,不宜久煎。止血炒炭用。

【现代研究】
1. 主要成分 含挥发油,油中主要成分为右旋薄荷酮、消旋薄荷酮及少量右旋柠檬烯。
2. 药理作用
(1)水煎液可增强皮肤血液循环,增加汗腺分泌,有微弱的解热作用;有抗炎、抗菌作用;对金黄色葡萄球菌、白喉杆菌有较强的抑菌作用,对炭疽杆菌、乙型链球菌、伤寒杆菌、痢疾杆菌、铜绿假单胞菌和人型结核杆菌均有一定的抑制作用。
(2)挥发油有解热、镇静、祛痰平喘及抗过敏作用。
(3)荆芥炭有止血作用。
3. 临床应用
(1)小儿支气管哮喘:将大白萝卜中间切开,中央挖一凹窝,将荆芥穗10g,蜂蜜和香油各15ml,放入窝内,置火上烧透(约2小时),此为3岁小儿1次服用量,其他年龄酌情增减。每日睡前服1次,治疗13例,2～4天,11例痊愈,2例好转。
(2)皮肤瘙痒:用荆芥穗30g,研为细末,搓搽患部,以有发热感为度。治疗慢性荨麻疹及皮肤瘙痒症,轻者1～2次,重者2～4次奏效。
(3)慢性气管炎:用荆芥挥发油治疗500例,有效率达90%以上,平喘效果尤为突出。

防风(根)

来源于伞形科多年生草本植物防风 *Saposhnikovia divaricata*(Turcz.) Schischk. 的干燥根。主产于东北、内蒙古、河北等地。产于东北和内蒙古东部者,称为"关防风"或"东防风",产量大,质量佳。春秋季采挖,晒干。以条粗长,单枝顺直,根头部环纹紧密,质松软,断面有棕色环、中心色淡者(菊花心)为佳。切片生用或炒炭用。

【性味归经】辛、甘,微温。归肺、肝、脾经。

【功用特点】本品名曰"防风",尤善祛风解表,有"散风通用"之说,又因"风药能胜湿",故可胜湿止痛。因药性平和,故外感风寒、风热、风湿均可应用;归肝经而味甘,肝主筋,味甘能缓筋急,故可止痉;此外,炒用可以止泻。

【功效主治与配伍组方】

功效	主治	配伍组方	备注
发表散风 胜湿止痛	感冒头痛(风寒、热、湿)	羌活胜湿汤(臣)	荆防败毒散(臣)
	风热壅盛,表里俱实	防风通圣散(君)	独活寄生汤(臣)
	素体阳虚,外感风寒	助阳解表药 再造散(臣)	九味羌活汤(臣)
	风疹瘙痒	祛风止痒药 消风散(君)	
	风寒湿痹	祛风湿药 蠲痹汤(臣)	
止痉	破伤风证	玉真散(臣)	
止泻	肝郁侮脾,腹痛泄泻	柔肝止痛药 痛泻要方(佐使)	

解说:

1. 发表散风,胜湿止痛 感冒头痛,风寒头痛身痛、恶风寒者常配以荆芥等药,如荆防败毒散;风湿头痛如裹、身痛肢痛者,每与羌活等胜湿止痛药伍用,如羌活胜湿汤;风热表证,发热恶风、咽痛微咳者,常配伍发散风热药。外感风邪,内有蕴热,表里俱实,与荆芥、麻黄等疏风解表、泻热通便药同用,如防风通圣散。素体阳虚,外感风寒,与人参、附子等补气助阳解表药同用,如再造散。风疹瘙痒,多配伍散风止痒药,如消风散。风寒湿痹,多与祛风湿药配伍,如蠲痹汤。

2. 止痉　风毒内侵,贯于经络,引动内风,角弓反张的破伤风证,常配伍祛风止痉药,如玉真散,再加全蝎效果更好。

3. 炒用止泻　肝郁侮脾,腹痛泄泻,常配伍补脾柔肝止痛药,如痛泻要方。

此外,防风还有治肠风便血的特殊作用,对反复发作,日久不愈的大便下血,在对证的方药中加入防风,可收到良好的效果。

【用法用量】煎服,5~10g。

【注意事项】

1. 性偏温燥,阴虚火旺、血虚发痉者慎用。

2. 过敏者当忌用。临床报道有服用本品出现过敏者(用药1小时内出现上脘腹部不适,恶心、心烦、皮肤瘙痒、灼热、红斑等)。

【现代研究】

1. 主要成分　含挥发油、甘露醇、苦味苷、酚类、多糖类及有机酸等。

2. 药理作用　本品有解热、抗炎、镇痛、抗惊厥作用;防风新鲜汁对铜绿假单胞菌、金黄色葡萄球菌有一定抗菌作用;煎剂对痢疾杆菌、溶血性链球菌等有不同程度的抑制作用。

3. 临床应用

(1)砷毒:用防风为主的煎剂(防风12g、绿豆9g、甘草3g、红糖9g),1日1剂,分2次服用,14日为一疗程,治疗278例,两个疗程后,自觉症状改善,以尿砷含量降至正常为治愈标准,治愈率达55.76%。

(2)皮肤病:用20%的防风液穴位注射治疗银屑病41例,治愈14例,有效26例,无效1例。用防风通圣丸每次10g,每日2次内服治疗扁平疣94例,治愈率62.8%,总有效率86.2%。防风通圣散的生药,酒浸一夜,焙干研末,每服6g,每日2次,治疗50例斑秃,治愈49例。

荆芥与防风功效主治异同点

药名	相同点	不同点
荆芥		透疹:麻疹不透,风疹瘙痒
	祛风解表	消疮:疮疡初起兼有表证
	风邪表证	炒炭止血:吐衄下血
	(风寒风热)	
防风	均可	胜湿止痛:风寒湿痹
		祛风止痉:破伤风证
		此外,炒用止泻:治肝郁侮脾,腹痛泄泻

羌活(根茎及根)

来源于伞形科多年生草本植物羌活 *Notopterygium incisum* Ting ex H. T. Chang 或宽叶羌活 *Notopterygium forbesii* Boiss. 的干燥根茎及根。主产于四川、甘肃及云南等地。多于初春及秋季采挖,除去须根,干燥。以条粗长、表面色棕褐、有隆起曲折环纹,断面菊花纹、朱砂点多,香气浓郁者为佳。一般认为蚕羌(形状似蚕之根茎部)品质最佳,竹节羌(环节较稀,状如竹节之根茎部)、条羌(根及支根部)次之,大头羌(环节特别膨大,成不规则团块状的根茎部)最次。切片生用。

【性味归经】 辛、苦,温。归膀胱、肾经。

【功用特点】 本品气味雄烈,善能升散发表祛风寒,苦燥胜湿止痛,故为治疗风寒夹湿表证、风寒头痛(太阳经头痛——后头牵连项痛)及风寒湿痹上半身疼痛的要药。

另外,常作为治疗上半身疼痛和后头痛的引经药。

羌活、桂枝均能祛风散寒,但羌活善于祛头项脊背部的风寒,桂枝则善于祛肩臂手指间的风寒。

【功效主治与配伍组方】

功效	主治	配伍组方	备注
祛风散寒 胜湿止痛	风寒夹湿的感冒 风寒湿痹(上半身) 风寒、风湿头痛(太阳经头痛——后头牵连项痛)	防风等 九味羌活汤(君) 防风 蠲痹汤(君) 川芎茶调散(君)	败毒散(君) 当归拈痛汤(君) 再造散(臣) 羌活胜湿汤(君)

解说:

祛风散寒,胜湿止痛 风寒夹湿的感冒(恶寒、发热、身体沉重、骨节疼痛、嗜卧、不愿转动翻身)有特效,常与防风等药同用,如九味羌活汤。风寒湿痹,上半身疼痛,常与祛风湿药配伍,如蠲痹汤。风寒风湿等多种头痛证,常与川芎等散寒止痛药同用,如川芎茶调散。

此外,还可用治皮肤瘙痒。

【用法用量】 煎服,3~10g。

【注意事项】

1. 本品辛温香燥之味较烈,血虚痹痛、阴虚头痛者慎用。
2. 用量较大时,脾胃虚弱者易致呕吐。

【现代研究】

1. 主要成分 本品含挥发油,β-谷甾醇,欧芹属乙素,有机酸及生物碱。
2. 药理作用 羌活挥发油能使致热性大鼠体温明显降低,具有显著的解热作用。能使醋酸所致小鼠扭体次数明显减少,具有显著的镇痛作用。有抗菌和抗炎作用。对小鼠迟发性过敏反应有抑制作用。羌活水溶部对实验动物有抗心律失常的作用和对心肌缺血的保护作用。
3. 临床应用 期前收缩:"脉齐"(羌活的提取物制剂,1ml脉齐液相当于羌活生药1g)口服,1日60~105ml,分3~4次服,疗程7~14日。共治74例,总有效率58.1%。

白芷(根)

来源于伞形科多年生草本植物白芷 *Angelica dahurica* (Fisch. ex Hoffm.) Benth. et Hook. f. 或杭白芷 *Angelica dahurica* (Fisch. ex Hoffm.) Benth. et Hook. f. var. *formosana* (Boiss.) Shan et Yuan 的干燥根。主产于四川、浙江、河南、河北及安徽等地。秋季采挖,晒干。均以独枝、粗大、皮细、质坚、色白、粉性足、香气浓者为佳。切片生用。

【性味归经】 辛,温。归肺、胃经。

【功用特点】 本品辛温升散,芳香上达,善通鼻窍、止痛,故风寒感冒而头痛较剧,或鼻塞流涕、鼻渊更宜使用本品;阳明胃经,上行头面,所以可止阳明头痛(前额、眉棱骨、齿龈疼痛)及风寒湿痹;又能燥湿止带;消肿排脓。

【功效主治与配伍组方】

功效	主治	配伍组方
解表散风	外感风寒,头痛鼻塞	九味羌活汤(佐)
通窍止痛	阳明头痛(前额、眉棱骨、齿龈)	单用或配伍　川芎茶调散(君)
	齿痛	复方配伍
	鼻渊头痛	苍耳子、辛夷、细辛等通鼻窍药
	风寒湿痹	羌活、防风等祛风散寒药
燥湿止带	带下过多	复方配伍
消肿排脓	疮痈肿毒	清热解毒药　仙方活命饮(佐)

解说:

1. 解表散风,通窍止痛　外感风寒,头痛、鼻塞,常与防风、羌活等解表散寒止痛药配伍应用,如九味羌活汤。阳明头痛,属外感风寒者,可单用或与荆芥、防风等药同用,如川芎茶调散。齿痛,属风冷者配伍温热的细辛;属风火者配伍寒凉的石膏、黄连。鼻渊头痛,时流浊涕,每与苍耳子、辛夷、细辛等通鼻窍药同用。风寒湿痹,与羌活、防风等祛风散寒药伍用。

2. 燥湿止带　带下过多,寒湿者,配温经健脾、收敛止带药;湿热者,配清热燥湿药。

3. 消肿排脓　疮疡肿痛,未溃者能消散,已溃者能排脓,为外科常用之品,可与清热解毒散结消痈药伍用,如仙方活命饮。

此外,本品尚可用治皮肤风湿瘙痒及毒蛇咬伤。

【用法用量】 煎服,3~10g。外用适量。

【注意事项】

1. 本品辛散温燥,阴虚血热者慎用。

2. 过量可引起中毒反应,其临床表现为恶心呕吐、头晕、气短、出汗、血压升高、烦躁等,严重者最终可因呼吸中枢麻痹而死亡。

【现代研究】

1. 主要成分　两种白芷所含成分大体相同,含挥发油、香豆素及其衍生物等。兴安白芷含白芷素、白芷醚、白芷毒素等;杭白芷根含6种呋喃香豆精和两种白色结晶物。

2. 药理作用　小量白芷毒素有兴奋中枢神经、升高血压作用,并能引起流涎呕吐;大量能引起强直性痉挛,继而全身麻痹;白芷能对抗蛇毒所致的中枢神经系统抑制;白芷水煎剂对大肠杆菌、痢疾杆菌、伤寒杆菌、铜绿假单胞菌、变形杆菌有一定抑制作用;水浸剂对奥杜盎小芽胞癣菌等致病真菌有一定抑制作用。

3. 临床应用

(1)感冒:取药棉蘸芷冰散(白芷31g,冰片1g)塞一侧鼻孔,左右两侧交替使用,2~3小时换药1次,20例,全部治愈。

(2)头痛:用白芷30g,水煎分2次服,治疗腰麻或硬膜外麻醉后头痛73例,结果痊愈69例,好转3例,无效1例,总有效率96.63%。

(3)牙痛、头痛:白芷60g,冰片0.6g,共研末以少许置患者鼻前均匀吸入。牙痛20例,三叉神经痛2例,显效时间为1~10分钟;头痛21例,有效20例,神经衰弱17例,有效14例,在2~7分钟内显效。

(4)银屑病:白芷丸口服加黑光照射治疗银屑病20例,总治愈率为80%。

(5)痤疮:白芷面部皮肤按摩和石膏倒模治疗痤疮患者50例,每日1次,5次为一疗程,总有效率98%。

(6)白癜风:白芷提取物治疗白癜风患者15例,显效率为13.3%,其中4例有一过性GPT升高。杭白芷酊剂或软膏外用,每日中午于患处涂药后立即或隔10~20分钟加日光照射5~30分钟,治疗白癜风患者321例,总有效率61.05%。

细辛(全草)

来源于马兜铃科多年生草本植物北细辛 *Asarum heterotropoides* Fr. Schmidt var. *mandshuricum*(Maxim.) Kitag.、汉城细辛 *Asarum sieboldii* Miq. var. *seoulense* Nakai 或华细辛 *Asarum sieboldii* Miq. 的干燥全草。前两种习称"辽细辛",主产于辽宁、吉林、黑龙江;后两种主产于陕西等地。夏秋采收,阴干。二者均以根多叶少,根色灰黄,味辛辣而麻舌者为佳。生用。

【性味归经】辛,温。归肺、肾、心经。

【功用特点】本品辛味极强,温性峻烈,善于祛风散寒,通窍、止痛;为祛肺肾二经风寒的要药,入肺既可解表散寒,又可温化肺中的寒痰(温肺化饮);入肾又可祛足少阴肾经的风寒,自里达表,为治疗阳虚外感的要药;诸作用中尤以止痛为先。

白芷与细辛均治牙痛,白芷偏治齿龈连面颊部肿痛的牙痛;细辛偏治齿髓疼痛或夜间疼痛。

【功效主治与配伍组方】

功效	主治	配伍组方	备注
祛风散寒 通窍止痛	风寒感冒	九味羌活汤(佐)	再造散(臣)
	阳虚外感	麻黄附子细辛汤(佐)	当归四逆汤(臣)
	风寒、风湿之偏正头痛	川芎茶调散(臣)	
	鼻渊	白芷、辛夷、苍耳子	
	齿痛	单用或配伍	
	风寒湿痹	祛风湿药 独活寄生汤(臣)	
温肺化饮	外寒内饮证	干姜等 小青龙汤(臣)	
	寒饮咳喘	干姜等 苓甘五味姜辛汤(臣)	

解说:

1. 祛风散寒,通窍止痛 风寒感冒,与羌活、防风等发散风寒药同用,方如九味羌活汤。

素体阳虚,外感风寒,寒邪偏盛之恶寒发热、无汗、脉反沉之阳虚外感,与麻黄、附子同用,方如麻黄附子细辛汤,既可助麻黄发散在表的风寒,又可助附子温经散寒。此特点在解表药中独树一帜。

偏正头痛,细辛芳香升浮,上达巅顶,为治疗头痛的要药,因此前人有"治头面风痛不可缺此"、"治少阴头痛为神"的经验。临床偏正头痛均用,但以偏头痛更佳,如川芎茶调散。治风寒、风湿头痛,常与羌活、白芷等祛风散寒胜湿止痛药伍用。现代治疗血管神经性头痛等,亦常选用本品。

鼻渊头痛,与白芷、辛夷、苍耳子等通鼻窍药同用。

齿痛,齿属少阴,细辛善入该经而止痛,又兼引经之职,故历代广为使用。随寒热不同配伍相应的药物,风冷牙痛,可单用或配白芷煎汤含漱;胃火牙痛可与清胃火的石膏、黄连、升麻同用;有龋洞者,可置洞中或煎汤含漱。

风寒湿痹(以身冷,见风遇寒更甚者为佳),与(独活、桑寄生等)祛风湿药伍用,方如独活寄生汤。

2. **温肺化饮** 外感风寒,水饮内停,喘咳之外寒内饮证,与麻黄、桂枝、干姜等解表散寒、温肺化饮药同用,方如小青龙汤。外无表邪,寒饮咳喘,与温肺化饮的干姜同用,方如苓甘五味姜辛汤。

此外,研末吹鼻取嚏开窍可治疗神昏闭证。

【用法用量】煎服,1~3g;入丸散剂0.5~1g;外用适量,研末调敷或鼻嗅。

【注意事项】

1. 本品辛温走散,气虚多汗、阴虚阳亢头痛、肺燥伤阴干咳者忌用。
2. 反藜芦。
3. 用量不宜过大,因应用不当而致细辛中毒者,古今都有记载,当引起注意。

【现代研究】

1. **主要成分** 其主要成分为挥发油,有甲基丁香酚(Methyleugenol)、α-蒎烯(α-pinene)、β-蒎烯(β-pinene)、黄樟醚(Safrole)等。细辛的辛味成分主要是异丁基十二烷四酰胺(Isobutyldodecatetraenamine)。细辛根含去甲乌药碱。此外,细辛还含有钠、钾、锌、钙、铁、锰、铜等元素。

2. **药理作用** 细辛的挥发油、水及醇提取物分别具有解热、抗炎、镇静、镇痛、抗惊厥及局麻作用;大剂量挥发油使中枢神经系统先兴奋后抑制,显示一定毒副作用;其醇浸液及挥发油体外实验对革兰阳性菌、枯草杆菌和伤寒杆菌有抑菌作用,挥发油对多种真菌如黄曲霉菌、黑曲霉菌、白色念珠菌等均有抑制作用(有效成分为黄樟醚)。所含消旋去甲乌药碱有强心、扩张血管、松弛平滑肌、增强脂代谢及升高血糖等广泛作用;所含黄樟醚毒性较强,系致癌物质,高温易破坏。

3. 临床应用

(1)阿弗他性口炎:细辛9~15g研细末,水调糊,加少量甘油(或蜂蜜)调匀,贴于脐部,纱布固定,至少3天。观察106例,有效率93.4%。

(2)慢性气管炎:以α-细辛醚制成片剂,每片30mg,每次2片,日3次,10天一个疗程。经105例服用3个疗程后,基本控制33例(31.4%),显效30例(28.5%),好转39例(37.1%),无效3例(2.8%)。

(3)阳痿:用细辛5g,泡茶1杯,口服,共治25例,一般服药1个月后均获良效。其中1例每日连泡3次服用,7日即见效果,但勃起时间较短,继服1个月,痊愈,随访半年未见复发。

(4)心动过缓:对于病态窦房结综合征、窦房传导阻滞、窦房停搏、Ⅳ度房室传导阻滞等所见心动过缓,本品有较好苗头。先用细辛3g煎服,每2~3日增加1g,加至6g后再服一段时间。

(5)局部麻醉:3%的挥发油麻醉液,做局部浸润麻醉与神经阻滞麻醉,施行五官科手术52例,效果良好者33例,尚佳者17例,无效2例,麻醉时间一般为1.5小时。除术后局部出现不同程度的肿胀外,均未发现全身及局部的其他不良反应,对疮口愈合亦无不良影响。

(6)口腔溃疡:细辛10g,加水1000ml,煎煮5~10分钟,取液60ml,分3次漱口,每次10分钟,漱后吐出,不可吞咽入胃,溃疡面愈合后即可停药,最多用药2周。辨治45例,痊愈27例,有效14例,无效4例,总有效率为91.11%。

藁本(根茎及根)

来源于伞形科多年生草本植物藁本 *Ligusticum sinensis* Oliv. 或辽藁本 *Ligusticum jeholense* Nakai et Kitag. 的干燥根茎及根。主产于湖南、四川、辽宁及河北等地。春季采挖,晒干。以身干整齐,香气浓郁者为佳。切片生用。

【性味归经】辛,温。归膀胱、肝经。

【功用特点】本品辛温升散,善祛太阳经的风寒湿邪,又可循经上达巅顶,而有止痛之功。张元素称其"乃太阳经风药,其气雄壮,寒湿郁于本经必用之药,巅顶头痛非此不除";又可胜湿止痛。

另为治疗头顶部疾病的引经药。

【功效主治与配伍组方】

功效	主治	配伍组方
祛风散寒,胜湿止痛	风寒感冒,巅顶头痛	羌活胜湿汤(臣)
	风寒湿痹	祛风湿药

解说:

祛风散寒,胜湿止痛　太阳风寒,循经上犯,症见头痛、鼻塞、巅顶痛甚,常与羌活、川芎等祛风止痛药伍用;外感风寒湿邪、全身疼痛,又可与羌活、独活等祛风散寒、胜湿止痛药伍用,方如羌活胜湿汤。

风寒湿痹,与祛风湿药配伍。

【用法用量】煎服,3~10g。

【注意事项】本品辛温而燥,凡阴虚血亏、肝阳上亢、火热内盛之头痛慎用。

【现代研究】

1. 主要成分　含挥发油。藁本约含0.3%~0.65%,辽藁本约含1.5%。油中主要成分为丁烯基酞内酯(Butylidene phthalide)、丁基酞内酯(Butylphthalide)、甲基丁香酚(Methyleugenol)等。此外,尚含有阿魏酸(Ferulic acid)。

2. 药理作用　藁本中性油有镇静、镇痛、解热及抗炎作用,并能抑制肠和子宫平滑肌,还能明显减慢耗氧速度,延长小鼠存活时间,增加组织耐缺氧能力,对抗由垂体后叶素所致的大鼠心肌缺血。本品的醇提取物有降血压作用,并对常见致病性皮肤癣菌有抑制作用。藁本内酯、苯酞及其衍生物能使实验动物气管平滑肌松弛,有明显的平喘作用。

3. 临床应用　神经性皮炎:50%藁本注射液于病损皮下注射,每周2次,每次5~10ml。夜间热敷,以免出现硬结。共治139例,一般在注射3~4次后局部痒感减退,8~20次可治愈。个别出现过敏反应的停用。

羌活与藁本功效主治异同点

药名	相同点	不同点
羌活	祛风散寒、胜湿止痛 风寒感冒头身痛、风寒湿痹	太阳经头痛(后头牵连项痛) 上半身风寒湿痹
藁本		太阳经头痛(巅顶头痛)

苍耳子(果实)

来源于菊科一年生草本植物苍耳 *Xanthium sibiricum* Patr. 的干燥成熟带总苞的果实。分布全国,各地均有野生。秋季采收,晒干。以粒大饱满,色绿者为佳。碾去硬刺,生用或炒用。

【性味归经】辛、苦,温。有小毒,归肺经。

【功用特点】本品散风除湿,善能通利鼻窍止痛。鼻科临床广泛应用,鼻渊(鼻窦炎)、伤风鼻塞(急性鼻炎)、鼻窒(慢性鼻炎)、鼻鼽(过敏性鼻炎)、鼻痔(鼻息肉)、鼻疮(鼻疖,即鼻前庭炎)可单用或复方配伍。现用以治疗上述鼻病的中成药产品,多数选用苍耳子作为主要的药物,如苍耳子散(君)。

苦能燥湿,又为祛风湿的圣药;外达皮肤祛风止痒。

【用法用量】煎服,3~10g,或入丸散。

【注意事项】

1. 血虚头痛不宜服用。

2. 有毒,用量不宜过大。苍耳全株皆有毒,以果实的毒性最强。

【现代研究】

1. 主要成分 含苍耳苷(Xanthostrumarin)、苍耳醇(Xanthanol)、异苍耳醇(Isoxanthanol)、苍耳酯(Xanthumin)、树脂、脂肪油、生物碱、维生素C和色素等。脂肪油中脂肪酸有亚油酸、油酸、棕榈酸、硬脂酸。有毒成分:二萜羟酸苍术苷(Carboxyatractyoside)、毒蛋白、氢醌、苍术苷。

2. 药理作用 苍耳子50%煎剂体外试验,对金黄色葡萄球菌、乙型链球菌、肺炎链球菌、红色毛癣菌等均有不同程度的抑制作用。对实验小鼠有镇咳作用。小剂量有呼吸兴奋作用,大剂量则抑制。静脉注射有短暂降压作用。苍耳苷对正常大鼠、兔和犬,有明显的降血糖作用。

3. 临床应用

(1)急性菌痢:苍耳子120~150g,水煎,1日1剂,分3~4次服。观察110例,其中109例在2~8天治愈。

(2)疟疾:鲜品100g,捣碎水煎,取药汁煮鸡蛋。每日1剂,连服3天。共治24例,治愈21例,复发3例,再用上方2剂而获效。

(3)慢性气管炎:咳喘酊1号(50%苍耳子酊),1日3次,1次10~20ml;或苍耳子片(每片含苍耳子2.5g),1日3次,1次3~4片。以服用10次为1个疗程。共治各型慢性气管炎275例,总有效率97.5%。

(4)牙痛:苍耳子炒黄去壳研末,拌炒鸡蛋服,治疗50例,48例1次止痛,3例痊愈。

(5)慢性鼻炎:苍耳子300g,加生麻油(或花生油)900g(冷油下药),用文火缓慢煎炸至苍耳子变焦黄色时为止,过滤取油备用。每日滴药2~3次,每次每侧鼻腔4~5滴,3天为1个疗程。平均显效率达69.36%;而对肥厚性鼻炎、变态反应性鼻炎及鼻窦炎的疗效则较差,平均显效率仅为21.48%。

(6)寻常疣、扁平疣:苍耳子10g浸泡于75%乙醇溶液50ml内,密封浸泡7天,滤渣取液,用棉球沾药液涂抹患处,每日数次,寻常疣用药10天即可,扁平疣7天即可,停药10~20天后其他疣自行脱落。

辛夷(花蕾)

来源于木兰科植物望春花 *Magnolia biondii* Pamp.、玉兰 *Magnolia denudata* Desr. 或武当玉兰 *Magnolia sprengeri* Pamp. 的干燥花蕾。春初花未开放时采收,除去枝梗,阴干入药用。辛夷的花蕾在未开放时,苞长半寸许,密生短柔毛,形似毛笔头,因而有"木笔"的雅称。不少诗人围绕"木笔"这一特点,写下了许多佳句。唐代欧阳炯云:"应是雨皇曾掷笔,落来地上长成花。"明代张新咏辛夷诗为:"梦中曾见笔生花,锦字还将气象夸。谁信花中原有笔,毫端方欲吐春霞。"前两句是借用"梦笔生花"之典,后两句说明花中有笔。全诗构思巧妙,点出了辛夷的性状特点。

【性味归经】辛,温。归肺、胃经。

【功用特点】本品发散风寒,宣通鼻窍,适用于鼻渊、鼻塞和风邪所致头痛,为治疗鼻病的主要药物。

【用法用量】 煎服,3~10g,包煎。外用适量。

【注意事项】

1. 本品辛香性燥,对鼻腔黏膜血管有明显的收缩作用,萎缩型鼻炎慎用。
2. 本品不宜多服,否则易引起头晕、目赤、口渴、鼻干等。

【现代研究】

1. 主要成分　本品含挥发油,油中含枸橼醛、丁香油酚、桂皮醛、桉油精、对烯丙基甲醚等,玉兰花蕾含挥发油,油中含柠檬醛、丁香油酚、生物碱。

2. 药理作用　辛夷有收敛作用而保护鼻黏膜,并能促进黏膜分泌物的吸收,减轻炎症,而使鼻腔通畅。辛夷浸剂或煎剂均有浸润麻醉作用;辛夷水或醇提取物有降压作用;水煎剂对横纹肌有乙酰胆碱样作用,并能兴奋子宫平滑肌,亢奋肠运动;对多种致病菌有抑制作用;挥发油有镇静、镇痛作用。

3. 临床应用

(1) 慢性鼻炎及慢性鼻窦炎:用蒸馏法提取辛夷挥发油,制成20%注射液,①滴鼻:1日3~4次,连用2周为1个疗程。②鼻甲注射:每次2ml与0.5%奴夫卡因1ml混合,每次下鼻甲注射1~1.5ml,每日或隔日1次,6~8次为1个疗程。③肌内注射:13岁以下每次2ml,14岁以上每次4ml,1日2次,10天为1个疗程。共治上病2450例,治愈率17.3%,显效28.5%,好转46.7%,无效7.5%,其中以滴鼻配合注射效果最佳。

(2) 过敏性鼻炎:辛夷30g,制取100ml蒸馏液,每日于双下鼻甲前端各注射1ml,10次为1个疗程,治过敏性鼻炎202例,有效率98.1%。

(3) 鼻咽癌:多与扶正、解毒、抗肿瘤药同用。如与玄参、浙贝母、海藻、龙葵、麦门冬等同用,可改善临床症状。

(4) 喘息性支气管炎:辛夷气雾剂雾化吸入治疗轻中度喘息性支气管炎,以喘康速气雾剂作对照,结果两组总有效率相等。

白芷、细辛、苍耳子、辛夷功效主治异同点

药名	相同点	不同点
白芷		止痛力强:阳明头痛(前额、眉棱骨、齿龈)、齿痛及风湿痹痛
		燥湿止带:治带下过多
		消肿排脓:治疮痈肿毒
细辛	发散风寒	止痛散寒力强:自里达表,治风寒偏正头痛、牙痛、痹痛、风寒
	宣通鼻窍	感冒、阳虚外感均可应用
	风寒头痛	温肺化饮:治寒饮咳喘
	鼻渊	开窍醒神通关:吹鼻取嚏
苍耳子		风湿痹痛
辛夷		

> **思考题**

1. 比较麻黄、桂枝功用异同点,二者解表有何特点?
2. 为什么说香薷为"夏月麻黄",与麻黄比较有何异同点?
3. 具祛风解表作用的药物有几味?其解表特点是什么?
4. 试述细辛、白芷、紫苏的功效主治。

第二节 发散风热药

薄荷（地上部分）

来源于唇形科多年生草本植物薄荷 Mentha haplocalyx Briq. 的干燥地上部分。我国南北均产，现以江苏之产量大、质量优，为薄荷的道地产区。夏秋两季茎叶茂盛或花开至三轮时，选晴天，分次采割，以叶多、色深绿、味清凉、气味浓者为佳。以太仓栽培头刀薄荷质优。鲜用或阴干切段生用。

【性味归经】辛，凉。归肺、肝经。

【功用特点】本品质轻升浮，主入肺经，善于疏散风热，清利头目，利咽；透疹；兼入肝经又可疏肝理气，方中以为佐使。现在除药用外，还大量提取挥发油。

【功效主治及配伍组方】

功效	主治	配伍组方
疏散风热	风热感冒，温病初起	银翘散（臣）
清利头目	阴虚外感风热	加减葳蕤汤（臣）
利咽	风热上攻头痛目赤	川芎茶调散（臣）
	风热壅盛，咽喉肿痛	复方配伍
透疹	麻疹不透	荆芥等
	风疹瘙痒	防风等祛风止痒药
疏肝解郁	肝郁气滞，胸闷胁痛	逍遥散（佐）

解说：

1. 疏散风热，清利头目，利咽　风热感冒，温病初起，邪在卫分，头痛发热，微恶风寒者，常配荆芥等发散风热药，如银翘散。阴虚外感风热证，与滋阴润燥的玉竹等药配伍，以滋阴解表，方如加减葳蕤汤。风热上攻，头痛目赤，常与疏散风热、清头目药同用，如川芎茶调散。用治风热壅盛，咽喉肿痛，常配发散风热利咽喉药。

2. 透疹　风热束表，麻疹不透，常配荆芥等透疹药。风疹瘙痒，可与防风等祛风止痒药同用。

3. 疏肝解郁　肝郁气滞，胸闷胁痛，月经不调，常配疏肝理气调经之品，如逍遥散。

【用法用量】煎服，3~6g；宜后下。

【注意事项】本品芳香辛散，发汗耗气，故体虚多汗者不宜使用，以免汗出不止。

【现代研究】

1. 主要成分　主含挥发油，油中主含 l-薄荷酮（l-Menthone）77%~87%，其次为 l-薄荷脑（l-Menthol）约10%，以及薄荷酯类3%~6%。温度稍低时即析出大量无色薄荷脑结晶。

2. 药理作用

（1）发汗解热作用：薄荷内服通过兴奋中枢神经系统，使皮肤毛细血管扩张，促进汗腺分泌，增加散热，而起到发汗解热作用。

（2）抗菌、抗病毒作用：体外试验薄荷煎剂对单纯性疱疹病毒、森林病毒、流行性腮腺炎病毒有抑制作用，对金黄色葡萄球菌、白色葡萄球菌、链球菌等多种细菌有抑制作用。

(3) 消炎作用：薄荷油能促进呼吸道腺体分泌而对呼吸道炎症有治疗作用；薄荷油外用,能刺激神经末梢的冷感受器而产生冷感,并反射性地造成深部组织血管的变化而起到消炎、止痛、止痒作用。

(4) 解痉作用：薄荷油能抑制胃肠平滑肌收缩,能对抗乙酰胆碱而呈现解痉作用。

3. 临床应用

(1) 肠易激综合征：薄荷油胶囊治疗110例,1天4粒,治疗4周,结果75%患者的症状得到缓解。

(2) 皮肤瘙痒：玉米淀粉 0.5～1kg,2 汤勺蜂蜜,2% 薄荷液 10～20ml 混匀调成糊状,装入棉布袋中,置于浴缸水龙头下,用浴水冲洗,使其全部均匀稀释于浴水中,浴水呈乳白色,治疗38例,痊愈12例,有效26例。

牛蒡子（成熟果实）

来源于菊科两年生草本植物牛蒡 *Arctium lappa* L. 的干燥成熟果实。主产于东北三省及浙江等地。现时以东北三省产之为佳,有"关大力"之名。秋季采收,晒干,生用或炒用,用时捣碎。以粒大饱满,外皮灰褐色,无杂质者为佳。

【性味归经】辛、苦,寒。归肺、胃经。

【功用特点】本品是解表药中的清热解毒药。清利咽喉,可用于风热上攻、热毒上攻之咽喉肿痛；疹出肺胃,归肺胃二经,可驱肺胃二经的疹毒,故可宣肺透疹。

【功效主治及配伍组方】

功效	主治	配伍组方	备注
疏散风热,利咽	风热感冒,咽喉肿痛	银翘散（臣）	补肺阿胶汤（臣）
宣肺透疹	麻疹不透,风疹瘙痒	薄荷、荆芥等透疹药	
解毒消肿	痈肿疮毒,痄腮喉痹	普济消毒饮（臣）	

解说：

1. 疏散风热,利咽,宣肺透疹　风热感冒,咽喉肿痛,常配疏散风热药,方如银翘散。麻疹不透,风疹瘙痒,与荆芥、薄荷等透疹药同用。

2. 解毒消肿　痈肿疮毒、痄腮喉痹,与清热解毒药伍用,如普济消毒饮。

此外,兼可宣肺祛痰止咳,可用于多种喘咳证,"牛蒡子与山药并用,最善止咳嗽"（《医学衷中参西录》），并将两味药配伍治疗虚劳喘咳。小儿肺虚有热,可与滋阴润肺的阿胶等同用,如补肺阿胶汤。

【用法用量】煎服,6～12g。捣碎入药。炒用寒滑之性略减。

【注意事项】本品性寒,滑肠通便,气虚便溏者慎用。

【现代研究】

1. 主要成分　果实含牛蒡子苷（Aretiin）,水解生成牛蒡苷元（Aretigenin）。另含脂肪油25%～30%,为软脂酸、硬脂酸、油酸及亚麻酸的甘油酯。

2. 药理作用

(1) 抗菌作用：煎剂对肺炎链球菌,金黄色葡萄球菌有显著的抗菌作用；水浸剂对多种致病性皮肤真菌有不同程度的抑制作用。

(2) 解热利尿作用。

(3) 抗肿瘤作用：其粗提取物呈选择毒性,较低剂量就可以抑制癌细胞增殖,使肿瘤细胞向正常细胞接近,可能成为强有力的抗癌药。

3. **临床应用** 预防猩红热:取牛蒡子炒研成粉,成人3g/次,3次/日(2～5岁每次1g,5～9岁每次1.5g,10～15岁每次2g),饭后温开水送服,连服两天,流行期间观察344人次,仅7人发病,服药后2天内未发病者27例,占98%,一般在接触3天内使用,颇佳。

蝉蜕（皮壳）

来源于蝉科昆虫黑蚱 *Cryptotympana pustulata* Fabricius 羽化时脱落的皮壳。主产于山东、河北、河南、江苏、浙江等省。黑蚱俗名"知了",蝉的一生有4个阶段,即卵、幼虫、拟蛹和成虫。雌蝉通常产卵于幼枝的木质部,10个月后孵化成幼虫,下树钻入土中,经几次蜕皮变成拟蛹,"必出地上,至树高一二尺处,首足具备,终自背部绽开而脱皮",此时的皮壳干燥,茶褐色,坚硬而粘有泥土,"以之入药,下品也",又经数日更上树三五尺高度,脱皮生翅而飞去,此二次新脱皮壳软而清浮,"药用乃上品"。夏季采收,去净泥土,晒干生用。以色红黄,体轻,完整,无泥沙者佳。

【**性味归经**】甘,寒。归肺、肝经。

【**功用特点**】本品质轻升浮,归肺经可宣肺疗哑,透疹止痒,对风热感冒、音哑咽痛者尤效;归肝经,可除肝经风热,明目退翳;肝主筋,甘可缓急,故能缓解痉挛,息风止痉(祛外风、息内风)。

【**功效主治及配伍组方**】

功效	主治	配伍组方
疏散风热	风热感冒	发散风热药
宣肺疗哑	咽痛音哑	胖大海
透疹止痒	麻疹不透	荆芥、薄荷、牛蒡子等透疹药
	风疹瘙痒	荆芥、防风等祛风止痒药　消风散(臣)
明目退翳	目赤翳障	明目退翳药
止痉	惊痫夜啼,破伤风证	息风止痉药

解说:

1. **疏散风热,宣肺疗哑** 风热感冒或温病初起,发热头痛者,配薄荷、荆芥等发散风热药;风热上攻,咽痛音哑,配开音疗哑的胖大海。

2. **透疹止痒** 麻疹不透,配薄荷、牛蒡子、荆芥等透疹药;风疹湿疹,皮肤瘙痒,配荆芥、防风、牛蒡子等祛风止痒药,方如消风散。

3. **明目退翳** 风热上攻,目赤肿痛,翳膜遮睛,配明目退翳药。

4. **止痉** 小儿感冒夹惊,惊痫夜啼,破伤风,与息风止痉药伍用。

【**用法用量**】煎服,3～6g,或单味研末冲服。一般病证用量宜小;止痉则需大量服用。

【**注意事项**】《别录》有"主妇人生子不下"的记载,故孕妇当慎用。但现时临床医生极少有将其视为妊娠慎用药,有待今后进一步研究。

【**现代研究**】

1. **主要成分** 蝉蜕主要含氨基酸类,其中游离氨基酸12种,包括天冬氨酸、苏氨酸、谷氨酸、丙氨酸、甘氨酸、胱氨酸、缬氨酸、异亮氨酸、亮氨酸、苯丙氨酸、赖氨酸、精氨酸;水解氨基酸17种,除以上12种外,还包括丝氨酸、蛋氨酸、酪氨酸、组氨酸、脯氨酸。蛋白质,甲壳质和酸性及酚类化合物。尚含多种微量元素。

2. 药理作用

(1) 抗惊厥作用:水提液及醇提物均有抗惊厥作用。

(2) 镇痛、镇静作用:蝉蜕水提液小鼠皮下注射有明显镇痛作用;腹腔注射有明显镇静作用。醇提物亦有显著镇静作用。蝉蜕煎剂静脉注射时镇痛作用更为明显。

此外,本品尚有一定抗癌、免疫抑制及抗过敏等药理作用。

3. 临床应用

(1) 荨麻疹:①蝉蜕炒焦制成9g一丸的蜜丸,日2~3次,1次1丸,治疗慢性荨麻疹30例,治愈7例,显效15例,好转5例。②以蝉蜕与黄酒加水煎服,治疗86例小儿急慢性及顽固性荨麻疹,获得良效。

(2) 角膜炎:用蝉蜕制成注射液或眼药水,点眼或结膜下注射,共治角膜炎50例,有效率为61.9%。

(3) 脱肛:蝉蜕烘干研细粉,先以1%白矾水洗净患处,涂香油,再涂蝉蜕粉,治疗小儿脱肛30例,均治愈。

(4) 睾丸鞘膜积液:蝉蜕30g水煎,局部热敷,每日3~4次。

薄荷、牛蒡子、蝉蜕功效主治异同点

药名	相同点	不同点
薄荷	疏散风热利咽:外感风热,温病初起以及咽喉肿痛	善于清利头目,疏肝解郁:风热上攻,头痛目赤及肝郁胁痛
牛蒡子		清热解毒散肿:热毒疮肿,痄腮等证
蝉蜕	透疹:风热外束疹发不畅	宣肺疗哑,明目退翳,息风止痉:风热上攻声音嘶哑,目赤翳障,破伤风证

桑叶(叶)

来源于桑科落叶乔木植物桑树 *Morus alba* L. 的干燥叶。我国南北各省均有分布,霜后采收,入药以无杀虫剂污染,叶大者为好。晒干,生用或制用。

【性味归经】苦、甘,寒。归肺、肝经。

【功用特点】本品疏散风热;苦寒清泻肺热,甘寒益阴,凉润肺燥,故有清肺润燥之功;兼入肝经,可清肝明目,平肝阳,为目疾常用药物;尚能凉血止血。

【功效主治及配伍组方】

功效	主治	配伍组方	备注
疏散风热	风热感冒,头痛咳嗽	菊花 桑菊饮(君)	羚角钩藤汤(臣)
清肺润燥	肺热燥咳	杏仁 桑杏汤(君)	清燥救肺汤(君)
清肝明目	肝热目赤实证	清肝明目药	
	目黯昏花虚证	滋补肝肾药	
平肝阳	肝阳眩晕	滋阴潜阳药	

解说:

1. 疏散风热 风热感冒或温病初起,温邪犯肺,发热、头痛、咳嗽,配菊花等发散风热、止咳等药,方如桑菊饮。

2. 清肺润燥　燥热伤肺,干咳少痰,与清热润肺药配伍,方如桑杏汤。燥热伤肺之重证,配养阴润肺之品,如清燥救肺汤。

3. 清肝明目　肝经风热,肝火上攻所致目赤、涩痛,多泪等实证,配菊花、夏枯草等清肝明目药；肝肾不足、眼目昏花之虚证配补益精血的黑芝麻。

4. 平肝阳　肝阳上亢,头痛眩晕,与滋阴潜阳药配伍。

此外,尚可凉血止血,治疗血热出血证,可单用或配止血药。

【用法用量】煎服,5~10g；或入丸、散。外用煎水洗眼。肺燥咳嗽多用蜜制桑叶,因其能增强润肺止咳的作用。

【现代研究】

1. 主要成分　含芸香苷(Rutin)、桑苷(Moracetin, Quercetin-3-triglucoside)、槲皮素(Quercetin)、异槲皮素(Isoquercitrin)、牛膝甾酮(Inokosterone)、脱皮甾酮(Ecdysterone)、东莨菪素、绿原酸、有机酸、挥发油、多种维生素、多种氨基酸、甾体及三萜类化合物。

2. 药理作用

(1) 抗菌作用：桑叶鲜品煎剂体外实验,对金黄色葡萄球菌、白喉杆菌、乙型溶血性链球菌、炭疽杆菌等有较强的抑制作用。对大肠杆菌、痢疾杆菌、铜绿假单胞菌、伤寒杆菌等也有一定的抑制作用。桑叶高浓度的煎剂(31mg/ml)在体外有抗钩端螺旋体作用。桑叶挥发油亦有抗菌及抗皮肤致病性真菌的作用。

(2) 降血糖作用：桑叶对多种原因引起的动物高血糖症,均有降低血糖的作用。桑叶中的脱皮甾酮也有降血糖作用,能促使葡萄糖转变为糖原,但不影响正常动物的血糖水平。尚有一些无机元素对降糖机制也起了一定的作用。

3. 临床应用

(1) 下肢象皮肿(丝虫性)病：生桑叶(每片含生桑叶0.4g)片剂,治疗下肢象皮肿(丝虫性)病97例。每天12g,分3次服,1个月为一疗程,7个疗程后统计：基本治愈率(49.33%)、显效率(21.33%)、有效率(29.33%),总有效率(100%)。

(2) 乳糜尿：用生桑叶片剂治疗乳糜尿66例,8个疗程后乳糜尿消失者63例,总有效率95.46%。

(3) 糖尿病：霜桑叶代茶饮,1天1剂,可以缓慢降低血糖。

菊花（头状花序）

来源于菊科多年生草本植物菊 *Chrysanthemum morifolium* Ramat. 的干燥头状花序。因产地及加工方法的不同,药材分亳菊、滁菊、贡菊(以上为安徽产)、杭菊(浙江)。多为栽培。花季采收,均以花朵完整、色鲜、气清香,少梗叶者为佳。阴干生用。

【性味归经】辛、甘、苦,微寒。归肺、肝经。

【功用特点】本品是解表药中的清热解毒药。入肝经发散肝经风热,以治目赤；苦寒清肝明目,甘寒益阴明目,虚实眼病常用；平肝阳。

【功效主治及配伍组方】

功效	主治	配伍组方	备注
疏散风热	风热感冒,发热头痛	桑叶　桑菊饮(君)	羚角钩藤汤(臣)
清肝明目	肝热目赤实证	桑叶等	
	昏花目黯虚证	枸杞子等　杞菊地黄丸(臣)	
平肝阳	肝阳眩晕	平肝潜阳药	
清热解毒	疔疮肿毒	清热解毒药	

第一章 解 表 药

解说：

1. 疏散风热　风热感冒或温病初起，温邪犯肺，发热、头痛、咳嗽等，配桑叶、薄荷等，如桑菊饮。

2. 清肝明目　肝经风热或肝火上攻所致目赤肿痛，配桑叶等药，共奏疏风清肝明目之效；肝肾不足，目黯昏花，配枸杞子、熟地黄等补肝肾明目药，如杞菊地黄丸。

3. 平肝阳　肝阳上亢，头痛眩晕，与平肝潜阳药同用。对肝热生风，高热不退，菊花与桑叶相伍，共为臣药，以辛凉疏泄，清热平肝息风，如羚角钩藤汤。

4. 清热解毒　用于疔疮肿毒，配清热解毒药。

【用法用量】5～10g，煎服或泡茶饮。疏散风热多用杭菊（黄菊花）；平肝明目多用滁菊（白菊花）；清热解毒多用野菊花。

【现代研究】

1. 主要成分　花含挥发油，油中主含龙脑(Borneol)、樟脑、菊油环酮(Chrysanthenone)等。又含腺嘌呤(Adenine)、胆碱(Choline)、水苏碱(Stachydrine)、菊苷(矢车菊苷,Chrysanthemin)、氨基酸、黄酮类(木犀草素-7-葡萄糖苷,Luteolin-7-glucoside)、大波斯菊苷(Cosmosiin)、刺槐素(Acacetin)。尚含丁二酸二甲基酰肼(Aminozide)及维生素 B_1 等成分。

2. 药理作用

(1) 对心血管系统的作用：菊花煎剂或水提醇沉制剂，对实验性冠状动脉粥样硬化，有明显扩张冠脉及增加冠脉流量的作用，并使心率减慢，心肌收缩力和耗氧量增加。菊花可预防和治疗动脉硬化症、高血脂症、高血压、冠心病。菊花苷具有降低血压的作用。

(2) 抗病原微生物作用：菊花水煎剂或水浸剂在体外，对金黄色葡萄球菌、β-溶血性链球菌（平板纸片法）、痢疾杆菌、大肠杆菌、变形杆菌、伤寒杆菌、副伤寒杆菌、霍乱弧菌、铜绿假单胞菌（平板挖洞法）、人型结核菌（试管稀释法）以及堇色毛癣菌等9种皮肤真菌均有抑制作用。高浓度在体外还有抗流感病毒(PR_8株)及抗钩端螺旋体作用。全草挥发油亦对金黄色葡萄球菌、大肠杆菌、福氏痢疾杆菌等有一定抑制作用。

(3) 解热、抗炎的作用：菊花提取物或浸膏剂，对实验性的高热家兔有解热作用，并对中枢神经有镇静作用。菊花提取物可抑制毛细血管通透性而有抗炎作用。

3. 临床应用

(1) 冠心病、心绞痛：菊花煎剂，每日2次（每天的服用量相当于生药的30～50g），60天为1个疗程。治疗61例，对心绞痛总有效率为80%（显效43.3%，改善36.7%）；心电图有效率为45.9%（显效18.8%，好转27.1%）。30例合并高血压患者,19例血压下降。用心脉通（白菊花浸膏片，主要成分为黄酮）治疗164例，心绞痛缓解率86.5%，心电图有效率46%。

(2) 偏头痛：杭菊花20g，开水1000ml泡，每日分3次服用，2个月为1个疗程，治疗32例，治愈23例，有效9例，治疗显效最短半月，最长2个月。

(3) 溃疡性结肠炎：将患者随机分为2组，菊花煎剂组和激素组，菊花煎剂组取菊花100g水煎至100ml，每晚1次保留灌肠。激素组氢化可的松100mg+生理盐水100ml每晚1次保留灌肠。结果：菊花煎剂组治愈率为74.19%，激素组为70.96%。两组疗效相似，菊花煎剂无副作用，且复发率低。

桑叶与菊花功效主治异同点

药名	相同点	不同点
桑叶	疏散风热：外感风热头痛 清肝明目：风热上攻、肝火上升之目赤肿痛；肝肾阴虚之目暗昏花	疏散解表力强，且能清肺润燥咳；兼能凉血止血，用于血热吐血轻证
菊花	平肝潜阳：肝阳眩晕	长于清肝明目，平肝，故常用于虚实目疾，肝阳眩晕；兼能解毒，用于疔疮肿毒

蔓荆子（成熟果实）

来源于马鞭草科落叶小灌木植物单叶蔓荆 Vitex trifolia L. var. simplicifolia Cham. 或蔓荆 Vitex trifolia L. 的干燥成熟果实。主产于山东、江西、浙江及福建等地。单叶蔓荆，尤以山东胶州湾各县产量最大，质量好。野生为多，夏季采收，阴干，均以粒大、饱满，具有灰白色粉霜，气清香者为佳。生用或炒用，用时捣碎。

【性味归经】辛、苦，微寒。归膀胱、肝、胃经。

【功用特点】本品轻浮上行，清利头目，疏散头面风热之邪，自古以来多用治头目疾患，如治疗外感风热引起的头痛头晕、目赤肿痛、目晕多泪及头风头痛（头部两侧近太阳穴处）等症。又有祛风止痛的作用，可用于风湿痹痛，肌体挛急之证。

其疏散风热作用较桑菊为强，三药常相须为用。

【用法用量】煎服，5～10g。

【现代研究】

1. 主要成分　单叶蔓荆果实和叶含挥发油，油中主要成分为莰烯（Camphene）和蒎烯（Pinene），并含有微量生物碱和维生素A，果实中尚含紫花牡荆素（即蔓荆子黄素 Casticin）、β-谷甾醇、β-谷甾醇-3-O-葡萄糖苷、3,6,7-三甲基槲皮万寿菊素、蔓荆子碱（Vitricin）等。

2. 药理作用

(1) 镇痛作用：蔓荆子果实有明显的镇痛作用。本品对神经性头痛、高血压性头痛也有较好的镇痛作用。

(2) 抗菌作用：100%蔓荆子煎剂对甲型链球菌、奈氏球菌有抑制作用，对肺炎球菌有较强的抑菌作用。蔓荆子黄素对金黄色葡萄球菌有明显抑制作用。

(3) 抗病毒作用：蔓荆子水煎液1:10浓度，对病毒 $ECHO_{11}$ 株有对抗作用。

(4) 降压作用：蔓荆子有明显降压作用。

3. 临床应用

(1) 过敏性鼻炎：蔓荆子制成滴鼻液，用于治疗过敏性鼻炎有效。

(2) 感冒头痛及神经性头痛：蔓荆子9g，水煎服。

柴胡（根）

来源于伞形科多年生草本植物柴胡（北柴胡）Bupleurum chinensis DC. 或狭叶柴胡（南柴胡）Bupleurum scorzonerifolium Willd. 的干燥根。北柴胡主产于辽宁、甘肃、河北、河南等地；南柴胡主产于湖北、江苏、四川等地。春秋两季采挖，以条粗长，须根少，质地柔软者为佳。晒干，切段，生用或醋制用。

【性味归经】辛、苦，微寒。归肝、胆经。

【功用特点】本品其性升散可疏散少阳之邪，为治疗少阳证的要药；用于外感发热，有良好的疏散退热作用；归肝经，疏肝解郁；又善升阳举陷。

【功效主治及配伍组方】

功效	主治	配伍组方	备注
疏散退热	寒热往来	黄芩等 小柴胡汤(君)	败毒散(臣)
	感冒发热	葛根 柴葛解肌汤(君)	升陷汤(臣)
			四逆散(君)
疏肝解郁	肝郁气滞,月经不调	逍遥散(君)	血府逐瘀汤(臣)
	胸胁疼痛	柴胡疏肝散(君)	
	跌损胁痛	大黄等 复元活血汤(君)	
升阳举陷	气虚下陷,久泻脱肛	补中益气汤(佐使)	

解说:

1. 疏散退热 邪在少阳,寒热往来(发热时不恶寒,恶寒时不发热,发热与恶寒交替发生)、胸胁苦满、口苦咽干等少阳证,多配黄芩等药,如小柴胡汤;感冒发热,配葛根等退热药,如柴葛解肌汤;现有用柴胡制成的单味或复方注射液,对于外感发热有较好的解热作用。

2. 疏肝解郁 肝郁气滞,月经不调,胸胁疼痛,常与疏肝理气药同用,方如逍遥散、柴胡疏肝散。跌打损伤,瘀血留于胁下,痛不可忍,重用酒大黄荡涤留瘀败血,引瘀血下行,柴胡疏肝理气,使气行血活,且引药入肝经,两药合用,以攻散胁下瘀滞,共为君药,如复元活血汤。

3. 升阳举陷 气虚下陷,神倦发热,食少便溏,久泻脱肛,胃、子宫下垂以及胸中大气下陷等证,常配黄芪、升麻等补气升阳药,如补中益气汤、升陷汤。

此外,尚可退热截疟,用治疟疾寒热,配黄芩等截疟药同用。

【用法用量】 煎服,3~10g。和解退热宜生用,疏肝解郁宜醋炙用。

【注意事项】 其性升发,故有"柴胡劫肝阴之说",肝阳上亢、肝风内动、阴虚火旺及气机上逆者忌用或慎用。

【现代研究】

1. 主要成分 主含柴胡皂苷(Saikoside a、b、c、d、e、f)。并含植物甾醇,如 α-菠菜甾醇(α-Spinasterol)、豆甾醇(Stigmasterol)、Δ^{22}-豆甾醇烯、Δ^7-豆甾醇烯(Δ^7-Stigmasterol)、侧金盏花素(A-donito1)及少量挥发油、脂肪油,油中含有油酸(Oleic acid)、亚油酸(Linoleic acid)、岩芹酸(Petroselic acid)及柴胡醇(Bupleurumol)等。

2. 药理作用

(1)解热作用:中医临床用柴胡治寒热往来的半表半里之热有确切疗效。这种热象大约相当于现代医学临床的弛张热和间歇热型。弛张热多见于风湿热和化脓性感染;间歇热多见于疟疾。凡出现寒热往来症状就可加用柴胡。近代研究证明,柴胡煎剂、注射液、醇浸膏、挥发油以及粗皂苷等制剂对多种原因引起的动物实验性发热,均有明显的解热作用,且能使正常动物的体温降低。解热的主要成分是柴胡皂苷、皂苷元 A 和挥发油。但柴胡皂苷服用剂量必须大,方有解热降温之效,小剂量对发热体温并无明显影响。用作解热,目前国内多用总挥发油,总挥发油中的丁香酚、己酸、γ-十一酸内酯和对-甲氧基苯二酮是其解热的主要有效成分。由于挥发油具有毒性低、解热效果好的特点,已作为注射液广泛应用于临床。柴胡确切的解热作用与其疏散退热的理论相吻合。

(2)保肝、降血脂作用:柴胡皂苷肌内注射能使实验性高脂血症动物的胆固醇、甘油三酯和磷脂水平降低,其中以甘油三酯的降低尤为显著;还能加速胆固醇和其代谢产物从粪便排泄。影响脂质代谢的主要成分认为是皂苷元 a 和 d。此外,发现柴胡醇,特别是菠菜甾醇能使饲喂高胆固醇动物的血浆胆固醇水平降低,并对多种原因引起的动物实验性肝功能障碍有一定的治疗作用,能使谷丙转氨酶和谷草转氨酶降低,组织损害减轻,肝功能恢复正常。临床也证实其降酶幅度大,速度快。柴胡的保肝作用以复方更好。

(3) 利胆作用:能使实验动物的胆汁排出量增加,使胆汁中胆酸、胆色素和胆固醇的浓度降低,并以醋灸柴胡利胆作用最强。

(4) 抗菌、抗病毒作用:体外实验证明,柴胡对溶血性链球菌、金黄色葡萄球菌、霍乱弧菌、结核杆菌和钩端螺旋体有一定的抑制作用;对流感病毒有较强的抑制作用。此外,尚有抗肝炎病毒、牛痘病毒和抑制Ⅰ型脊髓灰白质炎病毒引起细胞病变的作用。柴胡注射液治单纯疱疹病毒性角膜炎有效。

(5) 促进免疫功能:柴胡多糖能促进机体的免疫功能。

(6) 抗炎作用:柴胡皂苷具有明显的抗炎作用。

(7) 镇静、镇痛、镇咳作用。

3. 临床应用

(1) 发热:柴胡注射液或复方柴胡注射液,对普通感冒、流行性感冒、疟疾、肺炎等的发热有较好的退热效果。据临床观察143例,有效率为流感(98.1%)、普通感冒(87.9%),均于24小时退热。用柴胡冲剂治疗一般感冒666例,主要症状在48小时内消失或好转9成以上者达79%。用柴胡注射液治疗小儿病毒性上呼吸道感染高热62例,有效56例(占90.3%)。

(2) 急、慢性肝炎:用50%柴胡注射液10～20ml 与葡萄糖注射液静注,治疗急、慢性传染性肝炎119例,结果治愈85例,基本治愈24例,有效8例,无效2例,总有效率为98.3%。

升麻(根茎)

来源于毛茛科多年生草本植物大三叶升麻 Cimicifuga heracleifolia Kom. 或兴安升麻 Cimicifuga dahurica(Turcz.) Maxim. 或升麻 Cimicifuga foetida L. 的干燥根茎。主产于辽宁、黑龙江、湖南、山西等地。夏秋两季采挖,以体大,质坚,外皮黑褐色,断面黄绿色,无须根者为佳。晒干,切片,生用或蜜制用。

【性味归经】辛、甘,微寒。归肺、脾、胃、大肠经。

【功用特点】本品是解表药中的清热解毒药物,应用极广,尤善解阳明热毒;又可发表透疹,《本草正义》:"最为麻疹之专药";又可升提中气,而有升阳举陷之功。

亦为阳明经重要的引经药。

【功效主治及配伍组方】

功效	主治	配伍组方
发表透疹	风热头痛	随证配伍
	麻疹不透	葛根等 升麻葛根汤(君)
清热解毒	齿痛口疮	清胃散(臣)
	咽喉肿痛	普济消毒饮(佐使)
升举阳气	气虚下陷,久泻脱肛	补中益气汤(佐使) 升陷汤(臣)
	崩漏下血	益气止血药

解说:

1. 发表透疹 风热上攻,阳明头痛,可配白芷等药。外感风热夹湿之头面巅顶痛甚之雷头风证,可与薄荷、荆芥、白芷等散风清热止痛药同用。麻疹透发不畅,常配葛根等透疹药,如升麻葛根汤。

2. 清热解毒　胃火上攻,头痛、齿龈肿痛、口舌生疮等症,配清胃火药,如清胃散。咽喉肿痛,痄腮丹毒,配清热解毒药等,如普济消毒饮。

3. 升举阳气　气虚下陷之久泻脱肛、胃、子宫下垂以及胸中大气下陷,气短不足以吸,常配黄芪、柴胡等补气升阳药,如补中益气汤、升陷汤。气虚崩漏下血,配益气止血药。

【用法用量】煎服,3～10g。发表透疹解毒宜生用,升阳举陷固脱宜制用。

【注意事项】

1. 麻疹已透,以及阴虚火旺,肝阳上亢、上盛下虚者,均当忌用。

2. 服用过量可引起中毒反应,内服勿大于30g。(临床表现为呕吐及胃肠炎;大剂量可致头疼,震颤、眩晕、虚脱及阴茎异常勃起;中毒量出现心脏抑制,血压下降,可因呼吸麻痹死亡)

【现代研究】

1. 主要成分　升麻中的主要成分为三萜多氧化合物及色原酮、酚酸、多种色酮、齿阿米醇及齿阿米素等。其中已鉴定结构的有异阿魏酸(Isoferulic acid)、3-乙酰氨基咖啡酸(3-Acetylc affeic acid)、咖啡酸葡萄糖酯苷(Caffeic ester glucoside)、升麻素(Cimifugin)、升麻素葡萄糖苷(Cimifugin glucoside)、6-异次黄嘌呤核苷(6-Isoinosine)、北升麻瑞(Cimidahurine)、北升麻宁(Cimidahurinie)、D-葡萄糖(D-glucose)、蔗糖(Sucrose)等。

2. 药理作用

(1)抗菌作用:升麻在试管内能抑制结核杆菌的生长,对金黄色葡萄球菌、白色葡萄球菌和卡他球菌有中度抗菌作用,对铜绿假单胞菌有轻度抗菌作用。

(2)对艾滋病病毒的抑制作用:升麻皂苷(Cd-s)可抑制荧光阳性细胞数,猴艾滋病病毒产量下降2～3个单位,细胞病变程度亦有所缓解。可明显抑制3H-TdR的转运。提示 Cd-s 是通过抑制细胞膜的核苷转运过程,导致艾滋病病毒在宿主细胞内自身 DNA 合成受限,艾滋病病毒产量下降。

(3)北升麻提取物具有解热、抗炎、镇痛、抗惊厥作用。

(4)升麻有抑制心脏、减慢心率和降低血压作用。

3. 临床应用　子宫脱垂:取升麻4g研末,鸡蛋1个,将药末放入蛋顶端黄豆大的圆孔内,搅匀,取白纸一块蘸水将孔盖严,口向上平放于蒸笼内蒸熟,去壳内服。早晚各1次,10天为1个疗程,1个疗程结束后停药2天再服,治疗120例,均为中青年妇女,病程最短者半年,最长者10年,其中Ⅰ度脱垂63例,Ⅱ度51例,Ⅲ度6例。结果经3个疗程治愈者104例,显效12例,无效4例。

葛根(根)

来源于豆科多年生落叶藤本植物野葛 *Pueraria lobata*(Willd.) Ohwi 的干燥根,习称野葛。我国南北各地均有分布。春秋两季采挖,切片晒干。入药以块大,质坚实,色白,粉性足,纤维少者为佳。生用或煨用。

【性味归经】甘、辛,凉。归脾、胃经。

【功用特点】本品入脾经,脾主肌肉,则可解肌退热,透疹;气质轻扬,又能鼓舞胃气上行,生津液止渴;升阳止泻。

现代尤应用于冠心病、心绞痛、脑血栓等心脑血管疾病。

〔附〕葛花(花蕾):功能醒脾和胃,解酒毒。

【功效主治及配伍组方】

功效	主治	配伍组方	备注
解肌退热	外感表证	柴胡等　柴葛解肌汤(君)	葛根汤(君)
	虚人外感风寒内有痰饮	参苏饮(君)	
透疹	麻疹不透	升麻等　升麻葛根汤(臣)	
生津止渴	热病口渴,阴虚消渴	天花粉等　玉液汤(佐)	
升阳止泻	热泄热痢	葛根芩连汤(君)	
	脾虚泄泻	健脾止泻药	

解说:

1. 解肌退热　外感表证,邪郁化热,发热重,恶寒轻,头痛鼻干,口微渴,苔薄黄之证,配柴胡等药,如柴葛解肌汤。虚人外感风寒,内有痰饮,与苏叶共为君药,发散风寒,解肌透邪,如参苏饮。

2. 透发麻疹　麻疹初起,表邪外束,疹出不畅,配升麻等,如升麻葛根汤。

3. 生津止渴　热病津伤口渴及内热消渴,配天花粉等清热泻火、滋阴生津药,如玉液汤。

4. 升阳止泻　表证未解,邪热入里之热泻热痢证,配清热燥湿药,如葛根芩连汤。脾虚泄泻,配健脾止泻药。

【用法用量】 煎服,10~15g。升阳止泻宜煨用;退热生津宜生用,尤以鲜葛根为好,鲜用量宜加大。

【现代研究】

1. 主要成分　含黄酮类化合物达12%,其中主要有大豆苷(黄豆苷 Diadzin)、大豆苷元(黄豆素,Diadzein)、葛根素(Puerarin);其次为大豆素-4′,7-二葡萄糖苷(Daidzein-4′,7-diglucoside)、葛根素-7-木糖苷(Puerarin -7-xyloside)、4′,6′-0-二乙酰葛根素(4′,6′-0-diacetyl puerarin)、4′-甲氧基葛根素等,还有尿囊素等。

2. 药理作用

(1)对心血管系统的作用:是近代研究最突出的方面,葛根能扩张冠脉血管和脑血管,增加冠脉血流量和脑血流量,葛根总黄酮能降低心肌耗氧量,增加氧供应,能较好缓解高血压病人的"项紧"症状。葛根有广泛的β-受体阻滞作用,该作用是其降压和抗心律失常的机理之一。

(2)改善脑循环:葛根总黄酮为有效成分。《伤寒论》载之可治疗"项背强直,无汗恶风",用葛根治疗突发性耳聋、偏头痛,疗效显著,对高血压头疼、项强、头晕、耳鸣症状可见明显改善。但多数病人血压下降不明显。

此外,黄豆苷元有明显解痉作用;葛根还具有明显解热作用;轻微降血糖作用。

3. 临床应用

(1)高血压颈项强痛:每天用葛根10~15g,水煎分2次服,或用葛根片内服治疗222例,有效率达78%~90%。

(2)突发性耳聋:以葛根片(每片相当生药1.5g)日3次,每次1~3片口服,或针剂日2次肌内注射,每次注射葛根黄酮100mg,一般用药1~2个月,治疗100例,总有效率为76%。

(3)眼底病:用葛根黄酮注射液结膜下注射或球后注射,治疗视神经萎缩、中心性视网膜炎、陈旧性脉络膜炎、视网膜中央动脉栓塞等眼疾病,有较好疗效,用葛根提取物片剂内服治疗中心性视网膜炎37例,显效28例,好转9例。

(4)青光眼:用1%葛根素溶液点眼,对80例143只青光眼进行临床试用,发现该药对未手术的原发性开角型青光眼、原发性闭角型青光眼、继发性青光眼均有降低眼内压作用,对残余性青光眼及各型用其他降眼压药物效果不满意者,加用1%葛根素溶液点眼,亦有一定降眼压效果。共治143只青光眼,总有效率为70.6%。

(5) 偏头痛用葛根片(每片含葛根素0.1g)每次5片,每日3次,治疗53例,总有效率83%。

(6) 冠心病心绞痛:应用葛根片及葛根注射液治疗冠心病心绞痛75例,总有效率达86.7%,心电图好转率44.4%,并有降低血清胆固醇的效应。

(7) 痔疮:用葛根250g研末,加入烧开的香油中搅匀,外擦,每天1次,连用10天。治疗106例,治愈94例,显效7例,好转5例。

(8) 小儿轮状病毒肠炎:煨葛根贴神阙、天枢、脾俞,1天1次共3天,治疗30例,显效20例,有效9例,无效1例。

(9) 心肌梗死:对30例心肌梗死患者采用葛根素治疗,患者心肌氧耗指数下降,磷酸肌酸激酶含量降低,心电图明显改善,心肌梗死扩展率降低,最终梗死范围减少。

(10) 原发性骨质疏松症:治疗24例,每日口服葛根30g,用煎药机煎汁200ml,每次100ml,每日2次,与口服阿法D3的对照组比较,葛根能明显改善原发性骨质疏松症患者VAS、活动能力、腰背静息痛等方面的临床症状。

(11) 糖尿病周围神经病变:葛根素注射液连续治疗71例患者20天,总有效率为83.8%,可明显改善糖尿病周围神经病变病人的症状,同时亦具有改善血液流变学、降低血脂等作用。

葛根、升麻、柴胡功效主治异同点

药名	相同点	不同点
葛根	透疹 麻疹不透 发散风热 升提中气	为阳明经之主药,既可解肌退热,又能鼓舞胃气上升而生津止渴,升阳止泻,故可用治外感发热,项背强痛,津伤口渴,阴虚消渴及脾虚泄泻等证
升麻		用治风热头痛,且善解阳明热毒,升阳举陷力强,为治疗中气下陷诸证的要药
柴胡		主散少阳热邪,为治疗寒热往来,少阳证的要药(黄芩);对感冒发热,有良好的疏散退热之功;疏肝解郁,可治肝郁诸证,为肝胆疾患必用之品;其升阳举陷,治疗中气下陷诸证,药力稍逊

淡豆豉(种子)

来源于豆科植物大豆 *Glycine max* (L.) Merr. 的成熟种子经蒸制加工发酵而成,产于全国各地。入药以色黑,附有膜状物者为佳。晒干,生用。

【性味归经】辛、甘、微苦,寒(用青蒿、桑叶发酵);或辛,微温(用麻黄、苏叶发酵)。归肺、胃经。

【功用特点】本品发汗之力颇为平稳,有发汗不伤阴之说,故对外感风寒、风热或温病初起,发热头痛均可应用;又可宣散邪热除烦。

【功效主治及配伍组方】

功效	主治	配伍组方
解表	感冒头痛(风寒、风热)	银翘散(臣) 葱豉汤(臣) 葱豉桔梗汤(君)
除烦	胸中烦闷虚烦不眠	栀子 栀子豉汤(臣)

解说:

1. 解表 外感风热、温病初起,发热恶寒头痛,配薄荷等发散风热药,如银翘散。风寒感冒,常配发汗解表的葱白等,方如葱豉汤、葱豉桔梗汤。

2. 除烦 外感热病,邪热内郁胸中,心中懊憹,烦热不眠,与清热泻火的栀子配伍,如栀子豉汤。

【用法用量】6~12g。本品以青蒿、桑叶发酵者多用治风热感冒,热病胸中烦闷之证;以麻黄、苏叶发酵者多用治风寒感冒头痛。

【现代研究】
1. 主要成分　含脂肪、蛋白质和酶等。
2. 药理作用　有微弱的发汗作用及健胃助消化作用。

> 思考题

1. 既解表又升提中气的药物有哪几味？比较其功效应用异同点。
2. 比较桑叶、菊花的功效应用异同点。
3. 治疗少阳证的要药是什么？试述其功效主治特点。
4. 试述薄荷的功效主治、用法特点。
5. 解表药的含义、分类及各类药的功效主治是什么？使用解表药时的注意事项是什么？
6. 发散风寒药与发散风热药各包括哪些药物？

第二章 清 热 药

【学习要求】

1. 掌握清热药的含义、分类,各类药物的功效特点、适用范围、配伍原则及使用注意。
2. 掌握药物20味(石膏、知母、栀子、夏枯草、黄芩、黄连、黄柏、金银花、连翘、板蓝根、蒲公英、鱼腥草、射干、白头翁、生地黄、玄参、牡丹皮、赤芍、青蒿、地骨皮),熟悉药物17味(天花粉、芦根、淡竹叶、决明子、龙胆、苦参、大青叶、青黛、贯众、野菊花、白花蛇舌草、山豆根、穿心莲、土茯苓、熊胆、紫草、水牛角),了解药物8味(秦皮、白鲜皮、蚤休、紫花地丁、败酱草、红藤、银柴胡、胡黄连),参考药物4味(马勃、漏芦、鸦胆子、马齿苋)。
3. 掌握相似药物功效、应用的异同点。
4. 了解寒凉伤阳、苦寒败胃、苦燥伤津、甘寒助湿等药物副作用的含义。

一、含义

凡以清解里热为主要作用,主治里热证的药物,称为清热药。

热证分类			适用药物
表热(卫分)			发散风热药
里热	实热	热入气分	清热泻火药
		热入营血	清热凉血药
		热毒火毒	清热解毒药
		湿热合邪	清热燥湿药
	虚热		清退虚热药

解说:热证不外两大类,一类是表热,属于发散风热药的治疗范畴;一类是里热,属于清热药的治疗范畴。里热又分为实热和虚热两大类,实热又分为热入气分,热入营血,热毒、火毒、疫毒及湿热合邪的病证,相对应的是清热泻火药、清热凉血药、清热解毒药、清热燥湿药,以及清退虚热药。

二、性能特点

清热药多为寒凉之品,一般具有苦味,寒可清热,苦可清泻里热,故可治疗里热证(外邪传里化热,或热邪直中于里,或阴虚火旺,出现以发热、舌红、脉数为主要表现的证候)。由于里热证可涉及各个脏腑经络,有时甚至多个脏腑经络同时受病,故归经不一而论。

三、分类及各类清热药的作用与适应证

清热药是根据《黄帝内经》"热者寒之"、《本经》"疗热以寒药"的原则来指导应用的。用寒凉药治疗热病的方法称"清法"。通过清热泻火、清热燥湿、清热解毒、清热凉血及清退虚热的作用,达到热清病愈的目的。

分类	作用	适应证
清热泻火药	清气分热	气分实热证,诸脏腑热证
清热燥湿药	清热燥湿	热湿合邪的病证
清热解毒药	清热解毒	热毒炽盛的病证
清热凉血药	清营、血分热	营分、血分实热证
清退虚热药	清虚热、退骨蒸	虚热病证

备注:

1. 清热泻火药　用于气分实热证(壮热,烦渴,汗出,脉洪大等)及脏腑实热证(心火、肝火、肺热及胃热等引起的多种病证)。

2. 清热燥湿药　用于各种湿热合邪的病证。上焦湿热(湿温、暑湿)、中焦湿热(湿热痞满、呕吐泻痢)、下焦湿热(湿热黄疸、湿热泻痢、湿热淋证、湿热带下及阴肿阴痒)及皮肤湿热(湿疹疥癣)。

3. 清热解毒药　用于各种热毒炽盛的病证(痈肿疔疮、丹毒、瘟毒发斑、痄腮、咽喉肿痛、热毒下痢、虫蛇咬伤、癌肿、水火烫伤)及其他急性热病等。

4. 清热凉血药　用于营分、血分实热证(高热神昏、发斑发疹,血热出血等);部分药物兼有滋阴的作用,可用于治疗热病伤阴、阴虚发热的虚热证。

5. 清退虚热药　用于虚热病证(骨蒸潮热、午后发热、手足心热、虚烦不寐、盗汗遗精、舌红少苔、脉细而数等及温热病后期,邪热未尽,伤阴劫液,而致夜热早凉、热退无汗、舌质红绛、脉象细数等)。

四、配伍原则

使用清热药,除了针对上表中里热证的五种证型分别选用相对应的清热药外,应根据兼证及患者体质进行适当的配伍。

1. 兼有表证者,先解表后清里,或表里同解(因为性寒凉味苦的药,作用趋向是向下的,不利于表邪发散)。

2. 若里热积滞者,应配泻下药(以利于体内积热通过泻下排出体外)。

3. 清热解毒药,热毒在血分与清热凉血药配伍;火热炽盛与清热泻火药配伍;夹有湿邪,可与利湿、燥湿、化湿药配伍;疮痈、咽喉肿痛,与外用药配伍;热毒血痢,里急后重与活血行气药配伍;疮疡属虚者,与补气养血托疮药配伍。

4. 清热凉血药用于气血两燔,可配清热泻火药同用,使气血两清。

5. 清退虚热药常配伍清热凉血及清热养阴之品,以标本兼顾。

五、注意事项

1. 清热药药性寒凉,易伤脾胃,凡脾胃气虚,食少便溏者慎用。
2. 热证易伤津液,苦寒药物又易化燥伤阴,阴虚患者慎用。
3. 阴盛格阳,真寒假热忌用。(体内阴寒过盛,将阳气格拒于外,出现真寒假热的证候。临床常见某些寒证,因寒到了极点,阴盛于内,反而肌表出现浮热,稍按则不热,口渴,脉洪大等假热症状,但病人体虽热,却喜盖衣被;口渴而喝水不多,或索水又不想喝;脉洪大,但按之无力;手足躁动,但神态安详)

六、药理作用

清热药大多数药物都有一定的抗菌、抗病毒、抗毒素、解热(其解热作用与解表药和西药阿司匹林有所不同,即退热时一般不伴有明显发汗现象,提示解热的机制有所不同)、抗炎、促进免疫功能及抗肿瘤等作用。其治疗各种热证的原因可能是群体效应的结果。通过抗菌、抗病毒、抗毒素消灭病邪的内传或消除已侵入脏腑的病邪;通过解热、抗炎、抗肿瘤来缓解症状;通过促进免疫功能,增强机体的抗病能力。因此,清热药在治疗感染性疾病方面占有重要地位。

第一节 清热泻火药

一、含义

以清泄气分邪热为主,主要用于治疗气分实热证的药物,称为清热泻火药。热与火均为六淫之一,统属阳邪。热为火之渐,火为热之极,故清热与泻火两者不可分,凡能清热的药物,大多能泻火。

二、归经及治疗范围

本类药物一般主入肺胃二经。肺经病变多见喘咳痰黄,咽喉肿痛,发热口渴等证。

足阳明胃经,起于颜面,循人体前面,至足第二趾,属胃络脾,联系五官咽喉,本经病变多见头痛面赤,胃火牙痛,咽喉肿痛,口渴鼻衄等证。

凡入肺胃二经之药,均可清二经之火热之邪,治肺胃气分实热证(壮热,烦渴,汗出,脉洪大)。

此外,尚有些药物入心、肝等经,故还可用治心火、肝火以及肺热、胃热等多种脏腑实热证。

石膏(矿石)

来源于硫酸盐类矿物硬石膏族石膏,主含含水硫酸钙($CaSO_4 \cdot 2H_2O$)的矿石。分布极广,几乎全国各省区均有蕴藏。随时采挖,以块大,色白,质松,纤维状,无杂质者佳。打碎生用或煅用($CaSO_4$)。

【性味归经】辛、甘,大寒。归肺、胃经。

【功用特点】 本品生用，辛以解肌退热，寒能清热泻火，甘寒除烦止渴，为清泻肺胃气分实热证的要药，又可清肺热、泻胃火；煅后外用收敛生肌。

【功效主治与配伍组方】

功效	主治	配伍组方
清热泻火	壮热烦渴	知母等　白虎汤(君)
除烦止渴	肺热喘咳	麻黄　麻杏甘石汤(君)
	胃火牙痛	清胃火药　玉女煎(君)
	气津两伤	竹叶等　竹叶石膏汤(君)
收敛生肌(煅)	疮疡不敛	收湿敛疮药

解说：

1. 清热泻火，除烦止渴　温热病邪在气分，壮热、烦渴、汗出、脉洪大等实热证(气分实热证)，与知母相须为用，方如白虎汤。古有"石膏无知母不寒"一说，历代方剂中用石膏泻火，绝大多数与知母相配；气血两燔、发斑发疹，可用清瘟败毒饮(君)。

邪热郁肺，宣降失司，气逆而上的咳嗽痰稠，发热口渴(肺热喘咳)，常与麻黄、杏仁伍用，方如麻杏甘石汤。

胃火牙痛，常与升麻等清胃火药同用；胃热阴虚牙痛，配清热、补阴药同用，方如玉女煎。

伤寒、温病、暑病余热未清，气津两伤证，与竹叶、人参、麦冬等清热除烦、益气生津之品同用，如竹叶石膏汤。

2. 煅后外用收敛生肌　疮疡溃烂，久不收口，以及湿疹、烫伤等，与收湿敛疮之品配伍，研粉外用。

【用法用量】 煎服，15~60g，打碎先煎。内服生用，外用收湿敛疮，火煅研末。

【注意事项】 性大寒，脾胃虚弱及阴虚内热忌用或慎用。

【现代研究】

1. 主要成分　主含含水硫酸钙($CaSO_4 \cdot 2H_2O$，含量>95%)。其中CaO 32.5%、SO_3 46.6%、H_2O 20.9%，此外，还含有有机物、硫化物及铁、镁等微量元素。煅石膏的主要成分为无水硫酸钙($CaSO_4$)。

2. 药理作用

(1)解热作用：动物实验证明，石膏对实验性致热家兔有解热作用(单味或白虎汤)，且作用强而快，但不持久。可能通过抑制产热中枢而解热。

(2)镇静、镇痉的作用：生石膏内服，经胃酸作用一部分变为可溶性的钙盐而被吸收，使血钙浓度增加，而抑制肌肉的兴奋性，起镇静、镇痉的作用。(石膏和其他中药配伍后，其钙的溶出率显著增大，其主要成分在复方汤剂中的含量高于单味石膏汤)

(3)增强吞噬能力的作用：1:1的石膏Hanks液能增强体外培养的家兔肺泡巨噬细胞对白色葡萄球菌及胶体金的吞噬能力，并能促进吞噬细胞的成熟。

此外石膏能缩短血凝时间，促进胆汁排泄，并有利尿作用。

以上作用为传统用药提供了理论依据。

3. 临床应用

(1)发热：用50%石膏煎剂，每日口服量3~5ml/kg体重，治疗小儿肺炎，上呼吸道感染及其他发热128例，药后4小时内退热1℃以上者占72.2%。

(2)大骨节病：用石膏粉每次1~3g，每日2次，服2~4个月，治疗593例，有效率为75%~94%；片剂治疗116例，有效率92.3%。用石膏改善病区水质，防治大骨节病亦较满意。

(3)郁热:《医学衷中参西录》张氏认为,石膏之性,最宜与阿司匹林并用。所治外感热证,斑疹之毒,热性关节炎肿痛,均获理想疗效。因石膏清热力强,阿司匹林最善达表,使内郁之热由表解散,二者相助,提高疗效。

知母(根茎)

来源于百合科多年生草本物植物知母 Anemarrhena asphodeloides Bge. 的干燥根茎。主产于河北、山西及东北等地。春秋两季采挖,以秋季采者为佳,以体肥大,质坚硬,断面黄白色者为好。除去茎苗和须根晒干为毛知母,剥去外皮晒干者为知母肉。切片入药,生用或盐水炙用。

【性味归经】 苦、甘,寒。归肺、胃、肾经。

【功用特点】 本品苦寒,清泻肺、胃、肾三经之火;甘寒质润,养肺、胃、肾三经之阴液;既清气分实热,又清相火退虚热。

【功效主治与配伍组方】

功效	主治	配伍组方
清热泻火	热病烦渴	石膏 白虎汤(臣)
	肺热咳嗽	清热化痰药
滋阴润燥	阴虚燥咳	贝母
	骨蒸潮热	黄柏 知柏地黄丸(臣)、大补阴丸(臣)
	阴虚消渴	葛根等 玉液汤(臣)
	肠燥便秘	润肠通便药

解说:

1. 清热泻火 肺胃气分实热证(热病烦渴),常与石膏相须为用,方如白虎汤。肺热咳嗽,配伍清热化痰药。

2. 滋阴润燥 阴虚燥咳,多与润肺止咳的川贝母同用。骨蒸潮热,常与退虚热的黄柏同用,在补阴药中加强疗效,方如知柏地黄丸、大补阴丸。阴虚消渴,常与葛根等同用,以益气养阴、固肾止渴,方如玉液汤。肠燥便秘,常与润肠通便药同用。

【用法用量】 煎服,6~12g,滋阴降火宜盐水炙用。

【注意事项】 本品性寒质润,"多服令人泄"(《名医别录》),故脾胃虚寒,大便溏稀者忌服。

【现代研究】

1. 主要成分 主要含甾体皂苷类,根茎中约含6%,其中含有知母皂苷(Timosaponin)A-Ⅰ、A-Ⅱ、A-Ⅲ、A-Ⅳ、B-Ⅰ和B-Ⅱ。知母皂苷主要有莎尔莎皂苷元(Sarsaapogenin)、吗尔考皂苷元(Markogenin)、异菝契皂苷元(Smilagenin)等,还含有黄酮类,如芒果苷(Mangiferin,Chimonin)、异芒果苷(Isomangiferin)和知母多糖(AnemamA,B,C,D)及烟酸等。

2. 药理作用

(1)抗菌作用:体外实验表明知母煎剂对金黄色葡萄球菌、伤寒杆菌、痢疾杆菌、副伤寒杆菌、大肠杆菌等多种致病菌,都有不同程度的抑制作用。

(2)解热作用:知母浸膏对实验性高热动物有明显的解热效应,其解热特点是慢而持久。

(3) 对β-肾上腺素受体的调节作用:阴虚生内热是中医临床实践经验的总结,从现代医学研究发现阴虚患者多有β-肾上腺素受体(β受体)-cAMP 系统功能偏亢的现象,表现为产热增加,血中 cAMP 的含量升高等。用知母水煎液及其苷元后,能使"阴虚"模型动物脑、肾中的β受体的功能下降,血中 cAMP 含量减少,这可能是知母清热泻火的重要机制。

(4) 降低血糖作用:知母水提物和多糖能降低正常动物的血糖。

综上所述,抗菌、解热、调整病理动物体内β受体-cAMP 系统的功能以及降低血糖等作用是其清热泻火、生津润燥的药理学基础。

3. 临床应用

(1) 慢性气管炎:用芒果苷内服,上午服 0.2g,晚上睡前服 0.3g,服药 20 天,治疗 41 例,有效 33 例。

(2) 2 型糖尿病:知母总黄酮片治疗阴虚热盛证 2 型糖尿病,47 例 FBG 总有效率 19.1%,PBG 总有效率 46.8%,对中医证候改善有效率为 91.5%。

石膏与知母功效主治异同点

药名	相同点	不同点
石膏	清热泻火、除烦止渴为治疗肺胃气分实热证的要药,并治肺热咳喘	清热泻火力强,重在清解肺胃实热,治疗胃火头痛、牙痛;煅石膏外用生肌敛疮
知母		清热泻火力弱,重在滋润肺胃之燥,兼滋肾降火退虚热;用于肺燥咳嗽,骨蒸潮热

芦根(根茎)

来源于禾本科多年生草本物植物芦苇 *Phragmites communis* (L.) Trin. 的新鲜或干燥根茎。分布于我国各地。春末夏初及秋季均可采挖,以条粗壮,色黄白,有光泽,无须根,质嫩者为佳。洗净,切段,鲜用或晒干用。

【性味归经】甘、寒。入肺、胃经。

【功用特点】本品甘寒质轻,能清透肺胃气分实热,养阴生津除烦,降逆止呕。又可清肺热,利小便。

【功效主治与配伍组方】

功效	主治	配伍组方	备注
清热生津	热病烦渴	葛根等	
除烦止呕	胃热呕逆	清胃止呕药	连朴饮(君)
清肺排脓	肺热咳嗽	清肺化痰药	
	肺痈吐脓	苇茎汤(君)	

解说:

1. 清热生津,除烦止呕 热病伤津,烦热口渴,或舌燥少津之证(热病烦渴),与葛根等清热生津止渴药同用。胃热呕吐,与清胃止呕药伍用。湿热霍乱吐泻,与清热化湿、理气和中之品同用,如连朴饮。

2. 清肺排脓 肺热咳嗽,咳痰黄稠,与清肺化痰药伍用。肺痈吐脓,与排脓消痈药配伍,以增强清热化痰之效,方如苇茎汤。

苇茎为芦苇的地上茎。一般药店不备,常以芦根代之,临床沿用日久,功效十分相似,故芦根可代苇茎用。

此外,又有利尿与透疹之功,前者配利尿通淋药治疗小便短赤、淋痛;后者配透疹药,煎汤内服并外洗。

【用法用量】煎服,干品15～30g,鲜品加倍。鲜品清热生津、利尿之功效佳。

【注意事项】脾胃虚寒者忌用。

【现代研究】

1. 主要成分　根含氨基酸、脂肪酸、甾醇(Sterols)、生育酚(Tocopherols)、多元酚(Polyphenols),另含薏苡素(Coixol)、天门冬酰胺(Asparagine)等。

2. 药理作用

(1)镇静、镇痛、解热作用:本品所含的薏苡素对骨骼肌有抑制作用。还有比较弱的中枢抑制作用,表现为对大鼠及小鼠均有镇静作用,并能与咖啡因相抗拒。在大鼠尾部电刺激实验中,有镇痛作用,强度与氨基比林相似。有解热作用,对TTG性发热的解热作用较好,对二硝基酚引起的发热无作用。

(2)抗菌作用:100%芦根煎剂,对金黄色葡萄球菌、卡他球菌、白喉杆菌、福氏痢疾杆菌、伤寒杆菌、甲型副伤寒杆菌、甲型溶血性链球菌均有不同程度的抗菌作用。

天花粉(根)

来源于葫芦科多年生藤本植物栝楼 *Trichosanthes kirilowii* Maxix. 或双边栝楼 *Trichosanthes rosthornii* Harms 的干燥根。我国南北各地均有分布,以河南产量大,质量优,习称"安阳花粉"。秋冬季采挖。以条均匀,色洁白,粉性足,质坚实,味微苦者为佳。鲜用或切成段、块、片,晒干生用。

【性味归经】甘、微苦,微寒。归肺、胃经。

【功用特点】清肺胃之热,因药性微寒,故清热力弱;甘润又养胃阴,生津止渴,润肺燥;解毒消痈。

【功效主治与配伍组方】

功效	主治	配伍组方
清热生津	热病口渴	芦根等
	阴虚消渴	葛根等　玉液汤(臣)
清肺润燥	肺热燥咳	清肺润燥药　贝母瓜蒌散(佐)
解毒消痈	痈肿疮疡	白芷等　仙方活命饮(佐)

解说:

1. 清热生津　热病津伤,口燥烦渴,常配芦根等清热生津药。阴虚内热,消渴多饮,与葛根等滋阴生津药同用,方如玉液汤。

2. 清肺润燥　燥热伤肺,干咳少痰,痰中带血等肺热燥咳之证,常与清肺润燥药同用,如贝母瓜蒌散。

3. 解毒消痈　痈肿疮疡,初起热毒炽盛者,可消散;脓成不溃者,可溃疮排脓。《医学衷中参西录》云:疗痈初期与连翘、穿山甲并用即消,解一切疮家热毒;疮疡已溃与黄芪、甘草并用,更能生肌排脓,即使溃烂至深,旁串它处,不能敷药者,亦可自内生长肌肉,徐徐将脓排出。方如仙方活命饮。

【用法用量】煎服,10~15g。

【注意事项】

1. 反乌头。

2. 天花粉有致流产的作用,故孕妇忌服。

3. 单独注射天花粉蛋白制剂,可出现发热,头痛,药疹等反应,有过敏史者慎用;肝肾心功能不良、严重贫血及精神病患者亦应慎用。

【现代研究】

1. 主要成分　含淀粉25.2%,皂苷约1%,蛋白质及多种氨基酸。其主要有效成分为天花粉蛋白(Trichosanthin)。

2. 药理作用

(1)天花粉蛋白有抗早孕作用及致流产作用,为中期引产及治疗恶性葡萄胎和绒癌的有效成分。它直接作用于胎盘滋养层细胞使之变性坏死,使绒毛膜促性腺激素下降到先兆流产的临界水平以下,导致胎儿死亡而娩出。有时可引起变态反应。高剂量可引起肝、肾细胞变性、坏死。

(2)抗癌作用:天花粉蛋白对结肠癌细胞、肝癌细胞、不同分化程度的胃癌细胞及ras癌基因阳性细胞(Wef)均具高效直接的杀伤作用,对肺腺癌细胞和ras癌基因阴性细胞(Ref)见轻度抑制作用。

(3)抗菌作用:天花粉煎剂在体外对溶血性链球菌、肺炎链球菌、白喉杆菌有较强的抑制作用。

此外,近年发现天花粉蛋白对艾滋病病毒有抑制作用,能提高机体免疫力,延长艾滋病病人生存时间。

3. 临床应用

(1)早孕:用天花粉蛋白(宫颈给药)和丙酸睾酮、利血平(肌注)用于孕期90天内的孕妇112例,完全流产占86.6%,不完全流产占11.6%,2例无效。

(2)糖尿病:天花粉研末,每次9g,3次/天,连服3~7天,能使症状消失,尿糖转阴或下降。

(3)输卵管妊娠:单用天花粉肌内注射,治疗未破裂输卵管妊娠患者20例,失败2例,有效率为90%。并对愿做输卵管造影的14例患者,在0.5~1.5年间进行子宫输卵管碘油造影随访,其中10例双侧输卵管通畅(71.4%)。

(4)部分性植入胎盘:天花粉200g水煎,1日1剂,连服7天,治疗部分性植入胎盘1例,痊愈。

芦根与天花粉功效主治异同点

药名	相同点	不同点
芦根	清热生津除烦止渴:热病津伤烦渴,肺热咳嗽	重在清热,兼止呕、利尿:胃热呕吐,肺痈
天花粉		重在滋阴生津,兼消肿排脓:内热消渴,肺热燥咳,痈肿疮疡

淡竹叶(茎叶)

淡竹叶野生于山坡林下及阴湿处,故有"林下竹"之雅名,来源于禾本科多年生草本植物淡竹叶 Lophatherum gracile Brongn. 的干燥茎叶。主产于长江流域及南部等地。夏季采收,以色青绿,叶大,梗少,无根及花穗者为佳。晒干,切段生用。

【性味归经】甘、淡,寒。归心、胃、小肠经。

【功用特点】本品甘寒清心热除烦,利小便。用治热病烦渴,心火亢盛口疮;心热下移于小肠尿淋涩痛。

历代方剂中,用竹叶者多,用淡竹叶者少,而近代与此相反,因竹叶用鲜品,贮运不便,而淡竹叶采集,贮运均较方便,形成商品,为此药典只收载了草本淡竹叶。近几十年来,药店配方供药,方中的竹叶、淡竹叶,均配的是草本的淡竹叶。

〔附〕竹叶:与淡竹叶功用相近,都能泻心火,利小便,一般认为竹叶清心除烦作用较强,而淡竹叶长于清热利尿,彼此替用,对临床疗效影响不大,已为临床实践所证实。

【用法用量】 煎服,6~10g。

【现代研究】

1. 主要成分 含三萜类和甾类成分芦竹素(Arundoin)、白茅素(Cylindrin)、蒲公英赛醇(Taraxerol)、无羁萜(Friedelin)以及β-谷甾醇、豆甾醇等。

2. 药理作用

(1)解热作用:淡竹叶水浸膏灌胃有解热作用。

(2)利尿作用:淡竹叶利尿作用弱,但能明显增加尿中氯化物的排泄量。

(3)抗肿瘤作用:其粗提物S_{180}的抑制率为43.1%~45.56%

(4)其他作用:水煎剂对金黄色葡萄球菌、溶血性链球菌有抑制作用,另外有增高血糖的作用。

栀子(成熟果实)

来源于茜草科常绿灌木植物栀子 Gardenia jasminoides Ellis 的干燥成熟果实。分布于长江以南各地。秋季采收。以个小、完整,仁饱满,内外色红者为佳。习惯认为浙江产者最佳。生用、炒焦或炒炭用。

【性味归经】 苦,寒。归心、肝、肺、胃、三焦经。

【功用特点】 本品善于清泻三焦火邪,泻火除烦;又清热利湿退黄;凉血解毒,消肿止痛(即清实热—清热泻火、凉血、解毒、燥湿四者兼备,将燥湿换成利湿)。

【功效主治与配伍组方】

功效	主治	配伍组方	备注
泻火除烦	热病烦闷	淡豆豉 栀子豉汤(君)	龙胆泻肝汤(臣)
			安宫牛黄丸(臣)
清热利湿	湿热黄疸	茵陈蒿 茵陈蒿汤(臣)	桑杏汤(臣)
			黄连解毒汤(臣佐)
凉血解毒	血热出血	清热凉血药 咳血方(君)	凉膈散(臣)
消肿止痛	痈肿疮疡	单用或配伍清热解毒药	

解说:

1. 泻火除烦 温热病,邪热客心,心烦郁闷,躁扰不宁等症,每与解表除烦的淡豆豉同用,以宣泄邪热,解郁除烦,如栀子豉汤;若火毒炽盛,高热烦躁,神昏谵语,三焦俱热者,常与泻火解毒药同用,如黄连解毒汤。上中二焦火热证,与连翘、黄芩等清热药同用,如凉膈散。

2. 清热利湿 肝胆湿热郁结所致的黄疸、发热、小便短赤等症,历代医家把栀子作为治疗黄疸的重要药物,早在汉代张仲景之茵陈蒿汤中已将其列为主要药物,其作用已被现代研究所证实。常与利湿退黄药配伍,如茵陈蒿汤。

3. 凉血解毒,消肿止痛 血热妄行的吐血衄血、尿血等症(血热出血),与清热凉血药配伍;肝火犯肺之咳血,配青黛,方如咳血方。

疮疡肿毒,配伍清热解毒药。外敷可治跌打损伤瘀痛。

【用法用量】 煎服,6~10g。外用:研末调敷。生用走气分而泻火,炒黑则入血分而止血。

【注意事项】 本品苦寒伤胃,脾虚便溏者不宜用。

【现代研究】

1. 主要成分　主要含环烯醚萜苷类如栀子苷(Gardenoside)、去羟栀子苷(京尼平苷 Geniposide)、山栀子苷(Shanzhiside)、栀子酮苷(Gardoside)等,还含绿原酸(Chlorogenic acid)、栀子素(Gardenin)、藏红花素(Crocin)、藏红花酸(Croetin)、β-谷甾醇(β-Sitosterol)和熊果酸(Ursolic acid)等。

2. 药理作用

(1)抗菌、抗病毒作用:栀子对金黄色葡萄球菌、脑膜炎双球菌、淋病双球菌、卡他球菌等有抑制作用;其水浸液对多种皮肤真菌有抑制作用。

(2)抗炎作用:栀子醇提物、水提物、乙酸乙酯部分和京尼平苷均有一定的抗炎作用。对软组织损伤有消炎止痛效果。

(3)利胆、保肝作用:栀子及其所含的环烯醚萜苷均有利胆作用,能促进胆汁排泄。栀子能减轻 CCl_4 所致的肝损伤,减轻肝细胞的变性与坏死。

(4)促进胰腺分泌:栀子及其几种提取物有明显的促进胰腺分泌和减低胰酶活性的作用,但持续时间较短。

(5)栀子醇提物有镇静、降温作用,其有效成分是熊果酸。

(6)降压作用:栀子煎剂和醇提物灌服或腹腔注射有持久的降低血压作用。

综上所述,栀子的抗菌、抗病毒、镇静、降温、抗炎、利胆、降压、保肝等作用是其泻火除烦、清热解毒的药理学基础。

3. 临床应用

(1)扭挫伤:生栀子、生韭菜混合捣烂,蛋清调敷患处,每日换药1次,用治闭合性软组织损伤382例,效果良好。又以生栀子30~50g研末,鸡蛋清1个,面粉适量,白酒适量,调糊状,贴在扭伤部位,固定,于扭伤当日敷药休息,次晨取掉,疗效甚佳。

(2)羊踯躅中毒:栀子40~60g,煎汤顿服,3例均愈。

(3)小儿发热:生山栀9g,研碎,浸入少量的70%乙醇溶液或白酒中30~60分钟,取浸泡液与适量面粉和匀,做成4个如5分硬币大小的面饼,临睡前贴压于患儿的涌泉穴(双)、内关穴(双),外敷纱布,再用胶布固定,次晨取下,以患儿皮肤呈青蓝色为佳。经1~3次治疗,本组患儿体温均恢复正常。

(4)急性黄疸型肝炎:栀子煎剂治疗19例,7例痊愈,10例接近痊愈,2例无效。

(5)癃闭:栀子5枚,独头蒜1头,平摊在纱布上,患者平卧将药敷在脐中,用胶布固定,治疗150例,有效率92%。

夏枯草(果穗)

来源于唇形科多年生草本植物夏枯草 *Prunella vulgaris* L. 的干燥果穗。分布于我国各地,主产于江苏、浙江、安徽、河南等地。夏季当果穗半干时采收,以色紫褐,穗大者为佳,去杂质,晒干生用。万般植物,均是春生夏长秋实冬凋,唯有它与众不同,"冬至后生叶,三四月开花,结子作穗,五月便枯"(苏恭),因其夏至后枯干,故得此名。

《本经》将夏枯草列为下品,谓其专治淋巴结核,是治疗瘰疬的专药,亦是世界上最早的一味抗结核药物,而于2000多年前被载入史册。

【性味归经】 苦、辛,寒。归肝、胆经。

【功用特点】 本品主入肝经,清泻肝火,散郁结,为治疗痰火郁结,瘰疬瘿瘤的要药;本品清肝火的作用,除了治疗肝热目赤外,还可用治高血压属肝热、阳亢之证者。

【用法用量】 煎服。9~15g。

【使用注意】 脾胃虚弱者慎用。

【现代研究】

1. 主要成分　花穗含夏枯草苷(Prunellin),其苷元为齐墩果酸,并含游离的齐墩果酸、乌索酸、胡萝卜苷、β-香树脂醇、花色苷(Anlhocyanins)及四种同系高级饱和脂肪酸。花含矢车菊素。叶含金丝桃苷、芸香苷。种子含脂肪油及解脂酶(Lipase)。全草含水溶性无机盐类约3.5%,其中氯化钾约占68%,硫酸钾约23%,氯化钠及镁盐,维生素B_1、少量生物碱、咖啡酸及挥发油。

2. 药理作用

(1)降压作用:夏枯草的茎叶、花穗及全草均有降压作用。对肾性高血压有明显的降压作用。

(2)抗菌作用:夏枯草煎剂体外对痢疾杆菌、伤寒杆菌、霍乱弧菌、大肠杆菌、人型结核杆菌、葡萄球菌均有一定程度的抑制作用。对致病性皮肤真菌也有抑制作用。

(3)抗炎作用。

(4)利尿作用:可能与所含无机盐有关。

(5)抗肿瘤作用:用100%夏枯草煎剂或乙醇提取物,对小鼠艾氏腹水癌、肉瘤S_{180}、子宫颈癌U_{14}、人体食管癌109均有抑制作用。但实验的药物组动物死亡率较高,故其毒性有待研究。

3. 临床应用

(1)高血压:以本品提取物制成的胶囊(每粒相当于生药10g),每日3次,每次2粒。治疗65例,有效40例,无效25例。治疗原发性高血压102例,总有效率为77.45%。

(2)肝炎:急性传染性黄疸型肝炎:夏枯草果穗60g,大枣30g(捣成糊状)。加水1500ml,文火煎,浓缩为300ml,分3次服。治疗75例,有62例达到临床治愈标准。

(3)甲状腺瘤:夏枯草果穗30g,与鲫鱼同炖,用于甲状腺瘤。治疗2例,服用60天均愈。

(4)肺结核:夏枯草与红糖煎膏,1日3次,每次15ml,30日为1个疗程。治疗18例,效果良好。50%夏枯草浓缩煎剂,1日3次,每次30~50ml,治疗渗出性胸膜炎9例,7例痊愈出院。

(5)细菌性痢疾:夏枯草煎剂(生药60g,水煎浓缩),治疗13例,1~2个疗程全部治愈。或以干果穗制成100%流浸膏,每日2~3次,每次20~30ml,10天后,均恢复正常。

(6)高血压及动脉粥样硬化:肝阳上亢高血压患者,夏枯草1000g,煎3次,去渣,加适量蜂蜜熬成膏,每天早晚各1勺。

(7)急性扁桃体炎:夏枯草30~60g,水煎2次,药液一日内频服完。

决明子(成熟种子)

来源于豆科一年生草本植物决明 Cassia obtusifolia L. 或小决明 Cassia tora L. 的干燥成熟种子。主产于安徽、广西、四川、浙江、广东等地,南北各地均有栽培。秋季采收,以颗粒均匀、饱满、色绿棕者为佳。晒干,打下种子,生用或炒用,捣碎入药。

【别名】 草决明、马蹄决明。草决明是为与石决明(贝壳)相区别,但此名与青葙子的别名同,故处方不应用之。因种子呈菱方形,状似马蹄,故有马蹄决明之名。

【性味归经】 甘、苦、咸,微寒。归肝、肾、大肠经。

【功用特点】 本品寒清,苦泄,主入肝经长于清肝明目,且甘咸入肾兼益阴,凡肝热目赤,肾虚目暗引起的虚实眼病均可应用,故曰决明,实为清肝益肾明目佳品;种子类富含油脂,又能润肠通便。

【功效主治与配伍组方】

功效	主治	配伍组方
清肝明目	肝火目赤(实)	夏枯草、栀子、桑叶、菊花
	肝肾阴亏目暗(虚)	滋阴明目药
润肠通便	肠燥便秘	润肠通便

解说：

1. 清肝明目　肝经实火，目赤肿痛，羞明多泪者，多与夏枯草、栀子清肝明目药同用。肝肾阴亏，目黯不明者，多与滋阴明目药伍用。

2. 润肠通便　内热肠燥，大便秘结，多与润肠通便（知母）药伍用。

【用法用量】煎服，9～15g。通便力量，生品大于炒制品。

【注意事项】本品可轻泻，便溏泄泻者慎用。

【现代研究】

1. 主要成分　含大黄酚（Chrysophanol）、大黄素（Emodin）、大黄素甲醚（Physcion）、芦荟大黄素（Aloe-emodin）、大黄酸（Rhein）、美决明子素（Obtusifolin）、决明素（Obtusin）、黄决明素（Chryco-obtusin）、橙黄决明素（Aurantio-obtusin）、去氧大黄酚（Chrysarobin）、新月孢子菌玫瑰色素（Rubrofusarin）、决明松（Torachryson）、决明内酯（Toralactone）、蒽醌葡萄糖苷等。尚含维生素A。

2. 药理作用

（1）降血压作用：决明子的水煎液、醇-水浸液、醇浸液对麻醉犬、猫、兔等均有降压及利尿作用，其作用、持续时间均显著强于利血平。

（2）降血脂作用：决明子粉可抑制血清胆固醇升高和主动脉粥样硬化斑点形成。近年研究表明，蒽醌糖苷通过缓泻作用增加大鼠粪中胆固醇排出量，说明蒽醌糖苷是发挥作用的主要成分。

（3）泻下作用：决明子流浸膏灌胃后有泻下作用。

（4）抗菌作用：醇提取物及煎剂对多种皮肤真菌及细菌有抑制作用。所含芦荟大黄素的抑菌有效浓度为15～16μg/ml。

3. 临床应用

（1）高脂血症：草决明糖浆口服，每次20ml，每日3次，观察48例，降胆固醇总有效率95.8%，降硝酸甘油总有效率86.7%，降β-脂蛋白总有效率89.5%。单味决明子沸水泡代茶饮，每日20～30g，观察24例，12例高TC者治疗1个月后，TC平均下降19.2%，1年后平均下降27.4%，2年后平均下降27.1%；17例高TG者，治疗1个月后，TG平均下降26.9%，1年后平均下降38.7%，2年后平均下降39.2%。

（2）男性乳房发育：生决明子25g水泡，每日2次代茶饮，或打碎研面水冲服，观察12例，9例15～25天治愈，3例35天内治愈，均无复发。

（3）乳痈：根据病情轻重，决明子25～100g，水煎服，1～3剂可愈。

（4）霉菌性阴道炎：决明子50g，煎15分钟，坐浴或熏洗外阴，每次10～15分钟，10天1个疗程。一般1～2个疗程症状明显减轻，阴道涂片转阴。

> 思考题

1. 清热药的定义、分类、功效、应用、配伍及注意事项是什么？
2. 比较石膏、知母；芦根、天花粉功效主治异同点。
3. 栀子、夏枯草的功能特点是什么？

第二节　清热燥湿药

一、含义

以清热燥湿为主，用于治疗湿热证和火热证的药物，称为清热燥湿药。

二、归经与治疗范围

本类药物主归上、中、下三焦，心、肝、肺、胃经。

湿热证从三焦辨证,湿热之邪侵犯人体,始于上焦肺脏,可见身热、汗出、咳喘、苔黄、口渴、脉数等证。上焦不解,传至中焦脾胃,湿热困脾,而见身热不扬,有汗不解,胸脘痞闷,泛恶欲吐,身重肢倦,苔腻,脉濡等证。中焦不解传至下焦,如湿热壅滞大肠,传导失职,则见泻痢痔病;如湿热蕴蒸肝胆,则见黄疸尿赤。湿热既可流连三焦,也可外溢肌肤关节,若侵淫肌肤,可见湿疹、湿疮;流注关节,则见红肿热痛。

火热之证多由五志过极而致内生火热,多表现于各脏腑的火热证,常见的有:心火亢盛,口舌生疮,心烦不眠,血热妄行;肝火上炎,目赤肿痛;胃火炽盛,口臭口疮,牙龈肿烂;心火移热于小肠之小便短赤;大肠热盛,肠燥便秘;肺热壅盛,咳嗽痰稠。

黄芩(根)

来源于唇形科多年生草本植物黄芩 *Scutellaria baicalensis* Georgi 的干燥根。主产于河北、山西、内蒙古、河南及陕西等地。春秋季采挖。以条粗长,质坚实,色黄,除净外皮者为佳。蒸透或开水润透切片。生用,酒炙或炒炭用。

【性味归经】苦,寒。归肺、胃、胆、大肠经。

【功用特点】本品清热燥湿作用在上中下三焦,适用于湿温、暑湿之胸闷痞满,呕吐,湿热泻痢,黄疸。与黄柏、黄连相比作用偏于上中二焦。泻肺火治疗肺热咳嗽及热病烦渴等。兼可解毒、止血、安胎等。

【功效主治与配伍组方】

功效	主治	配伍组方	备注
清热燥湿	湿温、暑湿	甘露消毒丹(君)	柴葛解肌汤(臣)
	湿热痞闷	半夏泻心汤(臣)	鳖甲煎丸(臣)
	湿热黄疸	栀子等利湿退黄药	芍药汤(臣)
	湿热泻痢	葛根 葛根芩连汤(臣)	当归六黄汤(臣)
			龙胆泻肝汤(臣)
泻火解毒	肺热咳嗽	单用或配伍 苦甘冲剂	当归拈痛汤(臣)
	热病烦渴	凉膈散(臣)	安宫牛黄丸(臣)
	痈疮咽痛	清热解毒药	大柴胡汤(臣)
	三焦热盛	黄连解毒汤(臣)	普济消毒饮(君)
			小柴胡汤(臣)
凉血止血	血热出血	凉血止血药	蒿芩清胆汤(君)
	阴虚血热崩漏	滋阴清热药 固经丸(臣)	滚痰丸(佐)
清热安胎	胎热不安	配清热安胎药	

解说:

1. 清热燥湿 湿温暑湿,湿热郁阻,胸脘痞闷、恶心呕吐、身热不扬、舌苔黄腻,多与化湿解暑药同用,方如甘露消毒丹。湿热中阻,痞满呕吐,常与清热燥湿、消痞止呕药配伍,方如半夏泻心汤。湿热黄疸,则与栀子等利湿退黄药同用。大肠湿热,泄泻痢疾,可用芍药汤,或与燥湿止痢的黄连、葛根同用,如葛根芩连汤。

2. **泻火解毒** 肺热壅遏,肺失清降,咳嗽痰稠,单用即效,如清金丸;风热感冒及风温肺热引起的发热、头痛、咽痛、咳嗽等证,可配伍薄荷、蝉蜕等药,如"苦甘冲剂"。

外感热病,中上焦郁热所致的壮热烦渴、面赤唇燥、尿赤便秘、苔黄脉数,常与薄荷、栀子等药同用,以泻火通便,如凉膈散。本品兼入少阳胆经,与柴胡同用,治邪在少阳寒热往来,有和解少阳之功,如小柴胡汤。少阳湿热证,可用蒿芩清胆汤;少阳阳明合病,可用大柴胡汤。

实热火毒三焦热盛之证,与黄连、黄柏、栀子配伍,如黄连解毒汤。火毒炽盛的疮痈肿毒,咽喉肿痛,常与清热解毒药同用。大头瘟证,可用普济消毒饮。

3. **凉血止血** 火毒炽盛迫血妄行的出血证,如吐血衄血、便血崩漏等证,常配凉血止血药。阴虚血热崩漏,配滋阴清热、固经止血的龟板、白芍等药,如固经丸。

4. **清热安胎** 怀胎蕴热,胎动不安等证,常与清热安胎药配伍。因胎热不安而出现恶心、呕吐,心中烦热,口中吐水,腹部不适,饥不欲食等症,可单用或配苏梗等行气安胎药。

备注:清代名医邹澍对张仲景应用黄芩的经验作了高度概括,谓之"仲景用黄芩有三耦"。其一,黄芩协柴胡能清气分之热;其二,协芍药能泄迫血之热;其三,协黄连能解热生之湿(湿热中阻)。

【用法用量】煎服,3~10g。清热多生用,安胎多炒用,止血多炒炭用。清上焦热多酒炒用。本品又分:枯芩(即生长年久的宿根)质轻上浮,善清肺火;条芩(生长年少的子根)质重沉降,善清大肠之火,泻下焦湿热。

【注意事项】本品苦寒伤胃,脾胃虚寒者不宜使用。

【现代研究】

1. **主要成分** 其有效成分主要是黄酮类化合物,目前已分离出30多种,有黄芩苷元(Baicalein)、黄芩苷(Baicalin)、白杨黄素(Chrysin)、千层纸素(Oroxylin-A)、千层纸素 A-7-o-葡萄糖醛酸苷(Oroxylin-A-7-o-Oglucuronide)、汉黄芩素(Wogonin)、汉黄芩苷(Wogonoside)、黄芩新素Ⅰ、Ⅱ(Skullcapflavone)、二氢黄芩苷(Dihydro baicalin)等。还含有14种氨基酸、挥发油、豆甾醇和黄芩酶等。

2. **药理作用**

(1)抗菌、抗病毒作用:其煎剂在体外有较广的抗菌谱,对多种革兰阳性菌、革兰阴性菌、致病性皮肤真菌均有一定的抑制作用。黄芩素和汉黄芩苷元是抗菌的有效成分。值得提出的是其对淋球菌的抑制作用具有现实意义,可作为临床治疗性病组方用药。黄芩煎剂、水浸出液对甲型流感病毒 PR$_8$ 株和亚洲甲型(京甲1)有抑制作用,主要能减轻肺部的病变和延长存活时间。此外,黄芩还有抑制乙型肝炎病毒(HBV)抗原的作用,对 HBV 的三种抗原即乙肝病毒表面抗原(HBsAg)、乙肝病毒核心抗原(HBcAg)和乙肝病毒 e 抗原(HBeAg),均有显著的体外抑制作用。黄芩还能抑制艾滋病毒逆转录酶,并以黄芩素、黄芩苷最好。

(2)抗炎、抗过敏作用:黄芩的甲醇提取物、黄芩素、黄芩苷和汉黄芩素等对急、慢性炎症反应均有抑制作用。

(3)镇静、降血压作用:黄芩煎剂、浸剂或黄芩苷均有明显的镇静作用;动物实验和临床实践均证明黄芩有明显的降血压作用;黄芩的多种制剂如浸剂、煎剂、水和醇提物,不论灌服或肌内注射均能使麻醉动物的血压明显下降,一般认为是直接扩张外周血管的结果。

(4)降脂、利胆、保肝作用:黄芩的主要有效成分黄酮类化合物有明显的降血脂作用。黄芩煎剂、乙醇提取物、黄芩素和黄芩苷均有利胆作用;能使实验动物的胆汁分泌量增加,其作用以黄芩素最强。

(5)其他作用:抗氧化作用及促进细胞免疫和抗肿瘤作用。

综上所述,黄芩的抗菌、抗病毒、抗炎、抗过敏、降脂、保肝、利胆是其清热燥湿的药理学基础;镇静、解热、解毒、利尿、降血压、抗氧化、抗肿瘤等是其泻火解毒的现代科学依据。

3. 临床应用

(1) 高血压:用20%黄芩酊剂,每日3次,每次5～10ml。治疗51例,服药后血压下降者占70%以上,连续服用1～12个月,降压作用持续,无明显副作用。

(2) 急性无黄疸型肝炎:黄芩素注射液(含黄芩素40mg),每日2次,每次2ml,肌内注射。30日为1个疗程。治疗13例,治愈4例,显效1例,有效6例,总有效率为84.64%。

(3) 病毒性肝炎:黄芩注射液4ml(含生药0.1g),肌内注射,每日1次;或以本品6ml,加10%葡萄糖注射液250ml,静注。15天为1个疗程。治疗128例,疗效较好。总降酶、总降浊率和治后皮试反应增强率及免疫球蛋白均值下降率均高于对照组。

(4) 小儿呼吸道感染:50%黄芩煎剂,每日量:1岁以下6ml,1岁以上8～10ml,5岁以上酌加,皆分3次服,共治急性上呼吸道感染51例,急性支气管炎11例,急性扁桃体炎1例,合计63例,其中51例有效,体温多在3天内恢复正常。

(5) 急性胆道感染:采用黄芩苷静脉滴注治疗急性胆道感染72例,其中胆道蛔虫合并胆囊胆管炎30例,急性胆囊炎25例,急性逆流性胰腺炎10例,胆囊炎合并胆石症5例,肝硬化并发胆道感染1例,胆道感染继发肝脓疡1例,经治疗后45例显效,20例无效。

(6) 妊娠恶阻:黄芩10%～15%煎剂,分次频服,观察274例,有效率达97.5%,临证20余年鲜有不效者。

(7) 结膜炎、角膜炎:黄芩滴眼剂治疗结膜炎、角膜炎等眼部疾患50例,有较好疗效。

(8) 湿疹:黄芩100g水煎,浓缩成浸膏,再加入500g凡士林调匀制成黄芩油膏,分装成20g一盒。每日早晚温水清洗患处后,把药物均匀涂敷于患处皮肤,每日2次,疗程4周。

黄连(根茎)

来源于多年生草本植物黄连 *Coptis chinensis* Franch.、三角叶黄连 *Coptis deltoidea* C. Y. Cheng et Hsiao 或云连 *Coptis teeta* Wall. 的干燥根茎。黄连多系栽培,主产于四川、云南、湖北。以上三种分别习称"味连"、"雅连"及"云连"。秋季采挖,干燥,生用或清炒、姜炙、酒炙及吴茱萸水炒用。

黄连之乡是四川省的石柱县,独特的自然条件,使石柱黄连以枝肥肉厚,有效成分含量高,品质优良享誉中外,产品出口销往十多个国家和地区,年产量占全国总产量的45%。

【性味归经】苦,寒。归心、肝、胃、大肠经。

【功用特点】本品大苦大寒,清热燥湿,泻火解毒之功在黄芩之上,为治疗中焦湿热郁结的主药;并善清心胃实火,兼清肝火;因其解毒力强,尤善解疔毒。

【功效主治与配伍组方】

功效	主治	配伍组方		备注	
清热燥湿 (中焦)	胃肠湿热泻痢 恶心呕吐 湿热霍乱	木香　香连丸(君) 半夏泻心汤(臣) 连朴饮(臣)		清营汤(佐) 健脾丸(佐) 白头翁汤(臣) 芍药汤(臣)	肥儿丸(佐) 清胃散(君)
泻心、胃、肝火	心火炽盛 高热烦躁 胃热呕吐 肝火犯胃呕吐泛酸	朱砂安神丸(臣) 黄连解毒汤(君) 清胃止呕药 吴茱萸　左金丸(君)		清暑益气汤(佐) 小陷胸汤(臣佐) 当归六黄汤(臣) 安宫牛黄丸(臣) 葛根芩连汤(臣)	
解毒	痈疽疔毒等	黄连解毒汤(君)		普济消毒饮(君)	

解说:

1. 清热燥湿　湿热泻痢,轻者单用即效;若泻痢腹痛,里急后重,与行气止痛的木香同用,如香连丸;若泻痢身热者,配葛根、黄芩,如葛根芩连汤;若下痢脓血,配缓急止痛的白芍等,如芍药汤。此外,在治疗泻痢的白头翁汤中为臣药。上述四方中君臣的地位,足以说明其善除脾胃大肠湿热,为治疗湿热泻痢的要药。"古方以黄连为治痢之最,治痢以之为君"(金元刘完素),而现代临床治痢疗效也肯定,多在5~7天治愈,剂量2~12g不等。

湿热中阻,气机不畅,脘腹痞满,恶心呕吐,常与黄芩等药同用,如半夏泻心汤。

湿热霍乱,上吐下泻,与葛根等药同用,如连朴饮,以清热化湿、理气和中。

2. 泻心、胃、肝火　心火偏亢,阴血不足,心烦不眠,与清热养阴药同用,如朱砂安神丸。

三焦热盛,高热烦躁,配黄芩、黄柏、栀子等泻火解毒药,如黄连解毒汤;心火内炽,血热吐衄,可与凉血止血药同用。

胃热呕吐,常与清胃止呕药同用;胃火牙痛,常配升麻等清胃热药,如清胃散。

肝火犯胃,肝胃不和,胸胁胀痛、呕吐吞酸,可与降逆止呕的吴茱萸同用,如左金丸。

3. 解毒　痈肿疔毒,多与泻火解毒药同用,如黄连解毒汤。大头瘟,可用普济消毒饮。皮肤湿疮,可用黄连制成软膏外敷。耳道疖肿、耳道流脓,可用黄连浸汁涂患处,或配枯矾、冰片,研粉外用。眼目红肿,用黄连煎汁,或用人乳浸汁点眼。

【用法用量】煎服,2~5g。研末吞服1~1.5g,日3次。外用适量。炒用能降低寒性。姜汁炙用清胃止呕,酒炙清上焦火,猪胆汁炒泻肝胆实火。

【注意事项】本品大苦大寒,过服久服易伤脾胃,脾胃虚寒者忌用。苦燥伤津,阴虚津伤者慎用。

【现代研究】

1. 主要成分　其成分主要为小檗碱(Berberine,又名黄连素),约占7%~9%。尚含黄连碱(Coptisine)、甲基黄连碱(Worenine)、掌叶防己碱(Palmatine,又名巴马亭,棕榈碱)和药根碱等多种生物碱。近年来又分离出3,4-二羟基苯乙醇葡萄糖苷(3,4-Dihydroxyphenylethyl alcohol glucoside)等。

2. 药理作用

(1)抗病原体作用:现代研究证明黄连和小檗碱均有明显的抗菌作用,且抗菌范围广。体外试验显示对志贺、弗氏痢疾杆菌、葡萄球菌、链球菌、肺炎链球菌、淋球菌、霍乱弧菌、炭疽杆菌均有较强的抑制作用;对肺炎杆菌、白喉杆菌、鼠疫杆菌、结核杆菌和幽门弯曲杆菌等也有效;黄连或小檗碱对实验性霍乱、实验性败血症有效。但黄连或小檗碱单独应用时,金黄色葡萄球菌、溶血链球菌和弗氏痢疾杆菌对其易产生抗药性,黄连可使金黄色葡萄球菌形成L型细胞而造成病情迁延,不易治疗。黄连素和其他清热药或与抗生素伍用,其抗菌作用可成倍增加,且与青霉素、链霉素、异烟肼之间无交叉抗药性。对钩端螺旋体和多种皮肤致病性真菌也有抑制作用。

黄连与小檗碱对各型流感病毒如甲型PR_8株、FM_1株、乙型Lee株、丙型$_{1233}$株以及新城鸡瘟病毒均有直接的抑制作用;对体外和鼠体内阿米巴原虫、阴道滴虫、钩虫均有抑制作用。

(2)对心血管的作用:①抗心律失常作用:临床证实,小檗碱对多种原因引起的室性及室上性心律失常均有较好疗效,小檗碱可能是一种广谱抗心律失常药;②正性肌力作用:小檗碱对心率的影响主要以负性频率为主;③降血压作用:小檗碱静注以舒张压下降更明显,重复给药无快速耐受性,降压时还伴有肢体和内脏容积增加。

总之,小檗碱对心血管系统的主要作用,是正性肌力作用;负性频率作用使舒张期延长,利于心脏休息;扩张阻力血管和容量血管而降低血压,减轻心脏的前后负荷,将成为一个独特的有前途的抗心律失常药。

(3)其他作用:解毒作用;解热作用;抗炎和提高机体的防御功能;降血糖作用;抗肿瘤作用。

(4)体内过程:黄连液吸收速度为口腔>食管>胃,表明经口给药可在较短期内开始吸收起效。动物口服小檗碱后8小时血药浓度达高峰,在器官中分布,心脏>胰>肝。排泄途径主要是粪便,尿中排泄甚少。

综上所述,其抗菌、抗病毒、解毒、抗炎等作用,与清热燥湿相关;解热、降压、抗肿瘤等作用,与泻火解毒相关。

3. 临床应用

(1) 细菌性痢疾：单味黄连各种制剂(粉剂、干浸膏、糖浆、煎剂、小檗碱)口服/或用其浸液、混悬液灌肠或用以黄连为主的各种复方如香连丸、黄连丸等口服治疗千余例菌痢患者表明，黄连制剂有显效快、疗程短、副作用小等优点。黄连制剂与氯霉素、链霉素及ST-SG 替接疗法相比，疗效相近。对重症脱水患者比磺胺安全，无副作用。住院日期也比磺胺或氯霉素组为短。合成小檗碱并用甲氧苄氨嘧啶治疗急性菌痢257例，治愈250例，比四环素并用痢特灵组130例，治愈47例，显著优越，且耐药性减少。

(2) 霍乱：小檗碱对轻、中度霍乱患者控制腹泻有效。建议作为治疗霍乱的辅助药。并能对抗局部注射霍乱毒素引起的实验性炎症。有报道，霍乱初期服黄连疗效特别好。

(3) 伤寒：口服黄连粉胶囊，每次2g，每4小时1次，治疗15例伤寒患者，服药至完全退热后3～5日，治疗13例，平均56天完全退热。大量小檗碱3.6～9g/d，分4～6次服，治疗伤寒疗效肯定；但另有人用香连丸或小檗碱长期治疗伤寒带菌者11例无效。

(4) 白喉：黄连粉0.6g，每日4～6次，及1%黄连溶液漱口，治疗轻症白喉11例，1～3天退热，2～8天喉拭子转阴，伪膜平均2.6天消退。

(5) 百日咳：用100%黄连煎剂治疗百日咳57例，治愈率为32.6%，显效率27%，平均用药1.7天显效，疗效与链霉素组或氯霉素组相似。

(6) 指骨骨髓炎：取黄连粉煎剂3.6%，浸泡患指，每日1次，每次1～3小时，浸泡毕，按常规换药至痊愈。结果：全部治愈。平均治愈天数22～32天，其中有死骨者26～41天，无死骨者10～30天，另有3例无窦道者(未统计内)亦治愈。

(7) 心血管系统疾病：用单味大剂量黄连治疗单纯性室性期前收缩，经西医治疗无效者167例，最少服药1天，最多18天，治愈率47%；总有效率91%。尤适于有心力衰竭的室性期前收缩。

(8) 肺脓肿及脓胸：采取气管注入与口服联合治疗。除对金黄色葡萄球菌和肺炎链球菌有显著抑制作用外，并有特异性收敛作用，减轻炎性渗出，促进病灶吸收，使症状缓解。

黄柏(树皮)

来源于芸香科落叶乔木植物黄皮树(川黄柏)*Phellodendron chinense* Schneid. 的干燥树皮。川黄柏主产于四川、贵州、湖北、云南等地。清明前后剥取树皮，刮去粗皮，晒干压平。以皮厚、皮张均匀、纹细、鲜黄色、无栓皮者为佳。润透切片或切丝，生用或盐水炙、酒炙、炒炭用。

【性味归经】苦，寒。归肾、膀胱、大肠经。

【功用特点】本品清热燥湿、泻火解毒作用与黄芩、黄连相似，但偏于清泻下焦湿热，且善清肾火退虚热。

黄柏坚肾清热，偏用于肾经湿热，淋浊膝软，清下焦有形湿热；知母滋肾降火，偏用于肾经虚热、骨蒸、消渴。泻下焦无根之火，常合用增强滋肾、坚肾、清热、降火的作用。

【功效主治与配伍组方】

功效	主治	配伍组方	备注
清热燥湿	湿热带下	清热祛湿止带药　易黄汤(佐)	固经丸(臣)
(下焦)	热淋	利尿通淋药	当归六黄汤(臣)
	湿热脚气	苍术　二妙散(君)　三妙丸(君)	
	湿热泻痢	黄连、秦皮　白头翁汤(臣)	
	湿热黄疸	栀子、黄芩等　栀子柏皮汤(臣)	
泻火解毒	疮疡肿痛，湿疹湿疮	随证配伍	
退热除蒸	阴虚发热，盗汗遗精	知母　知柏地黄丸(臣)　大补阴丸(臣)	

解说：

1. 清热燥湿　湿热下注，带下黄浊秽臭，常与清热祛湿止带药同用，如易黄汤。膀胱湿热，小便灼热，淋漓涩痛，常配清热利尿通淋之品。湿热下注，脚气痿软，足膝肿痛，多与燥湿的苍术同用，如二妙散、三妙丸。湿热泻痢，可配黄连等药同用，以清热解毒，凉血止痢，如白头翁汤。湿热黄疸尿赤，常与栀子等利湿退黄药同用，如栀子柏皮汤。

2. 泻火解毒　疮疡肿毒，内服外用均可，内服多与黄连等药同用，外用以本品研细末，用猪胆汁或鸡蛋清调涂患处。湿疹湿疮，阴痒阴肿，可与荆芥等同用，内服外洗均可。

3. 退热除蒸　阴虚发热，盗汗遗精，常与知母相须为用，并配滋阴降火药同用，如知柏地黄丸、大补阴丸。

【用法用量】煎服，3～12g；或入丸、散。外用适量。清热燥湿解毒多生用；泻火除蒸退热多盐水炙用；止血多炒炭用。

【注意事项】本品苦寒，容易损伤胃气，故脾胃虚寒者忌用。

【现代研究】

1. 主要成分　主含小檗碱约 1.4%～4%，另含木兰碱（Magnoflorine）、掌叶防己碱（Palmatine）、黄柏碱（Phellodendrine）等多种生物碱。尚含无氮结晶物质；黄柏内酯（Obaculactone）、黄柏酮（Obacunone）、甾醇类化合物，以及黏液质等。

2. 药理作用

(1) 抗病原微生物：黄柏抑菌强度及抗菌谱仅稍次于黄连。体外实验，黄柏煎剂、醇浸剂对多种痢疾杆菌、金黄色葡萄球菌、肺炎球菌、霍乱弧菌、白喉杆菌等均有一定程度的抑制作用。对多种皮肤致病性真菌、钩端螺旋体、白色念珠菌、阴道滴虫均有抑制作用。

(2) 降压作用：黄柏及提取物和复方制剂对实验动物口服或注射均有显著的降压作用。

(3) 抗炎作用：黄柏素能减少局部炎症反应。

(4) 抗肝炎作用：黄柏煎剂 6.25%～100% 体外试验，对乙型肝炎抗原有抑制作用；黄柏碱对慢性肝炎有一定作用。

此外，黄柏和黄柏内酯有降血糖的作用。

3. 临床应用

(1) 神经性皮炎（以瘙痒和苔藓样变为特征的慢性皮肤病）：取黄柏醋精浸液（25%）外涂，连续用药，一般涂搽 1～2 周，即可痊愈。38 例中，治愈率 52.8%，总有效率 93.2%。

(2) 肝硬化、慢性肝炎：用黄柏小檗碱注射液治疗肝硬化 40 例，临床治愈 6 例，显效 20 例，有效 10 例，无效 1 例，死亡 3 例；慢性肝炎 19 例，临床治愈 12 例，显效 5 例，无效 2 例，治疗期间未见副作用。

(3) 滴虫性阴道炎：每晚清洗阴道后，塞黄柏栓剂 1 枚（每枚重 7g，含黄柏碱 0.5g），4 次为 1 个疗程；对阴道宫颈炎患者，隔日使用 1 枚。治疗滴虫性阴道炎 14 例，13 例转为阴性；单纯宫颈炎 6 人，全部治愈。本药对妊娠及未婚者，均可使用。

(4) 其他感染性疾病：黄柏及其复方对多种感染性疾病也多认为有较好疗效。如报道用黄柏流浸膏治疗流行性脑脊髓膜炎 20 例全部治愈。用 50% 黄柏水剂作喉头喷雾以预防流行性脑脊髓膜炎也有良效，118 例带菌者经 1 次喷雾转阴 92 例。此外，据报道黄柏及其复方对急性结膜炎、慢性上颌窦炎、慢性化脓性中耳炎、黄水疮、急性尿路感染等均有不同程度的疗效。

(5) 鼻窦炎：取黄柏液滴鼻治疗 802 例，有效率 95%。一般用药 9 天，炎性分泌物减少，鼻黏膜炎性肿胀消退，通气不良等梗阻症状减轻。

(6) 急慢性脓耳：清除患者耳道脓液，拭干，滴入黄柏液，每次 2～3 滴，1 日 3～4 次。治疗 850 例，有效率 90%，一般用药 5 天患者脓耳基本痊愈。

(7) 皮肤糜烂、脓疮性皮损：涂擦黄柏液，治疗 700 例，有效率 90%，2～3 天痊愈。

(8) 甲沟炎：取黄柏液浸泡患处，治疗 750 例，有效率 91%。一般当日即症状减轻，2 天基本痊愈。

(9) 慢性结肠炎：取黄柏液灌肠，治疗 851 例，有效率 92%。一般用药 5 天患者症状明显减轻，20 天基本痊愈。

黄芩、黄连、黄柏主要功效异同点

药名	相同点	不同点
黄芩	清热燥湿	上、中、下焦湿热,泻肺火,凉血安胎
黄连	泻火解毒	中焦湿火郁结;泻心、胃肝、实火,消痈肿疔毒
黄柏	湿热火毒为患	下焦湿热;清肾经虚火,退虚热

龙胆(根及根茎)

来源于龙胆科多年生草本植物条叶龙胆 *Gentiana manshurica* Kitag.、龙胆 *Gentiana scabra* Bge.、三花龙胆 *Gentiana triflora* Pall. 或滇龙胆 *Gentiana rigescens* Franch. 的干燥根及根茎。前三种习称"龙胆",后一种习称"坚龙胆"。春、秋二季采挖,洗净,干燥。以根条粗大饱满、顺直,根上部有环纹,色黄或黄棕,质柔软,味极苦者为佳。切段,生用。

【性味归经】苦,寒。归肝、胆、膀胱经。

【功用特点】本品苦寒,清下焦湿热,泻肝胆实火,因其泻肝火力强,故还可用治肝经热盛,热极生风抽搐。

【功效主治与配伍组方】

功效	主治	配伍组方
清热燥湿(下焦)	阴肿阴痒,带下湿疹、黄疸尿赤	随证配伍
泻肝胆火	肝火目赤	栀子、黄芩 龙胆泻肝汤(君)
	热极生风抽搐	息风止痉药

解说:

1. 清热燥湿　湿热下注,阴肿阴痒,女子带下黄稠,男子阴囊肿痛,湿疹瘙痒等,常配黄柏等清热燥湿药。肝胆湿热,黄疸、尿赤,可与栀子、黄柏、黄芩等利湿退黄药同用。

2. 泻肝胆火　肝火头痛、目赤耳聋,胁痛口苦,多与黄芩、栀子等同用,以清肝胆实火,如龙胆泻肝汤。肝经热盛,热极生风所致的高热惊厥、手足抽搐,多与息风止痉药同用。

【用法用量】煎服,3~6g。外用适量。

【注意事项】脾胃虚寒者不宜用。阴虚津伤者慎用。

【现代研究】

1. 主要成分　含龙胆苦苷(Gentiopicrin)约2%,龙胆碱(Gentianine)、龙胆糖(Gentianose),另含当药苦苷、当药苷及裂环烯醚萜苷类化合物的酯酰葡萄糖苷三叶苷(Trifloriside)。

2. 药理作用

(1)抗菌作用:龙胆水煎剂(1:4)在试管内对皮肤真菌有一定的抑制作用,对钩端螺旋体、铜绿假单胞菌、变形杆菌、伤寒杆菌、金黄色葡萄球菌也有抑制作用。

(2)保肝、利胆作用。

(3)龙胆碱有抗炎、镇静作用。

(4)少量服用可作为苦味健胃剂。

(5)龙胆草注射给药有利尿、降压作用和增强免疫功能的作用。

3. 临床应用　流行性乙型脑炎:轻者服20%龙胆草糖浆每次10～15ml,1日3次;昏迷者或呕吐不能进食者,给2:1龙胆草注射液每天3～4次,每次2～4ml肌内注射,中、重型者均同时辅以西药常规治疗,共治23例,其中重型11例,中、轻型各6例,结果均痊愈。

秦皮(枝皮或干皮)

来源于木犀科落叶乔木植物苦枥白蜡树 *Fraxinus rhynchophylla* Hance、白蜡树 *Fraxinus chinensis* Roxb.、尖叶白蜡树 *Fraxinus szaboana* Lingelsh. 或宿柱白蜡树 *Fraxinus stylosa* Lingelsh. 的干燥枝皮或干皮。产于吉林、辽宁、河北等地。春秋两季剥取干皮,晒干。以条长、整齐,外皮薄而光滑,成筒状者为佳。生用。

【性味归经】苦、涩,寒。归大肠、肝、胆经。

【功用特点】本品清下焦湿热、燥湿解毒、止痢、止带。兼清肝明目。

【功效主治与配伍组方】

功效	主治	配伍组方
清热燥湿解毒	热毒泻痢	黄连、黄柏等　白头翁汤(佐)
止痢止带	湿热带下	燥湿止带药
明目	目赤生翳	菊花、龙胆草、栀子等

解说:

1. 清热燥湿,解毒,止痢,止带　热毒泻痢,里急后重,常与黄连、黄柏等药同用,如白头翁汤,以清热解毒,凉血止痢。湿热下注,赤白带下,配伍燥湿止带药。

2. 明目　肝经郁火,目赤肿痛、目生翳膜,可单用本品煎水洗眼,也可与菊花、黄连、龙胆草等同用。

【用法用量】煎服,6～12g。外用适量。

【注意事项】脾胃虚寒者忌用。

【现代研究】

1. 主要成分　含秦皮素(Fraxetin)及秦皮苷(Fraxin),七叶树苷(Aesculin)及其苷元七叶素(Aesculetin),尚含甘露醇、鞣质、生物碱及蓝色荧光性物质等。

2. 药理作用

(1)抗菌作用:秦皮煎剂对痢疾杆菌、金黄色葡萄球菌、伤寒杆菌、大肠杆菌、铜绿假单胞菌、肺炎链球菌、奈氏球菌、甲型链球菌均有抑制作用。体外实验对痢疾杆菌的最低抑菌浓度为50～100μg/ml,尤以6,7-二羟基香豆素为佳。

(2)抗炎作用

(3)止咳、化痰、平喘作用:秦皮素、七叶树苷、秦皮乙素(七叶苷)6及其制剂有明显的止咳、化痰和平喘作用。

(4)促进尿酸排泄作用。

此外,秦皮有镇静镇痛作用,七叶苷能抑制紫外线照射引起的红斑反应。

3. 临床应用

(1)慢性气管炎:秦皮浸膏片,每片0.3g,每次2片,每日3次;喷雾剂制成1:1浓度,每日1次,每次20ml,每次吸入半小时。均以10天为1个疗程。治疗530例,对平喘近期效果尤佳。

(2)牛皮癣:用秦皮30～60g。水煎洗患处。每天或隔2～3天洗1次。

(3)慢性结膜炎:秦皮滴眼液治疗70例慢性结膜炎(风热上扰)患者,治疗20天后临床痊愈。

(4)痛风性关节炎:观察急性痛风性关节炎湿热阻络证共109例,其中低剂量组(秦皮总香豆素胶囊100mg,2粒)36

例,高剂量组(100mg,4粒)36例,对照组(安慰剂)37例,治疗5天后,低剂量组总有效率为19.44%,高剂量组有效率为52.78%,优于对照组($P<0.05$)。

苦参(根)

来源于豆科多年生落叶亚灌木植物苦参 Sophora flavescens Ait. 的干燥根。我国各地均有分布。春秋季采收,切片晒干。以整齐,断面色黄白,味苦者为佳。生用。

【性味归经】苦、寒。归心、肝、胃、大肠、膀胱经。

【功用特点】本品清下焦湿热;通利小便,使湿热从小便排出;杀虫,治皮肤瘙痒疥癣。

【功效主治与配伍组方】

功效	主治	配伍组方	备注
清热燥湿	湿热泻痢,黄疸尿赤	随证配伍	当归拈痛汤(臣)
杀虫	带下阴痒,皮肤瘙痒,疥癣	随证配伍 消风散(臣)	
利尿	小便不利、涩痛	利尿通淋药	

解说:

1. 清热燥湿 湿热蕴结肠胃,腹痛泄泻,以及下痢脓血,可单用,也可与行气止痛的木香等同用;治湿热便血、肠风下血、痔疮出血,可与凉血止血的生地黄同用;湿热蕴蒸,黄疸尿赤,常与栀子、龙胆草等清热利湿之品同用,有良好的除湿热退黄疸作用。

2. 杀虫 湿热下注,带下阴痒,与黄柏等药配伍,以清热燥湿止带、止痒。风疹、湿疹、皮肤瘙痒,与荆芥、防风等药同用,以祛风止痒,方如消风散;治疥癣,可复方配伍,制成软膏,涂敷患处。

3. 利尿 湿热蕴结膀胱,小便不利,灼热涩痛,可与利尿通淋药同用。

【用法用量】煎服,4.5~9g。外用适量。

【注意事项】本品苦寒伤胃、伤阴,脾胃虚寒及阴虚津伤者忌用或慎用。反藜芦。

【现代研究】

1. 主要成分 含多种生物碱,其主要有效成分为苦参碱(Matrine)、氧化苦参碱(Oxymatrine),尚有氧化槐果碱(N-Oxysophocarpine)、氧化槐醇(Sophoranol N-oxide)、白金雀花碱(Supanine)、臭豆碱(Anagyrine)。还含有黄酮类化合物如苦醇 C(Kushenol C)、苦醇 G(Kushenol G)、苦参醇(Kurarinol)等。

2. 药理作用

(1)抗病原微生物作用:苦参碱对痢疾杆菌、大肠杆菌、变形杆菌、链球菌和金黄色葡萄球菌有明显的抑制作用。苦参有抗柯萨奇 B 组病毒(CVB)的作用,对阴道滴虫、鞭毛虫等也有一定的抑制效果。

(2)抗炎作用:苦参碱、氧化苦参碱肌注对多种致炎剂(巴豆油、角叉菜胶、冰醋酸等)所引起的炎症反应有明显的抑制作用,其抗炎强度与氢化可的松相似。

(3)抗肿瘤作用:苦参煎剂、醇提物及其成分苦参总生物碱均有一定的抗肿瘤作用。

(4)抗心律失常:苦参及其多种成分均有明显的抗心律失常作用,有增加冠脉流量,保护心肌缺血及降血脂作用。

此外,苦参还有抗过敏、平喘、解热、保肝、升高外周血白细胞作用。

苦参的抗菌、抗病毒、抗虫、抗炎、抗过敏、抗肿瘤、利尿等作用是其清热燥湿的重要药理学依据;强心、扩血管、抗心律失常、抗缺氧、升高白细胞数等是苦参功效的新发展。

3. 临床应用

(1)心律失常:用苦参煎剂、片剂、针剂及苦参有效成分制剂治疗各种原因引起的心律失常,有一定的疗效,有部分患者治愈。对病程较短的频发性室性早搏者疗效较好,对病态窦房结综合征所致心律失常无效。

(2) 支气管哮喘及喘息型支气管炎:苦参浸膏片、苦参总碱片、苦参气雾剂等苦参制剂对支气管哮喘、喘息型支气管炎均有较好的治疗效果,尤其是苦参气雾剂平喘效果明显,一般在10分钟可见效,且维持时间长。

(3) 白细胞减少症:苦参总碱或氧化苦参碱对各种原因引起的白细胞减少症均有效,对肿瘤病人放、化疗引起的白细胞减少亦有治疗作用。

(4) 化脓性扁桃体炎:苦参15g沸水泡服,成人每次700~1000ml,小儿酌减。90例中,显效率81.5%;有效率14.1%;治疗有效的均在24~72小时内退热,体温恢复正常。

(5) 神经性皮炎:40%的陈醋浸液,局部搽药3~5天见效,治疗52例,痊愈45例,显效7例,无不良反应及副作用。

(6) 慢性宫颈炎:苦参碱栓剂(每粒含50mg),局部用药,观察223例,治愈率50%,有效率96%。

(7) 盆腔炎、阴道炎:苦参水提醇沉50%溶液(内加入10%滴鼻灵),每晚局部用药,1周为1个疗程。共治200例,痊愈180例(90%),显效16例(8%),好转4例(2%)。

(8) 滴虫性阴道炎:苦参油浸液局部用药,1天2次,少则6次,多则24次,观察60例,痊愈55例,显效3例,无效2例,总有效率为99.6%。小儿蛲虫病:水浸液加食醋(10:5),每晚保留灌肠,3~7天可愈。

龙胆草与苦参功效异同点

药名	相同点	不同点
龙胆草	清热燥湿,用于下焦湿热	泻肝胆实火
苦参		祛风杀虫,利尿

白鲜皮(根皮)

来源于芸香科多年生草本植物白鲜 *Dictamnus dasycarpus* Turcz. 的干燥根皮。主产于辽宁、河北、四川、江苏等地。春秋采挖。以卷筒状,无木心,皮厚,块大者为佳。去须根和外部粗皮,纵向剖开,抽去木心,切片,晒干生用。

【性味归经】苦,寒。归脾、胃经。

【功用特点】本品清热燥湿,祛风解毒;为临床治疗湿热郁滞肌肤所致皮肤痒疮、湿疹、疥癣的常用药,复方配伍,内服外洗均可;可用治疗湿热痹痛。

对临床使用大量茵陈蒿未能见效的急性黄疸型肝炎,表现为湿热郁蒸,而致深度黄疸的患者,疗效很好。

【用法用量】煎服,5~10g。外用适量。

【注意事项】虚寒患者慎用。

【现代研究】

1. 主要成分 含白鲜碱(Dictamnine)、白鲜内酯(Dictamnolactone)、黄柏酮酸(Obacunonic acid)、葫芦巴碱(Trigonelline)、皮酮(Fraxinellone)、胆碱、皂苷、谷甾醇等。

2. 药理作用 体外试验表明白鲜皮1:4水浸剂对堇色毛癣菌、同心性毛癣菌、许兰黄癣菌等多种皮肤致病菌有不同程度的抑制作用;药理试验表明,白鲜皮尚具有耐缺氧、抗疲劳作用、抗炎作用、解热作用。

3. 临床应用 用治皮肤湿疹、瘙痒、癣疮,本品适量(鲜品更好),煎水外洗,效果显著。

> 思考题
> 1. 比较黄芩、黄连、黄柏的功效主治异同点。
> 2. 龙胆草对肝经的作用,体现在应用上有何特点?
> 3. 本节药中退虚热的药是什么?

第三节　清热解毒药

一、含义

凡能清解热毒或火毒为主,用于治疗各种热毒证的药物,称为清热解毒药。如痈肿疔疮、丹毒、瘟毒发斑、痄腮、咽喉肿痛、热毒下痢、虫蛇咬伤、癌肿、水火烫伤以及其他急性热病等。

二、归经与治疗范围

这里所称的毒,为火热壅盛所致,火热壅盛之成因,可由外因也可由内因生成。外因多由感受阳热之邪(从肺)或嗜食膏粱厚味(胃)而起,阳热之邪,首犯肺卫,肺热壅盛,热盛肉腐,肉腐成脓而成肺痈;膏粱厚味,入于胃腑,发于肌腠,而成痈肿疮毒;内因多为五志过极而生火热,心火亢盛,亦成痈肿疔疮。因而其病理机制正如《黄帝内经》所言:"膏粱厚味,足生大疔","诸痛痒疮,皆属于心"。

金银花（花蕾或带初开的花）

来源于忍冬科多年生半常绿缠绕性木质藤本植物忍冬 *Lonicera japonica* Thund. 的干燥花蕾或带初开的花。我国南北各地均有分布。夏初当花含苞未放时采摘,阴干。以花未开放,花蕾饱满、身干、色青绿微白、有香气者为佳。生用,炒用或制成露剂使用。

【性味归经】甘,寒。归肺、心、胃经。

【功用特点】本品清热解毒作用较强,为治痈肿疔疮阳证的要药(内外痈);是清热解毒药中的疏散风热药;兼可凉血止痢;露剂清热解暑。

〔附〕忍冬藤:忍冬的茎叶,性味功效与银花相似,可做代用品,解毒作用不及金银花,但有通络作用,常用于治疗风湿热痹,关节红肿疼痛,屈伸不利。

【功效主治与配伍组方】

功效	主治	配伍组方	备注
清热解毒	痈肿疔疮(内外痈)	仙方活命饮(君)	五味消毒饮(君)
疏散风热	风热表证,温病初起	连翘等　银翘散(君)	四妙勇安汤(君)
			苦甘冲剂
凉血止痢	热毒血痢	单用或配黄芩、黄连等	清营汤(佐)

解说:

1. 清热解毒　痈疮初起红热肿痛者,可单用本品煎服,或用渣敷患处,亦可与白芷等配伍,如治疗痈肿初起的要方仙方活命饮;疔疮肿毒,红肿热痛,坚硬根深者,常与清热解毒药伍用,如五味消毒饮;脱疽热毒炽盛,与玄参、当归、甘草同用,以清热解毒,活血止痛,如四妙勇安汤;金银花在上述三个治疗阳证疮疡的常用方中,均为君药;肺痈咳吐脓血者,常与芦根等药同用,以清肺排脓。

2. 疏散风热　外感风热,温病初起,常与清热解毒药同用,如银翘散;或与黄芩、薄荷、蝉蜕等疏散解表清热之品同用,如"苦甘冲剂"。若热入营血,舌绛神昏,心烦少寐者,常与生地、黄连等清热凉血药配伍,如清营汤,本品有透营转气之功。

3. 凉血止痢　热毒血痢,大便脓血者,单用浓煎即可奏效,亦可与黄芩、黄连等燥湿止痢药同用,以增强止痢效果。

此外,金银花加水蒸馏可制成金银花露,有清热解暑的作用,可用于暑热烦渴,咽喉肿痛,以及小儿热疮、痱子等证。

【用法用量】煎服,6~15g。

【注意事项】脾胃虚寒及气虚疮疡脓清者忌用。

【现代研究】

1. 主要成分　含绿原酸(Chlorogenic acid)、异绿原酸(Isochlorogenic acid)、新绿原酸、4-O-咖啡酰鸡纳酸、4,5-二咖啡酰鸡纳酸;黄酮类物质:木犀素-7-O-α-D-葡萄糖苷、木犀草素-7-O-β-D-半乳糖苷、槲皮素-3-O-β-D-葡萄糖苷、金丝桃苷、忍冬苷、肌醇、皂苷。此外,还含挥发油,油中含棕榈酸,二氢香苇醇、棕榈酸甲酯、二十四碳酸甲酯等。

2. 药理作用

(1)抗菌、抗病毒作用:其抑菌的主要有效成分为氯原酸、异氯原酸和木犀草素等。体外试验证明金银花抗菌范围较广,对金黄色葡萄球菌、溶血性链球菌、肺炎链球菌、百日咳杆菌等革兰阳性菌有抑制作用,对志贺痢疾杆菌、伤寒杆菌、大肠杆菌、铜绿假单胞菌、结核杆菌、脑膜炎双球菌、淋病双球菌等革兰阴性菌也有一定的抑制作用,对钩端螺旋体也有效。本品与青蒿素合用可明显增强对耐药金黄色葡萄球菌的抑制作用,其水浸液对多种皮肤真菌均有抑制作用。

(2)抗内毒素作用:银花提取液有直接摧毁内毒素的作用,是其治疗"里热证"等重要药理学基础。

(3)抗炎、解热作用:金银花既能抑制炎症的渗出,又能抑制炎性增生。并有降脂、抗早孕作用。金银花水及醇浸液对肉瘤 S_{180} 及艾氏腹水癌有明显的细胞毒作用。

3. 临床应用

(1)急性感染性疾病:金银花每日6~15g煎服或局部洗涤,对上呼吸道感染、大叶肺炎、肺脓肿、细菌性痢疾、急性乳腺炎、急性结膜炎、疖、痈、丹毒、脓疱疮等有治疗作用。

(2)传染性肝炎:金银花60g,水煎服,1日2次,15日为1个疗程,治疗22例,其中12例痊愈,6例好转,4例无效。

(3)婴儿腹泻:金银花烘干研末,加水保留灌肠,可作为小儿消化不良的辅助治疗。6个月以下的1g,加水10ml;6~12个月1.5g,加水15ml;1~2岁2~3g,加水20~30ml。每日2次。

(4)化疗后口腔溃疡:大剂量化疗的恶性肿瘤患者97例,于化疗前3天开始饮用甘草、金银花汤剂500ml,每天4~6次,并用其漱口,连用10天。至化疗结束,甘草、金银花汤剂含漱、口服对大剂量化疗后口腔溃疡的发生有明显的预防作用。

(5)新生儿红疹:肤有红疹(痱子)的新生儿作为观察组100名,每天2次用金银花水冲凉,2~3天后红疹明显好转的达98例。

连翘(果实)

来源于木犀科落叶灌木连翘 Forsythia suspensa(Thunb.) Vahl. 的干燥果实。产于我国东北、长江流域至云南。野生、家种均有。白露前采初熟果实,色尚青绿,称青翘。寒露前采熟透果实则为黄翘。青翘采得后即蒸熟晒干,筛取籽实作连翘心用。以青翘为佳,青翘以色青绿,无枝梗者为佳;黄翘以色黄,壳厚,无种子,纯净者为佳。生用。

【性味归经】苦,微寒。归肺、心、胆经。

【功用特点】本品苦寒,清心火,解毒消痈散结,有"疮家圣药"之称,为治疗瘰疬痰核的良药;又为清热解毒药中的疏散风热药。

连翘心清心除烦效佳,多用于热入心包,神昏谵语。

【功效主治与配伍组方】

功效	主治	配伍组方	备注
清心火,解毒消痈散结	痈疮,瘰疬痰核	清热解毒药	清营汤(佐) 凉膈散(君)
疏散风热	外感风热,温病初起	银翘散(君)	普济消毒饮(臣)

解说:

1. 清热解毒,消痈散结　痈肿疮毒,常与清热解毒药同用。瘰疬痰核,常与夏枯草等同用。上中焦火热证,重用连翘清热解毒为君药,与黄芩、栀子等配伍,以泻火通便,清上泻下,如凉膈散。

2. 疏散风热　外感风热,温病初起,常与银花、薄荷、牛蒡子等发散风热药同用,如银翘散;大头瘟,头面红肿痛,连翘疏散头面风热,与黄芩、黄连等清热泻火药同用,方如普济消毒饮;热入营血,舌绛神昏,常与清热凉血药同用,以清热解毒,透热转气,如清营汤;治热入心包,高热神昏,常与清心泻火的连翘心、麦冬、莲子心等同用。

本品还可用治热淋涩痛,多与利尿通淋药同用,兼有清心利尿之功。

【用法用量】 煎服,6~15g。

【注意事项】 脾胃虚寒及气虚脓清者不宜用。

【现代研究】

1. 主要成分　含挥发性成分,主要为α-蒎烯、β-蒎烯、对伞花烃、萜烯醇-4等10余种萜类化合物;非挥发性成分主要有连翘酚(Forsythol)、连翘苷、连翘脂素、连翘酯苷(Forsythoside A)、芦丁、齐墩果酸等。从青翘中分的连翘脂素、β-香树醇-3-乙酸酯、β-谷甾醇,齐墩果酸及三十烷。

2. 药理作用

(1)抗病原微生物作用:连翘煎剂有广谱抗菌作用,抗菌有效成分为连翘酚,对金黄色葡萄球菌和贺氏痢疾杆菌有很强的抑制作用。连翘酯苷对多种细菌有抑制作用,连翘苷对真菌有抑制作用,挥发油对多种细菌及真菌均有抑制作用。100%浓度药液具有抑制内毒素作用,醇提物能杀灭钩端螺旋体,其种子挥发油对流感及副流感病毒也有抑制作用。

(2)抗炎作用:连翘有明显的抗炎作用,效果优于水杨酸钠。

(3)解热作用:连翘煎剂对枯草杆菌所致发热有明显的解热效果。

(4)对心血管系统的影响:连翘注射液对在体猫心,中毒性休克有强心和升压作用。

(5)保肝作用:连翘能明显对抗四氯化碳所致大鼠的实验性肝损伤,使血清转氨酶明显降低,并能减轻肝的变性、坏死,促进肝细胞内肝糖原、核糖核酸含量恢复正常。

(6)连翘煎剂有镇吐作用。

3. 临床应用

(1)肝炎:连翘50%水煎液糖浆口服液每次10ml,3次/日,1月1个疗程,对急性传染性肝炎患者的转氨酶有速降作用。

(2)出血性疾病:连翘18g,水煎成150ml,分3次饭前服,治血小板减少性紫癜、过敏性紫癜,效果较好;连翘18~20g,水煎服,分3次,饭前服,治视网膜黄斑区出血,效果较好。

(3)急性肾炎:连翘18g,水煎服,效果较好。

(4)急性病毒性肝炎:以1:1连翘水煎糖浆口服10ml,每日3次,1月为1个疗程,治疗急性病毒性肝炎,平均降酶时间为16.6天,有效率94.1%。降酶作用迅速有效。

(5)视网膜动静脉阻塞:连翘35g,加水600ml,煎至450ml,分3次饭前服,27天为1个疗程。治疗视网膜动静脉阻塞283例,显效81例,占28.6%,有效182例,占64.4%,无效21例,占7%。

(6)呃逆:寒证或热证的呃逆患者,用连翘心60g,分别炒焦、炒黄煎,治疗不同原因引起的呃逆均有满意疗效。

各 论

金银花与连翘功效主治异同点

药名	相同点	不同点
金银花	清热解毒、疏散风热:痈肿疮毒、外感风热、卫分、营分、血分常相须为用	金银花散热力强,又可凉血止痢,治热毒血痢;制成露剂又可清热解暑
连翘		连翘消痈散结力胜,为治疗瘰疬痰核的良药;连翘心清心除烦效佳,多用于热入心包,神昏谵语。此外兼可利尿

蒲公英(全草)

来源于菊科多年生草本植物蒲公英 *Taraxacum mongolicum* Hand. Mazz.、碱地蒲公英 *Taraxacum sinicum* Kitag 及其多种同属植物的干燥全草。我国各地均有分布。夏秋季采收,洗净,晒干。以叶多,色灰绿,根完整者为佳。鲜用或生用。

【性味归经】苦、甘,寒。归肝、胃经。

【功用特点】本品为清热解毒、消痈散结之佳品,治内外痈,兼能通经下乳,又为治乳痈坚硬肿痛的良药;是清热解毒药中的利湿通淋药,治疗湿热黄疸、热淋。

【功效主治与配伍组方】

功效	主治	配伍组方
清热解毒	痈肿疔毒	金银花等 五味消毒饮(臣佐)
消痈散结	乳痈内痈	随证配伍
利湿通淋	热淋,湿热黄疸	利水通淋退黄药

解说:

1. 清热解毒,消痈散结　痈肿疔毒,常与金银花等清热解毒药同用,如五味消毒饮;肠痈腹痛、肺痈吐脓、咽喉肿痛,随证配伍。

乳痈肿痛,可单用本品浓煎内服,或以鲜品捣汁内服,渣敷患处,也可与金银花、牛蒡子等解毒药同用。

鲜品外敷还可用治毒蛇咬伤。

2. 利湿通淋　热淋涩痛,与利尿通淋药同用。

湿热黄疸,可单用,但剂量要大,中国药科大学叶橘泉教授生前遇一中年妇女因黄疸变为黑疸,面目青褐色,胸满腹胀,大便顽固便秘,因家境贫寒,每天用 90~120g 或更多的鲜蒲公英煮汤喝,一月余,竟将拖延了 1 年 7 个月的慢性肝胆病治愈了。复方配伍常与茵陈、栀子、大黄等利湿退黄药同用。

此外,本品还有清肝明目的功效,以治肝火上炎引起的目赤肿痛,可单用取汁点眼,或浓煎内服,如《医学衷中参西录》一味蒲公英汤。亦可配菊花、夏枯草等清肝火药使用。

蒲公英还是一种很好的野菜,尤以春天未开花者为好,鲜嫩,可以拌、焯、炒当菜吃,此时苦味也很少,还能泻火解毒。可谓药食两用。

【用法用量】煎服,10~15g。外用适量。

【注意事项】用量过大,可致缓泻。

【现代研究】

1. 主要成分　全草含蒲公英甾醇(Taraxasterol)、皂苷、结晶性苦味质蒲公英苦素(Taraxacin)、胆碱(Choline)、菊糖(Inulin)、葡萄糖、果胶(Pectin)、肌醇、咖啡酸等。

2. 药理作用

(1)蒲公英对 HBsAg 有抑制作用。

(2)抗菌作用：体外试验，其鲜汁、100%水煎剂及提取物皂苷对金黄色葡萄球菌、白色葡萄球菌、溶血性链球菌、大肠杆菌、副大肠杆菌、卡他双球菌、伤寒杆菌、副伤寒乙型杆菌等有较强的抑制作用。对肺炎链球菌、脑膜炎双球菌、白喉杆菌、变形杆菌、痢疾杆菌等均有抑制作用，在试管内可抑制结核杆菌。对许兰毛癣菌、红色毛癣菌等致病性皮肤真菌等有抑制作用。

(3)其他作用：有促进免疫、利胆保肝、抗病毒、抗内毒素等作用；其醇提物，对钩端螺旋体有抑制作用。

3. 临床应用

(1)流行性腮腺炎：用蒲公英和鸡蛋清捣糊外敷，疗效很好，1~4天内热退、肿消，换药2~4次痊愈(40例)。

(2)小儿皲裂和虫蛇咬伤所导致的红肿等：民间验方取鲜品根部白色乳汁直接涂抹，或捣糊外敷，疗效显著。

(3)甲沟炎：取鲜品捣糊，局部清理后涂敷患处，外用纱布包好，每日1次，一般3~5次痊愈，红肿热痛者15例(100%)，疼痛伴化脓者11例(73%)。

(4)胃炎、胃溃疡、十二指肠溃疡：干品50g水煎，早晚分服，疗效非常显著，也可磨成粉剂冲服。

(5)产后乳房肿胀：蒲公英捣烂外敷乳房，观察50例，治疗后24小时、48小时、72小时乳房胀痛明显减轻，乳房硬度明显消退，乳汁排出量增多。

(6)间质性膀胱炎：蒲公英提取液一次性膀胱灌注治疗与护理，78例患者，经1~3个疗程治疗，症状完全消失者43例，占59.7%，症状部分或大部分消失者25例，占33.8%，无效者10例，占8.5%。

紫花地丁(全草)

来源于堇菜科多年生草本植物紫花地丁 Viola yedoensis Makino 的干燥全草。产于我国长江下游至南部各地。夏季果实成熟时收，洗净鲜用或晒干，以身干、色绿、叶片完整、茎叶及硕果皆生茸毛，无杂质者为佳。切段生用。

【性味归经】 苦、辛，寒。归心、肝经。

【功用特点】 本品清热解毒，消痈散结之功与蒲公英相似，尤以治疗毒为其所长，并兼解蛇毒；还可用于肝热目赤肿痛；可单用或复方配伍。

【用法用量】 煎服，15~30g。外用适量。

【注意事项】 体质虚寒者忌用。

【现代研究】

1. 主要成分　全草含苷类、黄酮类及大量黏液质，并含生物碱、香豆素等。花含蜡，主要为虫蜡酸($C_{26}H_{53}COOH$)及不饱和酸的酯类。并含有弱的溶血物质。

2. 药理作用

(1)抗菌作用：其煎剂对金黄色葡萄球菌和卡他球菌有较强的抑制作用，对甲型溶血性链球菌、乙型溶血性链球菌、肺炎链球菌、伤寒杆菌、痢疾杆菌、变形杆菌、铜绿假单胞菌均有抑制作用。在试管内对结核杆菌有抑制生长的作用，对堇色毛癣菌等致病性皮肤真菌也有抑制作用。

(2)其醇提物及水煎剂具有抗钩端螺旋体作用。

(3)有解热、消肿和消炎的作用，本品尚有抗蛇毒作用。

3. 临床应用　蜂窝组织炎：患部清洁后，取鲜嫩的紫花地丁捣烂，敷于患处，总有效率100%。

野菊花(头状花序)

来源于菊科多年生草本植物野菊 Chrysanthemum indicum L. 的干燥头状花序。我国各地均有分布。秋季花盛开时采收,晒干或烘干。以花序类球形,黄色,体轻,气芳香,味苦,嗅之有清凉感为佳。

【性味归经】 苦、辛,微寒。归肺、肝经。

【功用特点】 本品清热解毒,为治疗痈疽疔疖、丹毒等阳性疮疡的常用药;亦可用于热毒上攻之咽喉肿痛、风火赤眼等证,可单用或复方配伍清热解毒药同用。

白菊花、黄菊花、野菊花临床应用相似,但又有不同。一般认为,平肝明目多用白菊花,疏散风热多用黄菊花,清热解毒多用野菊花。

【用法用量】 煎服,9~15g。外用适量。

【现代研究】

1. 主要成分 花含挥发油,油中含 dl-樟脑、α-蒎烯(α-Pinene)、柠檬烯(Limonene)、葛缕酮(藏茴香酮,Carvone)等,此外,花中分离得到的野菊花内酯(Yejuhualactone)为一种苦味药约0.1%,另含木犀草素葡萄糖苷(Luteolinglucoside)、密蒙花苷(Acacetin-7-rhamnosidoglucoside)、菊红苷(Chrysanthemin)、菊色素(Chrysanthemaxanthin)等。尚含香豆精类及多糖等成分。

2. 药理作用

(1)抗菌作用:野菊花有较广的抗菌谱。其煎剂、乙醇浸膏剂在体外试验对金黄色葡萄球菌、结核杆菌、白喉杆菌、大肠杆菌、溶血性链球菌、各型痢疾杆菌、铜绿假单胞菌、变形杆菌、霍乱弧菌、卡介苗等均有抑制作用。

(2)其煎剂有抗病毒、促进免疫功能、抑制血小板聚集的作用。

(3)其醇提物及制剂口服、注射或肠道给药均有明显的降压作用。但其水提取物基本上无降压作用。其降压原理是与其抗肾上腺素及扩张外周血管和抑制血管运动中枢有关。

(4)对试验性心肌缺血或心肌梗死有明显的保护作用,且有退热、抗蛇毒及抗癌作用。

3. 临床应用

(1)炎症:将野菊花制成栓剂(每粒含生药4g),局部用药治疗盆腔炎、慢性前列腺炎、肛窦炎、肛乳头炎,有效率达90%以上。

(2)感冒、流感:用其全草制备的冲剂内服治疗501例,对发热恶寒、头疼咽痛等疗效较好。3天内痊愈占66.7%,明显优于感冒冲剂(24.6%)和安慰剂(5.6%)。

(3)偏头痛:32例临床表现均为阵发性、慢性反复性发作的偏侧搏动性跳痛,用菊花每天20g,开水泡服,2个月为一疗程,有效9例,最短半个月,最长2个月,有6例患者一直坚持每天代茶饮用,不但治愈了偏头痛,还治愈了多年的失眠,3例患者高血压好转。

(4)盆腔炎:急慢性盆腔炎患者40例。轻者:野菊花栓睡前纳肛,连用2个月。重者:同法连用3个月。急性者:控制症状后继续用野菊花栓,连用1~2个月。附件区压痛明显者配合下腹超短波理疗,总有效率97%。

(5)慢性前列腺炎:采用微波热疗联合野菊花栓或单用野菊花栓对120名慢性前列腺炎患者进行治疗,30天后总有效率达96.67%和83.33%。

穿心莲(地上部分)

来源于爵床科一年生草本植物穿心莲 Andrographis paniculata (Burm. f.) Nees 的干燥地上部分。华南、华东、西南地区均有栽培。秋初刚开花时采收。切段晒干。以色绿,无杂质,味苦者为佳。生用或鲜用。

【性味归经】 苦,寒。归肺、胃、大肠、小肠经。

【功用特点】 本品苦寒降泄,清热解毒,善清肺火,治疗肺热、肺火引起的病证,又能燥湿消肿,治疗痈肿疮毒,蛇虫咬伤,湿热泻痢、淋证、湿疹瘙痒等证。可单用或配伍。

【用法用量】 煎服,6~9g。多作丸、散、片剂。外用适量。

【注意事项】 煎剂易致呕吐,脾胃虚寒者不宜用。曾有穿心莲片剂、穿心莲注射液引起药疹、过敏性休克乃至死亡的报道,应予注意。

【现代研究】

1. 主要成分 含数种内酯和黄酮,内酯类主要有脱氧穿心莲内酯(穿心莲甲素 Deoxyandrographolide)、穿心莲内酯(穿心莲乙素 Andrographolide)、新穿心莲内酯(穿心莲丙素、穿心莲苷 Neoandro-grapholide)、和脱水穿心莲内酯(穿心莲丁素 Dehydroandrographolide)。黄酮类主要为甲氧基黄酮类,还从穿心莲叶中分得千层纸素 A(Oroxylin A)及汉黄芩素(Wogonin)。

2. 药理作用

(1)抗菌作用:上海药物研究所,以抗菌痢的能力作指标,研究了穿心莲的几种成分的抗菌作用和疗效,发现黄酮部分有较强的抗痢疾杆菌活性,但临床治疗急性菌痢却疗效不佳;而穿心莲内酯部分在体外虽无抗菌作用,但临床上治疗菌痢疗效显著,优于对照品氯霉素和痢特灵。

(2)增强免疫功能:穿心莲内酯磺化物临床治疗肺部感染疗效颇佳。实验证明,此物能增强机体白细胞对细菌的吞噬能力。但使用时,不要与庆大霉素、四环素、红霉素等白细胞吞噬功能抑制药同用。

3. 临床应用

(1)各种感染性疾病:穿心莲具有消炎、解毒作用。临床曾以汤剂、片剂、针剂、胶囊等应用于多种感染性疾病,包括外伤性感染、疖、痈、丹毒、上呼吸道感染、急慢性扁桃体炎、急慢性咽喉炎、急慢性支气管炎、急性菌痢、急性肠炎、尿路感染、子宫内膜炎、盆腔炎、中耳炎、牙周炎等均有不同程度的疗效。

(2)急性黄疸型肝炎:100%穿心莲针剂,肌内注射,同时服用穿心莲叶片,并辅以维生素B及维生素C。治疗32例,痊愈10例,显效果15例,有效6例,无效1例。服药均在2周内,自觉症状消失,黄疸在4~24天内退尽,治疗后肝肿回缩至正常者达90.6%,肝功能恢复者达31.2%。

(3)肺炎及呼吸道炎症:100%穿心莲叶注射液,肌内注射,成人每日2~4次,每次2ml(相当于生药4g/ml),待症状明显好转后改为8~12小时肌内注射1次。治疗58例肺炎及其他呼吸道炎症,痊愈36例,显效12例。

(4)麻风病:单用穿心莲治疗32例,其中瘤型19例,结核型7例,界限型6例,绝大多数口服片剂,初期每天16~24片(每片含原生药1g),后期每天24~48片,均为4次分服,个别合并静脉注射穿心莲0.5g或穿心莲钾盐320mg,均为每日1次,结果有5例治愈,16例显效,8例有效。

(5)恶性葡萄胎与绒毛膜上皮癌:用穿心莲静脉滴注加手术治疗恶性葡萄胎与绒癌肺及阴道结节广泛转移7例,5例治愈,1例好转,1例死亡。治愈病例出院后均能参加体力劳动,定期追访未见复发。

(6)急性呼吸道感染:340例急性呼吸道感染外感风热证患者,穿心莲内酯滴丸每次0.15g,治疗3天,总有效率为94.06%。

(7)慢性牙周炎:穿心莲内酯滴丸和穿心莲内酯片能明显降低慢性牙周炎患者牙龈卟啉单胞菌,能更显著地减少龈下菌斑中细菌总数和牙龈卟啉单胞菌数量,降低牙龈卟啉单胞菌在细菌总量中的构成比。

(8)过敏性鼻炎:38例过敏性鼻炎患者,穿心莲片治疗6天,临床痊愈。

大青叶(叶)

来源于十字花科二年生草本植物菘蓝 Isatis indigodica Fort. 的干燥叶。主产于江苏、安徽、河北、河南、浙江等地。冬季栽培,夏季采收,晒干。以叶大无柄,色暗灰绿者为佳。生用。

【性味归经】 苦、咸,大寒。归心、肺、胃经。

【功用特点】 本品味苦大寒,功善清热解毒,咸寒入血分,又以凉血消斑见长,善于清解心胃二经实热火毒;近年常作为抗病毒药物。

【功效主治与配伍组方】

功效	主治	配伍组方
清热解毒	热入营血,温毒发斑	栀子
凉血消斑	温病初起,发热头痛,口渴咽痛	清热解毒药
	喉痹口疮诸证	玄参、黄连等

解说:

1. **清热解毒,凉血消斑** 热入营血,温毒发斑,常与栀子等同用。本品还可用治风热表证,温病初起,发热头痛,口渴咽痛等证,常与疏散风热、清热解毒药同用。

2. 喉痹口疮诸证,常以鲜品捣汁内服,或配伍黄连等泻火解毒药复方使用。

丹毒痈肿等证,可用鲜品捣烂外敷,或与清热解毒药同煎内服。

【用法用量】煎服,9～15g,鲜品30～60g。外用适量。

【注意事项】脾胃虚寒者忌用。

【现代研究】

1. 主要成分 含有靛苷(Indican)、靛红烷B(Isatan B,又称大青叶素B)1%(干叶),二者水解均生成吲哚醇(Indoxyl),继而氧化为靛蓝(Indigo)。另含抗癌成分靛玉红(Indirubin)0.16%(鲜品)0.316%(干品);抗皮肤真菌成分色胺酮(Fryptanthrin);葡萄糖芸苔素(Glucobrassicin)等。

2. 药理作用

(1)抗菌、抗病毒作用:体外实验证明大青叶煎剂的抗菌范围广,对金黄色葡萄球菌、甲型链球菌、脑膜炎双球菌、淋病双球菌、卡他球菌、肺炎链球菌、流感杆菌、白喉杆菌、大肠杆菌、铜绿假单胞菌、短小芽孢杆菌和枯草杆菌等均有一定的抑制作用,且对葡萄球菌的耐药菌株仍有效,还有杀灭钩端螺旋体的作用。抗皮肤真菌成分色胺酮对引起脚癣的皮癣菌有很强的抗菌作用。大青叶对乙型脑炎病毒、腮腺炎病毒和流感病毒均有抑制作用。此外,对乙型肝炎表面抗原(HBsAg)也有一定的抑制作用。

(2)解热、抗炎作用:大青叶煎剂对伤寒、霍乱混合疫苗所致试验性发热家兔有明显的解热作用,且降温快,毒性小。对多种致炎剂引起的炎症反应有明显的抑制作用。

(3)促进免疫功能:大青叶煎剂能增强白细胞的吞噬功能。抗癌成分靛玉红对小鼠L_{7212}抑制率较高;对小鼠肉瘤$_{180}$也有一定的抑制作用,并可延长瓦克癌256腹水型大鼠的生存时间43%,对小鼠Lewis肺癌亦有明显的抑制作用。板蓝根有促进非特异性和特异性免疫功能的作用,其促进免疫功能的作用亦是其抗感染、抗病毒和抗肿瘤的重要机制。

其有抗菌、抗病毒、抗内毒素、解热、抗炎和促进免疫等作用,为临床治疗热病提供了依据。

3. 临床应用 慢性粒细胞性白血病:(疗效与马利兰相当,且无明显骨髓抑制作用)靛玉红片150～200mg,少数患者可达300～400mg。成人每天口服3次,连续1月至半年以上。单独用靛玉红治疗慢粒患者314例,其中完全缓解82例(26.11%),部分缓解105例(33.44%),进步87例(27.71%),无效40例(12.74%),总缓解率为59.87%,总有效率为87.26%。初治者疗效优于复治,达最佳疗效的平均剂量初治为14.16g,复治为10.43g。绝大部分患者用药1周后自觉症状好转,多数患者于用药半月至1个月血象改善,肝、脾缩小。

板蓝根(根)

来源于十字花科植物菘蓝 *Isatis indigotica* Fort. 的干燥根。秋季采挖,除去泥沙,晒干。以条长粗壮,质坚实者为佳。

【性味归经】苦,寒。归心、胃经。

【功用特点】 本品有类似于大青叶的清热解毒凉血之功,而更以解毒利咽散结见长,多用于治疗大头瘟疫(风热瘟毒,侵入肺胃,头面红肿或咽喉肿痛,甚至神昏谵语)、痄腮、喉痹等咽喉部位的热毒证,常与清热解毒药复方配伍,如普济消毒饮(佐)。近年亦常作为抗病毒药物。

【用法用量】 煎服,9~15g。

【注意事项】 脾胃虚寒者忌用。

【现代研究】

1. 主要成分 含靛苷(Indoxyl-β-glucoside)、靛玉红(Indirubin)、板蓝根结晶乙、丙、丁、植物性蛋白、树脂状物、糖类、多种氨基酸。

2. 药理作用

(1)抗菌、抗病毒作用:体外实验证明板蓝根煎剂的抗菌谱同大青叶。

(2)促进免疫功能:板蓝根多糖50mg/kg,可显著促进小鼠免疫功能,余同大青叶。

(3)其他:有抗内毒素作用。

3. 临床应用

(1)乙型脑炎:用板蓝根水煎内服或用板蓝根注射液肌注治疗190例,治愈率达90%以上,绝大多数病例于3天内退热。

(2)乙型肝炎:用板蓝根单味水煎服或配蒲公英水煎服,治疗58例,总有效率达92%以上。用板蓝根注射液穴位注射,治疗乙肝病毒携带者30例,转阴者12例,HBsAg滴度下降17例,无效1例,总有效率94.1%。

(3)暴发性红眼病:用10%板蓝根滴眼液每日滴眼4次。治疗235例,4天内治愈率94.9%。

(4)单纯性疱疹、扁平疣:用50%板蓝根注射液反复轻擦患处,每日3~4次,治疗单纯性疱疹35例,均痊愈。用50%板蓝根注射液肌内注射,治疗扁平疣45例,治愈或好转39例。

(5)流行性腮腺炎:用板蓝根60~120g,每日1剂煎服,同时用30%板蓝根溶液涂患部观察387例,377例痊愈,5例好转,5例无效。

(6)急性喉炎:将板蓝根注射液装入雾化容器内雾化,每次10~15分钟,每日2次,6天为1个疗程,治愈30例,好转20例,无效2例。

(7)急性细菌性结膜炎:急性细菌性结膜炎100例,应用10%板蓝根滴眼液,每次1滴,每2小时1次,每日滴眼6次,总疗程为7天,临床总有效率为90.10%。

(8)痤疮:板蓝根注射液穴位注射治疗痤疮300例,选用穴位为合谷、曲池、后溪、内关、心俞、肝俞、肺俞,以上穴位每次注射1侧,每穴约注射板蓝根针剂0.5~3ml。每日1次,10天为1个疗程,1~3个疗程治愈。

(9)上呼吸道感染:上呼吸道感染患者30例,口服板蓝根颗粒剂每次5g,每日3次,治疗3天,显效率为73%,有效率为27%,总有效率为100%。

青黛(粉末或团块)

来源于爵床科植物马蓝 *Baphicacanthus cusia* (Nees) Bremek.、蓼科植物蓼蓝 *Polygonum tinctorium* Ait. 或十字花科植物菘蓝 *Isatis indigodica* Fort. 的叶或茎叶经加工制得的干燥粉末或团块。秋季采收以上植物的落叶,加水浸泡,至叶腐烂,叶落脱皮时,捞去落叶,加适量石灰乳,充分搅拌至浸液由乌绿色转为深红色时,捞取液面泡沫,晒干而成。以体轻粉细,色深蓝,能浮于水面,燃烧时,产生紫红色火焰者为佳。

【性味归经】 咸、寒。归肝、肺、胃经。

【性能特点】 本品清热凉血解毒功能与大青叶、板蓝根相似;入肝经而有清肝泻火,息风定惊之功。

【功效主治与配伍组方】

功效	主治	配伍组方
清热解毒	温毒发斑、吐血衄血	凉血止血药
凉血消斑	痄腮喉痹、火毒疮疡	板蓝根、蒲公英等
清肝泻火	咳嗽胸痛、痰中带血	栀子、海蛤粉 咳血方(君)
定惊	暑热惊痫	解暑药 碧玉散(臣)
	惊风抽搐	息风止痉药

解说：

1. 清热解毒，凉血消斑 温毒发斑，吐血衄血，常与清热凉血药同用。外感瘟疫时毒所致痄腮喉痹，可单用本品配清热止痛的冰片少许调敷，或与黄芩、板蓝根等解毒散结药同用煎服。火毒疮疡，又可配解毒消疮药同用。

2. 清肝泻火 肝火犯肺之咳嗽胸痛，痰中带血，常与清肺化痰的海蛤粉同用。重症可配栀子等药同用，如咳血方。

3. 定惊 暑热惊痫，常与解暑药同用，如碧玉散。小儿惊风抽搐，多与息风止痉药同用。

【用法用量】 煎服，1~3g，本品难溶于水，一般作散剂冲服，或入丸剂服用。外用适量。

【注意事项】 胃寒者忌用。

【现代研究】

1. 主要成分 从菘蓝叶制成的青黛中分出靛蓝(Indigotin, Indigo)、靛玉红(Indirubin)、青黛酮(Qingdainone)、正二十九烷、吲哚醌(Isatin)、色胺酮(Tryptanthrin)、青黛素(Qingdain)。从蓼蓝叶加工成的青黛中分出靛蓝、靛玉红、N-苯基-2-萘胺(N-Phenyl-2-naphylamine)、β-谷甾醇、虫漆蜡醇(Laccerol)。从马蓝叶制成的青黛中分出靛玉红、异靛蓝(Isoindigo)。

2. 药理作用

(1) 抗肿瘤作用：青黛及靛玉红对治疗慢性粒细胞白血病有效，靛玉红对大鼠 W_{256} 实体瘤和小鼠 Lewis 肺癌、乳腺癌有一定的抑制作用。

(2) 对免疫功能的影响：青黛及靛玉红对小白鼠腹腔巨噬细胞吞噬功能能有一定的促进作用。

(3) 抗菌作用：青黛乙醇浸出液 0.5g/ml 体外试验对炭疽杆菌、肺炎杆菌、志贺痢疾杆菌、霍乱弧菌、金黄色葡萄球菌和白色葡萄球菌均有抑制作用。

(4) 其他作用：靛蓝有保护肝脏作用，青黛散具有较好的抗胃溃疡作用。

3. 临床应用 银屑病：用靛玉红内服治疗银屑病有较好的疗效，如同时外敷，则可减少内服量，从而减少副作用，又可提高疗效。

大青叶、板蓝根、青黛功效主治异同点

药名	相同点	不同点
大青叶	清热解毒，凉血消斑，为治疗温毒发斑、痄腮、喉痹、火毒、疮疡、丹毒等的常用药	长于凉血消斑，斑疹吐衄多用
板蓝根		利咽散结见长，咽痛痄腮、大头瘟疫多用
青黛		清肝泻火，息风止痉，常用治肝火犯肺、咳嗽、暑热惊痫、惊风抽搐

绵马贯众(根茎和叶柄残基)

为鳞毛蕨科多年生草本植物粗茎鳞毛蕨 *Dryopteris crassirhizoma* Nakai 的干燥根茎和叶柄残基。主产于辽宁、吉林、黑龙江等地;秋季采挖,洗净、除去叶柄和须根,晒干。以个大,质坚实,叶柄残基断面棕绿色者为佳。切片生用或炒炭用。

【性味归经】 苦,微寒。有小毒。归肝、脾经。

【功用特点】 本品苦凉,能清气分血分之热毒,常用于预防流感、麻疹、流脑等传染病。兼有杀虫之功。炒炭凉血止血,善于治疗血热崩漏下血。

【功效主治与配伍组方】

功效	主治	配伍组方
清热解毒	风热感冒、温热斑疹、痄腮	单用或复方配伍
杀虫	多种肠寄生虫	驱虫药
止血	血热崩漏下血	单用或复方配伍

解说:

1. 清热解毒 风热感冒,温热病发斑,以及痄腮等,单用或配桑叶等疏散风热、清热解毒之品;对流行性感冒,有预防作用;麻疹及流行性腮腺炎、乙脑等,常配板蓝根、大青叶等药,有清热解毒、凉血消斑之效。

2. 杀虫 绦虫、钩虫、蛔虫等多种肠寄生虫病,与驱虫药配伍复方应用。

3. 止血 血热出血,尤善治血热崩漏。可单味使用或与凉血止血药同用。

此外,本品还可用于治疗烧烫伤及妇人带下、高血压头昏眩晕等。

【用法用量】 煎服,5~10g。杀虫及清热解毒宜生用;止血宜炒炭用。

【注意事项】 绵马贯众有毒,用量不宜过大。脾胃虚寒者慎用。

【现代研究】

1. 主要成分 绵马鳞毛蕨主含东北贯众素、三叉蕨素、东北贯众醇、绵马酸、绵马酚等;紫萁主含玻那甾酮-A 及蜕皮甾酮。

2. 药理作用

(1)驱虫作用:贯众对绦虫有较强的毒性,使其麻痹而排出。

(2)抗病毒、抗菌作用:可强烈抑制流感病毒,对腺病毒、脊髓灰质炎病毒、乙脑病毒等也有较强的抗病毒作用,此外有一定的抗菌作用。

(3)其他作用:煎剂及提取物对家兔的子宫有显著的兴奋作用,外用有止血、镇痛、消炎作用。

3. 临床应用

(1)流行性感冒:贯众每天9g,水煎服,可预防流行性感冒。

(2)肠癌下血:贯众根火焙研末,口服。1次6g,空心米汤送下,或醋糊丸桐子大,1次米汤送服30~40丸;或烧存性,出火毒,为末,入麝香少许,米汤送下,1次6g。

鱼腥草(地上部分)

来源于三白草科多年生草本植物蕺菜 *Houttuynia cordata* Thunb. 的干燥地上部分。分布于长江流域以南各省。夏秋季采集,洗净、晒干,生用。以淡红褐色,茎叶完整,无泥土等杂质者为佳。此药因茎叶有鱼腥气,故名。

【性味归经】 辛,微寒。归肺经。

【功用特点】 本品以清肺见长,有清热解毒,消痈排脓之效。历代医家主要用之于治疗肺痈、肺脓疡、肺炎、肺癌、慢性气管炎等一系列肺系疾病。为治疗痰热壅肺,发为肺痈,咳吐脓血之要药。兼利尿通淋。

【功效主治与配伍组方】

功效	主治	配伍组方
清热解毒	肺痈吐脓	芦根
消痈排脓	肺热咳嗽	清热化痰药
	热毒疮疡	清热解毒药
利尿通淋	湿热淋证	利尿药

解说:

1. 清热解毒,消痈排脓　肺痈吐脓,常与芦根等清肺排脓药同用。肺热咳嗽,常与黄芩、知母等清肺止咳药同用。热毒疮疡,常与野菊花、蒲公英、金银花等清热解毒药同用;亦可单用鲜品捣烂外敷。

2. 利尿通淋　湿热淋证,常与利尿药同用。

此外,本品又能清热止痢,还可用治湿热泻痢。

【用法用量】 煎服,15~25g。外用适量。

【注意事项】 本品含挥发油,不宜久煎。

【现代研究】

1. 主要成分　主要含挥发油,油中主要成分为癸酰乙醛(即鱼腥草素 Decanoylacetaldehyde)及月桂醛(Lauric aldehyde),二者均有鱼腥草特异臭气;并含大量的钾盐和少量的蕺菜素。

2. 药理作用

(1)抗菌、抗病毒作用:其煎剂对金黄色葡萄球菌、溶血性链球菌、肺炎链球菌、卡他球菌、白喉杆菌、结核杆菌、大肠杆菌和痢疾杆菌均有抑制作用,并对钩端螺旋体也有较强的抑制作用。对流感病毒亚洲甲型京科68-1株有抑制作用,并能延缓孤儿病毒 $ECHO_{11}$ 的细胞病变作用,鱼腥草素体外抑制作用最强;对卡他球菌、伤寒杆菌、大肠杆菌和结核杆菌等也有一定的抑制作用。对多种皮肤致病性真菌也有效。其鲜品优于干品。此外还有抗乙型肝炎抗原和抑制乙肝病毒的作用。

(2)其他作用:鱼腥草有抗炎作用、利尿作用、提高机体免疫力作用;鱼腥草油有明显的平喘、镇咳作用及抗肿瘤作用、镇静、镇痛、止血作用。

鱼腥草的抗菌、抗病毒、抗炎、利尿、提高机体免疫力以及抗肿瘤、镇静、镇痛等作用是其治疗感染性疾病的药理学依据。

3. 临床应用

(1)呼吸道感染:鱼腥草的各种制剂对于肺部感染、上呼吸道感染具有较好疗效。用本品片剂及针剂治疗慢性气管炎190例,有效率分别为76%和78%。

(2)防治钩端螺旋体病:每日片剂内服(15~30g)或注射液肌内注射,观察2600多人,表明本品对钩端螺旋体有明显预防作用。

(3)慢性宫颈炎:用棉球蘸鱼腥草水溶液,涂于创面或以片剂置于创面,次日取出,5次为1个疗程,治疗243例,有效率为81%~92%。

(4)五官科感染:用鱼腥草蒸馏液滴耳或滴鼻,治疗化脓性中耳炎100例,痊愈95例。治疗萎缩性鼻炎33例,有效

31例。

(5)治疗癌性胸水：鱼腥草注射液(每1ml含生药1g)，每次常规抽胸水后注入鱼腥草注射液20ml，隔日1次，7次为1个疗程。治疗癌性胸水11例，治疗后胸水全部消除。

(6)放射性肺损伤：86例恶性肿瘤患者随机分为2组，一组在放疗同时应用鱼腥草注射液200ml静脉滴入，每日1次；另一组进行常规放疗作对照，至放疗结束后3周比较放射性肺损伤情况。结果鱼腥草注射液能减轻放疗对肺的损伤。

(7)流行性角结膜炎：流行性角结膜炎患者20例。滴用鱼腥草滴眼液每次1滴，每天6次，疗程为10天，能明显改善流行性角结膜炎患者的主要症状。

红藤(藤茎)

来源于大血藤科落叶木质藤本植物大血藤 Sargentodoxa cuneata (Oliv.) Rehd. et Wils. 的干燥藤茎。主产于江西、湖北、湖南、江苏等地。夏秋季采收藤茎，除去枝叶，砍成短节，趁鲜切片，晒干。以条匀，茎粗者为佳。生用。

【性味归经】苦，平。归大肠经。

【功用特点】本品长于清热解毒，消痈止痛，入大肠经，善散肠中瘀滞，为治肠痈腹痛要药。又能活血化瘀，消肿止痛。

【功效主治与配伍组方】

功效	主治	配伍组方
清热解毒	肠痈腹痛，热毒疮疡	清热解毒药
活血止痛	跌打损伤	疗伤止痛药
	经闭痛经	活血通经药
	风湿痹痛	祛风湿药

解说：

1. 清热解毒　肠痈腹痛、热毒疮疡，常与金银花、连翘等清热解毒药同用。

2. 活血止痛　跌打损伤，瘀血肿痛，常与疗伤止痛药同用。经闭痛经，常与活血调经药同用。风湿痹痛，常与祛风湿药同用。

【用法用量】煎服，15～30g。

【注意事项】孕妇不宜多服。

【现代研究】

1. 主要成分　本品含鞣质。

2. 药理作用　对金黄色葡萄球菌、乙型链球菌、大肠杆菌、铜绿假单胞菌、卡他球菌等有抑制作用。其水提取物，可抑制血小板凝集，增加冠脉流量、抑制血栓形成，扩张冠状动脉，以及缩小心肌梗死范围。

3. 临床应用　本品500g，研粉制成丸剂，日服2次，每次9g；或用红藤根500g，切片，白酒5kg，浸泡10～20天，每次服10～20ml，每日3次分别治疗瘤型麻风结节反应18例和38例，服药后症状均减轻而渐消失。

败酱草(全草)

来源于败酱科多年生草本植物黄花败酱 Patrinia scabiosaefolia Fisch ex Link.、白花败酱

P. villosa Juss. 的干燥全草。产于长江流域中下游等地。秋季采挖,洗净,阴干。以干燥叶多,气浓为佳。切段,生用。

【性味归经】辛、苦,微寒。归胃、大肠、肝经。

【功用特点】本品辛散苦泄,清热解毒,消痈排脓,治疗内外痈,尤为治疗肠痈的要药;又可活血止痛。

【功效主治与配伍组方】

功效	主治	配伍组方	
清热解毒,消痈排脓	肠痈,肺痈(内外痈)	清热解毒药	薏苡附子败酱散(臣佐)
祛瘀止痛	产后瘀阻腹痛	单用或配活血化瘀药	

解说:

1. 清热解毒,消痈排脓　肠痈脓已成者,常与薏苡仁、附子同用,以排脓消肿,如薏苡附子败酱散;肠痈初起,腹痛便秘、未化脓者,常与金银花、蒲公英等解毒消痈之品同用。肺痈咳吐脓血者,常与鱼腥草、芦根等清肺排脓之品同用。痈肿疮毒,常与金银花、连翘等药同用,并可以鲜品捣烂外敷,均效。

2. 祛瘀止痛　产后瘀阻腹痛,可单用煎服,或与活血止痛药同用。

【用法用量】煎服,6~15g。外用适量。

【注意事项】脾胃虚弱,食少泄泻者忌服。

【现代研究】

1. 主要成分　黄花败酱中含有挥发油约8%,油中以败酱烯与异败酱烯含量较高。并含生物碱、鞣质、黄花败酱皂苷(Patrinoside)等。

2. 药理作用

(1)抗菌作用:口服液在体外实验对金黄色葡萄球菌、白色葡萄球菌、类白喉杆菌有较强的抑制作用。其浸剂有轻度的抑制作用。本品对痢疾杆菌、伤寒杆菌、大肠杆菌、铜绿假单胞菌等也有抑制作用。

(2)镇静作用:本品是新发现的一种镇静中草药,其根及根茎的镇静作用较显著,皂苷为其有效成分。

(3)其他:有利胆保肝、抗肿瘤作用。

3. 临床应用

(1)败酱草适量制成冲剂或片剂,可治疗感冒,未见不良反应。

(2)将鲜败酱草洗净,榨取绿汁,可治疗婴幼儿腹泻。

(3)用黄花败酱鲜叶适量,加生石膏15~30g,共捣烂,用鸡蛋清调匀外敷,24小时取下可治疗流行性腮腺炎。重者加服煎剂,90%的病人24小时内症状消失。

(4)神经衰弱:败酱草30g,加水1500ml,文火煎至250ml。上、下午各服1次,每次50ml,晚上睡前服150ml,7天为1个疗程,一般服药当天见效,3个疗程后症状消失。

(5)输卵管不畅所致不孕:败酱草40g,加水600ml,水煎2次,煎至300ml,兑红糖2汤匙,每日分2次服,可治疗输卵管不畅。

射干(根茎)

来源于鸢尾科多年生草本植物射干 *Belamcanda chinensis* (L.) DC. 的干燥根茎。主产于湖北、河南、江苏、安徽等地。全年均可采挖,以秋季采收为佳。除去苗茎须根,洗净,晒干,切片。

【性味归经】苦,寒。归肺经。

【功用特点】本品清热解毒,为治疗咽喉肿痛的要药,因其可清肺泻火,降气消痰,利咽,主要用于热痰壅盛咽喉肿痛以及痰盛咳喘。

【功效主治与配伍组方】

功效	主治	配伍组方
清热解毒	咽喉肿痛	单用或复方配伍 甘露消毒丹(佐)
祛痰利咽	痰盛咳喘	射干麻黄汤(君)

解说:

清热解毒,祛痰利咽 咽喉肿痛,可单用,捣汁含咽,或以醋研汁噙,引痰出即可;亦可复方配伍。痰盛咳喘,常与清热化痰药同用;适当配伍也可用治寒痰气喘,咳嗽痰多等症,应与细辛等温肺化痰药配伍,如射干麻黄汤。

【用法用量】煎服,3~10g。

【注意事项】孕妇忌用或慎用。

【现代研究】

1. 主要成分 含射干苷(Shekanin 即 Tectoridin)、鸢尾苷(Iridin)等黄酮类和芒果苷(Mangiferin)及异射干英等。鸢尾苷元为射干甲素(Irigenin)。

2. 药理作用

(1)抗炎作用:其乙醇提取物及鸢尾苷有显著抗炎作用。

(2)抗菌、抗病毒作用:体外实验其乙醇浸液、水煎液和注射液有抗 $H_{37}RV$ 株结核杆菌、肺炎球菌及甲、乙型链球菌的作用;射干(5%~10%)煎剂或浸剂,对常见的致病性皮肤癣菌有抑制作用。射干及其提取物对多种病毒有抗病毒作用。

(3)其他:醇溶物有降压作用;野鸢尾苷及其苷元有利尿作用;射干有雌性激素样作用及解热、止痛作用和一定的抗过敏作用。

3. 临床应用

(1)咽喉肿痛:射干水煎服治疗病毒引起的咽喉肿痛有良效。总有效率91%,治愈及显效率为72%。

(2)上呼吸道感染:射干注射液对气管炎、咽炎,上呼吸道感染有一定效果。

(3)水田皮炎:射干水煎液加入少量氯化钠涂洗患部(药液温度30~40℃)可消炎止痒治疗水田皮炎,效果良好。

山豆根(根及根茎)

来源于豆科蔓生性小灌木植物越南槐(广豆根)Sophora tonkinensis Gapnep. 的干燥根及根茎。主产于广东、广西、江西、贵州等地。全年可采,以秋季采挖者为佳。洗净泥土,晒干。以根茎粗大,质坚,味苦者为佳。切片生用。

【性味归经】苦,寒。归肺、胃经。

【功用特点】本品大苦大寒,能清泄肺胃之火而解毒利咽消肿,为治疗热毒蕴结的咽喉肿痛的要药,并可治疗胃火牙龈肿痛。

〔附〕北豆根:来源于防己科植物蝙蝠葛的干燥根茎。与广豆根功用相近,近年发现有降压、祛痰、镇咳、抗癌作用。

【功效主治与配伍组方】

功效	主治	配伍组方
清热解毒	咽喉肿痛（热毒蕴结）	板蓝根、牛蒡子、射干
利咽消肿	胃火牙龈肿痛	石膏、黄连、升麻

解说：

清热解毒，利咽消肿　热毒蕴结，咽喉肿痛，轻者可单用本品，水煎服或含漱；重者须配板蓝根、射干等解毒利咽之品，以增强疗效。胃火上炎引起的牙龈肿痛、口舌生疮等症，可单用煎汤漱口，或与石膏、黄连、升麻等清胃泻火药同用。

此外，本品还可用于湿热黄疸，肺热咳嗽，痈肿疮毒等证。近年来用于钩端螺旋体病及早期肺癌、喉癌、膀胱癌等均有一定的疗效。用治钩端螺旋体病多与大青叶、甘草合用；用治癌症，常与白花蛇舌草、鱼腥草配伍。本品对慢性迁延性肝炎也有一定疗效。

【用法用量】 煎服，3～6g。外用适量。

【注意事项】 本品大苦大寒，过量服用易引起呕吐、腹泻、胸闷、心悸等副作用，故用量不宜过大。脾胃虚寒者慎用。

服用山豆根中毒的病例，中毒症状多表现为头痛、腹痛、恶心呕吐、四肢厥冷抽搐、心跳加快等，服药后30分钟出现上述症状，严重者可因呼吸衰竭而致死亡。

【现代研究】

1. 主要成分　含总生物碱（0.93%）和黄酮类多种成分。生物碱类主要有槐果碱（Sophocarpine）、苦参碱（Matrine）、氧化苦参碱（Oxymatrine）、臭豆碱（Anagyrine）、甲基金雀花碱（Methylcytisine）以及金雀花碱（Cytisine）、氧化槐果碱、山豆根碱（Dauricine）和山豆根二醇。黄酮类有柔枝槐酮（Sophoranone）、柔枝槐素（Sophoradin）、柔枝槐酮色烯（Sophoranochromene）等。此外尚含有紫檀素（Pterocarpine）、山槐素（Maackian）、红车轴草根苷（Trifolirhizin）、蛇麻脂醇、甾醇及咖啡酸的高级脂肪醇酯等。

2. 药理作用

(1) 抗肿瘤作用：山豆根水提物有抑制肿瘤的作用，其有效成分为苦参碱和氧化苦参碱，后者作用较强。

(2) 对心血管系统的作用：广豆根总碱可增强心肌收缩力，并可使心率加快，大剂量减慢心率。可显著增加冠脉流量，随剂量增加作用增强（37.5μg/ml最大效应剂量）。抗心律失常，有效成分可能是金雀花碱与苦参碱及其衍生物。有抗动脉血栓形成的作用。

(3) 抗菌作用：0.3%～1%苦参碱溶液对乙型链球菌、痢疾杆菌、变形杆菌、大肠杆菌、金黄色葡萄球菌、铜绿假单胞菌有较强的抑制作用，苦参总碱对结核杆菌、霍乱弧菌、麻风杆菌、皮肤致病性真菌及钩端螺旋体等有一定的抑制和杀灭作用。

3. 临床应用

(1) 病毒性肝炎：用山豆根注射液，每次2ml肌内注射（含苦参碱35mg），1日1～2次，2个月为一疗程。治疗402例，总有效率91.8%。

(2) 膀胱癌：广豆根浸膏片口服，每次4片（每片含生药1.5g），每日3次。或用广豆根注射液4ml（每毫升相当于生药2g），每日2次肌内注射，同时用喜树碱作膀胱灌注，治疗膀胱癌40例，临床治愈2例，显效24例，有效9例，无效5例，总有效率87.5%。

(3) 慢性支气管炎：用山豆根所含成分槐果碱的氢溴酸的针剂、片剂，治疗喘息型慢性支气管炎及支气管哮喘，有较好的疗效，有效率达80%～90%。

(4) 皮肤病：用山豆根按1:5比例，以食用植物油浸取，外搽可治疗体癣、面癣、手脚癣等，每日2～3次，3～10天有明显的疗效。山豆根按1:5比例以食用醋或75%乙醇溶液浸取，外搽可治头皮糠疹、脂溢性皮炎引起的头皮屑，每日2～3次，3～15天有显著的疗效。

白头翁(根)

来源于毛茛科多年生草本植物白头翁 Pulsatilla chinensis (Bge.) Regel 的干燥根。我国东北、华北及内蒙古均有分布。春秋采挖。除去叶及残留的花茎和须根,保留根头白绒毛,晒干。以条粗长,整齐,外表灰黄色,根头部有白色茸毛者为佳。生用。

【性味归经】苦,寒。归大肠经。

【功用特点】本品苦寒降泄,清热解毒,凉血止痢,善于清胃肠湿热及血分热毒而凉血止痢,为治热毒血痢的良药。近年来用本品治疗细菌性痢疾及阿米巴痢疾,均有良好效果。

【功效主治与配伍组方】

功效	主治	配伍组方
清热解毒,凉血止痢	热毒血痢	黄连、黄柏、秦皮　白头翁汤(君)

解说:

清热解毒,凉血止痢　热毒血痢,可单用,或配伍黄连、黄柏、秦皮,如白头翁汤。近年来用本品治疗细菌性痢疾及阿米巴痢疾,均有良好效果。

此外,本品与秦皮配伍,煎汤外洗,可用治阴痒(滴虫性阴道炎);与柴胡、黄芩、槟榔配伍还可用治疟疾。

【用法用量】煎服,9~15g。外用适量。

【注意事项】虚寒泻痢忌服。

【现代研究】

1. 主要成分　主要含有原白头翁素(Protoanemonin)和白头翁素(Anemonin),后者为前者的二聚体,而前者则是由毛茛苷(Ranunculin)水解而产生的。还含有大量的三萜皂苷,水解后得皂苷元 23-羟基白桦酸(Betulic acid)。

2. 药理作用

(1)抗寄生虫作用:体外实验表明,其煎剂或白头翁皂苷可抑制阿米巴原虫的生长;白头翁水溶性或乙醇提取物对阴道滴虫有明显的杀灭作用。

(2)抗菌作用:鲜品榨取液对葡萄球菌、铜绿假单胞菌有较强的抗菌作用;乙醇浸液体外试验对枯草杆菌及金黄色葡萄球菌有抑制作用。原白头翁素和白头翁素对金黄色葡萄球菌、链球菌、白喉杆菌、痢疾杆菌、结核杆菌、白色念珠菌等有较强的抑制作用。

(3)抗癌作用:毛茛苷和原白头翁素临床证实,对肺癌等有效。其乙醇提取物有镇静、镇痛及抗惊厥作用。

蚤休(根茎)

来源于百合科多年生草本植物云南重楼 Paris polyphylla Sm. var. yunnanensis (Franch.) Hand. mzt. 或七叶一枝花 Paris polyphylla Sm. var. chinensis (Franch.) Hara 的干燥根茎。南北均有,主产于长江流域及南部各地。秋末冬初季采挖,除去须根,洗净,晒干。以根茎粗壮,干燥者为佳。切片生用。

【性味归经】苦,微寒。有小毒。归肝经。

【功用特点】本品清热解毒,消肿止痛,治疗火毒痈肿疔疮之功在蒲公英之上,民间将其作为治疗毒蛇咬伤的常用药,有"蛇医必用"一说;且有凉肝息风定惊之效。

【用法用量】煎服,5~10g。外用适量。

【注意事项】体虚、无实火热毒、阴证外疡及孕妇均忌服。

【现代研究】

1. 主要成分　本品含甾体皂苷(蚤休苷)、酸性成分、氨基酸等。

2. 药理作用　蚤休有一定的止咳平喘作用。其提取物有抑制精子活性的作用。其重楼皂苷 C 有止血作用。其抗菌作用较广泛,对金黄色葡萄球菌、溶血性链球菌、痢疾杆菌、伤寒杆菌、大肠杆菌、肠炎杆菌、脑膜炎双球菌、钩端螺旋体、流感病毒等均有不同程度的抑制作用。

3. 临床应用

(1)神经性皮炎:蚤休根茎研末,以香油或熟菜油调敷患处,可治疗神经性皮炎。

(2)静脉炎:用七叶一枝花根茎,加醋磨汁,涂于患处,治疗因注射各种抗癌药引起的静脉炎,效果满意。

(3)男性乳腺肿块:蚤休研末,以蜂蜜调敷患处并配合内服药,可治疗男性乳腺肿块。

(4)癌症:配合其他药可治疗各种癌症。

白花蛇舌草(全草)

来源于茜草科一年生草本植物白花蛇舌草 *Oldenlandia diffusa* (Willd.) Roxb. 的干燥全草。分布于我国长江以南各省。夏秋季采收,洗净,晒干。以干燥,缠绕成团,茎叶灰绿色,叶多者为佳。切段生用。

【性味归经】微苦、甘,寒。归胃、大肠、小肠经。

【功用特点】本品有较强的清热解毒作用,广泛用于热毒痈肿以及毒蛇咬伤。又有利湿通淋之效,治疗热淋涩痛。

【功效主治与配伍组方】

功效	主治	配伍组方
清热解毒	痈肿疮毒,咽喉肿痛,毒蛇咬伤	单用或配伍清热解毒药
利湿通淋	热淋涩痛	利水药

解说:

1. 清热解毒　痈肿疮毒,可单用,内服外用均可,也可与金银花、野菊花、连翘等解毒消痈之品同用。肠痈腹痛,多与红藤、败酱草等药同用。咽喉肿痛,多与黄芩、板蓝根等药同用。毒蛇咬伤,可单用,亦可与半边莲、紫花地丁、蚤休等药同用。

2. 利湿通淋　热淋涩痛,常与利尿通淋止痛药同用。

【用法用量】煎服,15~60g。外用适量。

【注意事项】阴疽及脾胃虚寒者忌用。

【现代研究】

1. 主要成分　含乌索酸、熊果酸(Ursollic acid)、齐墩果酸(Oleanolic acid)、棕榈酸、β-谷甾醇、香豆精、谷甾醇、白花蛇舌草素、三十一烷等。

2. 药理作用　白花蛇舌草体外抗菌作用不显著,只对金黄色葡萄球菌和痢疾杆菌有微弱作用。高浓度水煎剂方能抑制铜绿假单胞菌、伤寒杆菌、变形杆菌的生长,对其他常见致病菌作用亦弱。注射液几无抑菌作用;但其粗提物水溶液能增强兔、鼠、人的白细胞吞噬能力,而达到抗菌消炎的作用。

3. 临床应用

(1)癌症:复方配伍可治疗各种癌症。

(2)附睾郁积症:白花蛇舌草水煎服可治疗附睾郁积症。

(3)痤疮:160例寻常痤疮患者,随机分为白花蛇舌草霜治疗组、克林霉素甲硝唑对照组,观察临床疗效。结果:白花蛇舌草霜治疗组有效率为88.8%,克林霉素甲硝唑霜组有效率为76.3%,差异有显著性($P<0.052$)。白花蛇舌草霜能抑制皮脂分泌,具有较好的抑制痤疮丙酸杆菌活性作用,在pH 7时对痤疮丙酸杆菌的最低有效浓度为12.5% g/ml(相对于原药量)。

(4)呼吸道感染:白花蛇舌草注射液治疗急性上呼吸道感染62例,显效38例,有效16例,无效8例,总有效率87.1%。

土茯苓(根茎)

来源于百合科多年生常绿藤本植物光叶菝葜 *Smilax glabra* Roxb. 的干燥根茎。又称红土茯苓。分布于长江流域南部各地。全年可采,以秋末冬初采收较好。除去残茎及须根,晒干。或新鲜时切成药片,晒干。以淡棕色,粉性足,纤维少者为佳。生用。

【性味归经】甘、淡,平。归肝、胃经。

【功用特点】本品解毒除湿,通利关节,解汞毒,为治梅毒、解汞毒的要药。对梅毒或因梅毒服汞剂中毒而致肌体拘挛者效果颇佳。

自古至今,善用土茯苓治梅毒者要首推张山雷,其独特之处,是大剂量久服,能食至数十百斤,以多为贵,一味药即可治重危之证。且认为土茯苓治疗梅毒比西药疗效更好,用西药治疗复发率高,不易根治。经他十余年亲自实践,证明土茯苓的效果颇佳,但惟一要注意的是,在服用土茯苓期间,不可饮茶,否则会引起脱发,这也是他的经验之谈。

近年单用本品或复方配伍预防治疗钩端螺旋体病,均获得了较好的效果。

【用法用量】煎服,15~60g。治梅毒,可单用本品500g,水煎去渣,加入白糖30g,煎成浓煎液,每日2次,每次1~2汤匙。也可与金银花、白鲜皮等同用。

【现代研究】

1. 主要成分 含皂苷、鞣质、树脂、淀粉等。皂苷元为薯蓣皂苷元与分子葡萄糖和2分子鼠李糖结合组成。又据报道,尚含有生物碱、微量挥发油、甾醇、油酸及亚油酸等。现代研究还发现含有落新妇苷及黄酮苯成分。

2. 药理作用

(1)土茯苓有拮抗汞毒性及祛汞作用。对棉酚毒性也有显著的拮抗作用,而且对棉酚的药理作用无明显影响,其解毒主要有效成分为粗黄酮类。

(2)落新妇苷有利尿作用及镇痛作用。

(3)土茯苓有抗心律失常、降低动脉粥样硬化及促进免疫作用。

3. 临床应用

(1)现症梅毒及隐性梅毒:据现代多种杂志报道,多复方应用,以其为主配伍银花、甘草,或配合苍耳子、白鲜皮、甘草,或配合忍冬藤、蒲公英、马齿苋、甘草煎服,治疗梅毒,其血清阴转率在90%上下。其中晚期现症梅毒的治愈率为50%左右。对晚期麻痹性痴呆,不仅脑脊液正常、华氏反应转阴,而且精神症状亦获得不同程度的改善。对于小儿先天性梅毒性口腔炎效果亦佳。具体用量用法是:成人每日土茯苓50~60g,水煎,2~3次分服,以10~20天为1个疗程,但亦有每日用量为60~240g的,疗程可长达2个月。土茯苓极少有毒副作用。

(2)心绞痛:每天用赤土茯苓50g水煎分2次服用,连服100天为1个疗程,治疗32例,有效率100%。

(3)头痛:患者舌质红,脉弦。应平肝潜阳,清火息风,重用土茯苓90g,复方配伍,服3剂痊愈,《先醒斋医学广笔记》中有土茯苓治头疼的方剂,且方中诸药皆轻,均不超过15g,惟土茯苓独用120g,临床有头疼者,加土茯苓60~120g,效果颇佳。

熊胆(胆汁)

来源于脊椎动物熊科棕熊 *Ursus arctos* Linnaeus、黑熊 *Selenarctos thibetanus* G. Cuvier 的干

燥胆汁。棕熊胆主产于东北、华北地区,陕西、四川、云南、青海、新疆、甘肃等地亦有分布;黑熊胆主产于东北及华北地区。夏秋季猎取为宜,迅速取出胆囊,干燥。去净膜,研细用。以个大,胆仁金黄色,明亮,质松脆,味苦回甜者为佳。

【性味归经】苦,寒。归肝、胆、心经。

【功用特点】本品清热解毒,主入肝经,长于清肝明目,息风止痉。

【用法用量】内服,1~2.5g,多作丸、散,不入汤剂。治疗小儿痰热惊痫,可用竹沥化服;治子痫,可单用本品温开水化服。外用适量。

【现代研究】

1. 主要成分　本品主含熊去氧胆酸,次为鹅去氧胆酸、去氧胆酸、胆酸及胆固醇、胆红素、无机盐等。

2. 药理作用　胆汁酸盐有利胆作用,可促进胆汁分泌,显著增加胆汁分泌量,对总胆管、括约肌有松弛作用。熊胆还有溶解胆结石作用及一定解毒、抑菌、抗炎、抗过敏、镇咳、祛痰、平喘、助消化、降压作用。

3. 临床应用

(1) 角膜浅层病变:130例角膜浅层病变患者,其中细菌性角膜病变40例,浅层单纯疱疹病毒性角膜炎65例,酸碱烧伤、热烁伤25例,滴用熊胆眼药水每天6次,治疗3~15天,单纯疱疹病毒性角膜炎治愈率77%,有效率92%;细菌性角膜病治愈率73%,有效率88%;酸碱烧伤治愈率84%,有效率88%。

(2) 妊娠期肝内胆汁淤积症:将患者80例,随机分为2组,分别应用熊胆粉和思美泰治疗,两组患者治疗后的转氨酶(ALT和AST)、甘胆酸及胆汁酸(TBA)水平均低于治疗前,且熊胆粉治疗组的疗效显著优于思美泰治疗组。

相似药物功效主治异同点

1. 治疗温病药物异同点

药名	相同点	不同点
金银花		凉血止痢(卫、营、血分)(内外痈)
连翘	疏散风热	消痈散结(卫、营、血分)(瘰疬痰核)
大青叶	治疗温病	凉血消斑(营、血分)
板蓝根		凉血利咽(营、血分)
青黛		凉血散肿、清肝泻火、定惊(营、血分)
绵马贯众		杀虫、凉血止血(气、血分)

2. 治疗咽喉肿痛药物异同点

药名	相同点	不同点
射干		热痰壅盛,痰喘(祛痰利咽)
山豆根	治疗咽喉肿痛	火毒炽盛(解毒力强)
(马勃)		兼有风热表邪(宣散风热)

备注:马勃为马勃科脱皮马勃、大马勃与紫色马勃的干燥子实体。

3. 治疗痈肿疮毒药物异同点

药名	相同点	不同点
蒲公英		为治乳痈的要药,内外痈;利湿:黄疸、热淋
紫花地丁		善消疔毒;治蛇伤
蚤休	治疗痈肿疮毒	为治疗疔毒、蛇伤的要药,凉肝定惊:肝热惊痫
白花蛇舌草		利湿,抗癌
熊胆		清肝明目,息风止痉
(漏芦)		乳痈、乳房胀痛、乳汁不下

备注:漏芦为菊科祁州漏芦的干燥根。

4. 治疗热毒血痢药物异同点

药名	相同点	不同点
白头翁		冷积久痢(阿米巴痢)
秦皮	治疗热毒血痢	燥湿止带,清肝明目
(鸦胆子)		冷积久痢(阿米巴痢);截疟蚀疣
(马齿苋)		凉血止血

备注:鸦胆子为苦木科鸦胆子的干燥成熟果实;马齿苋为马齿苋科马齿苋的干燥地上部分。

5. 治疗内痈药物异同点

药名	相同点	不同点
鱼腥草		肺痈、肺热咳嗽
红藤	治疗内痈	肠痈
败酱草		肠痈、肺痈

思考题

1. 比较金银花、连翘;大青叶、板蓝根、青黛功用异同点。
2. 本节药中,治疗温病的药有哪些,各适用于温病的哪个阶段?
3. 本节药中,治疗咽喉肿痛、内痈、热毒血痢的药各有哪些? 有何特点?

第四节 清热凉血药

一、含义

具有清解营分、血分热邪作用的药物,称为清热凉血药。主要用于营分、血分等实热证。多为甘苦咸寒之品,咸能入血,寒能清热。

二、归经与治疗范围

清热凉血药,多入心、肝经。心主血,肝藏血,临床适用于温热病热陷心包,神昏谵语、舌蹇肢厥、舌质红绛;热入血分,热盛迫血,心神扰乱,症见舌色深绛、吐血衄血、尿血便血、斑疹紫黯、躁扰不安、甚或昏狂。亦可用于其他疾病引起的血热出血。

地黄(块根)

来源于玄参科多年生草本植物地黄 *Rehmannia glutinosa* Libosch. 的新鲜或干燥块根。主产于河南、河北、内蒙古及东北。大部分地区有栽培。秋季采挖。以个大,体重,断面乌黑油润,味甜者为佳。河南怀庆产者为道地产品。鲜用或干燥切片生用。前者习称"鲜地黄",后者习称"生地黄"。

【性味归经】甘、苦,寒。归心、肝、肺经。

【功用特点】本品苦寒清热,甘寒质润养阴,入营分、血分,故为清热凉血、止血、养阴生津之要药。

【功效主治与配伍组方】

功效	主治	配伍组方	备注
清热凉血止血	热入营血	玄参等 清营汤(臣)	一贯煎(君)
	血热吐衄	凉血止血药 四生丸(臣)	清胃散(佐)
	斑疹紫黑	犀角地黄汤(臣)	导赤散(臣)
	血淋尿血	小蓟饮子(君)	
养阴生津	温病后期,阴液耗伤	青蒿鳖甲汤(臣)	
	温病后期,肠燥便秘	增液汤(臣佐)	
	肺肾阴虚,咳嗽带血	百合固金汤(君)	
	肺阴亏损,日久干咳	琼玉膏(君)	
	阴虚有火,发热盗汗	当归六黄汤(君)	
	阴亏血少,神志不安	天王补心丹(君)	
	阴虚蕴热,发为白喉	养阴清肺汤(君)	

解说:

1. 清热凉血止血 温热病热入营血,壮热神昏,口干舌绛,常与玄参等清热凉血药同用,方如清营汤。血热吐衄,常与凉血止血药同用,方如四生丸。热入营血,斑疹紫黑,可与清热凉血药同用,如犀角地黄汤。血淋尿血,可与利尿止血药同用,如小蓟饮子。

2. 养阴生津 温病后期,余热未尽,阴液已伤,夜热早凉,舌红脉数者,常与知母等滋阴退热药同用,如青蒿鳖甲汤;温病伤阴,肠燥便秘,可与玄参等滋阴通便药同用,方如增液汤;

肺肾阴虚,津伤口渴,咳痰带血,与滋阴润肺、化痰之品同用,如百合固金汤;肺阴亏损,日久干咳,口干乏力,与滋阴泻火、固表止汗药同用,如琼玉膏;阴虚有火,发热盗汗,与黄柏等滋阴泻火、固表止汗药同用,如当归六黄汤;阴亏血少,虚烦少寐,神志不安证,重用地黄滋肾阴养血,如天王补心丹;阴虚蕴热,复感燥气疫毒之白喉,以地黄养阴清热为君,配玄参、麦冬等药,如养阴清肺汤。综上所述七方中,地黄滋肾阴均位居君臣,实为滋阴之要药,在方剂中广泛应用。

【用法用量】煎服,鲜用或干燥切片生用,鲜品12~30g,干品10~15g,前者习称"鲜地黄",后者习称"生地黄"。鲜地黄大寒,作用与干地黄相似,滋阴之力稍逊,但清热生津,凉血止血之力较强,主用于温热时疫,血中火毒热炽而狂热谵语等证。

【注意事项】本品性寒而滞,脾虚湿滞、腹满便溏者,不宜使用。

【现代研究】

1. 主要成分 主要含环烯醚萜、单萜及其苷类,如梓醇(Catalpol)、二萜梓醇(Dihy-drocatalpol)、地黄苷(Rehmannioside)、含胡萝卜苷(Daucosterol)、水苏糖(Stachyyose)、氨基酸、有机酸、微量元素和β-谷甾醇。

2. 药理作用 地黄有镇静、抗炎、促进免疫、止血作用;其水提取液注射有降血压效应;其水浸液对皮肤真菌有抑制作用。其镇静、抗炎、促进免疫、调节机体功能以及止血、降压等作用可能是其治疗阴虚内热病证的依据。

3. 临床应用

(1)功能性子宫出血:生地黄60g,黄酒500ml,为1天剂量。水煎浓缩2次,放红糖,在经期第4~7天,分早晚2次服用,结果1剂治愈24例,2剂治愈7例,3剂治愈1例,近期随访月经正常,此法简单方便,疗效显著,无副作用,不失为治疗该病的好方法。

(2)脑卒中烦躁:62岁男性,入院治疗,CT报告:脑出血。舌红绛燥裂,无苔,脉细数,中医证属阴液将竭,阳不入阴,扰乱心神。用生地150g,久煎,服用1剂,症状好转。继用120g,服用2剂,神志转清,舌淡黯,苔薄,脉细。后经中西医结合治疗1个月,行走自如而出院。

(3)帕金森综合征痴呆:76岁,女性,患病5年,因服用氟哌啶醇过量,而出现神志痴呆,四肢强直。遂来我院求中医治疗而入院。查:舌红绛,有裂纹,无苔,脉细数,是因阴液亏耗,不濡筋脉、脑髓所致之阴血动风证。给予生地120g,水煎取汁,日1剂,服2后日,神志时清时昧,四肢已不强直,仍舌红少苔,脉细数,继服生地90g,水煎日服1剂,3日后,神志清楚出院。

(4)耳部疾病:用鲜地黄酊剂局部用药,每日3次,每次2~3滴,(先清除脓液,)对化脓性中耳炎,急性卡他性中耳炎,外耳道炎疗效显著。

(5)关节炎和皮肤病:每日用生地90g,间歇煎服,治疗风湿及类风湿关节炎23例,湿疹、神经性皮炎、荨麻疹等皮肤病37例,均获较好疗效。

玄参(根)

来源于玄参科多年生草本植物玄参 Scrophularia ningpoensis Hemsl. 的干燥根。产于长江流域及陕西、福建等地。野生家种均可。立冬前后采挖,反复堆晒至内部色黑,晒干。以根条肥大,皮细,体重质坚,芦头修净,断面乌黑柔润者为佳;切片生用。

【性味归经】苦、甘、咸,寒。归肺、胃、肾经。

【功用特点】本品与生地同为清热凉血滋阴药;咸能软化结块,又可解毒散结,故可治疗咽喉肿痛(阴虚火旺为佳)、瘰疬痈疮。

【功效主治与配伍组方】

功效	主治	配伍组方	备注
清热凉血 滋阴解毒	热入营分	生地 清营汤(臣)	竹叶柳蒡汤(臣)
	热陷心包	清心火药(竹叶卷心、连翘心)	天王补心丹(佐)
	温病伤阴,肠燥便秘	增液汤(君)	
	热结阴亏,燥屎不行	增液承气汤(君)	
	肺痨咳嗽	滋阴润肺药 百合固金汤(臣)	
	阴虚劳热	知母、黄柏等退虚热药	
	消渴	葛根、天花粉等生津止渴药	
	咽喉肿痛(阴虚)	生地等 养阴清肺汤(臣)	
	瘰疬痰核	夏枯草等	
	痈疮	清热解毒药	

解说:

清热凉血,滋阴解毒 温病热入营分,身热夜甚、心烦口渴、舌绛脉数,常配生地等清热凉血药,方如清营汤。温病邪陷心包,神昏谵语,多与竹叶卷心、连翘心等清心火药同用。温病伤阴,肠燥便秘,用增液汤;热结阴亏,燥屎不行,用增液承气汤;两方中均重用玄参,滋阴泄热,通便为君。

肺痨咳嗽咳血,多与滋阴润肺药同用,如百合固金汤,方中玄参滋阴壮水以清虚热。阴虚劳热,多与知母、黄柏等退虚热药同用。内热消渴可与葛根、天花粉等生津止渴药同用。均取其养阴生津作用。故玄参也是一味常用的养阴药。

咽喉肿痛,因本品兼有滋阴作用,故用于阴虚火旺之咽喉肿痛为好,多与地黄等养阴清热药同用,如养阴清肺汤。

痰火郁结之瘰疬痰核,多与夏枯草等软坚散结药同用。

疮疡肿毒,多与清热解毒药同用。

【用法用量】 煎服,9~15g。

【注意事项】 本品性寒而滞,脾胃虚寒、食少便溏者不宜服用。反藜芦。

【现代研究】

1. 主要成分 含生物碱、糖类、甾醇、氨基酸(为 l-天冬素 l-Asparagine)等、脂肪酸(为油酸 Oleic acid、亚油酸 Linoleic acid、硬脂酸 Stearic acid 等)、微量挥发油、胡萝卜素等。

2. 药理作用

(1)降压作用:水浸液、乙醇-水浸液及煎剂,有显著的降压作用,对肾性高血压效力较显著。

(2)强心作用:玄参流浸膏小量可呈现强心作用,剂量加大则呈中毒现象。

(3)有轻微的降血糖作用、解热作用:对铜绿假单胞菌也有抑制作用、体外实验有抗真菌作用。

地黄与玄参功效主治异同点

药名	相同点	不同点
地黄	凉血滋阴,用于热入营血,温毒发斑,热病伤阴及内热消渴	滋阴效佳,肝肾阴亏多用。又可止血,血热出血
玄参		解毒功良,兼散结消肿,故喉痹疳腮、瘰疬痰肿多用

牡丹皮(根皮)

来源于毛茛科多年生落叶小乔木植物牡丹 Paeonia suffruticosa Andr. 的干燥根皮。主产于山东、安徽等地。秋季采收,晒干。以条粗长,皮厚,断面色白,粉性足,结晶物多,香气浓者为佳。生用或炒用。

【性味归经】苦、辛,微寒。归心、肝、肾经。

【功用特点】本品苦寒清热凉血,辛散活血化瘀,故凉血不致瘀滞,散瘀不致妄行,适用于血热、血瘀之证;又善于清透阴分伏热退虚热,治疗无汗骨蒸(恐其辛散太过)。

黄柏与牡丹皮均能除蒸退虚热,但黄柏苦而坚肾,降肾中邪火,牡丹皮辛润而凉,清肾中燥火。

【功效主治与配伍组方】

功效	主治	配伍组方
清热凉血止血	斑疹吐衄	清热凉血药 犀角地黄汤(佐)
退虚热	温邪伤阴,阴虚发热	生地、知母等 青蒿鳖甲汤(佐)
活血化瘀	经闭痛经、癥瘕、跌损	桂枝、赤芍 桂枝茯苓丸(臣)
	痈肿疮毒、肠痈、脱疽	清热解毒药 大黄牡丹汤(臣)
		四妙勇安汤(君)

解说:

1. 清热凉血止血　温病热入营血,迫血妄行,发斑发疹,吐血衄血,多与生地黄、水牛角等清热凉血药同用,如犀角地黄汤。

2. 退虚热　温病后期,邪伏阴分,津液已伤,夜热早凉,热退无汗之证,常配生地黄、知母等滋阴清热药,方如青蒿鳖甲汤。

3. 活血化瘀　血滞经闭,痛经癥瘕,常与赤芍、桂枝活血通脉药同用,方如桂枝茯苓丸。火毒炽盛,痈肿疮毒,肠痈,脱疽,可与清热解毒药同用,方如大黄牡丹汤、四妙勇安汤。

【用法用量】煎服,6~12g。清热凉血生用,活血散瘀酒炒用,止血炒炭用。

【注意事项】血虚有寒,月经过多及孕妇不宜用。

【现代研究】

1. 主要成分　根皮含芍药苷(Paeoniflorin)、氧化芍药苷(Oxypaeoniflorin)、苯甲酰芍药苷(Benzoylpaeoniflorin)、牡丹酚苷(Paeonoside)、牡丹酚原苷(Paeonolide)、牡丹酚新苷(Apiopaeonoside)、1,2,3,4,6-五没食子酰葡萄糖苷(1,2,3,4,6-Pentagalloylglucoside)、牡丹酚(Paeonol)等。尚含挥发油(0.15%~0.4%)、苯甲酸、植物甾醇、蔗糖、葡萄糖等。

2. 药理作用

(1)抗菌作用:体外实验表明,牡丹皮煎剂对枯草杆菌、大肠杆菌、伤寒杆菌、副伤寒杆菌、变形杆菌、铜绿假单胞菌、葡萄球菌、溶血性链球菌、肺炎球菌、霍乱弧菌等均有较强的抑制作用。对痢疾杆菌、铜绿假单胞菌和金黄色葡萄球菌也有显著抗菌作用。

(2)丹皮酚有解热、降温、镇痛、镇静、抗惊厥作用;牡丹皮有抗炎作用并能增加麻醉犬心的冠脉血流量;牡丹皮煎剂及去牡丹酚后的煎剂均有降压作用。

此外,其甲醇提取物在体内对小鼠艾氏腹水癌及在体外对小鼠腹水癌细胞、子宫颈癌细胞均有抑制作用。丹皮酚对小鼠有抗早孕作用,对大鼠有利尿作用。丹皮还有防止应急性胃溃疡、抑制胃液分泌的作用。

3. 临床应用

(1) 过敏性鼻炎:用10%丹皮煎剂每晚服50ml,10日为1个疗程,治疗27例,治愈15例,好转7例,无效5例;另有报道治疗9例,均很快好转,但无痊愈者。用75%丹皮蒸馏液滴鼻,每日3次,治140例,显效36例,好转86例,总有效率87.1%。

(2) 耳部变态反应:用本品治疗乳突凿开术后伴有变态反应而迟迟不得干者6例,用药10天,5例获愈,1例减轻。

(3) 高血压:用牡丹皮每日30~45g,水煎分3次服,治20例,5天左右血压即有明显下降。

(4) 疼痛:丹皮酚磺酸钠用于手术后疼痛、风湿痛及其他疼痛,肌内注射15分钟后即出现镇痛效果,维持2小时。

(5) 菌痢:用50%丹皮煎剂治疗细菌性痢疾29例,结果治愈28例,治愈率96.6%。

(6) 寻常型痤疮:用20%牡丹皮粉酊剂(含醇量应控制在48%~54%)外擦局部治疗62例,治疗3周后评判疗效,痊愈5例,显效30例,有效24例,无效3例,总效率95.2%。

赤芍(根)

来源于毛茛科多年生草本植物芍药 Paeonia lactiflora Pall. 或川赤芍 Paeonia veitchii Lynch 的干燥根。分布于全国各地。春秋季采挖,晒干。以根条粗长,外皮易脱落,皱纹粗而深,断面白色,粉性大者为佳。切片生用或炒用。

【性味归经】 苦,微寒。归肝经。

【功用特点】 本品清热凉血散瘀止痛作用与牡丹皮相似,用治血热、血瘀之证;又可清肝明目。

【功效主治与配伍组方】

功效	主治	配伍组方
清热凉血	热入营血,斑疹吐衄	丹皮、生地清热凉血止血药
散瘀止痛	经闭、癥瘕、跌损、痈疮	随证配伍 血府逐瘀汤(君)
清肝火	肝火目赤	清肝火药(菊花、桑叶、栀子、夏枯草)

解说:

1. 清热凉血 温病热入营血,斑疹紫黯,以及血热吐衄,常配生地、丹皮等清热凉血止血药。

2. 散瘀止痛 血瘀经闭、癥瘕,可与活血通经消癥药同用。胸中血瘀证,可与活血行气药同用,方如血府逐瘀汤。跌打损伤、瘀肿疼痛,多与疗伤止痛药同用。痈肿疮毒,多与栀子等解毒药同用。

3. 清肝火 肝热目赤、翳障,常配菊花、桑叶、栀子、夏枯草等清肝火药。

【用法用量】 煎服,6~12g。

【注意事项】 血寒经闭不宜用。反藜芦。

【现代研究】

1. 主要成分 已鉴定化合物大多是单萜成分,有芍药苷(Paeoniflorin)约含3.1%~5.7%,并含有少量氧化芍药苷(Oxypaeoniflorin)、芍药内酯苷(Albiflorin)、苯甲酰芍药苷(Benzoylpaeoniflorin)、芍药新苷(Lactiflorin)和(Z)-(1S,5R)-β-蒎烯-10基-β-巢菜糖苷[(Z)-(1S,5R)-B-Pinen-10-YlB-Vicianoside],另含苯甲酸约1.07%、鞣质约12.6%等。

2. 药理作用 本品能扩张冠状动脉,提高耐缺氧能力,有抗血小板凝集,抗血栓形成,抗实验性心肌缺血,改善微循环,以及降低门脉高压的作用。有解痉作用。芍药苷具有镇静、抗炎、镇痛、解热及抗惊厥、抗溃疡和降压作用。对多种病原微生物有不同程度的抑制作用。

3. 临床应用

(1)冠心病:赤芍煎汤内服,每次用量相当于生药40g,每日3次,治疗125例,取得较好效果。

(2)急性脑血栓形成:用180mg赤芍801(赤芍成分之一没食子酸的衍生物没食子丙酯)加入5%或10%葡萄糖注射液中静脉滴注,每日1次,15日为1个疗程。结果:治疗263例,基本治愈106例,显效98例,好转38例,无效21例,总有效率92.0%。

(3)肺源性心脏病:①赤芍浸膏片6片(每片0.5g,含生药5g),每日口服3次,3个月为1个疗程。治疗肺源性心脏病代偿期患者30例,结果各项指标有显著好转。②100%赤芍注射液和0.9%氯化钠注射液5ml、5%碳酸氢钠溶液适量,调pH至7.35。无创组32例作静脉注射,有创组10例通过右心导管注入肺动脉。均每日1次并于3分钟内注射完毕,5次为1个疗程。用于治疗肺源性心脏病失代偿期。结果使临床瘀血体征明显改善。

(4)色素性紫癜性苔藓样皮炎:每日用赤芍注射液4ml(含生药8g)肌内注射,治疗13例,结果治愈9例,显效及好转各2例。

紫草(根)

来源于紫草科多年生草本植物新疆紫草 *Arnebia euchroma* (Royle) Johnst. 或内蒙紫草 *Arnebia guttata* Bunge 的干燥根。主产于辽宁、湖南、湖北、新疆等地。春秋季采挖,除去茎叶,晒干。一般以表面色紫红,质软,断面白心小者为佳。润透切片用。

【性味归经】甘,寒。归心、肝经。

【功用特点】本品主入肝经血分,擅长于凉血活血,解毒透斑疹,多复方用治血热毒盛,斑疹紫黑。也可油浸或熬膏外敷治湿疹、烫伤、疮疡。

与解表药中的透疹药不同的是,紫草解血分热毒而透疹。

【用法用量】煎服,5~10g。外用适量熬膏或油浸液涂擦。

【注意事项】本品性寒而滑,有轻泻作用,脾虚便溏者忌服。

【现代研究】

1. 主要成分 含紫草素(Shikonin)、乙酰紫草素(Acetylshikonin)、β-羟基异戊酰紫草素(β-Hydroxyisovalcrylshikonin)、2,3-二甲基戊烯酰紫草素(Teracrylshikonin)、β,β′-二甲基丙烯酰紫草素(β,β′-Dimethylacryloyshikonin)、异丁酰紫草素(Isobutyrylshikonin)等多种萘醌类衍生物及紫草呋喃 A-E 等成分。

2. 药理作用

(1)抗炎作用:其亲脂性和亲水性提取物,口服或局部应用。紫草与当归制成膏剂药效更好。

(2)抗菌作用:体外对金黄色葡萄球菌、枯草杆菌、大肠杆菌、伤寒杆菌、痢疾杆菌、铜绿假单胞菌及皮肤真菌均有抑制作用。

(3)抗病毒作用:紫草素以 0.25mg/ml,对流感病毒及京科68-1 均有抑制作用。

(4)其他作用:煎剂对猫、兔、犬静注或肌内注射能使半数动物的血压急剧下降,甚至死亡,但对未麻醉或口服给药的动物的血压无大的影响;有避孕作用及轻微的解热作用,对绒毛上皮细胞癌及恶性葡萄胎有一定的抑制作用。

3. 临床应用

(1)肌注后硬结:紫草浸油(10%)局部涂敷,治疗100例,均获良效。90%的患者经24小时涂敷后可使硬结消散。

(2)宫颈糜烂:紫草油(27%炸枯),外涂局部,隔日1次,10次1个疗程,其间禁性生活,经期停药,治100例,1~2个疗程后痊愈48例,显效8例,好转4例,总有效率96%。

(3)烧伤:紫草油(16%炸、灭菌),根据不同部位,清创后,采用包扎或暴露疗法用于创面。治疗1152例,全部治愈。

(4)急慢性脓耳:紫草油滴耳,治疗53例,痊愈32例,好转18例,无效3例,总有效率为94.34%。

(5)晚期肺癌:紫草口服液每日3次口服。治疗19例,近期临床疗效,可明显抑制肺癌的发展。瘤块缩小25%以上,客观有效率63.3%,总缓解率36.9%,治后1年生存率为47.3%。

(6)急性无黄疸型肝炎及慢性肝炎、扁平疣:用0.1%紫草素注射液,肌内注射,每次2ml均有较好疗效。

(7) 肛裂术后创面愈合:将60例湿热蕴结型肛裂术后患者随机分组,治疗组患者用紫草油纱条换药,对照组患者用凡士林纱条换药。结果治疗组总有效率96.67%,对照组总有效率90.00%,两组总疗效比较有显著性差异($P<0.05$)两组间症状疗效比较,在缓解疼痛、减少水肿、渗液、出血及创面愈合时间方面存在显著性差异($P<0.05$),治疗组优于对照组。

(8) 小腿溃疡:将125g紫草加入1000ml色拉油中煎制,紫草油局部上药治疗,早晚各1次,48例患者中临床治愈者33例,占68.8%,显效11例,占22.9%,有效4例,占8.3%。

(9) 慢性唇炎:治疗组(紫草油组)46例,对照组(醋酸氟轻松组)46例,干燥紫草20g捣细,加植物油100g浸泡12小时后薄薄均匀地涂在患处,每日4~6次,疗程21天。治疗第1、2周,对照组的疗效指数高于治疗组,但治疗3周后疗效指数两组比较差异无统计学意义,且随访2个月,治疗组的复发率低于对照组。

牡丹皮、赤芍、紫草功效主治异同点

药名	相同点	不同点
牡丹皮		凉血除蒸:即退血分实热,又退虚热:虚热骨蒸
赤芍	凉血活血:血热瘀滞	只清血分实热,且活血止痛。泻肝火:肝热目赤
紫草		解毒透疹:血热毒盛,斑疹紫黑

水牛角(角)

来源于牛科动物水牛 *Bubalus bubalus* Linnaeus 的角。主产于华南、华东地区。劈开,用热水浸泡,捞出,镑片,晒干生用。以无病成熟之牛,角较大者为佳。

【性味归经】咸,寒。归心、肝、胃经。

【功用特点】本品入血分,清心肝胃三经之火,而有凉血解毒之功。与犀角功能相近,沿用已久,以之代犀角,治疗温热病和小儿热病,效果良好,但用量宜大(约为犀角的8~10倍)。

【功效主治与配伍组方】

功效	主治	配伍组方
清热凉血解毒	热入血分,壮热神昏	清营汤(君) 犀角地黄汤(君)
	血热吐衄	生地、牡丹皮、赤芍等

解说:

清热凉血解毒 温病热入营血,身热烦躁、神昏谵语、舌绛脉数,或见斑疹,常配生地等清热凉血药同用,如清营汤、犀角地黄汤。血热妄行的吐血、衄血等证,常配生地、丹皮、赤芍等凉血止血药同用。

【用法用量】15~30g,锉碎先煎。

【注意事项】脾胃虚寒者不宜用。

【现代研究】

1. 主要成分 含胆甾醇、蛋白质、肽类及赖氨酸、组氨酸等17种氨基酸。尚含硅、铜、锰、锌、铝、铁等多种微量元素。

2. 药理作用

(1) 对离体蛙心有加强收缩力的作用。

(2)兴奋垂体-肾上腺皮质系统的作用。
(3)抗炎作用:对大鼠因蛋清注射所致足脚肿胀有抑制作用,能降低大鼠毛细血管通透性。
(4)有增强吞噬功能、抗感染的作用。
(5)有镇静及抗惊厥作用。

3. 临床应用

(1)上呼吸道感染、急性扁桃腺炎、感冒等高热:用水牛角单方制剂,治疗180例,有效率81.7%,用水牛角复方治832例,有效率73.3%。

(2)流行性乙型脑膜炎:用水牛角配制的安宫牛黄散治疗182例,有效率为82.4%。与用犀角配制的安宫牛黄散疗效接近。

(3)紫癜:原发性血小板减少性紫癜,单用水牛角治526例,有效率70.4%,用其复方治64例,有效率93.8%。过敏性紫癜用本品治疗23例,有效率60.9%。

(4)病毒性肝炎:用水牛角治疗323例,有效率82.4%,用其复方治疗30例,全部有效,对急性者疗效较佳,慢性者较逊。

(5)高脂血症:每日煎服水牛角粉12g,治疗42例,胆固醇70%的患者下降,平均下降47mg%,三酸甘油酯56.7%的患者下降,平均下降120.8mg%;体重均有减轻,平均减2.4kg。

思考题

比较生地、玄参;牡丹皮、赤芍功用异同点。

第五节 清虚热药

一、含义

凡以清虚热、退骨蒸为主,用于治疗虚热证的药物,称为清虚热药。

二、归经与治疗范围

本类药物主入肝、肾经。用于治疗肝肾阴虚,虚火内扰所致的骨蒸潮热、午后发热、手足心热、虚烦不寐、盗汗遗精、舌红少苔、脉细而数等症;亦可用于温热病后期,邪热未尽,伤阴劫液,而致夜热早凉、热退无汗、舌质红绛、脉象细数等症。

青蒿(地上部分)

来源于菊科一年生草本植物黄花蒿 Artemisia annua L. 的干燥地上部分。全国各地均有分布。夏秋季采收。以质嫩,色绿,气清香者为佳。鲜用或阴干,切段入药。

【性味归经】苦、辛,寒。归肝、胆、肾经。

【功用特点】本品清泻肝胆及血分之热,使热邪由阴分透出阳分,故有清虚热,除骨蒸,解暑之功效;治疟疾寒热,既有退热功效,又能抑制疟原虫发育,为治疗疟疾的良药。

柴胡和解少阳,治少阳证,寒热往来;青蒿清肝胆虚热,兼治温热留连,寒热交替发作,似表似里,类虚类实或夜热早凉,经久不愈之证。

【功效主治与配伍组方】

功效	主治	配伍组方
清虚热	温邪伤阴，夜热早凉	鳖甲、知母等　青蒿鳖甲汤（君）
除骨蒸	阴虚发热，骨蒸劳热	知母、银柴胡等　清骨散（佐）
	少阳湿热证	黄芩等　蒿芩清胆汤（君）
解暑	感受暑邪，发热口渴	解暑药
截疟	疟疾寒热	鲜品单用或复方配伍

解说：

1. 清虚热，除骨蒸　温病后期，余热未清，夜热早凉，热退无汗，或热病后低热不退等，常与鳖甲、知母、丹皮等清退虚热药同用，以滋阴退热，如青蒿鳖甲汤。阴虚发热，劳热骨蒸。常与银柴胡、知母等同用，以清虚热、退骨蒸，如清骨散。少阳湿热证，可清透少阳邪热，与黄芩等配伍，以清胆利湿、和胃化痰，方如蒿芩清胆汤。

2. 解暑　感受暑邪，发热头痛口渴，常与解暑药等同用。

3. 截疟　疟疾寒热，可单用较大剂量鲜品捣汁服，或随证配伍组方。

20 世纪 70 年代北京中医研究院中药研究所从青蒿中分离出抗疟有效成分——青蒿素（加热可被破坏），有速效低毒的优点，尤其在救治脑型疟和抗氯喹恶性疟方面达到了国际先进水平，获国家二等发明奖，受到世界卫生组织的重视。由于其口服血药浓度低，维持时间短，不能发挥预期的疗效。现已研制成青蒿素栓剂。尤其适用于恶性疟疾重型与凶险型患者，杀虫速度明显快于二盐酸喹宁，有很好的疗效。

【用法用量】　煎服，6～12g，不宜久煎；或鲜用绞汁。

【注意事项】　脾胃虚弱，肠滑泄泻者忌服。

【现代研究】

1. 主要成分　含倍半萜类、黄酮类、香豆素类、挥发性成分及其他成分。倍半萜类有青蒿素（Artemisinine）、青蒿甲素（Artemisinine Ⅰ）、丙素（Artemisinine Ⅲ）、乙素（Artemisinine B）、丁素、戊素、青蒿酸、青蒿内酯、青蒿醇（Artemisinol）、青蒿酸甲酯（Methylarteannuate）、环氧青蒿酸等，挥发油中含有青蒿酮、异蒿酮、左旋樟脑、侧柏酮、桉叶素、丁香烯等。

2. 药理作用

（1）抗菌、抗病毒作用：青蒿水煎液对表皮葡萄球菌、卡他球菌、炭疽杆菌、白喉杆菌有较强的抑制作用。青蒿醇提物、醚提物、青蒿琥酯钠对金黄色葡萄球菌的抑制作用较强，对痢疾杆菌、大肠杆菌等亦有一定抑制作用，对多种皮肤癣菌有抑杀作用。青蒿素对流感病毒 A3 型京科-2 株有抑制作用；青蒿中的谷甾醇和豆甾醇亦有抗病毒效果。

青蒿有杀疟原虫作用，其有效成分青蒿素是新型的抗疟药，具有高效、速效、低毒等特点，其对疟原虫红细胞内期有直接杀灭作用，其分子结构中所独有的过氧基产生抗疟作用的必要基团，该基团破坏则抗疟作用消失。其在体内分布广，可通过血脑屏障，在脑内消除较慢，有利于脑型疟的治疗，尤其在治疗脑型疟和抗氯喹恶性疟方面达到了国际先进水平。由于青蒿素难溶于水及油，制成注射剂、口服制剂疗效不理想，中国中医研究院中药研究所试制了青蒿素栓剂，经临床观察，表明青蒿素栓剂在治疗疟疾上具有很高的疗效。

（2）解热镇痛、抗炎作用：以花前期采的青蒿水提物解热作用强，并有明显抗炎的作用。

（3）抗肿瘤作用：青蒿酸和青蒿 B 衍生物等体外研究证明，对小鼠白血病细胞、人肝癌细胞 SMMC-7721 有明显的杀伤作用；对人胃癌细胞 SGC-7901 克隆形成有非常明显的抑制作用。

3. 临床应用

（1）疟疾：青蒿素栓剂肛门给药，7 天后口服复方青蒿琥酯片，每 7 天查血片 1 次，共复查 6 次，结果能控制临床症状，退热时间为 (30.2 ± 18.2) 小时，原虫转阴时间为 (35.6 ± 13.7) 小时。未见不良反应。

(2) 发热：①干品 25~30g，煎沸 30 分钟，只煎 1 次，观察 21 例，退热效果好。②20% 青蒿注射液肌内注射，每次 2~4ml，每日 1~2 次，用治各种发热 126 例，结果有效率为 68.25%。

(3) 红斑狼疮：青蒿素每次口服 0.1g，每日 2 次（第 1 个月），每日 3 次（第 2 个月），每日 4 次（第 3 个月），治疗系统性红斑狼疮 7 例，盘形红斑狼疮 4 例，全部病例都有不同程度的缓解。但在开始治疗后数天内，病情可有所加重，全身有蚁走行感，半月后逐渐减轻。50 天后，一般情况明显改善。近年报道用青蒿末蜜丸 36~54g（生药量）或青蒿素 0.3~0.6g 口服，治疗盘形红斑狼疮 21 例，缓解或基本缓解 12 例，有效 6 例。缓解或基本缓解病例，其皮疹一般在治疗 1 个月后开始消退，约 2~3 个月可望完全消退，其中以红斑型效果较好，角化萎缩型效果较差。

(4) 尿潴留：鲜品 200~300g，捣碎（注意勿使汁水流失）敷脐，观察 45 例，效果满意。

(5) 日本血吸虫病：每日用青蒿素 600mg，分 2 次肌内注射，自第 5 日起用量依次减半，观察 103 例，即时（5 日组）转阴率为 42.4%。

(6) 慢性气管炎：用青蒿挥发油治疗 1584 例，有较好祛痰、镇咳和平喘作用。

(7) 口腔黏膜扁平苔藓：用青蒿及其衍生物青蒿醚治疗 30 例，显效 14 例，好转 11 例，无效 5 例，无明显副作用。除部分病例辅以 1∶5000 洗必泰液含漱外，均未服其他药物。

(8) 治疗皮肤真菌病：将青蒿油外搽，治疗皮肤真菌病（手、足、体、股癣）105 例，痊愈率 77.3%，总有效率为 93.18%。

(9) 治疗神经性皮炎：用青蒿油外搽，治疗 30 例，28 例痊愈，2 例无效，治愈率 93.3%。

(10) 治疗鼻衄：采取蒸馏法将鲜青蒿制成滴鼻剂，治疗鼻衄 36 例，痊愈 34 例，无效 2 例。

地骨皮（根皮）

来源于茄科落叶灌木植物枸杞 *Lycium chinensis* Mill. 或宁夏枸杞 *Lycium barbarum* L. 的干燥根皮。分布于我国南北各地。春初或秋后采挖，剥取根皮，晒干。以身干，块大，肉厚，无木心者为佳。切段入药。

【性味归经】甘、淡，寒。归肺、肝、肾经。

【功用特点】本品甘寒清润，清肝肾虚热，除骨蒸，为治疗阴虚血热，骨蒸劳热及盗汗等证的要药；且可凉血止血；清肺降火，又为治疗肺热咳喘所常用。

【功效主治与配伍组方】

功效	主治	配伍组方
凉血退蒸	阴虚发热，盗汗骨蒸	知母等退虚热药　清骨散（臣）
止血	血热吐衄	清热凉血药
清肺降火	肺热咳嗽	桑白皮等　泻白散（臣）

解说：

1. 凉血退蒸，止血　阴虚发热，盗汗骨蒸，常与知母等退虚热药配伍，方如清骨散、地骨皮汤。血热妄行的吐血、衄血、尿血等血热出血证，可单用酒煎服，亦可配凉血止血药同用。

2. 清肺降火　肺经有热，郁而化火而致的咳嗽气喘，痰黄，口渴，甚至痰中带血以及身热鼻衄（小儿易见），舌红脉数。常与清热泻肺药同用，如泻白散。

此外，本品于清热除蒸泄火之中，兼有生津止渴的作用，可与生地黄、天花粉等滋阴生津药同用，治内热消渴。

【用法用量】煎服，9~15g。

【注意事项】外感风寒发热及脾虚便溏者不宜用。

【现代研究】

1. 主要成分　含桂皮酸和酚类物质。主要有甜菜碱(Betaine)、桂皮酸、蜂花酸(Melissic acid)、亚油酸、亚麻酸、三十一酸、β-谷甾醇、柳杉酚(Sugiol)、枸杞酰胺(Lyciumamide)、维生素 B_1、苦柯胺 A（Kukoamine A）、东莨菪内酯(Scopoletin)等。

2. 药理作用

(1) 解热作用：地骨皮乙醇提取物、水提取物对实验性发热的家兔,有显著的解热作用。

(2) 地骨皮煎剂有降血糖、降血脂作用。

(3) 降血压作用：其酊剂有稳定持久的降压作用,其煎剂、浸剂及注射剂(水煎,醇沉,100%浓度)均有中度降压作用,维持时间较短,浸剂好于煎剂。

(4) 抗菌和抗病毒作用：其煎剂对伤寒杆菌、甲型副伤寒杆菌、弗氏痢疾杆菌等均有抑制作用。

3. 临床应用

(1) 糖尿病：10%煎剂,代茶频饮,并加配适量维生素类,治疗 16 例,用药 1 周左右基本控制,血糖正常,尿糖转阴,其中 3 例随访 1 年以上未复发。

(2) 原发性高血压病：60g 煎剂,隔日 1 剂,5 剂 1 个疗程,结果：显效 20 例,有效 27 例,无效 3 例,总有效率 94%。服一疗程后,血压下降,多数能持续 2~3 周,有少数加服第 2~3 个疗程,能维持数月至数年。

(3) 牙髓炎：用棉球蘸地骨皮煎液(60%),填入牙痛的窝洞内,11 例均立即止痛,并连续止痛数日之久。

(4) 功能性低热：地骨皮 50g(鲜品 100~150g)加水煎汤 1000ml 代茶,每次 150~200ml,每日 4~6 次,疗程 7~28 天,单味地骨皮饮治疗功能性低热效果颇佳。

(5) 基牙预备后牙本质过敏：治疗组 64 例,地骨皮 30g,水煎,漱口及口服,每日早晚各 1 次,共 5 天,地骨皮用于基牙预备后牙本质过敏效果明显。

地骨皮与牡丹皮功效主治异同点

药名	相同点	不同点
地骨皮	凉血退虚热：阴虚发热、骨蒸劳热	偏治有汗骨蒸,清肺泻火,肺热咳喘常用,兼止血
牡丹皮		偏治无汗骨蒸,活血散瘀,血热瘀滞常用

银柴胡(根)

来源于石竹科多年生草本植物银柴胡 Stellaria dichotoma L. var. lanceolata Bge. 的干燥根。产于西北部及内蒙古等地。秋后采挖,晒干。以条长,外皮淡黄色,皮细质脆,断面黄白色者为佳。切片生用。

【性味归经】　甘,微寒。归肝、胃经。

【功用特点】　本品清虚热,为治疗阴虚发热、盗汗及骨蒸潮热的佳品,多与地骨皮、青蒿同用,如清骨散(君)；又能消疳积,治疗小儿疳积发热,与健脾消积杀虫药同用。

【用法用量】　煎服,3~10g。

【注意事项】　外感风寒,血虚无热者忌用。

【现代研究】

1. 主要成分　含甾体类、黄酮类、挥发性成分及其他。甾体类包括 α-菠甾醇、β-谷甾醇、豆甾醇、豆甾-7-烯醇、α-菠菜甾醇葡萄糖苷等。黄酮类有汉黄芩素、芹菜配基-6,8-二碳吡喃半乳糖苷、6-c-半乳吡喃糖基野黄芩黄素。银柴胡的挥发性成分有 1-环戊烷苯、邻二苯甲酸异丁双酯、庚酸、辛酸等,此外,银柴胡还含有 3-羧苯呋喃、银柴胡环肽及其异构体。

2. 药理作用　银柴胡水煎醇沉液 5.4g/kg 腹腔注射具有解热作用,且该作用随生长年限增加而增强。银柴胡可降低血清胆甾醇浓度,使胆固醇/脑磷脂系数降低,并使主动脉类脂质含量减少,从而具有抗动脉粥样硬化作用。此外,银柴胡还有杀精子作用,1%水溶液在3.5分钟内即能杀死全部精子,同时溶血指数较高,刺激性较小。

胡黄连(根茎)

来源于玄参科多年生草本植物胡黄连 *Picrorhiza scrophulariiflora* Pennell 的干燥根茎。主产于云南、西藏。秋季采挖,晒干。以条粗,折断时有粉尘,断面灰黑色,味苦者为佳。切片生用。

【性味归经】 苦,寒。归心、肝、胃、大肠经。

【功用特点】 退虚热,除疳热,清湿热。本品益阴除蒸功效与银柴胡相似,而清热燥湿又与黄连相近,可治疗湿热泻痢,痔疮肿痛,与黄芩、黄柏等清热燥湿药同用。

【用法用量】 煎服,3~10g。

【注意事项】 脾胃虚寒者慎用。

【现代研究】

1. 主要成分 主要含环烯醚萜苷、生物碱、酚酸及其糖苷,少量甾醇等。主要为胡黄连素(Kutkin)、胡黄连醇(Kutkiol)、胡黄连甾醇(Kkutkisterol)、D-甘露醇、香荚兰酸等。

2. 药理作用

(1)胡黄连提取物保肝利胆作用。

(2)抗炎作用:胡黄连乙醇提取物,以及活性成分胡黄连素、胡黄连苦苷Ⅰ和胡黄连苷具抗炎活性。

(3)其他作用:胡黄连水浸剂对皮肤真菌有不同程度的抑制作用。

银柴胡、胡黄连功效主治异同点

药名	相同点	不同点
银柴胡	退虚热:阴虚发热,骨蒸潮热	
胡黄连	除疳热:小儿疳积发热	清湿热:湿热泻痢,痔疮

思考题

1. 试述青蒿的功效、主治、用法。
2. 比较地骨皮、牡丹皮功效、主治异同点。
3. 清热药分几类?各类的作用、适应证是什么?各类包括哪些药物?
4. 热证分几类?各类包括哪些内容?如何针对性的选药?清实热药中退虚热的药有哪些?

第三章 泻下药

【学习要求】
1. 掌握泻下药的含义、功效、适用范围、配伍方法及攻下药、润下药、峻下药的功用特点和使用注意。
2. 掌握药物2味(大黄、芒硝),了解药物8味(番泻叶、芦荟、火麻仁、郁李仁、甘遂、京大戟、牵牛子、巴豆),参考药物1味(芫花)。
3. 掌握相似药物的功效、应用异同点。
4. 攻下药、峻下药大多作用峻猛,有的有毒,要求掌握用法(包括炮制)、剂量及禁忌,以保证用药安全。

一、含义

凡能引起腹泻或润滑大肠,促使排便的药物,称为泻下药。

二、归经与治疗范围

1. 攻下药　主入胃、大肠经。二经同属阳明,为多气多血之经,极易为阳热之气侵犯,而成阳明腑实证(即痞满燥实之证),症见大便燥结难下;抑或火热之邪循经上炎,而见面赤、咽喉肿痛、牙龈肿痛等;伏热入血分,迫血妄行之吐血、衄血;甚至阳邪内蕴,扰乱神明而现高热神昏、谵语发狂等症。
2. 峻下逐水药　多归肺、肾、大肠经。水停的原因,当责之于肺、肾二脏。肺为华盖,主气而朝百脉,主宣发与肃降,肺气不降则水液不能下输膀胱而潴留于体内;肾主水,肾阳为一身元阳、真阳,肾阳不足,不能温煦水液,布散全身,而成停水之证,同时肾与膀胱相表里,助肾而使膀胱发挥正常的气化功能,使水从膀胱排出体外。归大肠经,通过利大便而使水液从大便排出。

三、性能特点

攻下药:性味多为苦寒,苦降寒清,主入胃、大肠经。泻下力较猛,具有较强的泻下通便作用。

润下药:多为种子或种仁类,富含油脂,味甘质润,入脾和大肠经,泻下力较缓。

峻下逐水药:大多苦寒有毒,归肺、肾、大肠经。泻下力峻猛,引起剧烈腹泻,攻逐水饮,有的兼利尿。

四、分类及各类泻下药物的作用与适应证

分类	作用	适应证
攻下药	通利大便,清热泻火	大便秘结、胃肠积滞、实热内结
润下药	润肠通便	津枯、阴虚、血虚之肠燥便秘
峻下逐水药	逐水退肿	水肿臌胀、胸胁停饮

五、配伍原则

1. 攻下药　常与行气药配伍,以增强泻下的力量,并可消除腹满症状;冷积便秘配伍温里药;部分急腹症,以通里攻下药为主,配伍清热解毒、活血化瘀药。
2. 润下药　可配伍行气药,并随证配伍补血药或养阴药。
3. 峻下逐水药　常配伍补益药以保护正气。宜采用先攻后补或攻补兼施的方法,注意邪正的盛衰,及时固护正气。

六、注意事项

1. 里实兼表邪者,当先解表后攻里或表里双解,以免表邪内陷。
2. 里实正虚者,与补益药同用,以攻补兼施,使攻下不伤正。
3. 攻下药和峻下逐水药力量强烈,易伤正气,故年老体弱、妇女的胎前产后及月经期应慎用或忌用。易伤胃气,奏效即止。
4. 峻下逐水药毒性较强,对炮制、用量、用法、禁忌等均须十分注意,以保证安全用药。

七、用法

1. 重证、急证,必须急下者,可加大剂量,宜汤剂内服。
2. 病情较缓,需缓下的病人,药量不宜过大,或制成丸剂内服。

八、药理作用

1. 泻下作用　本类药及其复方均能使肠蠕动增加,具有不同程度的泻下作用。
2. 利尿作用　芫花、甘遂、牵牛子、商陆等逐水药均有较强的利尿作用。
3. 抗菌及抗病毒作用　大黄、芦荟中所含大黄酸、大黄素、芦荟大黄素对多种细菌、某些真菌、病毒及阿米巴原虫有抑制作用;大戟、商陆、芫花、番泻叶、巴豆等对肺炎球菌、流感杆菌、痢疾杆菌及某些皮肤真菌分别具有不同程度的抑制作用。
4. 抗炎作用　大黄、商陆均具有明显的抗炎作用,能抑制炎症早期的水肿及后期的肉芽组织增生。
5. 抗肿瘤作用　大黄、芦荟、商陆、芫花、大戟均有抗肿瘤作用,抗癌机制可能是抑制肿瘤细胞蛋白质的合成。

第一节 攻 下 药

大黄（根及根茎）

来源于蓼科多年生草本植物掌叶大黄 Rheum palmatum L.、唐古特大黄 Rheum tanguticum Maxim. ex Balf. 或药用大黄 Rheum officinale Baill. 的干燥根及根茎。掌叶大黄和唐古特大黄药材称北大黄，主产于青海、甘肃等地。药用大黄药材称南大黄，主产于四川。于秋末茎叶枯萎或次春发芽前采挖。除去须根，刮去外皮切块干燥。以外表黄棕色，断面锦纹及星点明显，体重、质坚实，有油性，气清香，味苦而不涩，嚼之发黏者为佳。生用（大黄），酒炒（酒大黄），酒蒸（熟大黄）或炒炭（大黄炭）用。

【性味归经】苦，寒。归脾、胃、大肠、肝、心经。

【功用特点】本品峻下实热，荡涤肠胃，斩关夺门，故有将军之号，为治疗热结便秘的要药；通过泻下，尚能使体内的火毒热毒下泄，又具有清热泻火、凉血止血、解毒之功；有较好的活血祛瘀作用，为治疗瘀血证的常用药物；兼能清利湿热。

【功效主治与配伍组方】

功效	主治	配伍组方	备注
泻下攻积	大便秘结，胃肠积滞	芒硝	大承气汤（君） 小承气汤（君） 调胃承气汤（君） 枳实导滞丸（君）
清热泻火 凉血止血	血热吐衄 目赤咽痛	黄连、黄芩 泻心汤（臣）	温脾汤（君） 十灰散（臣） 芍药汤（佐） 鳖甲煎丸（臣） 桃核承气汤（君） 舟车丸（臣） 八正散（佐） 凉膈散（臣）
清热解毒	热毒疮疡 烧烫伤	随证配伍 单用或配地榆	黄龙汤（君） 麻子仁丸（臣） 滚痰丸（臣） 大柴胡汤（臣） 下瘀血汤（君） 大黄䗪虫丸（君） 木香槟榔丸（臣）
活血化瘀	瘀血证	随证配伍	大黄附子汤（臣） 大黄牡丹汤（君） 大陷胸汤（臣） 复元活血汤（君）
利湿退黄	黄疸淋证	茵陈等 茵陈蒿汤（佐）	新加黄龙汤（君） 防风通圣散（臣）

解说：

1. 泻下攻积　温热病热结便秘、高热不退，甚则神昏谵语，或杂病热结便秘者，常与芒硝等药同用，以增强泻下通腑泄热作用，如大承气汤、调味承气汤；里实热结而兼气血亏虚，或兼阴虚津亏者，可与补气血药或养阴生津药同用，如黄龙汤、新加黄龙汤。

寒积腹痛便秘，须与温里散寒的附子等药同用，如温脾汤、大黄附子汤。

食积腹痛，泻而不畅者，可与青皮、木香等行气消积止痛药同用，如木香槟榔丸。湿热痢疾，里急后重，常与黄连等药同用。

2. 清热泻火，凉血止血　血热妄行之吐血、衄血、咯血，以及火邪上炎所致的目赤、咽喉肿痛、牙龈肿痛等，常与黄连、黄芩同用，如泻心汤。现代临床单用大黄粉治疗上消化道出血，有较好疗效。

3. **清热解毒** 热毒痈肿疔疮,常与金银花、蒲公英、连翘等解毒药同用。肠痈腹痛,常与牡丹皮等药同用,以泻热破瘀,散结消肿,如大黄牡丹汤。烧烫伤,可单用粉,或配解毒敛疮的地榆粉,用麻油调敷患处。

4. **活血化瘀** 妇女产后瘀阻腹痛、恶漏不尽者,常与桃仁、䗪虫等活血通经药同用,如下瘀血汤(君)。五劳虚极,瘀血内留日久,干血成劳,配攻下积血的䗪虫等药,如大黄䗪虫丸。跌打损伤,瘀血肿块,可与疗伤止痛药同用,如复元活血汤。

此外,本品苦寒降泄,又可配伍清泄湿热药,用于黄疸、淋证等湿热病证,有利湿退黄之效。治湿热黄疸者,常配茵陈、栀子,如茵陈蒿汤;治湿热淋证者,常配利尿通淋药,如八正散。

朱丹溪善用大黄治眩晕,一味大黄,用酒炒三遍为末,名曰"一味大黄散",以茶调服一二钱(3~6g),其效如神。清代陈修园谓之"眩晕证,皆属肝,痰火亢,大黄安"。

【用法用量】煎服,3~15g。外用适量,研末敷于患处。生大黄泻下力较强,欲攻下者宜生用;入汤剂应后下,或用开水泡服,久煎则泻下力减弱。酒制大黄泻下力较弱,活血作用较好,宜用于瘀血证。大黄炭则多用于出血证。

【注意事项】本品苦寒,易伤胃气,脾胃虚弱者慎用;其性沉降,且善活血祛瘀,故妇女怀孕、月经期、哺乳期(可引起婴儿腹泻)应忌用。

【现代研究】

1. **主要成分** 含蒽醌衍生物,约2%~5%,大部分与葡萄糖结合成苷,少部分以游离的苷元存在。苷元为大黄酸(Rhein)、大黄酚(Chrysophanol)、大黄素(Emodin)、芦荟大黄素(Aloe-emodin)和大黄素甲醚(Physcion)。大黄泻下的有效成分为结合状态的蒽苷,主要有蒽醌苷和双蒽酮苷。双蒽酮苷中有番泻苷A、B、C、D、E、F(Sennoside A、B、C、D、E、F),其泻下作用比蒽醌苷强,但含量少,在贮藏过程中蒽酮逐渐氧化为蒽醌。大黄中还含有鞣质及其类似物质,如d-儿茶素(d-Catechin)、没食子酸(Gallic acid),并含多种微量元素。

2. **药理作用**

(1) 对消化系统的影响:①泻下作用:大黄泻下作用机制是口服后,结合型蒽苷大部分未经小肠吸收而直接抵大肠,在大肠被水解、还原、裂解为大黄酸蒽酮,并进一步氧化为番泻苷元。大黄酸蒽酮具有胆碱样作用,可促进肠蠕动而排便。此外,部分蒽苷转化为苷元后可再刺激盆神经丛,增加肠蠕动而致泻。虽然泻下的直接因素是游离的苷元,但结合型蒽苷中的葡萄糖能保护苷元,使其在胃肠不被水解和破坏,因此结合型的蒽苷才能发挥泻下作用。②利胆、保肝作用:大黄水、醇提取物、大黄煎剂、大黄素及大黄酸均有利胆作用。大黄对实验性肝损伤有明显的保护作用;大黄煎剂在体内可激发机体产生干扰素,提高抗病毒能力;大黄还可促进肝脏生成谷氨酰胺而起到解毒作用。大黄的利胆、保肝、解毒,以及促进肠道对毒物的排除等作用,为治疗胆道疾患、病毒性肝炎等疾病提供了药理学基础。③促进胰液分泌及抑制胰酶活性作用:其有效成分为水溶性的非鞣质和蒽醌苷。④抗胃及十二指肠溃疡作用:生大黄及大黄炭均有抗胃及十二指肠溃疡作用。

(2) 对血液和物质代谢的影响:①止血作用:大黄止血的有效成分是α-儿茶素及没食子酸。此外,大黄还能使受损伤局部的血管收缩,血管通透性降低而使出血时间缩短。②降血脂作用:可能是因为大黄的泻下作用影响胆固醇的吸收。

(3) 改善肾功能作用:大黄能明显降低血中非蛋白氮,延缓慢性肾衰的发展,其有效成分可能为大黄鞣质。

(4) 抗感染作用:①抗病原微生物作用:大黄抗菌谱广,对多种病原菌有抑制作用,如葡萄球菌、溶血性链球菌、厌氧菌、淋病双球菌、白喉杆菌、炭疽杆菌、伤寒杆菌、痢疾杆菌等,尤以葡萄球菌及淋病双球菌最敏感。此外,对一些致病真菌、流感病毒、孤儿病毒、单纯疱疹病毒、乙肝病毒、脊髓灰质炎病毒以及阿米巴原虫、阴道滴虫、血吸虫、钩端螺旋体也有抑制作用。大黄的主要抑菌成分是大黄酸、大黄素和芦荟大黄素,以芦荟大黄素抗菌作用最强。②抗炎、解热作用:大黄可减少中枢致热介质并减少机体内ATP的生成与消耗,减少产热,使能量代谢处于较低水平,利于体温降低。大黄煎剂有明显的抗炎作用,其抗炎作用与抑制环氧化酶活性,使PG合成减少有关。③对免疫功能的影响:大黄具有免疫调节作用。

(5)抗肿瘤作用:大黄蒽酮衍生物、大黄酸、大黄素和芦荟大黄素有明显抗肿瘤作用。

(6)体内过程:蒽醌衍生物口服易吸收,给药后2~3小时血药浓度达高峰。主要分布于肝、肾组织,其次是脑和肺。主要在肝脏转化,氧化代谢产物药理活性增强,代谢产物和原型最终与葡萄糖醛酸结合,活性降低,水溶性增高,由尿排出。主要经肾和肠排泄,部分由胆汁排入肠内。

综上所述,大黄的药理作用十分广泛,通过泻下、利胆、利胰而达到荡涤肠胃,攻积导滞的目的;通过抗菌、抗病毒、抗炎解热、降低高氮质血症及调节免疫功能等作用而清热凉血解毒;通过降低血液黏度、增加血容量、改善微循环以及抗肿瘤等作用而逐瘀通经。

3. 临床应用

(1)肝炎:急性黄疸型肝炎及重症肝炎用单味大黄不同制剂(汤、片、注射剂),治疗急性黄疸型肝炎224例,有效率为95%。(其中重症肝炎30例的有效率为76.7%,单味大黄在黄疸消退及腹胀、纳差等症状改善与消失速度方面均较西药快)慢性乙型肝炎治愈率达到45%。

(2)急性胰腺炎:大黄粉30g,用70~80℃ 200ml水冲开,置管深度为30~35cm,用50ml注射器将200ml 38~41℃的大黄液分次缓慢推入肠腔后,保留30~60分钟。治疗43例,72小时后体温及肠鸣音均恢复正常,有效率100%。

(3)脑卒中:生大黄30g,水煎150~200ml,保留灌肠,每日1次。如所下数量不多,第2、第3天可连续通导,直至腑通苏醒为止。

(4)上消化道出血、肺咯血:用大黄粉1.5~3g,1日3~4次口服,治疗上消化道出血400例,止血成功389例(97.25%),大便潜血试验转阴时间平均(1.54±0.89)天;大黄每次3g,1日3次,治疗肺咯血138例,止血时间平均6天,较西药止血时间显著缩短。

(5)流行性腮腺炎:生大黄10~30g,加入开水100~300ml浸泡30分钟,每日3次口服,每次10~100ml;发热退后,酌情减量服用,保持大便每日1~3次为宜。外用生大黄粉及芒硝粉各等份,取适量米醋调敷患处。每日2~4次。186例患者中痊愈181例(97.3%),平均治愈天数4天,无效5例(2.7%)。

(6)急性细菌性痢疾:醋制(蒸)大黄,每日30g,水煎成300ml,分3次口服(一日3次)。急性期用,病情严重的同时保留灌肠,每次100ml。恢复期改用每日20g,水煎成200ml,分3次口服。治疗96例,治愈88例,显效6例,无效2例,总有效率97.9%。

(7)急性化脓性扁桃体炎:生大黄9~12g,以白开水150~200ml泡药,温服缓饮4~6小时后若体温未降至正常,可泡服第2剂。治疗31例,治愈29例,好转1例,无效1例。治愈率为93.55%,总有效率为96.77%。

(8)急性胆囊炎:治疗急性胆囊炎20例,均获效,2~4天内发热、腹胀消失,白细胞恢复正常。

(9)胆结石:口服大黄片,每次0.6g,每日3次,共治疗42例,多在1周内开始排石,排石率为73.8%。

(10)胆道蛔虫病:大剂量大黄驱除胆道蛔虫迅速止痛。治疗方法:大黄600g分3次煎服,分次为300g、200g、100g,待水沸后投入大黄,煎5分钟即可,服后B超检查(示蛔虫退出胆道)然后给尿嘧啶12片(每片0.1g),当晚和第二天早晨各服6片,低热者在服大黄的同时肌注庆大霉素8万U,每日2次。上述疗法止痛效果迅速完全。

芒硝(矿物结晶)

来源于硫酸盐类矿物芒硝族芒硝,经加工精制而成的结晶体。主含含水硫酸钠($NaSO_4 \cdot 10H_2O$)。主产于河北、河南、山东、江苏、安徽等省的碱土地区。将天然产品用热水溶解,过滤。放冷析出结晶,统称"皮硝"。再取萝卜洗净切片,置锅内加水与皮硝共煮,取上层液,放冷析出结晶,即芒硝。以青白色、透明块状结晶,清洁无杂质者为佳。芒硝经风化失去结晶水而成的白色粉末称玄明粉(元明粉)。

【性味归经】咸、苦,寒。归胃、大肠经。

【功用特点】本品除苦寒泻下清热外,以味咸软坚为其主要特点,体现在两方面:内服软化燥屎,外用软化坚块。

【功效主治与配伍组方】

功效	主治	配伍组方		备注	
泻下软坚	实热积滞,大便燥结	大黄	大承气汤(臣)	调胃承气汤(臣)	桃核承气汤(臣)
			大黄牡丹汤(君)	防风通圣散(臣)	
清热	咽痛口疮	随证配伍	大陷胸汤(臣)	增液承气汤(佐)	
	目赤痈疮	随证配伍	凉膈散(臣)	温脾汤(臣)	黄龙汤(君)

解说:

1. 泻下软坚 实热积滞,大便燥结,常与大黄相须为用,以增强泻下通便、泄热作用,如大承气汤、调胃承气汤。近代临床,亦常用于胆石症腹痛便秘者。

2. 清热 咽喉肿痛,口舌生疮,可与清热解毒的硼砂、清热止痛的冰片等制成散剂外用,如冰硼散,或以芒硝置西瓜中制成西瓜霜外用。目赤肿痛,可用玄明粉配制眼药水,外用滴眼。乳痈初起,可用纱布包裹外敷。肠痈初起,可与大黄、牡丹皮同用,以泻热破瘀,散结消肿,如大黄牡丹皮汤。

用于常见的肛肠病,急性炎症期,如痔疮、肛裂、肛漏等,用3%溶液坐浴,效果良好。

【用法用量】 内服,6~12g,冲入药汁内或开水溶化后服。外用适量。

【注意事项】 孕妇及哺乳期妇女忌用或慎用。

【现代研究】

1. 主要成分 主要成分为含水硫酸钠($NaSO_4 \cdot 10H_2O$),约96%~98%,尚含少量氯化钠、氯化镁、硫酸镁、硫酸钙等。

2. 药理作用

(1)泻下作用:芒硝属盐类泻药,口服后水解产生大量硫酸根离子,不易被肠壁吸收,使肠内渗透压升高,阻止肠腔内水分吸收,致肠容积扩大,肠腔扩张,刺激肠壁引起肠蠕动增加而致泻。同时,硫酸钠本身对肠壁也有刺激作用。其泻下作用速度与饮水量有关,饮水量多,泻下作用出现快,反之则较慢。但芒硝使肠内容物急速通过小肠,影响营养物的吸收。

(2)利胆作用:口服小剂量芒硝,可刺激小肠壶腹部,反射性地引起胆囊收缩,胆道括约肌松弛,故能促进胆汁排出。

3. 临床应用

(1)化疗性静脉炎:10%的芒硝水溶液,浸润棉垫,放置于-12℃冰箱中12小时,制成芒硝冰袋,外敷患处,每日3~5次,每次20~30分钟,每15分钟更换1次,4天为一疗程,治疗29例,显效10例,有效15例,无效4例。

(2)足靴区血栓性浅静脉炎:将芒硝装入袋中。约0.5cm厚,敷于患处。10天为1个疗程。治疗36例,有效率为86.11%。

(3)腹部介入术后腹胀:将装有250~300g的芒硝纱布袋平铺于脐周腹壁,用胶带固定,外敷1~2小时,每日更换1~2次。治疗126例,痊愈73例,显效18例,有效19例,无效16例,总有效率为87.2%。

(4)麻痹性肠梗阻:将装有400~500g的芒硝的棉质布袋外敷于下腹部固定,每天2次,每次2小时。治疗103例,有效率为98.1%,超过60.2%的患者3天内解除肠梗阻。

(5)治疗乳腺病:芒硝治乳腺病60余例,效果良好。所治病例包括急性乳腺炎、乳腺小叶增生症、产妇回乳等。取芒硝20g,加陈醋适量拌匀,用纱布两层包好,做成饼状,面积约20cm×20cm左右大小,敷压于乳房上,每天3~4次,每次20分钟,一般用药3~10天见效,经期暂停。

各 论

大黄与芒硝功效主治异同点

药名	相同点	不同点
大黄	泻下攻积：热结便秘相须为用	解毒、活血化瘀、止血、利湿热：目赤、咽痛、疮疡、烫伤 瘀血证、血热吐衄、湿热黄疸
芒硝	清火消肿：痈肿疮毒	咸能软坚：一是通燥屎；二是外敷消坚块（乳痈）

番泻叶（小叶）

来源于豆科草本状小灌木植物狭叶番泻 Cassia angustifolia Vahl 和尖叶番泻 Cassia acutifolia Delile 的干燥小叶。前者主产于印度、埃及和苏丹，后者主产于埃及，我国广东、广西及云南亦有栽培。通常于9月采收，晒干。以干燥，叶形狭尖，叶片完整，色绿、枝梗少、无杂质者为佳。生用。

【**性味归经**】 甘、苦，寒。归大肠经。

【**功用特点**】 本品功效泻下导滞，大剂量攻下，治疗热结便秘；小剂量缓泻，适用于习惯性便秘及老年便秘。

【**用法用量**】 温开水泡服，2～6g，煎服宜后下。

【**注意事项**】 妇女哺乳期、月经期及孕妇忌用。剂量过大，有恶心、呕吐、腹痛等副作用。

【**现代研究**】

1. 主要成分 狭叶番泻叶主要含番泻叶苷 A、B、C、D(Sennoside A、B、C、D)、大黄酸葡萄糖苷(Rhein monoglucoside)、芦荟大黄素葡萄糖苷(Aloeemodin monoglucoside)、芦荟大黄素双蒽酮苷(Aloeemodin dianthrone glucoside)及少量大黄酸(Rhein)、芦荟大黄素(Aloeemodin)等。尖叶番泻叶含番泻叶苷 A、B、C，芦荟大黄素-8-葡萄糖苷(Aloeemodin-8-monoglucoside)、大黄酸-8-葡萄糖苷(Rhein-8-monoglucoside)、大黄酸-1-葡萄糖苷(Rhein-1-monoglucoside)及芦荟大黄素、大黄酸、大黄酸异鼠李素(Isorhamnetin)、山柰素、植物甾醇及其苷类。

2. 药理作用

(1) 泻下作用：番泻叶有明显的泻下作用，一般在服药后4～8小时排便。致泻有效成分是蒽苷，主要是番泻苷。

(2) 抗菌作用：番泻叶对多种细菌有抑制作用，如大肠杆菌、痢疾杆菌、变形杆菌、甲型链球菌及白色念珠菌。同时也能抑制奥杜盎小芽胞癣菌及星形奴卡菌的生长。

(3) 止血作用：番泻叶口服有助于止血。30%水浸液在胃镜直视下喷洒于胃黏膜出血病灶，能即刻止血。

综上所述，番泻叶明显的泻下、抗菌作用为其功效的药理基础。

3. 临床应用

(1) 上消化道出血：番泻叶5g，加水200ml，煎取药汁120ml，1次服下，连用3日为1个疗程。治疗48例，均有效，适宜于农村推广使用。

(2) 急腹症：单味番泻叶治疗胃与十二指肠出血346例，急性胰腺炎100例及胆囊炎、胆石症20例，取得肯定疗效。346例出血病人中完全止血326例，平均止血(2.68±0.12)天，总有效率为94.2%，明显优于对照组($P<0.01$)；凝血时间、血小板计数、复钙时间、纤维蛋白原含量、凝血活酶时间均有明显改善($P<0.01$)；治疗急性胰腺炎，有效率为100%，血、尿淀粉酶开始下降及降至正常时间、腹痛缓解与消失时间，均优于西药对照组($P<0.01$)；对胆囊炎、胆石症治疗总有效率为100%，腹痛缓解、体温及白细胞降至正常、黄疸消退时间等，均优于西药对照组($P<0.01$)。由此提示番泻叶在急腹症治疗中有重要作用及价值。

(3) 回乳：番泻叶 5~6g，加开水 200~300ml，浸泡 15 分钟后饮用（可重复浸泡），每日 3~5 次。3~7 天为 1 个疗程。治疗 2300 例，显效 2175 例，有效 125 例，总有效率为 100%。

(4) 便秘：所选病例均为骨折长期卧床及术后易发生便秘，或肛门裂伤并发痔疮者。辨证有热盛伤津之象者，均可运用本法。番泻叶 1.5~3g，开水泡代茶饮。一般服药后 6~7 小时即可排便，且无腹痛、腹泻及其他不适者 79 例；24 小时正常排便无副作用 4 例；无效 3 例。

(5) 用于胸外科手术前肠道准备：手术前 1 日中午开始，成人 6~8g，儿童 3~5g，番泻叶开水冲泡加盖 10~15 分钟，1 次饮入。一般 3~4 小时后即开始排便，连泻数次。如 4 小时后仍未排便，也无明显的肠鸣不已和腹痛绵绵等，可再同法冲服 200ml。一般以排便 3 次以上为最佳效果。晚 18:00 时未排便者，加服液状石蜡（成人 50ml，儿童 20~30ml）。如晚 21:00 时仍未排便，为口服药物无效，即给予清洁灌肠。禁忌证：如有慢性肠黏膜炎症者不宜服用番泻叶，孕妇及哺乳期、月经期的妇女禁用番泻叶。应用 92 例，有效 90 例，无效需给予肥皂水灌肠 2 例，有效率为 97.8%。

芦荟（叶汁浓缩干燥物）

来源于百合科多年生常绿植物库拉索芦荟 Aloe barbadensis Miller 叶的汁浓缩干燥物。习称"老芦荟"。主产于非洲，我国广东、广西、福建等地亦有栽培。全年可采，割取植物的叶片，收集流出的叶汁，置锅内熬成稠膏，倾入容器，冷却凝固后即得。以色墨绿，质脆，有光泽，气味浓，溶于水中无杂质及泥沙者为佳。入丸剂用。

【性味归经】苦，寒。归肝、大肠经。

【功用特点】本品既能泻下通便，又能清肝火，宜用于热结便秘兼肝火旺，烦躁失眠之证；兼杀虫疗癣。

用芦荟的叶汁涂抹在被核辐射灼伤的皮肤上，伤口愈合又快又好，甚至不留痕迹。经现代科学研究分析，芦荟含有天然蛋白质、维生素、叶绿素、活动酶和人体必需的微量元素及芦荟大黄素等 70 多种成分，其中不少对人体皮肤有良好的营养滋润作用，加速皮肤的新陈代谢，减轻面部皱纹生成，增强弹性，使皮肤光滑丰满，延缓衰老。

芦荟除作为胃肠炎、心脏病、高血压、糖尿病、痔疮、刀伤、肝病及癌症的良药外，还成为时髦的高级保健食品，成为千家万户餐桌上的美味佳肴。

【功效主治与配伍组方】

功效	主治	配伍组方
泻下清肝	热结便秘，兼心肝火旺	朱砂
	肝经实火	龙胆草等　当归龙荟丸（君）
杀虫	小儿疳积	健脾、驱虫药　布袋丸（佐）

解说：

1. 泻下清肝　热结便秘，兼心肝火旺，常与清心火的朱砂同用。肝经实火，常与龙胆草、栀子、青黛等清肝火药同用，如当归龙荟丸。

2. 杀虫　小儿疳积，常与健脾、驱虫药同用，如布袋丸。

【用法用量】入丸散服，每次 2~5g。外用适量，研末敷患处。

【注意事项】脾胃虚弱、食少便溏及孕妇忌用。

【现代研究】

1. 主要成分　主要有效成分为芦荟苷(Aloin 或 Barbaloin),并含少量的异芦荟苷(Isobarbaloin)、β-芦荟苷(β-Barbaloin)、芦荟大黄素(Aloe emodin)等。新鲜芦荟提取物含矿物质、有机酸、维生素、氨基酸、糖类、蒽醌衍生物、生物碱与鞣质等。

2. 药理作用

(1)泻下作用:本品少量能健胃,增进食欲;大量则引起泻下。在所有大黄苷类泻药中,芦荟的刺激性最强。其作用伴有显著腹痛和盆腔充血,严重时可引起肾炎。

(2)促进伤口愈合作用:10%水浸液能促进小鼠人工创伤的愈合,应用于家兔人工结膜水肿可缩短治愈日期数。库拉索芦荟对由烧伤、冻伤、电损伤、远侧动力拍打和动脉药物滥用引起的进行性皮肤局部缺血具有治疗作用,可使动脉内药物滥用组织坏死逆转。应用1%芦荟治疗试验性家兔Ⅲ度烧伤,优于磺胺嘧啶。

(3)抗癌作用:芦荟浸出液对小鼠 S_{180}、艾氏腹水癌有抑制作用,从芦荟中提到的一种高分子糖蛋白芦荟素 A,动物试验有明显抗癌作用,机制是提高机体免疫功能,增加 NK 细胞,保护 T 淋巴细胞。对人体肺肿瘤的发生具有保护作用;含30%芦荟叶的冻干粉的饮食,发挥了抑制肿瘤发生的作用,可抑制肝肿瘤发生的起始阶段。

(4)抗菌作用:芦荟浸出液对皮肤真菌、铜绿假单胞菌、结核杆菌有一定的抑制作用。

(5)降血糖、降血脂作用:芦荟直接降血糖和激活 β 细胞减轻糖尿病的病情。芦荟浸液有一定的抑制高胆固醇血症,对抗动脉粥样硬化作用。

(6)此外,芦荟有抗炎镇痛作用、抗胃溃疡作用和保肝作用。

3. 临床应用

(1)荨麻疹:将新鲜芦荟汁涂在发疹的皮肤上,自然干燥,1天2~4次。急性荨麻疹予3天1个疗程,慢性者予7天1个疗程。治疗32例,显效9例,有效21例,无效2例,有效率93.8%。

(2)放射性湿性皮炎:取鲜芦荟叶,冷藏后,用小刀切掉一小部分,靠近芦荟表皮层处有黄汁渗出,待黄汁渗尽后,剖开叶片,将芦荟汁涂于创面上,每日3~4次。治疗36例,有效34例,有效率94.44%。

(3)蜂螫伤后局部肿痛:将芦荟削去表皮,覆盖肿块处,以手指上适当的力度按擦大于肿块周围直径2cm的区域,叶段无叶汁时再取一段继续至肿块消失。治疗106例,治愈101例,治愈率95.3%,有效5例,有效率4.7%。

(4)预防化疗性静脉炎:新鲜芦荟切成长约10cm的薄片,沿静脉走向外敷在穿刺点上方2cm以上的皮肤处,胶布固定。化疗期间每天应用3~4次,直至疗程结束。新鲜芦荟片湿敷可有效预防化疗性静脉炎的发生,治疗组50例乳腺癌术后化疗患者,未发生静脉炎的45例。

第二节　润　下　药

火麻仁(种子)

来源于桑科一年生草本植物大麻 *Cannabis sativa* L. 的干燥成熟种子。全国各地均有栽培。秋季果实成熟时采收。晒干。以仁色白,籽粒饱满者为佳。生用,用时打碎。

【性味归经】甘,平。归脾、大肠经。

【功用特点】本品质润多脂,能润肠通便,且又兼有滋养补虚作用。

【功效主治与配伍组方】

功效	主治	配伍组方		备注
润肠通便兼补虚	肠燥便秘	大黄、厚朴等	麻子仁丸(君)	大定风珠(佐)　炙甘草汤(臣)

解说：

润肠通便兼补虚　老人、产妇及体弱津血不足之肠燥便秘证，常与大黄、厚朴等理气通便药同用，如麻子仁丸。

【用法用量】煎服，10～15g，打碎入煎。

【现代研究】

1. 主要成分　主要含脂肪油，约30%，并含甾体化合物、木脂酰胺、酚酸性化合物大麻酸类及少量生物碱等。其油中含脂肪酸及其甲酯，尚含有菜油甾醇、豆甾醇、β-谷甾醇、大麻酰胺甲、乙、丙、丁及大麻酚类化合物大麻酚、大麻二酚、Δ^9-四氢大麻酚、大麻葛酚。黄酮苷为大麻黄酮甲、乙。大麻中还含有维生素B、植物酸钙镁、胆碱、葫芦巴碱。

2. 药理作用

(1) 通便作用：能刺激肠黏膜，使分泌增加，蠕动加快，减少大肠吸收水分，有泻下作用。

(2) 降压作用：火麻仁酊剂、火麻仁乳剂均有明显的降压作用。

(3) 降血脂作用：火麻仁有明显的降血脂作用。

郁李仁（成熟种子）

来源于蔷薇科落叶灌木欧李 *Prunus humilis* Bge.、郁李 *Prunus japonica* Thunb. 或长柄扁桃 *prunus pedunculata* Maxim. 的干燥成熟种子。前两种习称"小李仁"，后一种习称"大李仁"。全国各地均有分布，主产于河北、辽宁、内蒙古等地。秋季果实成熟时采摘，除去果肉，去壳取仁，晒干。以种子饱满充实，整齐不碎，淡黄白色，不泛油者为佳。去皮捣碎生用。

【性味归经】辛、苦、甘，平。归大肠、小肠经。

【功用特点】本品润肠通便作用类似火麻仁而较强，且兼可行大肠之气滞，多用于大肠气滞，肠燥便秘之证（五仁丸）。利水消肿，复方配伍用于水肿胀满及脚气浮肿。

【用法用量】煎服，6～10g。

【注意事项】孕妇慎用。

【现代研究】

1. 主要成分　含苦杏仁苷、挥发性有机酸、粗蛋白质、纤维素、淀粉、油酸等，并含脂肪油，约58.3%～74.2%。

2. 药理作用

(1) 润肠作用：郁李仁富含脂肪油，内服产生脂肪酸，刺激肠壁，增加肠的分泌和蠕动，减少肠对水分的吸收，而致缓泻。

(2) 对呼吸系统的作用：其所含皂苷内服有祛痰效果。有机酸有镇咳祛痰作用。

(3) 降压作用：其酊剂有明显的降血压作用。

火麻仁与郁李仁功效主治异同点

药名	相同点	不同点
火麻仁	润肠通便 用治肠燥 便秘	补虚：血虚津亏，肠燥便秘　如麻子仁丸
郁李仁		下气利尿：气滞肠燥便秘、水肿胀满　如五仁丸

第三节 峻下逐水药

甘遂（块根）

来源于大戟科多年生草本植物甘遂 *Euphorbia kansui* T. N. Liou ex T. P. Wang 的干燥块根。主产于陕西、山西、河南等地。秋末或春初采挖。撞去外皮，晒干。以根肥大饱满，色白，粉性足，无纤维者为佳。醋制过用。

【性味归经】苦，寒，有毒。归肾、大肠经。
【功用特点】本品泻水逐饮，用于水肿、胸腹积水；外用消肿散结可治痈肿疮毒。
【功效主治与配伍组方】

功效	主治	配伍组方
泻水逐饮	水肿，臌胀，胸胁停饮	大戟、芫花、大枣 十枣汤（君）
	风痰癫痫	朱砂等
消肿散结	疮痈肿毒	单用

解说：
1. 泻水逐饮　水肿，大腹臌胀，胸胁停饮，正气未衰者，可与大戟、芫花为末，枣汤送服，如十枣汤。风痰癫痫，以甘遂为末，入猪心煨后，与安神的朱砂研末为丸服。
2. 消肿散结　疮痈肿毒，可用甘遂末水调外敷。

【用法用量】入丸散，每次 0.5~1.5g。外用适量，生用。内服醋制用，以减低毒性。
【注意事项】虚弱者及孕妇忌用。反甘草。
【现代研究】
1. 主要成分　含 γ-大戟甾醇（γ-Euphorbol）、α-大戟甾醇（α-Euphorbol）、大戟二烯醇（Euphadienol）、甘遂甾醇（Tirucallol）、大戟酮（Euphorbon）等多种化合物。近报道尚含 20-去氧巨大戟萜醇（20-Deoxyingenol）的衍生物（Ⅰ）、（Ⅱ），巨大戟萜醇（Ingenol）的衍生物（Ⅲ），13-氧化巨大戟萜醇（13-Oxyingenol）的衍生物（Ⅳ），甘遂萜酯 A 及 B（Kansuinine A 及 B）。
2. 药理作用
(1) 泻下作用：其泻下活性成分对肠黏膜有强烈刺激作用，引起炎症性充血及肠蠕动增加，造成峻泻。
(2) 利尿作用：动物实验及健康人均无明显利尿作用，但临床观察肾性水肿病人服用甘遂或采用甘遂敷穴位治疗小便不利，均见通利小便效果。
(3) 抗生育作用：甘遂是妊娠禁忌药。
3. 临床应用　产后尿潴留：生甘遂研末，用酒调成糊备用，用温开水清洗脐部，清洁纱布擦干净后将备好的甘遂糊添平脐部，上面盖上塑料薄纸，再用纱布绷带固定。治疗 20 例，半小时后能自行排出小便的 17 例，24 小时后自行排出小便的 3 例。

京大戟（根）

来源于大戟科多年生草本植物大戟 *Euphorbia pekinensis* Rupr. 的干燥根。主产于江苏、四川、江西、广西等地。秋末或春初采挖。除去残茎及须根，晒干。以根条均匀，肥嫩，质软无须根者为佳。生用或醋制用。

【性味归经】苦、辛,寒。有毒。归肺、肾、大肠经。
【功用特点】本品泻水逐饮,用于水肿、胸腹积水;消肿散结可治痈肿疮毒。
〔附〕红大戟:为茜草科植物红大戟的根,功用略同京大戟,但红大戟消肿散结力强,京大戟泻下逐水力胜。

【功效主治与配伍组方】

功效	主治	配伍组方
泻水逐饮	水肿,臌胀,胸胁停饮	甘遂、芫花等
消肿散结	痈肿疮毒,瘰疬痰核等	随证配伍

解说:
1. 泻水逐饮　水肿,臌胀,正气未衰者,用大戟与缓和药性的大枣同煮,食枣;或与甘遂、芫花同用,增强泻下逐水的作用。痰湿水饮停于胸膈而致胁肋隐痛、痰唾黏稠者,可与甘遂等药同用,以收祛痰逐饮之功。
2. 消肿散结　热毒痈肿疮毒,可鲜用捣烂外敷。痰火凝聚的瘰疬痰核,可用大戟与鸡蛋同煮,食蛋。

【用法用量】煎服,1.5~3g;入丸、散服,每次1g。外用适量,生用。内服醋制用,以减低毒性。
【注意事项】虚弱者及孕妇忌用。反甘草。
【现代研究】
1. 主要成分　含大戟苷(Euphornin)、树胶、树脂、生物碱、有机酸、鞣质、多糖、大戟酸和三萜醇等。
2. 药理作用　京大戟能刺激肠管,引起肠蠕动增强,减少内容物在肠内的停留时间及对水分的吸收而产生泻下作用。

甘遂、京大戟、芫花异同点

药名	相同点	不同点
甘遂	泻水逐饮,治大腹水肿,胸胁积液(有毒,归肺、肾、大肠;醋制减低毒性,反甘草;孕妇、虚人忌用)	逐痰涎,消肿散结
京大戟		消肿散结,京大戟泻下逐水力强,红大戟消肿散结力胜
(芫花)		毒性较强,祛痰止咳,杀虫疗疮

备注:芫花:为瑞香科芫花的花蕾。煎服,1.5~3g;入丸、散0.6g。内服醋制用,以减低毒性。

牵牛子(成熟种子)

来源于旋花科攀援性一年生草本植物裂叶牵牛 *Pharbitis nil*(L.) Choisy 或圆叶牵牛 *Pharbitis purpurea*(L.) Voigt 的干燥成熟种子。表面灰黑色者称黑丑,淡黄色者称白丑,同等使用。全国大部分地区均产。秋季果实成熟时采收。晒干。以种子粒大饱满、无果皮等杂质者为佳。生用或炒用。

【性味归经】 苦,寒。有毒。归肺、肾、大肠经。

【功用特点】 本品逐水作用虽较甘遂、京大戟稍缓,但仍属有毒峻下之品。

【功效主治与配伍组方】

功效	主治	配伍组方
泻下逐水 去积杀虫	水肿臌胀	单用或配甘遂、京大戟等 舟车丸(君)
	痰饮喘咳	随证配伍
	实热积滞,大便秘结	随证配伍
	虫积腹痛	随证配伍

解说:

1. 泻下,逐水　水肿臌胀,二便不利者,可单用研末服;或与甘遂、京大戟等同用,如舟车丸。痰饮喘咳,面目浮肿者,常与泻肺平喘,利水消肿的葶苈子等药同用。

2. 去积　肠胃实热积滞,大便秘结,可配润肠通便的桃仁、炼蜜为丸服;痢疾里急后重者,可与行气消积止痢的木香、槟榔、枳实等同用。

3. 杀虫　蛔虫、绦虫及虫积腹痛者,可与驱虫药同用,以增强去积杀虫之功。

【用法用量】 煎服,3~6g。入丸、散服,每次 1.5~3g。本品炒用药性减缓。

【注意事项】 孕妇忌用。不宜与巴豆霜同用。

【现代研究】

1. 主要成分　含牵牛子苷、牵牛子酸甲、没食子酸以及麦角醇、裸麦角碱及野麦碱等生物碱。

2. 药理作用

(1)泻下作用:牵牛子苷在肠内遇胆汁和肠液分解出牵牛子素,刺激肠道,增强蠕动,引起强烈的泻下。

(2)驱虫作用:体外实验,对猪蛔虫有一定驱虫效果。

3. 临床应用

(1)偏头痛:牵牛子洗净、清炒,炒至微鼓起,粉碎、过筛、装胶囊即得。制成胶囊药含量为每粒 0.3g/粒。发作期口服牵牛子胶囊 1.2g,3 次/天;缓解期预防发作 0.6g,3 次/天。治疗 110 例,有效 71 例,显效 31 例,无效 8 例,总有效率 92.7%。

(2)顽固性便秘:牵牛子洗净置锅内,文火炒约 5 分钟,研粉每晚睡前半小时温开水送服 2~3g,疗程 1 个月。治疗 25 例,痊愈 8 例,显效 9 例,好转 7 例,无效 1 例,总有效率为 96%。

巴豆(成熟果实)

来源于大戟科乔木植物巴豆 Croton tiglium L. 的干燥成熟果实。主产于四川、广西、云南、贵州等省。秋季果实成熟,果实尚未开裂时采,晒干,破开果壳,取出种子。以个大,饱满,种仁黄白色者为佳。用仁或制霜用。巴豆仁,是将巴豆用米汤浸拌,置日光下暴晒或烘裂,去皮,取净仁,炒焦黑用;巴豆霜,是取净巴豆仁,碾碎,用多层吸油纸包裹,加热微烘,压榨去油后,碾细,过筛。巴豆仁以粒饱满、胚乳黄白色、不泛油者为佳。

【性味归经】 辛,热。有大毒。归胃、大肠经。

【功用特点】 本品辛热为峻下冷积的代表药物,张元素喻其有"斩关夺门之功";并有很强的祛痰逐水退肿作用;炒令烟尽可止泻,外用蚀疮。

【功效主治与配伍组方】

功效	主治	配伍组方	
峻下冷积	寒积便秘急证	单用或配伍	三物备急丸(君)
逐水退肿	腹水	复方配伍	
祛痰利咽	寒实结胸,喉痹痰阻	单用或配伍	三物小白散(君)
蚀疮(外用)	痈肿成脓未溃及疥癣恶疮	复方配伍	
炒炭止泻(必炒烟尽)	寒性久泻	硫黄	

解说:

1. 峻下冷积　寒邪食积,阻结肠道,大便不通,腹满胀痛,病起急骤,气血未衰者,可单用巴豆霜装入胶囊服;或配泻下的大黄、温中的干姜制丸服,如三物备急丸。

2. 逐水退肿　腹水臌胀,可用巴豆、杏仁炙黄为丸服。近代用本品配绛矾、神曲为丸,用治晚期血吸虫病肝硬化腹水。

3. 祛痰利咽　痰涎壅塞、胸膈窒闷、肢冷汗出之寒实结胸者,常与化痰止咳的贝母、宣肺化痰的桔梗同用,如三物小白散。

喉闭痰阻,呼吸困难,可单用巴豆去皮,线穿纳入喉中,牵出即苏;近代用于白喉及喉炎引起喉梗阻,用巴豆霜吹入喉部,引起呕吐,排出痰涎,使梗阻症状得以缓解。此外,小儿痰壅、乳食停积甚则惊悸者,可用本品祛痰、消积,常与复方配伍,如成药万应保赤散。

4. 外用蚀疮　痈肿成脓未溃者,常与乳香、没药等活血消痈药同用,外敷患处。

恶疮,单用本品炸油,以油调雄黄、轻粉为末,外涂疮面即可。

【用法用量】 入丸散服,每次 0.1~0.3g。大多制成巴豆霜用,以减低毒性。外用适量。

【注意事项】 孕妇及体弱者忌用。畏牵牛。

【现代研究】

1. 主要成分　巴豆种仁含巴豆油,约34%~57%,其中巴豆酸和甘油酯为其特异性成分,油中还含有巴豆树脂(Crotonresin),并从油中分离得到11种辅致癌物质(Cocarcinogen)。种仁尚含巴豆毒素(Crotin)、巴豆苷(Crotonoside)及一种类似蓖麻碱(Ricinine)的生物碱。

2. 药理作用

(1)对消化道作用:巴豆油半滴到1滴能产生口腔、咽及胃部灼热感,并有催吐作用。巴豆到肠内水解后释放出巴豆酸,刺激肠黏膜,可导致炎症反应。于30分钟至3小时内产生剧烈腹泻、腹痛和里急后重。

(2)抗病原微生物作用:巴豆煎剂对金黄色葡萄球菌、流感杆菌、白喉杆菌、铜绿假单胞菌均有一定的抗菌作用。

(3)抗肿瘤作用:巴豆提取物对小鼠肉瘤 S_{180} 腹水型、小鼠宫颈癌 U_{14} 实体型和 U_{14} 腹水型以及艾氏腹水癌皆有明显抑制作用。

(4)巴豆油、巴豆树脂、巴豆醇酯类皆有弱的致肿瘤活性。

3. 临床应用

(1)治疗骨结核:单味巴豆治疗骨结核12例,取得了较满意的效果。将蜂蜡适量放于铜勺中熔化后离火稍凉,使其不凝固,将巴豆仁放入蜂蜡中搅拌,使每粒巴豆着蜡均匀后取出,冷凝后贮藏备用。使用时每日早晚各服5~7粒,温开水送服,体质强壮者,可嚼碎2~3粒服下。蜂蜡味淡性平,主润脏腑经络,而有续绝补伤生肌之妙,以其作为赋形剂,制巴豆,从而达到消除或降低巴豆毒性,增加疗效的作用,又可利于贮藏和长期服用。此外,在炮制过程中一定要用铜勺,不能用其他工具代替,因铜味苦酸涩,气寒,能敛疮止血,清热散结,与巴豆、蜂蜡共同作用,达到减毒增效之目的。

(2)小儿疱疹性口炎:生巴豆2粒,去皮,捣碎成泥饼状,敷于印堂穴处,外贴胶布固定。贴5小时后去掉。每天1次,连贴2天。去药后局部皮肤微潮红,部分患者约2小时后潮红处会起水疱,约2~3天后水疱破裂、消失,属正常现象,局部皮肤起水疱后次日不再敷贴药物。治疗31例,治愈24例,有效6例,无效1例,总有效率96.78%。

思考题

1. 试述泻下药的含义、功效、应用、配伍及注意事项。
2. 泻下药分类、各类包括哪些药物、每类的特点和应用范围是什么?
3. 比较大黄、芒硝的功效应用异同点。
4. 大黄泻下攻积,临床是如何应用的?如何配伍?
5. 峻下药中毒性较强的药物是如何减低毒性的?

第四章 祛风湿药

【学习要求】
1. 掌握祛风湿药的含义、功效、适用范围、配伍方法及各节药物的功用特点和使用注意。
2. 掌握药物6味(独活、木瓜、蕲蛇、秦艽、防己、桑寄生),熟悉药物3味(川乌、威灵仙、五加皮),了解药物4味(雷公藤、络石藤、豨莶草、狗脊)。参考药物9味(乌梢蛇、蛇蜕、松节、蚕沙、桑枝、千年健、臭梧桐、路路通、丝瓜络)。
3. 掌握相似药物的功效、应用的异同点。
4. 了解防己有防己、广防己;五加皮有南五加皮、北五加皮;白花蛇有蕲蛇、金钱白花蛇不同品种。

一、含义

凡以祛除肌表、经络、筋骨、关节的风湿,解除痹痛为主,用于治疗痹证的药物,称为祛风湿药。

二、归经和治疗范围

本类药物一般多入肝肾经。

肝主筋,肝为风木之脏,且为六阴经中惟一的贯穿全身的经脉,本经为病,常出现肢体麻木、筋脉拘挛、中风口歪、半身不遂等。

肾主骨,足少阴肾经起于足底,沿下肢内侧上行,贯脊,属肾络膀胱,肾之为病,常出现腰痛、膝软、下肢麻木、痿痹不用等。

二经同属于足经,主循行于下肢,故本节药物多治下肢病变。

三、性能特点

祛风湿药味多辛苦,辛以祛风,苦能燥能泄,药性或温或寒。
祛风湿散寒药:性温,温以散寒。
祛风湿清热药:性寒,寒以清热。
祛风湿强筋骨药:性温温通,味甘补益。

四、分类及各类祛风湿药的作用与适应证

分类	作用	适应证
祛风湿散寒药	祛风湿、散寒止痛、舒筋活络	风寒湿痹,关节疼痛筋脉拘挛
祛风湿清热药	祛风湿、清热消肿、通络止痛	风湿热痹,关节红肿热痛诸证
祛风湿强筋骨药	祛风湿、补肝肾、强筋骨	风湿痹证兼肝肾不足,腰膝无力

五、配伍原则

运用祛风湿药时,可根据痹证的性质(如风寒湿邪偏胜、病情之寒热虚实、病程之新久等)、病变的部位等具体情况选择相应的药物,并做适当的配伍,以增强或巩固疗效。

1. 行痹(风胜者,以游走性疼痛为主),选善祛风邪的祛风湿药。
2. 着痹(湿胜者,肿较显著,多见下肢),选温燥的祛风湿药,配祛湿或燥湿药。
3. 痛痹(寒胜者,疼痛较为显著),选散寒止痛的祛风湿药,配温经活血药。
4. 热痹(红肿热痛),选寒凉的祛风湿药,配清热药。
5. 病邪在表,配解表药。
6. 肝肾不足,腰膝酸痛,选强筋骨的祛风湿药,配补肝肾之品。
7. 久病体虚,配补气血药。

六、常用剂型

痹证多属慢性疾患,病情较少变化,为了服药方便,急性期用汤剂,慢性期宜用酒剂、丸剂,酒剂还可发挥其温散止痛加强药效的作用。

七、注意事项

1. 内风证忌用。
2. 有些药物辛散温燥,易于伤阴耗血,故阴血虚者应慎用。

八、药理作用

从现代医学的角度看,痹证主要包括风湿性关节炎、类风湿关节炎、坐骨神经痛、痛风、骨质增生及脑血管意外后遗症等。据研究,祛风湿药主要有以下药理作用,且多与中药的用药经验一致。

1. 抗炎作用 如独活、秦艽、五加皮、防己、木瓜、虎骨、徐长卿、雷公藤等均有抗炎作用,能减轻实验性关节炎的肿胀程度,并加速其消退。有些药物的抗炎机制是通过兴奋垂体-肾上腺皮质系统,提高肾上腺皮质功能所致,如秦艽、汉防己等。
2. 镇痛作用 如秦艽、独活、汉防己、五加皮、虎骨、徐长卿等,均有不同程度的镇痛作用。
3. 其他作用 秦艽、汉防己均能解热。秦艽、刺五加、徐长卿具有镇静作用。

第一节 祛风湿散寒药

独活(根)

来源于伞形科多年生草本植物重齿毛当归 Angelica pubescens Maxim. f. biserrata Shan et Yuan 的干燥根。主产于四川、湖北、安徽等地。秋末或春初采挖。晒干。以根条粗壮,油润,香气浓郁者为佳。切片生用。

【性味归经】辛、苦,微温。归肝、肾、膀胱经。

【功用特点】本品为祛风湿药中的解表药,适用于外感风寒夹湿的表证,兼治少阴经伏风头痛;祛风湿止痹痛的特点是性善下行,以下部的腰膝、足关节疼痛属寒湿重者为宜。

【功效主治与配伍组方】

功效	主治	配伍组方	备注
祛风湿,止痹痛	风寒湿痹(下半身)	独活寄生汤(君)	羌活胜湿汤(君) 大秦艽汤(臣)
解表	风寒夹湿表证	羌活等 败毒散(君)	荆防败毒散(君)

解说:

1. 祛风湿,止痹痛　腰膝、腿足关节疼痛属下部寒湿重者为宜。可复方泡酒服用;若肾气虚弱,寒痹,多与桑寄生等补肝肾、祛风湿药同用,如《千金方》独活寄生汤。

2. 解表　外感风寒夹湿表证,多与羌活、独活等祛风寒湿之品同用,如败毒散。

【用法用量】煎服,3~10g。

【现代研究】

1. 主要成分　含挥发油,其中已确定成分的有枞油烯、α-蒎烯、辛烷23等。另含甲氧基欧芹素(Osthol)、二氢欧山芹素(Columbianadin)、二氢欧山芹醇乙酸酯(Columbianetinacetate)、二氢欧山芹醇(Columbianetin)、佛手柑内酯(Bergapten)、异当归醇(Isoangelol)、毛当归醇(Anpubesol)、花椒毒素(Xanthoxin)、异欧前胡素(Isoimperatorin)、二氢欧山芹醇葡萄糖苷(Columbianetin-β-D-glucopyranoside)、伞花内酯(Umbelliferone)、东莨菪素、当归醇(Angelol)及γ-氨基酸等。

2. 药理作用
(1)镇静、催眠、镇痛、抗关节炎作用。
(2)对心血管系统的作用:独活煎剂或酊剂有明显降压作用,酊剂作用大于煎剂。
(3)抑制血小板聚集作用:独活醇提取物抑制血小板聚集作用是其抗血栓形成的机制之一。
(4)抗菌作用:体外独活煎剂对大肠杆菌、痢疾杆菌、变形杆菌、伤寒杆菌、铜绿假单胞菌、霍乱弧菌、人型结核杆菌等均有抑制作用。

3. 临床应用　梅尼埃病:独活30g,鸡蛋6只,入水同煮至水沸后,敲碎鸡蛋外壳,继续煮熟。取食鸡蛋,每日2次。共治疗92例,痊愈72例,显效14例,有效6例。

威灵仙(根及根茎)

来源于毛茛科攀援性灌木植物威灵仙 Clematis chinensis Osbeck、棉团铁线莲 C. hexapetala Pall. 或东北铁线莲 C. manshurica Rupr. 的干燥根及根茎。前一种主产于江苏、安徽、浙江等地,应用较广。后两种部分地区应用。秋季采挖,除去泥沙,晒干。以条匀,皮黑,质坚,断面肉白者为佳。生用。

【性味归经】辛、咸,温。归膀胱经。

【功用特点】本品祛风湿特点是辛散温通,性猛善走,通行十二经脉,为治疗风湿痹痛的要药。凡风湿痹痛、麻木不仁,无论上下皆可应用;本品味咸软坚为祛风湿药中的消骨鲠药。

【功效主治与配伍组方】

功效	主治	配伍组方
祛风湿、通经络	风湿痹痛,麻木不仁	单用或复方配伍
消骨鲠	诸骨鲠咽	单用或配伍

解说:
1. 祛风湿、通经络 风湿痹痛,麻木不仁,常可单用为末,温酒泡服;也可复方配伍。
2. 消骨鲠 诸骨鲠咽,可单用或加砂糖、醋煎汤,慢慢咽下,一般可使骨鲠消失。

【用法用量】 煎服,6~10g。治骨鲠可用30~50g。

【现代研究】
1. 主要成分 根含白头翁素(Anemonin)、白头翁内酯(Anemonol)、甾醇、糖类、皂苷等。棉团铁线莲和东北铁线莲含铁线莲皂苷乙、丙(Clematoside B、C)和常春藤皂苷元(Hederagenin)等。
2. 药理作用
(1)利胆作用:威灵仙水煎液、醇提液有利胆作用。
(2)引产作用:威灵仙根稀醇提取液有引产作用。
(3)抗菌作用:威灵仙根100%煎剂对金黄色葡萄球菌、志贺氏痢疾杆菌有抑制作用。原白头翁素对革兰阳性及阴性细菌和霉菌都有较强的抑制作用。
(4)松弛平滑肌作用:煎剂可使犬食道蠕动节律增强,频率增加,幅度增大。能松弛骨鲠患者咽部或食管上段的局部挛缩,使骨松脱。
(5)抗利尿作用:煎剂与浸剂有显著抗利尿作用。
(6)镇痛作用:本品煎剂有明显的镇痛作用。
3. 临床应用
(1)胆石症:威灵仙60g,分2次煎服,每日1剂。此法治疗胆石症120例,治愈60例,好转44例,无效16例,总有效率为87%。尤其对结石直径小于15mm及肝胆管内泥沙样结石疗效特别显著。
(2)急性乳腺炎:威灵仙适量,研末,以米醋调和成糊状,待30分钟后敷于患乳,随干随换。治疗急性乳腺炎多例,一般1~3天即愈。
(3)淋巴结核:鲜威灵仙根,除去根中硬芯,捣烂成泥,敷内关穴(男左女右)或患处24小时,治疗淋巴结核200多例,疗效满意。
(4)胃脘寒痛:用威灵仙20~40g煎服或加姜糖水服,每收良效,用本品研末治疗亦佳。
(5)治疗乳蛾:用本品鲜根加红糖作蚕豆大小之药饼,敷贴于印堂穴2~3小时,局部潮红即取下,6小时后好转,再经调理而愈。
(6)治疗流行性腮腺炎:取鲜威灵仙根洗净,切细,捣烂。每用500g加米醋250ml,浸于玻璃瓶内,盖紧勿令泄气。3天后取出醋浸液,用棉签蘸涂患处,每2~3小时涂擦1次,一般于药后1~3天即愈。
(7)治疗泌尿系结石:以威灵仙每日100g,煎水代茶饮,或根据证候辨证施治,方中加入威灵仙,剂量50~100g,15天为一疗程。治疗泌尿系结石126例,痊愈86例,好转30例,无效10例,总有效率92.1%。

川乌(母根)

来源于毛茛科多年生草本植物乌头 Aconitum carmichaeli Debx. 的干燥母根。主产于四川、云南、陕西、湖南等地。夏、秋季采挖,晒干。以个大、肥满、质坚实,无空心,无残根及须根者为佳。生用或制后用。

【性味归经】 辛、苦,温,有大毒。归心、脾、肝、肾经。

【功用特点】 本品有大毒,内服需炮制用。有较强的祛风除湿,散寒止痛作用,尚可治疗诸寒疼痛。因止痛作用较强,可做麻醉用药。

〔附〕草乌:为毛茛科北乌头的块根,作用与川乌相似,唯毒性更烈。陶弘景说:"草乌,捣茎汁日煎为射罔,猎人以缚箭,射禽兽十步即倒。"李时珍的叙述更为生动:"飞鸟触之堕,走兽遇之僵。"由此可见乌头之毒剧哉。

【功效主治与配伍组方】

功效	主治	配伍组方
祛风除湿	风寒湿痹	活血通经药　小活络丹(君)　大活络丹(君)
散寒止痛	诸寒疼痛	单用
	跌打损伤	疗伤止痛药

解说:

祛风除湿,散寒止痛　风寒湿痹,中风手足不仁、筋脉挛痛,常复方配伍,如小活络丹、大活络丹,二方中均踞君位。诸寒疼痛,对寒疝腹痛、手足厥冷,单用本品浓煎加蜜服。外伤瘀痛,常与活血疗伤药同用。

其止痛作用较强,可做手术麻醉用药,多与蟾蜍、天南星、生半夏等同用,如外敷麻药方。

【用法用量】 煎服,1.5~3g。若做散剂或酒剂,应减为1~2g,入汤剂应先煎0.5~1小时,外用适量。一般炮制后用,生品内服宜慎。

【注意事项】 孕妇忌用。反半夏、瓜蒌、天花粉、贝母、白及、白蔹。不宜久服。

【现代研究】

1. 主要成分　含多种生物碱,其中主要的有乌头碱(Aconitine)、中乌头碱(Mesaconitine)、次乌头碱(Hypaconitine)等。除此还有塔拉弟胺(Talatisamine)、川乌碱甲、乙(Chuan-Wu-base A、B)。乌头碱经水解最终变成乌头原碱(Aconine),其毒性为乌头碱的1/2000。此外,还分离出消旋去甲乌药碱(dl-Demethylcoclaurine)等。

2. 药理作用

(1) 镇静、镇痛作用:乌头碱、次乌头碱、乌头原碱及乌头注射液均有镇静、镇痛作用。

(2) 局麻作用:乌头和乌头碱有局麻作用。

(3) 抗炎作用:川乌总碱对各种致炎剂的致炎作用、巴豆油气囊肿渗出、肉芽组织增生、白细胞游走及PGE合成均有明显抑制作用。

(4) 抗癌作用:实验表明,乌头注射液对实体动物肿瘤抑制率可达50%以上。临床应用也证实其具有抗癌作用,病理观察可见癌细胞核空泡、变形、回缩及淋巴结构破碎等退行性变。

(5) 对心血管系统的作用:乌头碱能使血压下降,乌头煎剂对麻醉犬或猫可引起迅速而短暂的降压效应。乌头煎剂具有扩张冠脉血管的作用。

3. 临床应用　治疗周围性面瘫:将制川乌、制草乌研成粉末状,按一定比例配伍后,取0.5~0.8g以透气性良好的纱布包裹成球形大小于塞入鼻孔不脱出为宜。将其塞入患侧鼻孔内,每6~8小时更换1次,直至面瘫完全治愈为止。共治326例,一般治疗5天~2个月,痊愈318例,好转8例,无效0例。痊愈率97.5%,有效率100%。

蕲蛇(全体)

来源于蝰科动物五步蛇 *Agkistrodon acutus* (Guenther)的干燥全体。主产于湖北、江西、浙江等地。夏、秋季捕捉,剖开腹部,除去内脏,干燥,以黄酒润透去皮骨,切段用。以身干,个大,头尾齐全,花纹斑点明显者为佳。

据悉全世界蛇类近3000种,其中毒蛇约600种。以蛇入药最主要的是蕲蛇与乌梢蛇。蕲蛇的特点是:胎生,产子极少,成长缓慢,由于蕲蛇药源紧缺,伪者较多,根据古人经验,"视蛇虽干枯,而眼光不陷者为真"。"蛇死目皆闭,惟蕲州花蛇目开"。

【性味归经】甘、咸,温,有毒。归肝经。

【功用特点】本品有毒,善祛风通络,能"内走脏腑,外彻皮肤",故人体内外风邪皆可用之,如风湿顽痹、麻木拘挛、风中经络口眼㖞斜、半身不遂及麻风疥癣等。又为祛风湿药中的定惊止痉药。

〔附〕金钱白花蛇(眼镜蛇科银环蛇的幼蛇干燥体):功似蕲蛇而力强,用量较轻,研粉吞服每次1~1.5g。

【功效主治与配伍组方】

功效	主治	配伍组方	
祛风通络	风湿顽痹,肢麻拘挛及中风等	乌梢蛇、羌活等	同仁大活络丸
	麻风疥毒、瘙痒等	乌梢蛇、生大黄等	
定惊止痉	小儿急慢惊风、破伤风	乌梢蛇等	

解说:

1. 祛风通络　风湿顽痹,肢体麻木,筋脉拘挛及中风口眼㖞斜、半身不遂等,常与乌梢蛇、羌活、防风等祛风通络疗痹之品同用,如北京同仁堂的同仁大活络丸。麻风疥毒、手足麻木、皮肤瘙痒等,多与乌梢蛇、雄黄等同用,以祛风解毒止痒。

2. 定惊止痉　小儿急慢惊风、破伤风,常与乌梢蛇、蜈蚣同研末,煎酒调服,以息风定惊止搐。

【用法用量】煎服,3~9g;研末服,每次1~1.5g,一日2~3次。

【现代研究】

1. 主要成分　含蛋白质及脂肪,尚含皂苷。头部毒腺的蛇毒中含透明质酸酶、去纤维蛋白酶、酯酶、抗凝血因子和凝血酶样物质。

2. 药理作用

(1)降压作用:注射液有显著降压作用,是直接扩张血管而致。

(2)镇痛、镇静、催眠作用:蛇毒有剧毒,但经去毒处理,可发挥良好的抗凝、镇痛作用。蛇毒0.188mg/kg对大鼠的镇痛效果较吗啡1mg/kg尚大3~4倍,且不易产生耐受性,可用治神经痛、癌痛等。

(3)抗凝血、抗血栓形成作用:能降低纤维蛋白原,使血液黏度降低,降低血小板数量、黏附率和聚集功能。

3. 临床应用

(1)治疗急性脑梗死:用蕲蛇酶0.75U加生理盐水250ml,静脉滴注,1次/天治疗急性脑梗死50例,治愈25例(50%),显著进步15例(30%)、进步6例(12%)、无变化4例(8%),总有效率92%。

(2)治疗血栓闭塞性脉管炎:用蕲蛇酶注射液配合中药治疗血栓闭塞性脉管炎38例,结果,临床治愈17例(44.74%),显效15例(39.47%),进步5例(13.16%),无效1例(2.63%),总有效率97.4%。

蕲蛇与乌梢蛇功效主治异同点

药名	相同点	不同点
蕲蛇	祛风通络,常用于顽证痼疾(指久治不愈的较顽固的慢性疾病),如顽痹疼痛、拘挛麻木、瘙痒难忍;并能定惊止痉,治破伤风与惊风	作用强但有毒
(乌梢蛇)		无毒而力较弱

备注:乌梢蛇为游蛇科动物乌梢蛇除去内脏的干燥体。

蛇蜕与蝉蜕功效主治异同点

药名	相同点	不同点
(蛇蜕)	均能祛风、定惊止痒、退翳,用于惊风、破伤风、皮肤瘙痒、目翳诸证	较为常用,且又能解表、透疹及开音疗哑
蝉蜕		

备注:蛇蜕为蛇蜕下的表皮膜。

雷公藤(全株)

来源于卫矛科植物雷公藤 *Tripterygium wilfordii* Hook. f. 的干燥全株。主产浙江、江苏、安徽、福建等地。叶夏季采,花、果实夏秋采。用根者连根拔起,去净泥土,把根与茎分开,放通风处晾干,切段用。花、果实收后,除去杂质,花摘除花柄及蒂。晾干,分类存放。叶以片大、完整、色淡绿;根以质坚,内皮橙黄色,洁净者为佳。(2010 年版《中华人民共和国药典》未载入)

【性味归经】苦,寒。有大毒。归心、肝经。

【功用特点】本品具有祛风湿,活血通络,止痛的作用,长于治疗类风湿关节炎、风湿性关节炎及坐骨神经痛等;本品以毒攻毒,且有杀虫解毒消肿之功。

【功效主治与配伍组方】

功效	主治	配伍组方
祛风除湿、活血通络、消肿止痛	风湿痹痛	单用或配伍
杀虫解毒	疔疮肿毒、瘙痒	随证配伍

解说:

1. 祛风除湿、活血通络、消肿止痛　风湿痹痛,可单用雷公藤,内服或外敷均可,亦可入复方用之。能改善功能活动,减轻疼痛。

2. 杀虫解毒　热毒痈肿疔疮,配攻毒消肿止痛的蟾酥相须为用。皮肤瘙痒,可捣烂搽患处,有良好的杀虫止痒之功。

此外,近代临床还可用治慢性肾炎、红斑狼疮等,有一定疗效。

【用法用量】本品有大毒,内服宜慎。煎汤 10~25g(带根皮者减量),文火煎 1~2 小时;研粉每日 1.5~4.5g。外用适量,捣烂或研末外敷、调搽。外敷不可超过半小时,否则起泡。

【注意事项】孕妇、体虚弱者忌用。

【现代研究】

1. 主要成分　主要含生物碱类,如雷公藤碱(Wiforine)、雷公藤定碱(Wifordine)、苯乙烯南蛇碱(Celacinnine)等;二萜类如雷公藤素甲(Triptolide)、乙(Tripdiolide)、丙(Tripterolide)及雷藤酮(Triptonide)、山海棠素(Triptophenolide)等；三萜类如雷公藤内酯甲、乙(Wilforlide A、B)、雷公藤红素(Tripterine,又称南蛇藤醇Celastrol)等；倍半萜类如雷藤素(Wilfornide)；苷类如雷公藤多苷(雷公藤总苷GTW)等。

2. 药理作用

(1)抗炎作用：雷公藤对大鼠蛋清性、甲醛性及佐剂关节炎有明显抑制作用。雷公藤总苷是其主要成分。

(2)抗肿瘤作用：雷公藤对 L_{615}、L_{1210} 以及 P_{388} 白血病株和人体离体鼻咽癌KB细胞均有抑制作用。抗肿瘤活性成分是雷公藤素甲和雷公藤素乙。

(3)对生殖系统的影响：有可逆性抗生育作用。雷公藤对雄性和雌性动物的生殖器官和功能均有不同程度的影响，总碱对睾丸生精细胞的抑制作用最明显，且毒性小；雷公藤多苷对雌鼠生殖系统的影响比对雄鼠轻得多。

(4)对泌尿系统的影响：雷公藤对肾病的主要效果是减少或消失蛋白尿，即使效果不显著，用药后蛋白尿中的大分子成分也可消失，后使高分子蛋白尿转为中分子蛋白尿。

(5)抗菌、杀虫作用：雷公藤对金黄色葡萄球菌等多种细菌有一定抑制作用，雷公藤红素为抑菌的主要有效成分；其杀虫的有效成分为生物碱，雷公藤生物碱对间日疟裂殖体期有效。

3. 临床应用

(1)类风湿性关节炎：单味雷公藤治疗1032例，近期疗效统计结果为总有效率为92.64%。一般服用3~7天起效，发热多在3~10天内得到控制。

(2)急、慢性肾小球肾炎及肾病综合征：综合各种报道以多种制剂治疗各类肾炎1000多例，总有效率65%以上。在各类肾炎中以原发性肾炎疗效较好，依次为狼疮性和紫癜性、慢性肾炎肾病型和普通型。对高血压型慢性肾炎疗效不佳。

(3)红斑狼疮：用雷公藤制剂治疗本病1080例，总有效率达76%~92%，一般1周左右见效，主要表现在关节疼痛、发热、乏力等症状改善，皮损消退，受损的肝、肾功能好转，全血系统转至正常，血沉及黏蛋白下降，红斑狼疮细胞转阴。

(4)麻风反应：用雷公藤煎剂治疗免疫复合型麻风反应205例，总有效率100%。治疗迟发型超敏反应型麻风反应34例，总有效率94.12%。用雷公藤总苷治疗麻风反应50例，总有效率98%。

(5)肿瘤：用雷公藤浸膏片为主治疗恶性肿瘤12例，3例晚期肝癌和食管癌无效。用雷公藤内酯治疗12例白血病，也初步获效。

(6)多发性肌炎：用雷公藤多苷治疗多发性肌炎7例，其中4例单用雷公藤多苷治疗，3例均在足够疗程的大剂量强的松治疗无效，并将强的松减至极少维持量后，再用雷公藤多苷治疗。7例经治疗后症状均消失，体征恢复正常，肌酶谱降至正常范围，显示雷公藤多苷不仅对多发性肌炎有良好疗效，而且对皮质类固醇无效的病例仍有治疗作用。其治疗机制与其免疫抑制作用密切相关。

(7)治疗糖尿病下肢动脉硬化闭塞症：在严格控制血糖、活血、扩血管等综合治疗同时，加用雷公藤生药粉末，每日6g分2次冲服。结果治疗组(28例)疗效显著。在自觉症状改善及患者下肢血管病变性质评分等方面较对照组有明显差异($P<0.05$)。

(8)治疗强直性脊柱炎：单用雷公藤药酒110ml(每毫升相当于雷公藤16mg)，每日2次，饭后服用。症状改善后减量维持5ml，每日2次，疗程1年。治疗强直性脊柱炎145例，症状缓解102例，显效18例，有效16例，无效9例，总有效率93.8%。有少数胃肠道不良反应，36.5%青年女性月经紊乱和闭经，一旦停药恢复正常。

(9)治疗眼科疾病：有报道雷公藤多苷片口服治疗某些眼科疾病如角膜移植术后排斥反应、白内障摘除人工晶体植入术后、葡萄膜炎、Behcet病、Sjogren综合征、Greres眼病等获得满意效果。

木瓜(成熟果实)

来源于蔷薇科落叶灌木贴梗海棠 *Chaenomeles speciosa* (Sweet) Nakai 的干燥近成熟果实。习称"皱皮木瓜"。主产于安徽、四川、湖北等地。夏秋季果实绿黄时采摘，置水中烫至外皮灰白色，对半纵剖后晒干。以肉厚，色紫红，质坚实，味酸者为佳。切片生用。

安徽宣城产者称"宣木瓜"，质量较好。以果大肉厚，体糯味酸，果色鲜黄馥花浓郁而闻名于世。正因如此，从南北朝宋帝刘裕时期开始，一直到大清王朝，上下千余年，宣城木瓜始终被奉为贡品供皇帝享用。由于宣木瓜香味浓郁，可置于衣柜、箱底；可作为观赏之物，阵阵清香飘拂，使人心旷神怡。

【性味归经】酸,温。归肝、脾经。

【功用特点】本品味酸入肝,益筋与血,故有平肝舒筋活络,缓和肌肉痉挛的作用,为久风顽痹、筋脉拘急之要药;肝平脾胃自和,且性温入脾又能温化湿邪,故有化湿和中之效,以缓吐泻转筋。

【功效主治与配伍组方】

功效	主治	配伍组方
舒筋活络	风湿痹痛,筋脉拘挛	复方配伍
	脚气肿痛	吴茱萸、槟榔 鸡鸣散(臣)
除湿和胃	吐泻转筋	蚕沙等 蚕矢汤(臣)

解说:

1. 舒筋活络 风湿痹痛,筋脉拘挛,筋急项强,不可转侧,常复方配伍。寒湿之邪下着两足所致脚气肿痛,冲心烦闷,常与吴茱萸、槟榔等同用,以行气降浊,宣化寒湿,如鸡鸣散。

2. 除湿和胃 湿热内蕴,霍乱吐泻、腹痛转筋者,常与蚕沙、薏苡仁等药同用,以清热利湿,升清降浊,如《霍乱论》蚕矢汤。

此外,本品尚能消食,可用于消化不良。

【用法用量】煎服,6~9g。

【注意事项】胃酸过多者不宜用。

【现代研究】

1. 主要成分 主要为酸类化合物,苹果酸(Malic acid)、酒石酸(Tartaric acid)、柠檬酸(Citric acid)、抗坏血酸(Ascorbic acid)、反丁烯二酸(Fumaric acid)、苹果酸钾盐及齐墩果酸(Oleanolic acid),并含有黄酮及鞣质等。

2. 药理作用

(1)抗肿瘤作用:木瓜水浸液、木瓜结晶和有机酸有效抑制小鼠艾氏腹水癌、小鼠淋巴肉瘤1号和肉瘤S_{180}。

(2)保肝作用:木瓜冲剂灌肠给药,对四氯化碳所致大鼠肝损伤有明显保护作用,能显著降低血清谷丙转氨酶,减轻肝细胞肿胀、变形、坏死,促进肝细胞修复。

(3)抗炎作用:木瓜水煎液能抑制小鼠因蛋清注射引起的关节肿胀。

(4)对平滑肌的作用:木瓜有缓解胃肠平滑肌痉挛和四肢肌肉痉挛的功效,尤其是对腓肠肌痉挛有明显的治疗作用,这大概就是中医所谓木瓜善治"转筋"的道理所在。

3. 临床应用

(1)手足转筋:用木瓜15g,每日煎服1剂,晚睡前服用,治疗单纯小腿抽筋或用木瓜单味每日15g泡茶饮服,治疗因阳气虚损、寒湿凝滞所致之手足转筋,疗效甚佳。一般服后,当日转筋次数显著减少或消失,可再服药1周以巩固疗效。

(2)急性黄疸型肝炎:将木瓜制成冲剂服用,每次1~2包(含生药量5g),每日3次,治疗70例,对改善症状、体征及肝功能均有明显疗效。

(3)小儿尿频症:用生木瓜,切片,泡酒1周,每次用约合生药9g,水煎服,每天1剂,治疗9例,结果痊愈7例,显效2例。

木瓜与蚕沙功效主治异同点

药名	相同点	不同点
木瓜	化湿和胃,用于吐泻转筋	长于平肝舒筋活络,缓和肌肉痉挛,为湿痹筋脉拘挛、吐泻转筋拘挛的要药,又善治脚气肿痛
(蚕沙)		祛风湿止痒

备注:蚕沙为蚕蛾科家蚕幼虫的粪便。

第二节 祛风湿清热药

秦艽(根)

来源于龙胆科多年生草本植物秦艽 Gentiana macrophylla Pall.、麻花秦艽 G. Straminea Maxim.、粗茎秦艽 G. Crassicaulis Duthie ex Burk. 或小秦艽 G. dahurica Fisch. 的干燥根。前三种按性状不同分别习称"秦艽"和"麻花艽",后一种习称"小秦艽"。主产于四川、甘肃、内蒙古、陕西等地。春、秋二季采挖,晒干,去芦头,切片用。以根条粗大,质坚,体重,肉厚,色棕黄,气味浓厚者为佳。

【性味归经】苦、辛,微寒。归胃、肝、胆经。

【功用特点】本品是祛风湿药中的退虚热、利湿退黄药。祛风湿的特点:为风药中的润剂。各种风湿痹痛均可配伍应用。

【功效主治与配伍组方】

功效	主治	配伍组方	备注
祛风湿	热痹	忍冬藤、防己、黄柏等	疏凿饮子(佐)
止痹痛	风寒湿痹	独活等 独活寄生汤(臣)	清骨散(佐)
	风邪初中经络	独活等 大秦艽汤(君)	
退虚热	骨蒸潮热	知母、地骨皮等 秦艽鳖甲散(君)	
清湿热	湿热黄疸	单用或与栀子等	

解说:

1. 祛风湿,止痹痛　热痹,关节发热肿痛,常与忍冬藤、防己、黄柏等祛风湿、清热通络之品同用。

风寒湿痹,肢节疼痛发凉,遇寒即发,可与独活等药同用,如独活寄生汤。

风邪初中经络,口眼㖞斜,可与防风、白芷、羌活等祛风散邪之品同用,如大秦艽汤。

2. 退虚热　骨蒸潮热,常与知母、地骨皮等同用,如秦艽鳖甲散。

3. 清湿热　湿热黄疸,常与茵陈蒿、栀子等同用;也可单用,如《海上集验方》单用治黄疸。

【用法用量】煎服,3~10g。

【现代研究】

1. 主要成分　根含三种生物碱:秦艽碱甲(即龙胆碱 Gentianine)、秦艽碱乙(即次龙胆碱 Gentianidine)、秦艽碱丙(Gentianol)。并含龙胆苦苷(Gentiopicroside)、糖类及挥发油等。

2. 药理作用

(1)抗炎作用:秦艽的乙醇浸出液和秦艽碱甲对炎症有明显的抑制作用。

(2)镇静、镇痛、解热作用:秦艽碱甲有镇静作用;秦艽和秦艽碱甲有镇痛作用;秦艽有退热作用。

(3)抗过敏作用:秦艽碱甲有抗过敏作用,其作用机制可能与抗组胺作用有关。

(4)其他作用:①升高血糖和降低血压作用:秦艽碱甲能升高血糖和降低血压。其升高血糖作用可能通过肾上腺素的释放所致。其升压作用可能是直接抑制心脏所致。②抗菌作用:秦艽醇浸液对金黄色葡萄球菌、志贺痢疾杆菌、肺炎杆菌、副伤寒杆菌、霍乱弧菌、炭疽杆菌有抑制作用。水浸液对堇色毛癣菌及同心性毛癣菌等皮肤真菌有不同程度的抑制作用。③利尿作用：秦艽水煎液有利尿作用，并能促进尿酸排泄。

3. 临床应用　治疗小儿急性黄疸型肝炎：以秦艽为主，用量五钱（6岁以下者用量减半），随症加减，治疗小儿急性黄疸型传染性肝炎20例，痊愈17例，减轻3例。

防己（根）

来源于防己科多年生木质藤本植物粉防己（防己）*Stephania tetrandra* S. Moore 的根。防己主产于浙江、安徽、江西、湖北等地。秋季采挖。晒干。以块大，粗细均匀，质坚实，色白，粉性足者为佳。切片生用。

【性味归经】苦、辛，寒。归膀胱、肾、脾经。
【功用特点】本品为祛风湿药中的利水消肿药；为治疗湿热痹痛与水肿的要药。
【功效主治与配伍组方】

功效	主治	配伍组方	备注
祛风湿止痛	湿热痹证	清湿热除痹药	防己黄芪汤（君）
			防己茯苓汤（臣）
利水消肿	水肿、痰饮证	随证配伍	己椒苈黄丸（君）

解说：

1. 祛风湿止痛　湿热痹证，骨节烦痛，屈伸不利，常与清热除痹药同用。风寒湿痹，关节疼痛，常与散寒止痛的附子等同用。

2. 利水消肿　表虚不固，风邪外袭，水湿内阻，发为头面身肿，小便不利之风水证，常与补气利尿的黄芪、白术同用，以益气祛风，健脾利水，如防己黄芪汤。皮水一身肌肤悉肿，小便短少，可与茯苓、黄芪、桂枝等健脾、温阳化气之品同用，如防己茯苓汤。湿热壅滞，腹胀水肿，用本品化湿利水，多与利水消肿的椒目、葶苈子、大黄同用，即己椒苈黄丸。

【用法用量】煎服，5~10g。
【注意事项】本品大苦大寒，易伤胃气，体弱阴虚，胃纳不佳者慎用。
【现代研究】

1. 主要成分　主要含生物碱，尚含黄酮苷、酚类、有机酸、挥发油等。生物碱有粉防己碱（Tetrandrine）、防己诺林碱（Fangchinoline）、轮环藤酚碱（Cyclanoline）、2-N-甲基粉防己碱（2-N-Methyltetrandrine）、2′-N-甲基粉防己碱、2,2′-N,N-二甲基粉防己碱、2-N-甲基防己诺林碱、粉防己甲素、乙素、丙素、丁素（Fenfangjine A、B、C、D）、氧化防己碱（Oxofangchirine）、轮环藤碱（Cyclanine）、防己菲碱（Stephenanthrine）、防己 AA-1（Alkaloid AA-1）、木兰碱（Magnoflorrne）等。

2. 药理作用
（1）抗炎作用：粉防己碱、粉防己乙素有抗炎作用。
（2）抗过敏作用：粉防己碱有明显的抗过敏作用，其对钙通道的阻断作用可能是抗过敏作用的机制。粉防己碱也有一定的免疫抑制作用。
（3）解热镇痛作用：粉防己碱、粉防己丙素有解热作用，粉防己碱有明显镇痛作用。
（4）对心血管系统的作用：粉防己碱有抑制心脏和抗心律失常、降压、扩张冠脉和抗心肌缺血及抑制血小板聚集作用。其对心肌细胞外钙内流和内钙释放的抑制作用是其抗心律失常的主要作用机制；其钙阻滞作用可能是其降压的主要作用机制。

(5)其他作用:①抗肿瘤作用:有效成分为粉防己碱和异粉防己碱;②抗菌和抗矽肺作用:其有效成分为粉防己碱;③松弛横纹肌作用:其有效成分为粉防己的各种生物碱。

3. 临床应用

(1)治疗慢性心力衰竭:张氏重用防己 20～50g,随症加减治疗肺源性心脏病、慢性冠心病并心力衰竭,疗效独到。

(2)治疗痛症:胡氏以防己结合辨证或以单味防己 300g 水煎,分成 10 份,每 2 小时服 1 份至疼痛可以耐受为止,治疗毒品戒断中诸痛,疗效满意。姜氏报道,以防己治疗各类痛经,效果良好。

豨莶草(地上部分)

来源于菊科一年生草本植物豨莶 *Siegesbeckia orientalis* L.、腺梗豨莶 *S. pubescens* Makino 或毛梗豨莶 *S. glabrescens* Makino 的干燥地上部分。产于我国大部分地区,以湖南、湖北、江苏等地产量较大。夏、秋季花开前及花期均可采割,除去杂质,晒干。以干燥、茎粗、叶多、枝嫩而壮,花未开放,鲜绿色,洁净者为佳。切碎生用,或加黄酒蒸制用。

【性味归经】 苦、辛,寒。归肝、肾经。

【功用特点】 生用苦寒,善化湿热,适用于痹证偏于湿热者;酒蒸制后,性微温,适用于四肢麻木,半身不遂;为祛风湿药中的清热解毒药;又可降血压。

【功效主治与配伍组方】

功效	主治	配伍组方
祛风湿通经活络	风湿痹痛,四肢麻木无力	随证配伍
清热解毒	疮疡肿毒,湿疹瘙痒	内服外用均可

解说:

1. 祛风湿通经活络　生用偏寒,对风湿痹痛偏热者,用之尤宜,常与祛风湿活络的臭梧桐同用。风寒湿痹或中风痿痹,单用本品,酒蒸为丸,温酒吞服。

2. 清热解毒　疮疡肿毒,湿疹瘙痒,内服外用均可。

此外,本品能降压,可用于高血压病。

【用法用量】 煎服,9～12g。外用适量。一般治风湿痹证宜制用,湿疮、湿疹宜生用。

【现代研究】

1. 主要成分　豨莶含豨莶苷(Darutoside)及其苷元(Darutigenol)、内酯化合物(Orientalide)和 16,17-Dihydroxy-16-β(−)-kaurane-19-oic acid。腺梗豨莶含右松脂 δ(14)烯 6β,15,16,18-四醇[Pimar-δ(14)-ene-6β,15,16,18-tetraol]、迈诺醇(Maneol)和斯克拉醇(Sclareol)等。

2. 药理作用

(1)抗炎作用:其甲醇提取物能显著抑制角叉菜胶性足跖肿胀。

(2)抗菌作用:其煎剂对金黄色葡萄球菌高度敏感,对白色葡萄球菌、卡他球菌、肺炎杆菌、猪霍乱弧菌也有抑制作用。

(3)抗疟作用:其煎剂 100g/kg 给鼠灌胃,对鼠疟原虫抑制率达 90%。

(4)抑制免疫功能的作用:其水煎液对细胞免疫及非特异性免疫功能有抑制作用。

(5)降压作用:水浸液、乙醇-水浸液有降低麻醉动物血压作用。

(6)本品有抑制血栓形成作用。

3. 临床应用

(1) 治疗面神经瘫痪：豨莶草 15g,生用或酒蒸晒用清水煎服,每日 1 剂,连服 10 日,小儿根据年龄酌量加减,治疗面神经瘫痪 30 余例,收效良好。

(2) 降血沉：豨莶草 30～50g,温开水洗净,用保温杯开水泡 10 分钟饮用,不拘时,每日 1 剂,2 周为一疗程,降血沉屡用辄效。

(3) 治疗鼻衄：以豨莶草 50g,水煎,早晚分 2 次服,连服 5 天,治火热炽盛之鼻衄,每收良效。

(4) 治疗急性肠炎：在常规治疗的基础上,加用豨莶草 20g 水煎,每日 1～2 次,治疗急性肠炎 50 例,痊愈 38 例,显效 7 例,有效 50 例,总有效率 100%。

络石藤（带叶藤茎）

来源于夹竹桃科常绿木质藤本植物络石 Trachelospermum jasminoides (Lindl.) Lem. 的干燥带叶藤茎。分布于我国南北各地。主产于江苏、湖北、山东等地。冬季至次春采割。除去杂质,晒干。以身干、条长、叶多、色绿者为佳。切碎生用。

【性味归经】苦,微寒。归心、肝经。

【功用特点】藤如"络",藤茎类一般多能通络,祛风通络,治疗筋脉拘挛；又为祛风湿药中的凉血消肿药。

【功效主治与配伍组方】

功效	主治	配伍组方
祛风通络	热痹	单用或配忍冬藤、桑枝等
凉血消肿	喉痹	单用
	痈肿疮毒	活血消肿溃痈药等

解说：

1. 祛风通络　风湿痹痛,筋脉拘挛,以热痹为宜,可单用浸酒服；或与祛风通络利关节的忍冬藤、桑枝等同用。

2. 凉血消肿　喉痹,可单用水煎,慢慢含咽。痈肿疮毒,常与活血消肿溃痈药同用。

【用法用量】煎服,6～12g。

【现代研究】

1. 主要成分　含牛蒡子苷(Arctiin)、络石苷(Tracheloside)、罗汉松脂素苷(Matairesinoside)、去甲络石苷(Nor-tracheloside)、橡胶肌醇(Dambonitol)、爱留米脂醇乙酯(β-Amyrin acetate)、羽扇豆醇乙酯(Lupeol acetate)以及 β-爱留米脂醇和羽扇豆醇的不饱和脂肪酸酯、β-谷甾醇及豆甾醇等。

2. 药理作用

(1) 降压作用：其所含牵牛子苷可引起血管扩张、血压下降,有一定的降血压作用。

(2) 抗菌作用：50% 煎剂对金黄色葡萄球菌、福氏痢疾杆菌及伤寒杆菌有抑制作用。

(3) 其他作用：其所含牵牛子苷可引起血管扩张、血压下降,并使小鼠皮肤发红,腹泻,对离体兔肠及子宫有抑制作用。

3. 临床应用　治疗小儿腹泻：鲜品 200g,加水 2500ml 煎煮去渣外洗小儿双膝以下。轻者 1 次/天,略重者 2 次/天,治疗小儿腹泻 200 例,1 次即愈者 24 例(12.00%),2～3 次痊愈者 128 例(64.00%),6～8 次痊愈者 33 例(16.5%),极重者 15 例(占 7.50%),危重有脱水及酸中毒者应及时补液,纠正酸碱失调。有效率达 100%。

第三节 祛风湿强筋骨药

五加皮(根皮)

来源于五加科落叶小灌木细柱五加 Acanthopanax gracilistylus W. W. Smith 的干燥根皮。主产于湖北、河南、安徽等地。夏、秋季采挖。剥取根皮。晒干。以条粗长,皮厚,气香,断面色灰白、无木心者为佳。切厚片生用。

【性味归经】辛、苦,温,归肝、肾经。
【功用特点】本品补肝肾,强筋骨,为祛风湿药中的利尿药,尚可用于水肿、小便不利。
【功效主治与配伍组方】

功效	主治	配伍组方
祛风湿	风湿痹痛,四肢拘挛	单用或配木瓜、松节
强筋骨	肝肾不足,腰膝软弱,小儿行迟	补肝肾强筋骨药等
利尿	水肿,小便不利	利水消肿药等

解说:
1. 祛风湿　风湿痹痛,筋脉拘挛,屈伸不利者,可单用浸酒服,亦可与舒筋活络的木瓜、松节同用。
2. 强筋骨　肝肾不足,腰膝软弱及小儿行迟等。腰膝软弱,常与怀牛膝、杜仲、淫羊藿等补肝肾强筋骨之品同用。小儿行迟,可配龟板、牛膝等补肝肾、强筋骨药。
3. 利尿　水肿,常与茯苓皮、陈皮、大腹皮等利水消肿药同用。

【用法用量】煎服,5~10g。
【现代研究】
1. 主要成分　含苷类化合物苯丙烯酸糖苷、丁香苷(Syringin);二萜类化合物:木考利烯酸[(-)-ent-kanr-16-ene-19-oic acid]和16α-羟基-1-贝壳松烷-19-酸(16α-Hydroxy-1-kauran-19-oic acid);并含硬脂酸(Stearic acid)、d-芝麻素(d-Sesamin)、β-谷甾醇及其葡萄糖苷、4-甲基水杨醛、挥发油、鞣质、棕榈酸、亚麻酸以及维生素 A、B 等。
2. 药理作用
(1)抗炎作用:细柱五加水煎醇沉液、短梗五加醇提取物均有抗炎作用。其抗炎作用机制主要是由于抑制白细胞趋化、溶酶体酶、PG 等炎症介质的释放及其致炎作用。
(2)对免疫功能的影响:细柱五加水煎醇沉液和细柱五加总皂苷均有免疫调节作用。
(3)镇静、镇痛作用:短梗五加和细柱五加所含总糖苷均有镇静作用。五加根皮的正丁醇提取物有镇痛作用。
(4)其他作用:细柱五加醇浸膏有抗疲劳、抗应急及降低血糖作用,细柱五加总皂苷有抗高温、抗缺氧和抗疲劳作用。

桑寄生(带叶茎枝)

来源于桑寄生科常绿小灌木植物桑寄生 Taxillus chinensis (DC.) Danser 槲寄生 Viscum coloratum (Komar.) Nakai 的干燥带叶茎枝(药典将其分列为桑寄生与槲寄生两味药)。主产于广东、广西等地。冬季至次春采割,除去粗茎,切段,干燥或蒸后干燥。以外皮红褐色,枝细嫩,叶多者为佳。生用。

【性味归经】 苦、甘,平。归肝、肾经。

【功用特点】 本品具有补肝肾、强筋骨,养血安胎的作用。

桑寄生偏于补肝肾,强筋骨;槲寄生偏于祛风湿。

【功效主治与配伍组方】

功效	主治	配伍组方
祛风湿、补肝肾、强筋骨	风湿痹痛,腰膝酸痛	独活、桂枝等 独活寄生汤(臣)
安胎	胎漏下血、胎动不安	补肝肾止血安胎药等

解说:

1. 祛风湿、益肝肾、强筋骨　营血亏虚、肝肾不足之风湿痹痛,腰膝酸软,筋骨无力等证,常与独活、秦艽、桂枝等药同用,如独活寄生汤,以补益肝肾,祛风湿止痛。

2. 安胎　胎漏下血、胎动不安,多与阿胶、川续断、菟丝子等补肝肾安胎之品同用。

【用法用量】 煎服,9~15g。

【现代研究】

1. 主要成分　含广寄生苷(萹蓄苷,Avicularin)、槲皮素(Quercetin)、芸香苷(Rutin)等。

2. 药理作用

(1)降压作用。

(2)对心脏的作用:有增加冠脉流量的作用。

(3)镇静作用:本品对中枢神经系统有一定镇静作用。

(4)利尿作用:萹蓄苷口服或静注可利尿,剂量增加更为显著。

(5)抗菌作用:其煎剂或浸剂对伤寒杆菌、葡萄球菌有抗菌作用。

(6)抗病毒作用:其水煎剂对脊髓灰白质炎病毒和 ECHO 6.9 及 Coxsackie A9、B4、B5 型等肠道病毒的增殖均有灭活作用。

3. 临床应用

(1)冠心病心绞痛:桑寄生冲剂(每包相当于生药40g),每日2次,每次20g,4~5个月为一疗程。观察治疗54例,结果心绞痛症状改善有效率为76%,其中显效24%;心电图改善有效率为44%,其中显效25%。

(2)降血压:桑寄生15g,水煎服,每日1剂,分3次服,30天为1个疗程。

狗脊(根茎)

来源于蚌壳蕨科多年生草本植物金毛狗脊 *Cibotium barometz*(L.) J. Sm. 的干燥根茎。产于云南、广西、浙江、福建等地。秋季采挖。以体肥大,色黄,质坚,无空心者为佳。蒸后切片晒干或砂烫用。

【性味归经】 苦、甘,平。归肝、肾经。

【功用特点】 本品主坚脊骨,主要用于治疗脊椎部位的风湿疾病。又可补肾缩尿止带。

【功效主治与配伍组方】

功效	主治	配伍组方
祛风湿、补肝肾、强腰膝	风湿痹痛,腰痛脊强,足膝软弱各种腰痛	桑寄生等补肝肾药
缩尿止带	尿频、遗尿、冲任虚寒带下	补肾固摄药

解说：

1. 祛风湿、补肝肾、强腰膝　风湿痹痛，腰痛脊强，不能俯仰，足膝软弱，常与补肝肾的杜仲、桑寄生、川续断等同用。

2. 缩尿止带　对肾气不固的尿频、遗尿，冲任虚寒带下，可与补肾固涩药配伍。

【用法用量】煎服，6～12g。

【现代研究】

1. 主要成分　含蕨素、金粉蕨素、金粉蕨素-2'-o-葡萄糖苷、金粉蕨素-2'-o-阿洛糖苷、欧蕨伊鲁苷、原儿茶酸及5-甲糠醛等。

2. 药理作用　100%狗脊注射液20g/kg，可使心肌对86Rb摄取率增加54%；其金黄色绒毛有止血作用。

3. 临床应用

（1）治疗腰痛：狗脊18g，用冷水500ml浸泡30分钟，加热，沸后煎30分钟，过滤取汁，药渣再加开水500ml，煎30分钟。二煎药汁混合，分2次服。笔者应用上法治疗60例腰痛，疗效较好。

（2）用绒毛外敷，每日2～3次，治疗因烫伤、创伤或手术创口不愈所致的体部溃疡以及下肢慢性溃疡50例，治愈48例。

相似药物的比较

1. 主治风寒湿痹常用药物功效主治异同点

药名	相同点	不同点
独活		祛风胜湿力强（祛风湿止痛药），用于风寒湿痹（下半身），兼解表，治风寒夹湿的表证
羌活	性温，均具有祛风湿散寒止痛之功	解表散寒功胜（解表药），用于风寒表证及风寒湿痹（上半身）
川乌（松节）		尤善祛筋骨间的风寒湿邪，兼活络

备注：松节为松科油松、马尾松枝干的结节。

2. 主治风湿热痹常用药物功效主治异同点

药名	相同点	不同点
防己		利水，用于水肿腹水，脚气浮肿。防己利水消肿作用较强，木防己祛风止痛作用较好
秦艽		清虚热，利湿退黄，还可治骨蒸潮热，湿热黄疸
络石藤	性寒，均具有祛风湿清热止痛之功	祛风通络，用于风湿热痹、筋脉拘挛；凉血消肿，用于喉痹，痈肿
忍冬藤（桑枝）		清经络中风湿热邪止痛，清热解毒与金银花相似"以枝走肢"，以上肢风湿热痹更适用，兼能行水消肿

备注：桑枝为桑科桑的嫩枝。

3. 具有祛风湿强筋骨作用的药物功效主治异同点

药名	相同点	不同点
桑寄生	均有祛风湿,强筋骨的作用,同可治风湿痹痛兼肝肾不足筋骨痿软之腰膝酸痛	补肝肾养血安胎,治胎动不安,为胎动不安伴有腰痛的首选药
五加皮		兼利水,治水肿、小便不利
狗脊		本品主坚脊骨,主要用于治疗脊椎部位的风湿疾病。又可补肾缩尿止带
(千年健)		

备注:千年健为天南星科千年健的干燥根茎。

4. 具有祛风湿通经络作用的药物功效主治异同点

药名	相同点	不同点
威灵仙	均具有祛风湿、通经络的作用,均可用治风湿痹痛,拘挛麻木,肢节屈伸不利之证	力强,显效快,止痛力好,兼消骨鲠,治诸骨鲠咽
蕲蛇		常用于顽证痼疾如顽痹疼痛,拘挛麻木、瘙痒难忍;定惊止痉,治疗破伤风与惊风,力强有毒
乌梢蛇		同上,无毒而力弱
豨莶草		性平和,作用缓慢,久服方效,又可清热解毒、降血压
(臭梧桐)		降血压
雷公藤		活血止痛,杀虫解毒消肿
(路路通)		利水、通经下乳
(丝瓜络)		化痰通络解毒,胸痹、乳痈

备注:臭梧桐为马鞭草科海州常山的嫩枝及叶;路路通为金缕梅科枫香树的成熟果序;丝瓜络为葫芦科丝瓜的果络(成熟果实中的维管束)。

思考题

1. 何谓祛风湿药?分几类?各类药的作用与适应证是什么?各包括哪些药物?
2. 简要比较羌活、独活;防己、木防己的功用主治。
3. 简述独活、威灵仙、防己、秦艽、木瓜、桑寄生、五加皮、白花蛇的主要特点。

第五章 化湿药

【学习要求】
1. 掌握化湿药的含义、功效、适用范围、配伍方法及使用注意。
2. 掌握药物3味(苍术、厚朴、广藿香),熟悉药物2味(砂仁、豆蔻),了解药物1味(佩兰),参考药物2味(草豆蔻、草果)。
3. 掌握相似药物功效、应用的异同点。

一、含义

凡以化湿运脾为主,治疗湿阻中焦证的药物,称为化湿药。因本类药物多有芳香味,故又称为芳香化湿药。其中药性偏于温燥,作用较强的,称为燥湿药。

化湿运脾是指药物具有运化湿浊,健运脾胃,祛除湿邪以治疗湿重困脾的作用。

二、归经与治疗范围

本类药物入脾经。见运化失常而致的腹胀便溏、纳呆、水肿。

三、性能特点

本类药物气味芳香,性偏温燥,主入脾胃经,可运化湿浊,健运脾胃,祛除湿邪。

四、作用与适应证

1. 化湿
(1)湿阻中焦证:脘腹胀满(湿邪阻气,偏于胃则胃脘饱胀,偏于脾则腹胀);恶心呕吐(湿困脾胃,胃气失降);食欲不振(胃不磨谷);大便稀溏、泄泻(脾失健运,水谷不分,相杂而下);口甘多涎、舌苔厚腻(胃中湿浊上蒸)。
(2)湿温、暑湿初起,湿热内蕴。
2. 行气 用于脾胃气滞,脘腹痞满,如厚朴、砂仁、豆蔻等。
3. 部分药物还有祛暑、辟秽、解表等作用。

五、配伍原则

湿为阴邪,黏腻重着,易于壅滞不去,阻碍阳气的活动(故曰湿浊),故使用本类药物要配伍行气畅中、苦温燥湿、淡渗利湿等药同用,以广开去路,速除湿邪,增强化湿的功效。
1. 脾胃寒湿者,配温中散寒药。
2. 脾胃湿热者,配清热燥湿药。

3. 脾虚湿阻者,配补气健脾药以培其本。
4. 湿阻气滞者,气滞则生湿,行气有助于化湿,故使用化湿药时常配行气药。
5. 另外,根据"治湿不利小便,非其治也"的原则还常与利水渗湿药配伍应用,可使湿邪下泄,提高祛湿效果。
6. 对于湿温、暑湿初起者,当与清热燥湿、解暑药同用。

六、注意事项

1. 本类药物多辛香温燥,易耗气伤阴,气虚阴亏者慎用。
2. 气味芳香,富含挥发油,故入煎剂后下,不宜久煎,以免有效成分挥发。

七、药理作用

1. 本类药大多能促进胃液分泌,兴奋肠管蠕动,使胃肠推动加快,以增强食欲,促进消化。
2. 大多具有抑菌作用,如苍术、厚朴、藿香、白豆蔻、砂仁等。苍术烟熏能抑制多种病毒、细菌;佩兰能抑制流感病毒。

广藿香(地上部分)

来源于唇形科多年生草本植物广藿香 Pogostemon cablin (Blanco) Benth. 的干燥地上部分。主产于广东。按产地不同分石牌广藿香和海南广藿香。夏秋季枝叶茂盛时采割。以身干,叶多,香气浓厚者为佳。趁鲜切段用,或阴干生用。

【性味归经】辛,微温。归脾、胃、肺经。

【功用特点】本品芳化湿浊,为治疗湿阻中焦证的要药,并能辛散表邪解暑,治暑湿及湿温初起,又可和中止呕,治疗湿浊呕吐。

【功效主治与配伍组方】

功效	主治	配伍组方
化湿	湿阻中焦证	苍术、厚朴等 不换金正气散(君)
解暑	暑湿证	紫苏、厚朴等 藿香正气散(君)
	湿温初起	黄芩等 甘露消毒丹(臣)
止呕	湿浊呕吐	半夏等止呕药

解说:

1. 化湿 湿浊内阻,中气不运所致脘腹痞闷,食少作呕,神疲体倦等症,每与健脾燥湿的苍术、厚朴等同用,如不换金正气散。

2. 解暑 暑月外感风寒,内伤生冷而致恶寒发热,头痛脘闷,呕恶吐泻者,配紫苏、厚朴、半夏等药,以解表化湿,理气和中,如藿香正气散。

湿温病初起,湿热并重者,多与清热燥湿的黄芩、利湿热的滑石、茵陈等药同用,如甘露消毒丹。

3. 止呕 湿浊中阻所致呕吐,常与止呕要药半夏同用;偏于寒湿者,可配温中化湿止呕的丁香、豆蔻等药;偏于湿热者,配清热燥湿止呕的黄连、竹茹等;妊娠呕吐,配行气安胎的砂仁、苏梗等药;脾胃虚弱者,配健脾的党参、白术等药。

【用法用量】煎服,3~10g。鲜品加倍。

【现代研究】

1. 主要成分 含挥发油,约1.5%,油中主含广藿香醇(Patchouly alcohol)约52%~57%、广藿酮。尚有苯甲醛、丁香油酚、桂皮醛、广藿香奥醇(Pogostol)、广藿香吡啶(Patchoulipyridine)。

2. 药理作用

(1)促进胃液分泌:本品所含挥发油能刺激胃黏膜,促进胃液分泌,增强消化能力。

(2)抗病原体作用:藿香水煎液、乙醚浸出液及乙醇浸出液均有抗病原体作用。醚或醇浸出液比煎液的抗菌力强。藿香中黄酮类物质有抗病毒作用。

3. 临床应用 癣:单用有效,将患部放在药液中浸泡,每次30分钟。现代研究证实,对多种致病性真菌有抑制作用。

佩兰(地上部分)

来源于菊科多年生草本植物佩兰(兰草)*Eupatorium fortunei* Turcz. 的干燥地上部分。主产于江苏、河北、山东等地。夏、秋季分两次采割。以身干,叶多,色绿,质嫩,香气浓者为佳。切段鲜用或晒干生用。

【性味归经】辛,平。归脾、胃、肺经。

【功用特点】本品芳香化湿、发表解暑与藿香相似,因其善除中焦陈腐之气,又多用于治疗脾经湿热,口中甜腻之脾瘅证。

【功效主治与配伍组方】

功效	主治	配伍组方
化湿	湿滞中焦证	藿香、苍术、厚朴等
	脾瘅证	单用或配伍
解暑	暑湿证或湿温证初起	藿香等

解说:

1. 化湿 湿阻中焦证,每与藿香相须为用,并配健脾燥湿的苍术、厚朴等药,以增强芳香化湿之功效。脾经湿热、口中甜腻、多涎、口臭的脾瘅证,单用或复方配伍。

2. 解暑 暑湿证,常与藿香及解暑的荷叶、青蒿等药同用。

湿温初起,可与藿香、滑石、薏苡仁等化湿清暑药同用。

【用法用量】煎服,3~10g。鲜品加倍。

【现代研究】

1. 主要成分 全草含挥发油1.5%~2%,油中有对-聚伞花素(p-Cymene)、橙花醇乙酯(Neryl acetate)和5-甲基麝香草醚(5-Methylthymol ether)。叶含香豆精(Coumarin)、邻-香豆酸(o-Coumaric acid)及麝香草氢醌(Thymohydroquinone)。

2. 药理作用

(1)抗菌、抗病毒作用:其100%水煎液对白喉杆菌、金黄色葡萄球菌、八叠球菌、变形杆菌、伤寒杆菌具有抑制作用。其挥发油对流感病毒有抑制作用,其中对聚伞花素和橙花醇乙酯对流感病毒的抑制作用更为明确。

(2)抗炎作用:其挥发油对炎症有明显抑制作用,且随剂量增加而增强。

(3)抗癌作用:国外报道,泽兰所含的成分泽兰罗丁、泽兰罗丁乙酯、泽兰罗林乙酯、泽兰西罗辛及维诺达林,对人体鼻咽癌、皮肤样癌细胞(KB细胞)有细胞毒样作用。

广藿香、佩兰、香薷功效主治异同点

药名	相同点	不同点
藿香	化湿解暑发表,用治暑月外感风寒,内伤生冷,脘腹痞闷吐泻等症	善于和中止呕,为治疗湿浊呕逆的要药
佩兰		长于祛中焦陈腐之气,为治脾经湿热,口中甜腻之脾瘅证良药
香薷		和中兼利小便,且有较强的发汗功效

苍术(根茎)

来源于菊科多年生草本植物茅苍术(茅术、南苍术)*Atractylodes lancea*(Thunb.) DC. 或北苍术 *A. chinensis*(DC.) Koidz 的干燥根茎。前者主产于江苏、湖北、河南等地,以产于江苏茅山一带者质量最好,故名茅苍术。后者主产于内蒙古、山西、辽宁等地。春秋季采挖,除去泥土、残茎,晒干。一般以个大,质坚实,无毛须,断面有朱砂点(棕红色油腺),香气浓郁者为佳。水或米泔水润透切片,炒微黄用。

【性味归经】辛、苦,温。归脾、胃、肝经。

【功用特点】本品辛散苦燥力强,内燥中焦湿浊健脾,外祛风湿发汗解表(内湿、外湿)。风湿痹证湿胜者、外感风寒夹湿尤宜。

因富含维生素 A,又治夜盲证。

【功效主治与配伍组方】

功效	主治	配伍组方	备注
燥湿健脾	湿阻中焦证	厚朴等 平胃散(君)	二妙散(臣)
祛风湿	风湿痹证	羌活等 当归拈痛汤(佐)	
	外感风寒夹湿之表证	白芷、细辛等	

解说:

1. 燥湿健脾　湿阻中焦,脾失健运而致脘腹胀闷,呕恶食少,吐泻乏力,舌苔白腻等症,最为适宜,常与行气燥湿除满的厚朴、理气和胃的陈皮等同用,如平胃散。湿热、湿温证,则配清热药同用,以化湿清热。痰饮或湿溢水肿等证,亦可用之。

2. 祛风湿　风湿痹证,湿胜者尤宜,常配羌活等药同用,以利湿清热,疏风止痛,如当归拈痛汤。湿热痹痛,配石膏、知母等清热药同用。湿热下注,下肢痿软无力、湿浊带下、湿疮、湿疹等,亦常与黄柏合用,以清热燥湿,即二妙散。外感风寒夹湿之表证,多与白芷、细辛等发散风寒药同用。

此外,本品尚能明目,用于夜盲证及眼目昏涩。可单用,或与羊肝、猪肝蒸煮同食。

【用法用量】煎服,3~9g。

【现代研究】

1. 主要成分　含挥发油,油中主要成分为苍术醇(Atractylol)、茅术醇(Hinesol)、β-桉油醇(β-Eudesmol)、苍术酮(Atractylone)、榄香醇(Elemol)、苍术素(Atracylodin)等。

2. 药理作用

(1)对血糖的影响:煎剂可降低四氧嘧啶性糖尿病家兔的血糖。

(2) 对中枢神经系统的作用：苍术挥发油少量有镇静作用，同时使脊髓反射亢进；较大剂量则呈抑制作用。

(3) 对消化系统的作用：苍术醇提液和水溶液对离体兔十二指肠有较明显的抑制作用；对大鼠胃平滑肌收缩具有较弱的增强作用。有明显的对抗乙酰胆碱及钡离子引起的肠收缩。可使正常离体兔小肠的张力降低。能使肾上腺素引起兔肠抑制作用的振幅恢复。关苍术正丁醇萃取物有抗溃疡作用。

(4) 其他作用：茅苍术煎剂无利尿作用，却有显著排盐（钠、钾、氯）作用。

3. 临床应用

(1) 窦性心动过速：苍术注射液，每次 4ml 肌内注射，每日 2 次，治疗 19 例，用药 3～8 日复常者 18 例，好转者 1 例。

(2) 链霉素毒性反应：口服苍术片防治链霉素的耳毒性和口周麻木感，效果满意。其注射液疗效更佳。

(3) 烧烫伤：用茅苍术适量研成细面，与白芝麻油调成稀糊状后，敷在烧烫伤部位，每日 1～2 次直至愈合为止。

(4) 胃下垂：单用苍术 10～15g，煎成药汁约 300ml，或沸水浸泡，每日 1 剂，连服 3 个月为 1 个疗程，共治疗 32 例，颇获良效。

厚朴（干皮、根皮及枝皮）

来源于木兰科落叶乔木植物厚朴 Magnolia officinalis Rehd. et Wils. 或凹叶厚朴 M. officinalis Rehd. et Wils. var. biloba Rehd. et Wils. 的干燥干皮、根皮及枝皮。产于四川、湖北、安徽等地。4～6月剥取，根皮及枝皮直接阴干，干皮置沸水中微煮后堆置阴湿处，"发汗"至内表面变紫褐色或棕褐色时，蒸软取出，卷成筒状，干燥。以皮厚，肉细，油性足，内表面紫棕色而有发亮结晶状物，香气浓者为佳。姜汁制用。

【性味归经】苦、辛，温。归脾、胃、肺、大肠经。

【功用特点】本品行气、燥湿、消积，为消除气滞、湿阻、食积所致脘腹胀满的要药；又可下气消痰平喘，治疗痰饮喘咳。

【功效主治与配伍组方】

功效	主治	配伍组方		备注
行气燥湿	湿阻、气滞、食积之脘腹胀满	苍术等	平胃散（臣）	藿香正气散（佐）
消积	肠胃积滞，大便秘结	大黄等	小承气汤（臣）	三仁汤（臣佐） 大承气汤（佐）
平喘	痰饮喘咳	桂枝、杏仁等 苏子降气汤（臣）		连朴饮（君） 实脾散（佐）

解说：

1. 行气，燥湿，消积　湿阻中焦，气滞不利所致的脘闷腹胀，腹痛，或呕逆等症，常与苍术等药同用，如平胃散。湿热蕴伏，霍乱吐利，与黄连、栀子等药同用，以清热化湿，理气和中，如连朴饮。肠胃积滞，脘腹胀满，大便秘结，常与攻下的大黄等药同用，即小承气汤，以轻下热结。热结便秘者，配大黄及软化燥屎的芒硝等药，即大承气汤，以达峻下热结，消积导滞之效。

2. 平喘　宿有喘病，因外感风寒而发者，可与桂枝及止咳平喘的杏仁等药同用，如桂枝加厚朴杏子汤（佐）。痰湿内阻，胸闷喘咳者，常与降气化痰平喘的苏子等药同用，如苏子降气汤。

【用法用量】煎服，3～10g。

【现代研究】

1. 主要成分　含挥发油约 1%，油中主要含桉叶醇（Machilol）。另含厚朴酚（Magnolol）、异厚朴酚（Isomagnolol）、四氢厚朴酚(Tetrahydromagnolol)及少量的木兰箭毒碱(Magnocurarine)等厚朴生物碱及皂苷。

2. 药理作用

(1) 对胃肠活动的影响：厚朴挥发油有祛风健胃作用。其煎剂对离体肠管有调节作用。厚朴酚对肠管有解痉作用，厚朴姜炙后抗胃溃疡作用增强。

(2) 抗菌、抗病毒作用：厚朴煎剂有广谱抗菌作用，其抗菌成分较稳定，不易被热、酸、碱等破坏。其煎剂在体外对金黄色葡萄球菌、溶血性链球菌、白喉杆菌、枯草杆菌、痢疾杆菌及常见致病性皮肤真菌等都有抑制作用。

(3) 肌肉松弛和中枢抑制作用：厚朴中分离出一种水溶性生物碱，对横纹肌有松弛作用；厚朴及其乙醚浸膏有中枢抑制作用。临床应用厚朴未见明显的肌肉松弛作用，可能与所用剂量及给药途径不同有关。

(4) 抗过敏作用：厚朴的水及甲醇提取物有抗过敏作用。

3. 临床应用

(1) 缓解围绝经期症状：厚朴提取物可以缓解围绝经期症状，有效率为72.7%。

(2) 腹部手术后排气促进作用：将厚朴打粉过200目筛，厚朴粉与蜂蜜比例1:1.1，调成糊状，制成1.5cm×1.5cm×0.5cm大小的药饼，4℃冷藏保存。术后30分钟内给予厚朴粉穴位敷贴双侧足三里穴，每6小时更换1次药物，直至患者排气为止。若超过72小时仍未排气即配合采用新斯的明肌内注射等方法促进肠排气。穴位敷贴组能显著改善胃肠功能，促进肠蠕动，促进排气，促进肠鸣音恢复正常，但不能改善排便时间。

苍术与厚朴功效主治异同点

药名	相同点	不同点
苍术	燥湿作用强，为治疗湿阻中焦证的主药	内能燥湿健脾；外能发汗祛风湿，治疗风湿痹证、风寒夹湿之表证；此外，尚能明目
厚朴		能行气、温中、燥湿、消积而善于消除脘腹胀满；此外，尚能下气消痰以平喘咳。

砂仁（成熟果实）

来源于姜科多年生草本植物阳春砂 *Amomum villosum* Lour.、绿壳砂 *A. villosum* Lour. Var. *xanthioides* T. L. Wu et Senjen 或海南砂 *A. Longiligulare* T. L. Wu 的干燥成熟果实。阳春砂主产于我国广东、广西等地。绿壳砂主产于云南西双版纳临沧、思茅、红河、文山等地。海南砂主产于广东、海南岛及湛江地区。以阳春砂质量为优。均于夏秋间果实成熟时采收，晒干或低温干燥。以身干，个大，质坚，仁饱满，种子团棕褐色，油润，香气浓，味辛凉者为佳。打碎生用。

【性味归经】辛，温。归脾、胃、肾经。

【功用特点】本品化湿，行脾胃气滞、温中止呕止泻；又可行气安胎。

【功效主治与配伍组方】

功效	主治	配伍组方	备注
化湿行气	湿困脾土及脾胃气滞证	厚朴等	参苓白术散（佐）
温中止呕止泻	脾胃虚寒吐泻	单用或配温中散寒药	香砂六君子汤（佐）
安胎	气滞妊娠恶阻	单用	
	胎动不安者	安胎药等	泰山磐石散（佐）

解说:

1. 化湿行气　湿阻、气滞、寒凝所致脾胃不和诸证,常与厚朴、陈皮、枳实等燥湿行气温中之品同用。脾虚气滞,多配健脾的党参、白术、茯苓等药,以益气健脾,如香砂六君子汤。

2. 温中止呕止泻　脾胃虚寒吐泻,可单用研末吞服,或与温中散寒的干姜、附子等药同用。

3. 安胎　妊娠呕逆不能进食,可单用本品炒熟研末服。胎动不安,可配人参、黄芪、白术等药,以益气健脾,养血安胎,如泰山磐石散。

【用法用量】煎服,3~6g。用时打碎生用,宜后下。

【现代研究】

1. 主要成分　含挥发油1.7%~3%。缩砂仁种子油中主要有右旋樟脑(d-Camphor)、d-龙脑(d-Borneol)、乙酸龙脑酯(Bornyl acetate)、芳樟醇(Linalool)、橙花叔醇(Nerolidol)等。阳春砂仁还有皂苷。

2. 药理作用

(1)对消化系统的作用:砂仁有芳香健胃作用,可促进消化液的分泌,排除消化管内的积气。挥发油为其有效成分。

(2)对平滑肌的作用:砂仁水煎剂对豚鼠离体肠管呈兴奋作用,而高浓度则呈抑制作用。

3. 临床应用　呃逆:砂仁2g,放入口中慢嚼,随唾液吞下,每天嚼3次,治疗11例,全部有效,最快者2次即可见效。

豆蔻(成熟果实)

来源于姜科多年生草本植物白豆蔻 Amomun kravanh Pierre ex Gagnep. 或爪哇白豆蔻 A. compactum Soland ex Maton 的干燥成熟果实。按产地不同分为"原豆蔻"和"印尼白蔻"主产于东埔寨、老挝、越南、斯里兰卡等地。我国云南、广东、广西等地亦有栽培。秋季采收,晒干。以个大,粒饱满,果壳薄而完整,皮色白,气味浓者为佳。捣碎生用。

【性味归经】辛,温。归肺、脾、胃经。

【功用特点】本品化湿,行脾胃气滞;温中止呕,尤以胃寒湿阻气滞呕吐最为适宜。入肺经,兼治湿温初起。

【功效主治与配伍组方】

功效	主治	配伍组方
化湿行气	湿滞中焦及脾胃气滞证	随证配伍
	湿温证	杏仁、薏苡仁　三仁汤(君)　甘露消毒丹(臣)
温中止呕	胃寒湿阻气滞呕吐	单用或配藿香等

解说:

1. 化湿行气　湿滞中焦及脾胃气滞的脘腹胀满,不思饮食等,常与厚朴、陈皮等化湿行气健脾之品同用。湿温初起,邪在气分,湿重于热者,配滑石、薏苡仁、杏仁等药,以宣畅气机,清利湿热,如三仁汤;湿温时疫,邪在气分,湿热并重之证,可与黄芩、滑石等药同用,以利湿化浊,清热解毒,如甘露消毒丹。

2. 温中止呕　胃寒湿阻气滞呕吐,可单用为末服,或配藿香、半夏等和胃止呕药。小儿胃寒吐乳,可与砂仁、甘草同研细末,常掺口中。

【用法用量】煎服,3~6g。入丸散为好。入汤剂宜后下。

【现代研究】

1. 主要成分 含挥发油,有 1,8-桉叶油素(1,8-Cineole)、d-龙脑(d-Borneol)、d-樟脑(d-Camphor)、葎草烯(Humulene)、α-及 β-松油烯(α-,β-Terpinene)、α-及 β-蒎烯(α-,β-Pinene)、石竹烯(Caryophyllene)、月桂烯(Myrcene)、香桧烯(Sabinene)、莰烯(Camphene)、柠檬烯(Limonene)、α-松油醇(α-Terpineol)、α-萜品醇等。

2. 药理作用

(1) 健胃止呕作用:本品为芳香性祛风健胃药,能促进胃液分泌,增强肠管蠕动,驱除胃肠积气。并有止呕作用。对豚鼠离体肠管低浓度呈兴奋,高浓度呈抑制作用。

(2) 抑菌作用:豆蔻壳煎剂体外对痢疾杆菌有抑菌作用。

(3) 平喘作用:α-萜品醇、α-松油醇等对豚鼠均有平喘作用。

(4) 其他作用:其挥发油能增强小剂量链霉素的抗实验性豚鼠结核作用。

3. 临床应用 妇产科腹部术后肠功能的恢复:术后 6 小时即取豆蔻 10g,研细末,加水 150ml 煮沸后即服,每日 2 次,服至患者饮食正常为止。治疗组肠鸣音恢复时间及肛门排气、排便时间明显早于对照组,输液总量少于对照组,且治疗组均无腹胀、腹痛及其他不适症状。

砂仁与豆蔻功效主治异同点

药名	相同点	不同点
砂仁	化湿行气,温中止呕,治湿阻中焦、脾胃气滞及胃寒呕吐等	药力较强,兼止泻,行气安胎,用治脾寒泄泻、气滞妊娠恶阻及胎动不安
豆蔻		药力较缓,因入肺经,又兼治湿温初起之证

草豆蔻与草果功效主治异同点

药名	相同点	不同点
(草豆蔻)	温中燥湿	力较缓,又兼行气止呕,治疗脾胃气滞及胃寒呕吐
(草果)	宜用于脾胃寒湿之证	味异香,力较强,又兼除痰截疟,治疟疾证属寒湿偏盛者

备注:草豆蔻为姜科草豆蔻的干燥近成熟种子;草果为姜科草果的干燥成熟果实。

思考题

1. 试述化湿药的概念、功用、配伍及注意事项。化湿药包括哪些药物?
2. 藿香、佩兰、香薷均有外散表邪、内化里湿之功效,三者在应用方面有何区别?
3. 比较苍术、厚朴;砂仁、豆蔻功用异同点。

第六章 利水渗湿药

【学习要求】
1. 掌握利水渗湿药的含义、功效、适用范围、配伍方法、使用注意事项及各节药物的功用特点。
2. 掌握药物7味(茯苓、泽泻、薏苡仁、车前子、茵陈、金钱草、虎杖),熟悉药物3味(猪苓、木通、滑石),了解药物6味(香加皮、萆薢、海金沙、瞿麦、地肤子、石韦),参考药物2味(通草、冬葵子)。
3. 掌握相似药物功效、应用的异同点。

一、含义

凡以通利水道,渗泄水湿,治疗水湿内停诸证为主要功效的药物,称为利水渗湿药。

人体水液代谢功能失常,则水湿潴留,聚则为水,散则为湿:外溢为浮肿湿疮;内停为胀满水肿(胸腹积水);上攻则为喘满咳逆、眩晕;下蓄则为小便不利。

水的去路:利尿,本章药;发汗,解表药;通便,泻下药;化湿(燥湿),(通过脾胃消化吸收),化湿、燥湿药。

二、归经和治疗范围

本类药物主入肺、脾、肾、膀胱经。主治水湿内停诸证。

水湿之成因,不外肺失宣降、脾不健运、肾阳虚疲以及膀胱气化不利所致;而黄疸的形成又为肝胆疏泄失常或寒湿困脾所致。

肺为水之上源,可以通调水道,下输膀胱;脾主湿,主运化水湿;肾属水;膀胱为水腑。水液代谢的正常有赖于以上四个脏腑功能的正常运行。

三、性能特点

利水消肿药:甘淡平或微寒,淡能渗泄,偏于利水渗湿。
利尿通淋药:多苦寒或甘寒,苦能降泄,寒能清热,尤能清利下焦湿热,长于利尿通淋。
利湿退黄药:多苦寒,苦泄寒清而清热利湿退黄。

四、分类及各类利水渗湿药的作用与适应证

分类	作用	适应证
利水消肿药	淡渗利湿	主要用于水肿、小便不利、泄泻及痰饮等
利尿通淋药	清下焦湿热,利尿通淋	主要用于各种淋证
利湿退黄药	利湿退黄	主要用于湿热黄疸

备注:

1. 泄泻 水湿泄泻(清泻稀如水,小便短少)由于水谷不分,利水可分别清浊,水走小便,大便自然干燥,故有"治泻不利小便非其治也"的说法。

2. 痰饮 脾不健运,水湿内停凝聚而为痰饮,利水渗湿药渗湿利水可消痰饮。

五、配伍原则

本类药物偏于治标,据形成水湿的原因及症状,做适当配伍:

1. 水肿骤起兼表证者,配宣肺发汗药,宣肺则肺气通调下输膀胱,发汗则毛窍开疏从汗而解,故为常用的配伍。

2. 水肿日久,脾肾阳虚水肿,配温补脾肾药以培其本。

3. 湿热淋证,常与清热药配伍。

4. 血热尿血,配伍凉血止血药。

5. 寒甚者,配温里祛寒药。

6. 由于气行则水行,气滞则水停,故常与行气药配伍。

六、注意事项

1. 利水渗湿药易耗伤津液,慎用于阴亏津少的病证。

2. 通利性较强的药物,孕妇当慎用。

七、药理作用

1. 大部分药物具有不同程度的利尿作用。

2. 部分药物有利胆、降血脂及抑菌(泌尿系感染)作用。

3. 茯苓、猪苓所含多糖,能增强免疫功能,有抗肿瘤作用。

第一节 利水消肿药

茯苓(菌核)

茯苓来源于多孔菌科真菌茯苓 *Poria cocos* (Schw.) Wolf 的干燥菌核。多寄生于松科植物赤松或马尾松等树根上。野生或栽培,主产于云南、湖北、四川等地。7~9月采挖。堆置"发汗"后摊开晒干,再行"发汗",如此反复3~4次,最后晾至全干。以体重坚实,外皮呈褐

色而略带光泽,皱纹深,断面白色细腻,粘牙力强者为佳。生用。

林业部展览馆内珍藏着一个重达 54kg 的大茯苓,人称"茯苓王"。《中国医药报》又有报道,浙江发现一特大茯苓,重 78kg,长 100cm,宽 50cm,高 30cm,实为罕见之珍品。

【性味归经】甘、淡,平。归心、脾、肾经。

【功用特点】本品为利水渗湿药中的健脾安神药;因性平,故凡水湿为病,无论寒热虚实均可应用。

〔附〕菌核由外向里依次为茯苓皮(黑色外皮——利水消肿,多用于水肿);赤茯苓(皮层下红色部分——偏于利湿);白茯苓即茯苓(白色部分——偏于健脾);茯神(中间环松根生长的部分——偏于安神)。

【功效主治与配伍组方】

功效	主治	配伍组方		备注	
利水渗湿	寒热虚实水肿	五苓散(臣)		五皮散(君)	二陈汤(佐)
		猪苓汤(臣)		实脾散(臣)	温胆汤(佐)
		真武汤(臣)		茯苓丸(臣)	桂枝茯苓丸(佐)
健脾	脾虚诸证	四君子汤(佐)		暖肝煎(佐)	藿香正气散(佐)
		苓桂术甘汤(君)		清气化痰丸(佐)	
		参苓白术散(君)		桂苓甘露饮(佐)	
安神	心悸失眠	酸枣仁汤(臣)		甘草干姜茯苓白术汤(臣)	

解说:

1. 利水渗湿 表邪不解,随经入腑之膀胱蓄水证,或水肿、小便不利,多与利水渗湿的猪苓、泽泻等药同用,如五苓散。水热互结,阴虚小便不利水肿,可与滋阴的阿胶、利水的滑石、泽泻等药同用,如猪苓汤。脾肾阳虚水肿,可与温补脾肾阳虚的附子等药同用,如真武汤。

2. 健脾 脾胃虚弱,食少纳呆,倦怠乏力等症,常与补气健脾的人参、白术、甘草同用,如四君子汤。脾虚停饮,常与桂枝、白术同用,以温阳化饮,健脾利湿,如苓桂术甘汤。脾虚湿泻,可与补脾止泻的山药、白术等药同用,以益气健脾,渗湿止泻,如参苓白术散。

3. 安神 肝血不足,阴虚内热心悸,失眠,与酸枣仁、知母等药同用,以养血安神,清热除烦,方如酸枣仁汤。

【用法用量】煎服,10～15g。以薄片为好。

【现代研究】

1. 主要成分 主含多聚糖类:含茯苓聚糖(Pachyman)75%;三萜类有茯苓酸(Pachymic acid)、块苓酸(Tumulosic acid)等;此外,尚含麦角甾醇、胆碱、脂肪、卵磷脂、组胺酸、钾盐等。

2. 药理作用

(1)利尿作用:茯苓的醇提取物具有利尿作用。茯苓素可能是其利尿的有效成分。

(2)对免疫功能的影响:茯苓多糖体(茯苓多糖、羧甲基茯苓多糖、羟乙基茯苓多糖)具有增强机体免疫功能的作用。茯苓对免疫功能的调节作用可认为是其健脾的药理学基础。

(3)镇静作用(羧甲基茯苓多糖)。

(4)抗肿瘤作用:茯苓多糖体与茯苓素有明显的抗肿瘤作用。其作用机制一方面是直接细胞毒作用,另一方面则是通过增强机体免疫功能,激活免疫监督系统而抑制肿瘤生长。

(5)保肝、抗炎作用:其有效成分为新型羧甲基茯苓多糖。

3. 临床应用　术后尿潴留:茯苓5g捣碎,加水贴敷神阙穴,30分钟后显效,用此法治疗136例神经外科术后尿潴留患者,结果治愈121例,有效率88.9%。

薏苡仁(成熟种仁)

来源于禾本科多年生草本植物薏苡 Coix lacryma-jobi L. var. mayuen (Roman.) Stapf 的干燥成熟种仁。产于我国大部分地区,主产于福建、河北、辽宁等地。秋季果实成熟时采割植物,晒干,打下果实,再晒干,除去外壳及种皮。以粒大,饱满,色白,完整者为佳。生用或炒用。

【性味归经】甘、淡,凉。归脾、胃、肺经。

【功用特点】本品利水渗湿健脾功效与茯苓相似,补脾力弱(不单独作为补脾药应用)对脾虚湿滞者尤宜;又能利湿除痹缓挛急;且性微寒又可清热排脓,治肺痈、肠痈。

【功效主治与配伍组方】

功效	主治	配伍组方	备注
利水渗湿 健脾	小便不利,水肿,脚气及脾虚泄泻等	健脾利水药　参苓白术散(臣)	三仁汤(君) 四妙丸(佐)
除痹	湿痹拘挛	麻黄等　麻杏薏甘汤(臣)	
清热排脓	肺痈	苇茎、冬瓜仁等　苇茎汤(臣)	
	肠痈	败酱草、附子　薏苡附子败酱散(君)	

解说:

1. 利水渗湿,健脾　小便不利,水肿,脚气及脾虚泄泻等,多与茯苓等健脾利水药同用,如参苓白术散。湿热淋证,如《杨氏经验方》单用薏苡仁煎服,治疗砂石热淋。湿温初起,湿邪偏重者,配滑石、杏仁等药,如三仁汤。

2. 除痹　湿痹拘挛,身痛发热者,常与麻黄、杏仁、甘草、薏苡仁等药同用,以解表祛湿,如麻杏薏甘汤。

3. 清热排脓　肺痈胸痛,咳吐脓痰,常与苇茎、冬瓜仁等药同用,以清肺化痰,逐瘀排脓,如《千金方》苇茎汤。肠痈,可与附子、败酱草、丹皮同用,以排脓消肿,如薏苡附子败酱散。

【用法用量】煎服,9~30g,除入汤剂、丸散外,亦可作粥食,为食疗佳品。

【注意事项】孕妇慎用。

【现代研究】

1. 主要成分　含脂肪油,油中有薏苡仁酯(Coixenolide)、薏苡内酯(薏苡素 Coixol)、脂肪酸。还含有多种氨基酸、蛋白质、豆甾醇、谷甾醇、酸性多糖等。

2. 药理作用

(1)抗癌作用:薏苡仁提取物对实验动物艾氏腹水癌、肉瘤 S_{180}、吉田肉瘤、子宫颈癌$_{14}$等有一定抑制作用。薏苡仁酯是其主要有效成分。

(2)增强免疫功能。

(3)对心血管系统的作用:苡仁油对蛙、豚鼠离体心脏在低浓度时兴奋,高浓度时抑制。

(4)对中枢神经系统的抑制作用:薏苡素有镇静、镇痛及解热降温作用。

(5)对平滑肌的作用:薏苡仁油对家兔离体肠管及豚鼠的子宫,低浓度呈兴奋作用,高浓度呈抑制作用。

3. 临床应用

(1)扁平疣:单用本品30~80g水煎服,或配伍他药,亦可同时外搽,有较好疗效。

(2)功能性痛经:薏苡仁煎汤,经前3天开始服用,连服7天,薏苡仁治疗干湿热型痛经疗效确切,重现性好,无毒副作用,即可止痛治标,又可疗寒湿之本,标本兼顾。

(3)皮下脂肪瘤:薏苡仁煮粥,坚持服用,用其利湿散结功效治疗皮下脂肪瘤有效。

猪苓(菌核)

来源于多孔菌科真菌猪苓 *Polyporus umbellatus* (Pers.) Fries 的干燥菌核。寄生于桦树、枫树、柞树等的腐枯根上。主产于陕西、河北、云南等地。春秋季采挖,去泥沙,晒干。以个大,外皮黑褐色而光滑,断面色白、无黑心空洞,体重质坚者为佳。切片入药。

【性味归经】甘、淡,平。归肾、膀胱经。

【功用特点】本品功专于利水渗湿,作用强,无补益作用。

【功效主治与配伍组方】

功效	主治	配伍组方	备注
利水渗湿	水肿,小便不利、泄泻、淋浊等	随证配伍 五苓散(臣) 猪苓汤(君)	当归拈痛汤(臣)

解说:

利水渗湿 脾虚水肿,小便不利,常与茯苓等药同用,以健脾利水,如五苓散。水湿泄泻,配苍术、厚朴、茯苓等燥湿健脾止泻药。阴虚有热小便不利、淋浊等证,又可与泽泻、滑石、阿胶等药同用,以利水清热养阴,如猪苓汤。

【用法用量】煎服,6~12g。

【注意事项】无水湿者忌用。

【现代研究】

1. 主要成分 含麦角甾醇(Ergosterol)、生物素(Biotin)、猪苓多糖(Glucan)等,尚含约9%粗蛋白、46.0%粗纤维及蛋白质、钾盐等成分。

2. 药理作用

(1)利尿作用:猪苓煎剂有利尿作用。

(2)对免疫功能的影响:猪苓提取物及猪苓多糖可增强免疫功能。

(3)抗肿瘤作用:猪苓及猪苓多糖有抗肿瘤作用。其抑癌机制是抑制瘤细胞 DNA 的合成及提高瘤细胞内 cAMP 含量,从而抑制肿瘤细胞的生长,此外,与增强机体免疫功能也有关系。

(4)保肝作用(猪苓多糖)。

泽泻(块茎)

来源于泽泻科多年生沼泽植物泽泻 Alisma orientalis(Sam.)Juzep. 的干燥块茎。主产于福建、四川、江西等地。冬季茎叶开始枯萎时采挖,洗净,用微火烘干,撞去须根及粗皮,以水润透切片,晒干。以个大,质坚,色黄白,粉性足者为佳。麸炒或盐水炒用。

【性味归经】 甘、淡,寒。归肾、膀胱经。

【功用特点】 本品利水渗湿作用与茯苓相似;善治痰饮眩晕,且性寒能泄肾及膀胱之热,下焦湿热者尤为适宜。

【功效主治与配伍组方】

功效	主治	配伍组方	备注
利水渗湿	水肿,小便不利,泄泻,淋浊带下	猪苓等 五苓散(君)	猪苓汤(臣)
泄热	痰饮眩晕	白术 泽泻汤	当归拈痛汤(臣)

解说:

利水渗湿,泄热 水肿,小便不利,泄泻、淋浊带下及痰饮等,常与猪苓、茯苓、薏苡仁等健脾利水药同用,如五苓散。水湿痰饮所致的眩晕,可与健脾燥湿利水的白术同用,如泽泻汤。

【用法用量】 煎服,6~10g。

【现代研究】

1. 主要成分 含氨基酸、脂肪酸、糖、四环三萜、倍半萜氧化物等多种有机物,以及多种微量元素。四环三萜类包括泽泻醇 A、B、C(Alisol A、B、C)及其乙酸酯;少量倍半萜类氧化物包括泽泻醇(Alisomol)和泽泻醇氧化物(Alismoxide)。此外,尚含有糖醛、乳糖六磷酸酯和内消旋肌醇六磷酯的钠盐。

2. 药理作用

(1)利尿作用:泽泻煎剂及其浸膏对人和动物均有明显的利尿作用,该作用与其含有大量钾盐有关。

(2)降血脂及抗动脉粥样硬化作用:其有效成分为脂溶性成分,主要是泽泻醇 A 及泽泻醇 A、B、C 的醋酸酯。

(3)保肝作用:其有效成分是胆碱、卵磷脂、不饱和脂肪酸等。

(4)降血糖作用:泽泻有轻度降血糖作用。

(5)对心血管的作用:泽泻有轻度降压作用。

(6)对免疫功能的影响:其水煎剂可降低细胞免疫功能。

利水渗湿药功效主治异同点

药名	相同点	不同点
茯苓	利水渗湿用于小便不利、水肿、痰饮等水湿滞留证	健脾,脾虚证、脾虚湿胜均可;安神,心悸失眠常用
薏苡仁		健脾,脾虚湿胜;除痹,湿痹;清热排脓,肠痈、肺痈作用强
猪苓		
泽泻		善治痰饮眩晕,尚能清肾及膀胱之热,治阴虚火旺

香加皮(根皮)

来源于萝摩科植物杠柳 Periploca sepium Bge. 的干燥根皮。主产于山西、河南、河北、山东等地。春秋季均可采挖,趁新鲜时以木棒敲打,使根皮与木质部分离,抽去木心,将皮阴干或晒干。以体轻,质脆,条粗,皮厚,呈卷筒状,无木心,香气浓浊,味苦者为佳。生用。

【性味归经】 苦、辛,微温。有毒。归肝、肾、心经。

【功用特点】 本品利尿消肿,祛风湿,止痛。

利水作用与五加皮相似;但有毒,以强心利尿为胜,故不宜多用,久服。(五加皮无毒,以补肝肾、强筋骨见长)

【用法用量】 煎服,3~6g。浸酒或入丸、散,酌量。

【注意事项】 有毒,服用不宜过量。

【现代研究】

1. 主要成分　含北五加皮苷 A、B、C、D、杠柳苷 G、K、H_1 等。还含对甲氧基水杨醛、α-、β-香树脂醇、β-谷甾醇及其葡萄糖苷等。

2. 药理作用

(1)强心作用:香加皮主要强心成分为杠柳苷,其苷元的化学结构与药理作用特点与毒毛旋花子苷元极为相似。

(2)抗炎作用:α-、β-香树脂素乙酸对棉球肉芽肿均有抗炎作用,强度与氢化可的松相似;β-香树脂素乙酸酯对醋酸所致的实验性关节炎有显著的抗炎作用。

第二节　利尿通淋药

车前子(成熟种子)

来源于车前科多年生草本植物车前 *Plantago asiatica* L. 或平车前 *Plantago depressa* Willd. 的干燥成熟种子。前者分布于我国各地,后者分布于北方各省。主产于河北、辽宁、黑龙江等地。夏秋季种子成熟时采收。以粒大,色黑,饱满者为佳。生用或盐水炙用。

【性味归经】 甘,寒。归肾、肝、肺、小肠经。

【功用特点】 本品利水通淋,且可利水湿分清浊而渗湿止泻,治疗暑湿泄泻;又可清肝明目;清肺化痰。

〔附〕车前草(其干燥全草):与车前子功能相似,又可清热解毒。

【功效主治与配伍组方】

功效	主治	配伍组方	备注
利尿通淋	小便淋涩	清利湿热药　八正散(臣)	龙胆泻肝汤(臣)
渗湿止泻	暑湿泄泻	单用或配茯苓、泽泻等	
清肝明目	目赤涩痛	菊花、桑叶等	
	目暗昏花,翳障	养肝明目药	
清肺化痰	痰热咳嗽	清肺化痰药	

解说：

1. 利尿通淋　对湿热下注于膀胱而致小便淋漓涩痛者尤为适宜，常与木通、滑石、萹蓄等清利湿热药同用，如八正散。

2. 渗湿止泻　暑湿泄泻，湿盛于大肠而小便不利之水泻，可单用本品研末，米汤送服。或与白术、茯苓、泽泻等健脾利水渗湿药同用。

3. 清肝明目　目赤涩痛，多与菊花、桑叶等清肝明目药同用。肝肾阴亏，两目昏花或内障不明，与养肝明目药同用。

4. 清肺化痰　肺热咳嗽痰多，多与瓜蒌、贝母、枇杷叶等清肺化痰药同用。

此外，治疗高血压，用本品煎汤代茶饮。

【用法用量】煎服，9~15g。宜包煎（富含黏液质——易粘锅）。

【现代研究】

1. 主要成分　含苯丙苷类、环烯醚萜苷类、挥发油、黄酮苷、维生素 B_1、β-谷甾醇及其棕榈酸酯、豆甾醇及其棕榈酸酯以及多糖苷——车前子多糖甲（Plantago-mucilage A）。

2. 药理作用

(1) 对泌尿系统的影响：车前子及车前草有利尿作用。

(2) 镇咳、祛痰作用（车前苷）。

(3) 抗病原微生物作用：对各种杆菌和葡萄球菌有抑制作用。

(4) 对心血管系统的作用：车前苷小剂量能强心、升压、减慢心率；大剂量可引起心脏麻痹，血压降低。

(5) 抗炎作用：车前子水提醇沉液有一定的抗炎作用。

(6) 抗衰老作用：车前子提取液可延缓衰老进程。

3. 临床应用　矫正胎儿臀位：用车前子9g烘干焙末，开水冲饮，睡前口服，2~7天为1个疗程，不成功可加用1个疗程，但不应超3个疗程，用膝胸卧位加口服车前子矫正胎儿臀位184例，效果满意。

滑石（矿石）

来源于硅酸盐类矿物滑石族滑石，主含含水硅酸镁 $[Mg_3 \cdot (Si_4O_{10}) \cdot (OH)_2]$，主产于山东、江西、山西、辽宁等地。全年可采。研粉或水飞用。以整洁，色青白，质滑，无杂质者为佳。

【性味归经】甘、淡，寒。归膀胱、肺、胃经。

【功用特点】本品滑可利窍通淋；清解暑热；是治湿热淋证及夏日暑湿常用之品；外用清热收湿敛疮。

【功效主治与配伍组方】

功效	主治	配伍组方
利水通淋	小便不利，淋沥涩痛	车前子等　八正散（臣）
清解暑热	暑湿证	六一散（君）
	湿温证	薏苡仁等　三仁汤（臣佐）　甘露消毒丹（君）
收湿敛疮	湿疮、湿疹	单用或复方配伍外用

解说：

1. 利水通淋　湿热下注之小便不利，热淋，石淋以及尿闭等，常与木通、车前子、瞿麦等利尿通淋药同用，如八正散。石淋，可与通淋排石的海金沙、金钱草等药同用。

2. 清解暑热　暑湿证，身热烦渴，小便短赤，可与甘草同用，以清暑利湿，即六一散；若湿温初起，湿邪偏重，可与薏苡仁、白蔻仁、杏仁等药同用，如三仁汤；湿温时疫，邪留气分，湿热并重之证，可与茵陈、黄芩、藿香等清热化湿之品同用，如甘露消毒丹。

3. 收湿敛疮　湿疮、湿疹，可单用或与收湿止痒的枯矾及黄柏等为末，撒布患处；或与薄荷、甘草等配伍制成痱子粉，以治痱子。

【用法用量】煎服，10~20g；宜布包(粉状)。外用适量。

【注意事项】脾虚、热病伤津及孕妇忌用。

【现代研究】

1. 主要成分　主含含水硅酸镁[$Mg_3(Si_4O_{10})(OH)_2$]，其中 MgO 31.7%，SiO_2 63.5%，H_2O 4.8%。

2. 药理作用

(1)抗菌作用：其煎剂对伤寒杆菌、脑膜炎球菌、金黄色葡萄球菌均有抑制作用。

(2)收敛与保护作用：硅酸镁有吸附和收敛作用。内服能保护发炎的胃肠道黏膜，止泻而不引起鼓肠。硅酸镁对发炎的皮肤黏膜有保护作用；滑石粉撒布创面形成被膜，有保护创面，吸收分泌物，促进结痂的作用。

3. 临床应用

(1)带状疱疹：每100g滑石粉加入75%乙醇溶液150ml，拌均涂于疱疹上，待干再涂。治疗带状疱疹21例，均治愈。

(2)婴幼儿病毒性肠炎：在西药补液、纠酸等对症治疗的同时，合用六一散治疗婴幼儿病毒性肠炎，予以六一散21g，配水500ml煎服，采用少量多次口服，总量不限，连用3~5天，用此法治疗婴幼儿病毒性肠炎148例，取得较满意的临床疗效。

(3)烧汤伤：用滑石粉、石膏粉配成麻油双石膏，外敷于烧烫伤处，纱布包扎，每日1次，1度烫伤3日愈，浅1度烫伤7日愈，深1度烫伤平均12日愈，3度烫伤平均35日愈。

车前子与滑石功用主治异同点

药名	相同点	不同点
车前子	清热通淋利尿，用于湿热淋证及暑湿泄泻等证，宜包煎	清热力强，长于利水湿分清浊止泻；又能清肝明目，清肺化痰，治疗肝热目赤涩痛，肺热咳嗽
滑石		善清暑热，常用于夏令暑湿及湿温病；外用清热收湿敛疮，用于湿疹、湿疮、痱子

木通(藤茎)

药典分为木通与川木通。木通来源于木通科植物木通 Akebia quinata (Thunb.) Decne.、三叶木通 Akebia trifoliata (Thunb.) Koidz. 或白木通 Akebia trioliata (Thunb.) Koidz. var. australis (Diels) Rehd. 的干燥藤茎。秋季采收，截取茎部，除去细枝，阴干。川木通来源于毛茛科植物小木通 Clematis armandii Franch. 或绣球藤 Clematis montana Buch.-Ham. 的干燥藤茎。春、秋二季采收，除去粗皮，晒干，或趁鲜切薄片，晒干。两者性味归经，功效主治相同。

【性味归经】苦，寒。归心、小肠、膀胱经。

【功用特点】本品利尿通淋,清心除烦,对心火上炎,口舌生疮,或心火下移于小肠而致的心烦尿赤等症尤为适用;又可通经下乳。

【功效主治与配伍组方】

功效	主治	配伍组方	备注
利尿通淋	心烦尿赤	生地黄、竹叶等 导赤散(君)	消风散(臣)
清心除烦	热淋涩痛	萹蓄、瞿麦等 八正散(臣)	甘露消毒丹(臣)
	水肿脚气	猪苓等	小蓟饮子(佐)
通经下乳	经闭乳汁少	活血、通乳药	当归四逆汤(佐)
	湿热痹痛	秦艽、防己等	龙胆泻肝汤(佐)

解说:

1. 利尿通淋,清心除烦　心火上炎,口舌生疮,或心火下移于小肠而致的心烦尿赤等症,多与生地黄、竹叶等清心利水养阴之品同用,如导赤散。膀胱湿热,小便短赤,淋漓涩痛,常与萹蓄、瞿麦等利尿通淋之品同用,如八正散。脚气肿胀,小便不利,可与猪苓、苏叶、槟榔等药同用。

2. 通经下乳　乳汁短少或不通,可与王不留行、穿山甲、漏芦等通乳药同用,或与猪蹄炖汤服。血瘀经闭,配活血通经之品,尤以血热瘀滞为宜。湿热痹痛,多配秦艽、防己等祛风湿药。

【用法用量】煎服,3~6g。

【现代研究】

1. 主要成分　含白桦脂醇、齐墩果酸、常春藤皂苷元、木通皂苷 Sta、Stc、Std、Ste、Stf、Stgl、Sta、Stj、Stk。
2. 药理作用

(1)利尿作用:其煎剂20g/kg有明显的利尿作用,与双氢克尿塞250mg/kg作用相似。

(2)抗菌作用:木通醇浸剂在体外对革兰阳性及革兰阴性菌均有抑制作用。

通乳药物功效主治异同点

药名	相同点	不同点
木通		清心火作用较强,通血脉,利关节,用治口糜淋痛、血瘀经闭、湿热痹痛;通利伤阴
	利尿通淋,通乳,湿热淋证及产后乳少	
(通草)		通利不伤阴
(冬葵子)		润肠通便,用治肠燥便秘

备注:通草为五加科通脱木的干燥茎髓;冬葵子为锦葵科冬葵的干燥成熟种子。

瞿麦(地上部分)

来源于石竹科多年生草本植物瞿麦 *Dianthus superbus* L. 和石竹 *Dianthus. chinensis* L. 的干燥地上部分。分布于全国大部分地区,主产于河北、河南、辽宁、江苏等地。夏秋季花果期采割,干燥,生用。以无根,色青绿,干燥,花未开放者为佳。

【性味归经】苦,寒,归心、小肠、膀胱经。

【功用特点】本品为治疗湿热淋证的要药(热淋,血淋、石淋);兼活血通经,治疗血热瘀阻之经闭或月经不调。

【用法用量】煎服,9～15g。

【注意事项】孕妇慎用。

【现代研究】

1. 主要成分 含皂苷、维生素A类物质约0.33%、糖类、少量生物碱、丁香酚(Euqenol)、钾盐等。

2. 药理作用

(1)利尿作用:其煎剂口服有一定的利尿作用。

(2)抗菌作用:本品对金黄色葡萄球菌、大肠杆菌、伤寒杆菌、福氏痢疾杆菌、铜绿假单胞菌均有抑制作用。

(3)其他作用:其煎剂有抑制心脏,降低血压的作用。其水和甲醇提取物在体内对小鼠艾氏腹水癌、海拉细胞有抑制作用。

3. 临床应用 囊肿:瞿麦50g加水1000ml,煮沸后文火20分钟,取汁当茶饮。每日1剂,1～3个月有效,用此法治疗囊肿患者60例(多为卵巢及甲状腺囊肿),均有效而无复发。

地肤子(成熟果实)

来源于藜科一年生草本植物地肤 Kochia scoparia (L.) Schrad. 的干燥成熟果实。产于全国大部分地区。秋季果实成熟时割取全株,晒干,打下果实,除去杂质,晒干。以色灰绿、饱满,无枝叶杂质者为佳。生用。

【性味归经】辛、苦,寒。归肾、膀胱经。

【功用特点】本品清热利湿,止痒,善于治疗皮肤湿疮瘙痒;治热淋涩痛,作用平和,以为佐使。

【用法用量】煎服,9～15g。外用适量。

【现代研究】

1. 主要成分 含三萜皂苷、脂肪油、蛋白质、生物碱。从地肤成熟果实分离的两个五环三萜皂苷:3-o-{[β-D-吡喃葡萄糖(1→2)]-[β-D-吡喃木糖(1→3)]-β-D-吡喃葡萄糖醛酸}-齐墩果酸、3-o-{[β-D-吡喃葡萄糖(1→2)]-[β-D-吡喃木糖(1→3)]-β-D-吡喃葡萄糖醛酸}-齐墩果酸-28-o-[β-D-吡喃葡萄糖]苷。

2. 药理作用

(1)抗菌作用:50%煎剂对伤寒杆菌有较弱的抑制作用。水浸液(1:3)对多种皮肤真菌有不同程度的抑制作用。

(2)利尿作用:家兔口服地肤子煎剂未见利尿作用。

海金沙(成熟孢子)

来源于海金沙科多年生攀援蕨类植物海金沙 Lygodium japonicum (Thunb.) Sw. 的干燥成熟孢子。主产于广东、浙江等地。秋季采收,晒干。以色金黄,细小如沙而得名。以干燥,色黄棕,质轻光滑,能浮于水,无泥沙杂质,引燃时爆响者为佳。生用。

【性味归经】甘、咸,寒。归膀胱、小肠经。

【功用特点】本品功专利尿通淋止痛,尤善止尿道疼痛(石淋、血淋、热淋),为治诸淋涩痛的要药。

【用法用量】煎服,6～15g;宜布包(细小)。

【现代研究】
1. 主要成分　含脂肪油、甾体成分及水溶性成分海金沙素(Lygodin)。
2. 药理作用
(1)利尿作用:本品给麻醉犬静注,可引起输尿管上段管腔内压力增高,使输尿管蠕动频率增加,有利于排尿及排出结石。
(2)抗菌作用:本品对金黄色葡萄球菌、铜绿假单胞菌、福氏痢疾杆菌、伤寒杆菌、大肠杆菌、虫型溶血性链球菌等均有抑制作用。

石韦(叶)

来源于水龙骨科多年生常绿草本植物庐山石韦 *Pyrrosia sheareri* (Bak.) Ching、石韦 *Pyrrosia lingua* (Thunb.) Farwell 或有柄石韦 *Pyrrosia petiolosa* (Christ) Ching 的干燥叶。各地普遍野生。主产于浙江、湖北、河北等地。四季均可采收。除去根茎及根,晒干。以叶厚,整齐,背面色发红,洁净者为佳。切碎生用。

【性味归经】苦、甘,微寒。归肺、膀胱经。

【功用特点】本品为利尿通淋的常用药,因能凉血止血,尤以血淋涩痛为宜;又可清肺止咳,治疗肺热咳喘。

【用法用量】煎服,6～12g。

【现代研究】
1. 主要成分　全草均含黄酮类化合物。石韦尚含皂苷、蒽醌类、鞣质等。有柄石韦尚含酚性物质、树脂、皂苷。庐山石韦含果胶、葡萄糖、有机酸及酸性化合物等。此外,还分离出延胡索酸、咖啡酸和异芒果素(Isomangiferin)。
2. 药理作用
(1)镇咳、祛痰作用:庐山石韦煎剂或异芒果素口服,有明显的镇咳作用,异芒果素并有祛痰作用。
(2)对支气管的作用:本品有对抗支气管痉挛的作用。
(3)抑菌作用:本品对金黄色葡萄球菌、变形杆菌、大肠杆菌,有不同程度的抑制作用。
(4)其他作用:本品对因化疗或放疗所引起的白细胞下降,具有升白细胞的作用。其煎剂可增强吞噬细胞的吞噬能力。本品尚有抗流感病毒的作用。
3. 临床应用
(1)慢性气管炎:用石韦生药治疗552例老年慢性气管炎病人,治疗20天,有效率57.6%,显效率22%。用石韦提取物"410"治疗162例病人,治疗20天,有效率88%,显效率52.6%。用石韦治疗老年慢性气管炎病人115例,每日用100g生药水煎,加冰糖100g,分3次服,第1个疗程有效率为81.73%,第2个疗程为96.38%。止咳祛痰作用优于平喘作用,干啰音消失优于湿啰音消失。
(2)扁平疣:取新鲜石韦500g切碎放入75%乙醇溶液1000ml内泡1周,用棉棒蘸药水后反复在疣体上涂擦15～20秒,一日3次,连续10天为1个疗程,2个疗程基本可以好,严重者可用3个疗程。
(3)高血压:以石韦开水冲泡代茶饮,轻型可单独使用,中重型高血压可配降压药治疗,也可以用石韦和罗布麻叶等量配合开水冲泡,代茶饮,疗效更佳。

萆薢(根茎)

来源于薯蓣科多年生蔓生草本植物绵萆薢 *Dioscorea Spongiosa* J. Q. Xi, M. Mizuzo et W. L zhao、福州薯蓣 *Dioscorea futschauensis* Uline ex R. Kunth 及粉背薯蓣 *Dioscorea hypoglauca* Palibin 的干燥根茎(药典将前两者列为绵萆薢,后者为粉萆薢)。主产于浙江、湖北、广西等

地。春秋季采挖。切片,晒干。以身干,色白,片厚薄均匀者为佳。生用。

【性味归经】苦,平。归肾、胃经。

【功用特点】本品利湿去浊,为治疗膏淋的要药。又可祛风除湿,治疗风湿痹证。

【用法用量】煎服,9~15g。

【注意事项】肾阴亏虚遗精滑泄者慎用。

【现代研究】

1. 主要成分　含薯蓣皂苷,苷元主以薯蓣皂苷元(Diosgenin)约2%及雅姆皂苷元(Yamogenin)存在。尚含鞣质、淀粉、蛋白质等。

2. 药理作用

(1)抗炎镇痛作用:本品有一定的抗炎镇痛作用。

(2)对心肌代谢作用:粉萆薢煎液或提取液可增强心肌对^{86}Rb的摄取。

3. 临床应用

(1)夜尿频数:粉萆薢30g,开水泡后代茶饮。

(2)带状疱疹:在抗病毒治疗的基础上,用50%乙醇溶液浸泡绵草薢1周,涂搽患处,每日数次,水疱破裂及糜烂处可直接喷洒绵草薢细粉,有效率为93.33%。其止疱、止痛、结痂、脱痂时间明显缩短,后遗神经痛发生率降低。绵草薢外用治疗带状疱疹是一种起效快、疗效较好、安全可靠的治疗方法。

第三节　利湿退黄药

茵陈(地上部分)

来源于菊科多年生草本植物滨蒿 Artemisia scoparia Waldst. et kit. 或茵陈蒿 A. capillaris Thunb. 的干燥地上部分。分布于我国大部分地区,主产于陕西、山西、安徽等地。春季幼苗高约3寸时采收;或秋季花蕾长成时采割。除去根及杂质,晒干。春季采收的习称"绵茵陈",秋季采收的习称"茵陈蒿",绵茵陈以质嫩、绵软,灰绿色,毛如绒,香气浓者为佳。生用。

【性味归经】苦、辛,微寒。归脾、胃、肝、胆经。

【功用特点】本品清利湿热,利胆退黄,为治湿热黄疸之要药。

【功效主治与配伍组方】

功效	主治	配伍组方		备注
利胆退黄	黄疸	随证配伍　茵陈蒿汤(君)	茵陈四逆汤(君)	当归拈痛汤(君)
清利湿热	湿温、湿疹、湿疮	单用或配伍　甘露消毒丹(君)		

解说:

1. 利胆退黄　湿热黄疸,常与栀子、黄柏、大黄等利湿退黄之品同用,如茵陈蒿汤。脾胃寒湿郁滞,阳气不得宣运之寒湿黄疸,多与温里散寒的附子、干姜等药同用,如茵陈四逆汤。

2. 清利湿热　湿温、湿疹、湿疮,可与滑石、黄芩等药同用,以利湿化浊,清热解毒,如甘露消毒丹。也可煎汤外洗。

【用法用量】煎服,6~15g。外用适量。
【注意事项】蓄血发黄及血虚萎黄者慎用。
【现代研究】

1. 主要成分 含挥发油、蒿属香豆精(Scoparone)、绿原酸、咖啡酸、4-羟基苯乙酮(4-Hydroxyaetophenone)、甲基茵陈色原酮等,挥发油中含有茵陈炔酮(Capillin)、茵陈烯酮(Capillone)、茵陈素(Capillarin)及β-蒎烯等。

2. 药理作用

(1) 利胆作用:茵陈水浸剂和精制浸膏均有利胆作用,其利胆有效成分经分离和鉴定的有10多种,主要是6,7-二甲氧基香豆素、茵陈色原酮、茵陈炔酮、氯原酸、咖啡酸、对羟基苯乙酮等。其中茵陈色原酮是强利胆成分。

(2) 保肝作用:茵陈煎剂有保肝作用。

(3) 抗肿瘤作用:茵陈水提取物有抗肿瘤作用。其中茵陈色原酮是其抗肿瘤的有效成分之一。

(4) 其他作用:①抗病原微生物作用:茵陈在试管内对金黄色葡萄球菌有明显的抑制作用。对痢疾杆菌、溶血性链球菌、肺炎球菌、白喉杆菌、牛型及人型结核杆菌、大肠杆菌、伤寒杆菌、铜绿假单胞菌、枯草杆菌有一定抑制作用。茵陈挥发油对某些皮肤真菌有抑制和杀灭作用。茵陈乙醇提取物能抑制流感病毒,水煎液对 ECHO11 病毒亦有抑制作用,其抗菌活性物质主要是茵陈炔酮。②解热、镇痛及抗炎作用:茵陈醇提液有明显解热作用,其中蒿属香豆精有镇痛及抗炎作用。③降血压、降血脂及抗凝血作用:6,7-二甲氧基香豆素及对羟基苯乙酮有一定的降压作用,可能与其扩张血管有关;茵陈有降血脂作用;此外,6,7-二甲氧基香豆素有抗凝血及促纤溶作用。④利尿作用:茵陈及其成分氯原酸、咖啡酸、6,7-二甲氧基香豆素具有不同程度的利尿作用。

3. 临床应用 孕妇母儿血型不合:单味茵陈30g,煎服,每日1剂,每2~4周复查血清免疫性抗体效价,治疗孕妇母儿血型不合186例,有效率84.9%。单味大剂量茵陈治疗孕妇母儿血型不合的疗效与传统复方制剂相仿,但其简单、易行、无毒副作用的优点,对妊娠期用药安全有特殊的重要意义。

金钱草(全草)

来源于报春花科多年生草本植物过路黄(神仙对坐草)*Lysimachia christinae* Hance 的干燥全草,习称大金钱草。分布于江南各省。夏秋季采收。晒干。以色绿,叶完整,气清香者为佳。切段生用。

【性味归经】甘、咸,微寒。归肝、胆、肾、膀胱经。
【功用特点】本品除利湿退黄外,可利尿通淋排石,治石淋尤为多用;又能解毒消肿。
【功效主治与配伍组方】

功效	主治	配伍组方
除湿退黄	湿热黄疸	茵陈蒿、栀子、虎杖等
通淋排石	石淋,热淋	单用,或配伍黄芩等 利胆片
解毒消肿	恶疮肿毒,毒蛇咬伤	可用鲜品捣烂取汁饮,并以渣外敷

解说:

1. 除湿退黄 湿热黄疸,常与茵陈蒿、栀子、虎杖等利湿退黄药同用。

2. 通淋排石 石淋,热淋,可单用大剂量煎汤代茶饮;或与海金沙、鸡内金、滑石等药同用,如二金排石汤;或与木香、茵陈、黄芩等药同用,如利胆片。

3. 解毒消肿 恶疮肿毒,毒蛇咬伤,可用鲜品捣烂取汁饮,并以渣外敷。

【用法用量】煎服,15~60g。鲜品加倍。外用适量。

【现代研究】

1. 主要成分 含黄酮类、苷类、鞣质、酚性成分、挥发油、氨基酸、胆碱、固醇、氯化钾、内酯类、对羟基苯甲酸、尿嘧啶、鼠李柠檬素-4′,3-二葡萄糖苷、山柰酚-3-葡萄糖苷、山柰酚-3-芸香糖苷以及山柰酚-3-鼠李糖-7-鼠李糖基(1→3)鼠李糖苷等。

2. 药理作用

(1)利胆排石作用:本品煎剂有明显促进胆汁分泌和排泄作用,同时也可促进胆结石的排出。当与硫酸镁联合应用时,其作用似有进一步加强。

(2)利尿排石作用:本品有显著利尿作用,还能使尿液变为酸性,促使在碱性条件下的泌尿系结石的溶解。

(3)抗菌作用:本品对金黄色葡萄球菌有一定的抑制作用。

3. 临床应用

(1)腹蛇咬伤:用鲜品200g,早晚各煎服1次,同时配输液疗法,7天为1个疗程,一般1~2个疗程痊愈。治疗66例,24小时内就诊39例,24小时后就诊27例;疗程最长21天,最短7天,均痊愈。

(2)胆结石:本品每日50~60g,水煎服,早晚饭后0.5~1小时各服1煎,30天为1个疗程,每日饮水2000ml以上。治疗100例,痊愈50例,显效30例,有效8例,无效12例。

(3)婴儿人巨红细胞病毒性肝炎:在常规给予保肝、退黄并补充维生素治疗的同时,给予金钱草每天40g,水煎取汁100ml,每日分1~4次口服,连用5天停2天,共服4周,并结合更昔洛韦联合治疗婴儿人巨细胞病毒(HCMV)性肝炎25例,疗效显著。

(4)水莽草中毒:以广金钱草为主,配合鸭血、白糖,救治水莽草中毒患者40例,其中28例痊愈。

(5)小儿疳积:金钱草适量,煮瘦猪肉服食,效果较好。

(6)口腔炎及喉炎:用金钱草25~50g,煎水冲蜂蜜服用。

(7)断肠草中毒:金钱草1撮捣烂,加第2次洗米水和入捣汁煎服。

虎杖(根茎及根)

来源于蓼科多年生草本植物虎杖 *Polygonum cuspidatum* Sieb. et. Zucc. 的干燥根茎及根。产于我国大部分地区。主产于江苏、江西、山东、四川等地。春秋季采挖,除去须根,洗净,趁新鲜切片,晒干。以根条粗壮,内心不枯朽者为佳。生用或鲜用。

【性味归经】 微苦,微寒。归肝、胆、肺经。

【功用特点】 本品为利胆退黄之良药,五版教材将其列为活血祛瘀药,又可清热解毒、祛痰止咳,兼泻下通便。

与大黄相似,均有利胆退黄、活血祛瘀、清热解毒及泻下通便的作用,可参照记忆。(大黄又可泻火、止血)

【功效主治与配伍组方】

功效	主治	配伍组方
利胆退黄	湿热黄疸、淋浊带下	单用或随证配伍
清热解毒	烫伤、痈疮、毒蛇咬伤	单用或配伍
活血祛瘀	血瘀经闭,跌打损伤	活血化瘀药等
祛痰止咳	肺热咳嗽	单用或配清热止咳药

解说：

1. 利胆退黄　湿热黄疸,可单用本品煎服即效;亦可与茵陈、黄柏、栀子等利湿退黄药同用。湿热蕴结膀胱之小便涩痛,淋浊带下等,单用即效;亦可配利尿通淋药。

2. 清热解毒　水火烫伤而致肤腠灼痛或溃后流黄水者,单用研末,香油调敷,亦可与解毒敛疮的地榆、清热止痛的冰片共末,油调敷患处。痈肿疮毒,以虎杖根烧灰外贴,或煎汤洗患处。毒蛇咬伤,可取鲜品捣烂敷患处,亦可煎浓汤内服。

3. 活血祛瘀　血瘀经闭、痛经,常与活血调经药同用。跌打损伤疼痛,可与疗伤止痛药同用。

4. 祛痰止咳　肺热咳嗽,可单味煎服,也可与清肺止咳药同用。

此外,还有泻下通便作用,用于热结便秘。

【用法用量】 煎服,9~15g。外用适量。

【注意事项】 孕妇慎用。

【现代研究】

1. 主要成分　含蒽醌类化合物,如大黄素(Emodin)、大黄素-8-葡萄糖苷即虎杖苷(Polygonin)、大黄酚(Chrysophanol)、大黄酸(Rhein)、大黄素甲醚-8-葡萄糖苷,尚含芪类衍生物如白藜芦醇苷即芪三酚苷(Polydatin)、芪三酚即藜芦酚、β-谷甾醇、异槲皮苷(Isoquercitrin)、维生素 C 等。此外,尚含有氨基酸、草酸、多糖、钾盐及大量缩合型的鞣质。

2. 药理作用

(1)抗病原微生物作用:虎杖20%煎剂对金黄色葡萄球菌、白色葡萄球菌、溶血性链球菌、卡他球菌、大肠杆菌、变形杆菌、福氏痢疾杆菌、铜绿假单胞菌等均有抑制作用。对流感病毒、脊髓灰质炎病毒、乙型脑炎病毒、C型肝炎抗原等均有抑制作用。

(2)镇咳平喘作用(虎杖粗品及白藜芦醇苷)。

(3)降血压作用(煎剂和白藜芦醇苷)。

(4)降血脂及护肝作用:虎杖煎剂能降低肝脏类脂化合物和血清中游离脂肪酸、谷丙转氨酶、谷草转氨酶。

(5)其他作用:本品尚有止血、利尿、升白细胞作用。

3. 临床应用

(1)白细胞减少症:用虎杖片或冲剂治疗肿瘤病人放疗引起的白细胞减少症67例,停用放疗的8例中7例有效,未停放疗的59例中40例白细胞较快回升,19例不再下降,疗效持久。

(2)膝关节炎:虎杖50g(或鲜品100g)水煎服,日3次,煎后余渣再煎,趁热足浴,每日2次,直至痊愈。一般2~7天可痊愈。

(3)带状疱疹:用95%乙醇溶液提取虎杖400g,浓缩至约1250ml,加入炉甘石200g及蒸馏水2500ml混匀,制成悬浊液即可。每日外用3~5次,7天1个疗程,共治128例带状疱疹患者,症状减轻较快,无任何副作用,方法简单。

(4)急性上消化道出血:用虎杖制成虎杖口服液,每次10ml(每10ml含生药5g),每日4次,7天为1个疗程,治疗急性上消化道出血160例,总有效率为96.87%。

利湿退黄药物功效异同点

药名	相同点	不同点
金钱草	清利湿热退黄:	通淋排石的要药,泌尿系、肝胆结石均可;又可解毒消肿
茵陈蒿	湿热黄疸	湿热黄疸的要药,胆结石,胆囊炎虽无黄疸亦宜
虎杖		清热解毒;活血化瘀;祛痰止咳;泻下通便

清热燥湿药、清热利湿药、祛风湿药及芳香化湿药的比较

药类	功效	适应证	备注
清热燥湿药	清热燥湿	湿热合邪于上焦、中焦、下焦、肌肤、关节等	以祛除热邪为主
清热利湿药（利水通淋退黄药）	清热利湿	湿热合邪于下焦、肌肤等	以祛除湿邪为主
祛风湿药	祛除风湿 解除痹痛	风湿痹痛及筋脉拘急,腰膝酸痛,下肢痿弱等症	祛除肌肉、筋骨、经络、关节间的风湿
芳香化湿药	化湿运脾	湿阻中焦之脘腹痞满、吐泻、食少体倦等症	化中焦脾胃之湿浊

思考题

1. 何谓利水渗湿药?分哪三类?各类的作用与适应证是什么?包括哪些药物?
2. 比较茯苓、薏苡仁;车前子、滑石;金钱草、茵陈蒿功用异同点。

第七章 温 里 药

【学习要求】
1. 掌握温里药的含义、功效、适用范围及配伍方法、功用特点、用法、用量和禁忌。
2. 掌握药物4味(附子、干姜、肉桂、吴茱萸),熟悉药物3味(花椒、丁香、小茴香),了解药物2味(高良姜、荜茇),参考药物2味(荜澄茄、胡椒)。
3. 掌握相似药物功效、应用的异同点。

一、含义

凡能温里散寒,治疗里寒证的药物,称为温里药或祛寒药。

病因	证候	治则
寒邪致病	表寒证	辛温发散以解表,属于解表药的治疗范畴
	里寒证	辛热祛寒以温里　属于温里药的治疗范畴

二、性能特点

本类药物大多辛温大热,能祛散在里之寒邪,振奋阳气。

三、归经、作用与适应证

归经	作用	适应证
脾、胃	温中散寒止痛	脾胃受寒或中焦虚寒所致的脘腹冷痛,呕吐泻痢,舌淡苔白
肝	温肝散寒止痛	肝经受寒所致的寒疝作痛、少腹痛或厥阴头痛
肺	温肺化饮	肺寒痰饮证,痰鸣咳喘,痰白清稀,舌淡苔白滑
肾	温肾助阳	肾阳不足所致的阳痿宫冷、腰膝冷痛、滑精遗尿
心、肾	温阳通脉,温阳利水	心肾阳虚所致的心悸怔忡、畏寒肢冷,小便不利及肢体浮肿
	回阳救逆	亡阳证之汗出神疲,四肢逆冷,脉微欲绝或浮数而空等

四、配伍原则

应根据病因及兼证的不同,恰当的配伍用药:
1. 外寒内侵兼有表寒者(表里俱寒),配发散风寒药用。

2. 寒凝经脉、气滞血瘀者,常配行气活血药用。
3. 寒湿内阻者,宜配芳香化湿或温燥化湿药用。
4. 脾肾阳虚者,配温补脾肾药用。
5. 亡阳气脱者,配大补元气的人参以益气固脱。

五、注意事项

1. 温里药性多辛热而燥,易助火伤阴,故实热证、阴虚火旺、津血亏虚者忌用。
2. 对假寒真热之证,尤当明辨,误用则祸不旋踵。
3. 部分药物孕妇当忌用或慎用。

六、药理作用

据现代研究证明:部分温里药具有强心、抗心律失常及抗休克的作用;有改善心肌供血、扩张血管、促进血液循环、增加脏器血流量,起温热的作用;部分药物还能抑制血小板凝聚,有通血脉的功效;实验证明部分药物有健胃祛风、助消化、镇痛及止呕等作用。

附子(根)

来源于毛茛科多年生草本植物乌头 Aconitum carmichaelii Debx. 的子根加工品。主产于四川、湖北、湖南等地。6月下旬至8月上旬采收,加工炮制为盐附子、黑顺片、白附片。盐附子以个大、体重、色灰黄、表面起盐霜者为佳;黑顺片以身干,片大,均匀,皮黑褐色,切面油润有光泽者为佳;白附片以身干,片大,均匀,色黄白,油润半透明者为佳。

【性味归经】 辛、甘,大热。有毒。归心、肾、脾经。

【功用特点】 本品能上助心阳、中温脾阳、下补肾阳,为补火助阳、回阳救逆之要药;且可散寒止痛,治寒痹疼痛较剧者。回阳救逆配伍干姜,补肾阳配伍肉桂。

【功效主治与配伍组方】

功效	主治	配伍组方	备注
回阳救逆	亡阳证	干姜等　四逆汤(君)　参附汤(臣)	回阳救急汤(君)
补火助阳	肾阳不足阳痿、宫冷	肉桂等　右归丸(君)	实脾散(君)
	脾肾阳虚泄泻	白术、干姜等　附子理中丸(君)	再造散(臣)
	脾肾阳虚阴寒水肿	茯苓、生姜等　真武汤(君)	大黄附子汤(君)
	脾阳不振寒湿阴黄	茵陈、干姜　茵陈四逆汤(臣)	温脾汤(君)
	阳虚外感风寒	麻黄等　麻黄附子细辛汤(臣)	肾气丸(臣)
散寒止痛	寒痹证	桂枝等	

解说:

1. 回阳救逆　久病体虚,阳气衰微,阴寒内盛,或大汗、大吐、大泻所致亡阳证,多与干姜等药同用,以回阳救逆,如四逆汤。久病气虚欲脱,或出血过多,气随血脱者,与大补元气的人参配伍,以益气固脱,如参附汤,即所谓"有形之血不能速生,无形之气法当急固"。

2. 补火助阳　肾阳不足,命门火衰所致阳痿宫冷,腰膝冷痛,夜尿频多,常与肉桂等同用,以温补肾阳,补精益髓,如右归丸。脾肾阳虚、寒湿内盛的脘腹冷痛,大便溏泄,常与补气健脾的党参、白术、温中散寒的干姜同用,如附子理中丸。脾肾阳虚的阴寒水肿,多与白术、茯苓、生姜等药同用,以温阳利水,如真武汤。脾阳不足,寒湿内阻的阴黄证,可与茵陈、干姜同用,以温里助阳,利湿退黄,如茵陈四逆汤。阳虚外感风寒,可配麻黄、细辛,以助阳解表,如麻黄附子细辛汤。

3. 散寒止痛　寒痹痛剧者,多与桂枝等温通经络,散寒止痛之品同用。

【用法用量】制用煎服,3~15g,因有毒,宜先煎0.5~1小时,至口尝无麻辣感为度。

【注意事项】

1. 本品辛热燥烈,凡阴虚阳亢及孕妇慎用。
2. 反半夏、瓜蒌、天花粉、贝母、白蔹、白及。
3. 若内服过量,或炮制、煎煮方法不当,可引起中毒。
4. 唇舌发麻是中毒的最初症状。

【现代研究】

1. 主要成分　含多种生物碱,其中以乌头碱(Aconitine)、中乌头碱(Mesaconitine)、次乌头碱(Hypaconitine)、消旋去甲基乌药碱(dl-Demethyl-coclaurine,dl-Higenaenine)等为主。尚含氯化甲基多巴胺(Coryneine Choriole)及类脂质成分。乌头碱的最终水解产物乌头原碱,其毒性为乌头碱1/2000。

2. 药理作用

(1) 对心血管系统的作用:①强心作用:熟附片煎剂有明显的强心作用。生附子因含有大量的乌头碱,对心脏呈现明显毒性,久煎后,乌头碱水解为乌头原碱,毒性大减,而强心成分依在。从附子中提得的去甲乌药碱是附子的主要强心成分之一,其作用可被β-受体阻滞剂心得安所拮抗,它是β-受体部分激动剂。去甲猪毛菜碱能兴奋心脏,为较弱的α-受体激动剂。氯化甲基多巴胺亦有强心、升压作用,为α-受体激动剂。②抗心律失常作用:附子水溶性成分有抗心律失常作用,有效成分主要是消旋去甲乌药碱,此种作用与兴奋β-受体有关。附子中存在着致心律失常物质和抗心律失常物质。③对血管和血压的作用:附子有明显扩张血管作用。附子对血压有调节作用,即含有升压成分,也含有降压成分,降压的有效成分主要是消旋去甲乌药碱,升压的有效成分主要是氯化甲基多巴胺和去甲猪毛菜碱。④提高耐缺氧能力和保护心肌缺血:此作用与其扩张心、脑血管,改善心、脑血液循环有关。⑤抗休克:此作用与附子既能扩张血管,改善微循环,又能收缩血管升高血压有关。去甲乌药碱也有显著的抗休克作用。

综上所述,附子的回阳救逆功效与上述心血管系统作用密切相关,是治疗亡阳证的药理依据。

(2) 对神经系统作用:①抗寒冷:附子煎剂有抗寒冷作用。②镇痛、镇静作用:生附子有镇静作用;生附子及乌头碱类生物碱有显著的镇痛作用。中乌头碱镇痛作用较乌头碱强2倍,次乌头碱则弱于乌头碱。③局麻作用:附子、乌头和乌头碱均有此作用。

(3) 抗炎、增强免疫功能作用:①抗炎作用:附子煎剂和甲醇提取物均有抗炎作用。乌头碱类(乌头碱、中乌头碱及次乌头碱)以及不含生物碱的附子水提物也有显著的抗炎作用。②增强免疫功能:附子对免疫有促进作用。去甲乌药碱对鼠肺支气管痉挛有松弛作用,喷雾给药对豚鼠有平喘作用。

(4) 其他作用:①对消化系统作用:附子能兴奋离体肠管的自发性收缩,但抑制胃排空。生附子、乌头碱对大鼠离体回肠有收缩作用。附子水煎液能显著对抗小鼠水浸应激型和大鼠盐酸损伤性溃疡。②增强β-受体、cAMP系统的反应性:附子水提物有该作用。这一作用在一定程度上从分子水平阐明了附子的助阳原理。③血液系统作用:附子水提物有抗血栓形成作用,并能明显延长白陶土部分凝血活酶时间(KPTT)和凝血酶原消耗时间(PCT)。这可能与附子温阳活血作用有关。

干姜(根茎)

来源于姜科多年生草本植物姜 *Zingiber officinale* Rosc. 的干燥根茎。主产于四川、广东、广西、湖北、贵州、福建等地。均系栽培。冬季采收,纯净和切片晒干和低温烘干。以身干,个匀,质坚,断面色黄白,粉性足,气味浓者为佳。生用。

【性味归经】辛,热。归脾、胃、肾、心、肺经。

【功用特点】本品主入脾胃而长于温中散寒,健运脾阳,治脾胃寒证;入心经,回阳通脉助附子回阳救逆;兼入肺经,温肺散寒化痰饮。

【功效主治与配伍组方】

功效	主治	配伍组方		备注	
温中散寒	脾胃寒证	人参、白术等	理中丸(君)	桃花汤(臣)	半夏泻心汤(臣)
				实脾散(君)	厚朴温中汤(佐)
回阳通脉	亡阳证	附子 四逆汤(臣)	回阳救急汤(君)	苓甘五味姜辛汤(君)	
				甘草干姜茯苓白术汤(君)	
温肺化饮	寒饮咳喘	细辛、麻黄等	小青龙汤(臣)		

解说:

1. 温中散寒　胃寒呕吐,脘腹冷痛,与温中止痛的高良姜同用。脾胃虚寒,脘腹冷痛,呕吐泄泻,多与补气健脾的人参、白术等药同用,如理中丸。

2. 回阳通脉　心肾阳虚,阴寒内盛所致之亡阳厥逆,脉微欲绝者,每与附子相须为用,如四逆汤、回阳救急汤。

3. 温肺化饮　寒饮咳喘,形寒背冷,痰多清稀之证,常与细辛、麻黄等药同用,以解表散寒,温肺化饮,如小青龙汤。

【用法用量】煎服,3~10g。

【现代研究】

1. 主要成分　含挥发油2%~3.5%,油中主要成分为姜萜酮(Zingiberone),其次为β-没药烯(β-Bisabolene)、α-姜黄烯(α-Curcumene)、β-倍半水芹烯(β-Sesquiphellandrene)、姜醇(Zingiberol)、d-莰烯(d-Camphene)、桉油精(Eucalyptole)、枸橼醛(Citral)、龙脑(Borneol)、姜辣醇(Gingerol)等成分。此外,尚含天冬酰胺、l-派可酯及多种氨基酸等。

2. 药理作用

(1)对心血管系统的作用:①扩张血管:有效成分为生姜挥发油和辛辣成分;②强心作用:姜酚和姜烯酮是其强心成分;③升压作用:生姜及姜烯酮有升压作用,系中枢性及末梢血管收缩的作用。

(2)对消化系统的影响:①促进消化、保护胃黏膜:生姜煎剂有促进消化、保护胃黏膜作用。②对肠道运动作用:干姜对消化道有轻度的刺激作用,可能是含有芳香性挥发油所致。姜的辛辣成分如姜酮、姜酚、姜烯酮对肠管有一定的抑制作用。③利胆作用:生姜丙酮提取物及6-姜酚有利胆作用。④止吐作用:干姜浸剂、生姜浸膏、姜酮和姜烯酮的混合物能抑制硫酸铜诱发的呕吐。其止吐作用可能是末梢性的。

(3)镇静、镇痛、解热作用:生姜油、姜酚、姜烯酮有镇静作用,生姜油有显著镇痛作用,并有解热作用。

(4)其他作用:①抗炎及提高免疫功能:生姜、生姜油、姜酮、姜烯酮有抗炎作用,生姜可提高免疫功能。②抑制血小板聚集作用:干姜水提物及姜烯酮可抑制血小板聚集。③抗过敏作用:其有效成分为生姜油。④抗菌作用:生姜、姜酮、姜烯酮对伤寒杆菌、霍乱弧菌、沙门菌、葡萄球菌、链球菌、肺炎球菌等有明显的抑制作用。生姜对堇色毛癣菌、阴道滴虫亦有抑制作用。⑤镇咳祛痰作用:生姜挥发油对豚鼠离体气管平滑肌有松弛作用。姜烯酮有镇咳作用。生姜醇提液对呼吸中枢有兴奋作用。

3. 临床应用

(1)预防术后恶心呕吐:将妇科大手术后病人随机分为3组:1组口服干姜粉1g,注射安慰剂;1组口服安慰剂、注射灭吐灵10mg;1组口服并注射安慰剂。发现口服干姜粉组恶心发生率比口服安慰剂组明显较少($P<0.05$),与注射灭吐灵组恶心发生率相似,指出干姜优点明显且无任何副作用。

(2)手足皲裂:以10%尿素软膏为对照组治疗手足皲裂,治疗组用干姜擦剂,具体配制方法:20%干姜酊30ml、干姜粉5g、氯化钠0.5g、甘油30ml、香精3滴,水加至100ml。两组患者局部涂药后轻轻按摩2~3分钟,每天2~3次。治疗组总有效率为 88.6%，与对照组（68.0%）比较差异有显著性（$P<0.01$）。

(3) 心肌梗死：对干姜胶囊（治疗组）和阿司匹林（对照组）治疗的心脾两虚或夹气滞血瘀证的冠心病、心肌梗死患者进行了临床疗效观察，结果表明：干姜胶囊组的总有效率达 58.3%，优于对照组（$P<0.01$）。

肉桂（树皮）

来源于樟科常绿乔木植物肉桂 *Cinnamomum cassia* Presl 的干燥树皮。主产于广东、广西、海南、云南等地。多于秋季剥取，刮去栓皮，阴干。因剥取部位及品质的不同而加工成多种规格，常见的有企边桂、板桂、油板桂、桂通等。以不破碎，体重、外皮细，肉厚，断面色紫，含油量高，香气浓，甜味浓而微辛，嚼之渣少者为佳。生用。

【**性味归经**】辛、甘，大热。归肾、脾、心、肝经。

【**功用特点**】本品补火助阳，为治命门火衰之要药，有引火归原，益阳消阴之功；又能温通经脉，散寒止痛，《本草汇言》称之为"治沉寒痼冷之药"，治经脉寒凝之痛证；此外，在补气血方药中，适配肉桂，还有温运阳气，鼓舞气血生长的功效。

【**功效主治与配伍组方**】

功效	主治	配伍组方	备注
补火助阳	肾阳衰弱阳痿宫冷	附子等　肾气丸（臣）　右归丸（君）	苏子降气汤（佐）
	下元虚衰虚阳上浮	熟地黄等　地黄饮子（臣）	回阳救急汤（君）
			真人养脏汤（佐）
散寒止痛	心腹冷痛	单用或配干姜、附子等	橘核丸（佐）
	寒疝腹痛	小茴香等　暖肝煎（君）	芍药汤（佐）
	寒痹腰痛	独活寄生汤（臣）	
	胸痹	附子等	
	阴疽	麻黄等散寒通滞药　阳和汤（臣）	
温经通脉	经闭、痛经	活血行气药等	

解说：

1. 补火助阳　肾阳不足，命门火衰的阳痿宫冷，腰膝冷痛，夜尿频多，滑精遗尿等，多与附子等温补肾阳之品同用，如肾气丸、右归丸。下元虚衰，虚阳上浮的面赤、虚喘、汗出、心悸、失眠、脉微弱者，可用本品引火归原，常与熟地黄、山茱萸、五味子等药同用，以滋肾阴，补肾阳，如地黄饮子。

2. 散寒止痛　寒邪内侵或脾胃虚寒的脘腹冷痛，可单用研末，酒煎服，或与温中的干姜、高良姜、荜茇等同用。脾肾阳虚的腹痛作呕、四肢厥冷、大便溏稀，常与附子、干姜、人参等温阳益气之品同用。寒疝腹痛，多与暖肝散寒的小茴香等同用，如暖肝煎。风寒湿痹，尤以治寒痹腰痛常用，多与独活、桑寄生、杜仲等补肝肾，祛风湿止痛之品同用，如独活寄生汤。胸阳不振，寒邪内侵的胸痹心痛，可与附子、干姜、川椒等温阳止痛之品同用。阳虚寒凝之阴疽，亦取本品甘热助阳以补虚，辛热散寒以通脉，可与麻黄等散寒通滞药同用，如阳和汤。

3. 温经通脉　冲任虚寒，寒凝血滞的经闭、痛经等证，可与活血补血，行气温通之品同用。

此外,久病体虚气血不足者,在补益气血方中,适加肉桂,能鼓舞气血生长。

【用法用量】 煎服,1~5g,宜后下或焗服;研末冲服,每次1~2g。

【注意事项】 有出血倾向及孕妇慎用。畏赤石脂。

【现代研究】

1. 主要成分 含挥发油,主要是桂皮醛(肉桂醛,Cinnamaldehyde),还有 α-蒎烯、樟烯、β-蒎烯、柠檬烯、芳樟醇以及乙酸桂皮脂、乙酸苯丙脂,尚含黏液、鞣质及水溶性化合物,如黄酮-3-醇葡萄糖苷、Procyanidin 葡萄糖苷、阿拉伯糖基木聚糖、桂皮酸、N-(3′,4′,5′-三甲氧基肉桂酰)邻氨基苯甲酸等。

2. 药理作用

(1)对心血管系统作用:①兴奋交感神经肾上腺髓质:其有效成分为桂皮醛;②扩张血管:肉桂水煎液、肉桂、桂皮酸钠、桂皮醛均有扩张血管的作用;③对血流动力学及左心室功能的影响:肉桂水提物及肉桂油可对抗心功能及血流动力学的改变。

(2)对血液系统的作用:①抑制血小板聚集:肉桂水煎液及其香豆素在体外有抑制血小板聚集作用;在体内,其水煎液静注有效,灌胃无效。②抗凝血作用:肉桂水煎液及水溶性甲醇部分在体外有抗凝血作用,在体内,则无抗凝血作用。

(3)镇静、镇痛、解热作用:桂皮醛有明显的镇静及镇痛作用,桂皮醛、桂皮酸钠对伤寒、副伤寒混合疫苗及温刺激引起的发热有解热作用。

(4)其他作用:①对消化系统的作用:桂皮油给兔灌服能促进肠蠕动,使消化液分泌增加,排出消化道积气,缓解胃肠痉挛性疼痛。②抗菌作用:桂皮油对革兰菌有抑制作用。桂皮醛对多种致病真菌有明显的抑制作用和杀菌作用。③对阴虚、阳虚样模型的影响:肉桂水煎液及其挥发油能显著降低甲减(阳虚样)模型升高的 cGMP 系统反应性,肉桂挥发油可显著升高甲亢(阴虚样)模型已升高的 cAMP 系统反应性。

3. 临床应用 用于解毒:上等肉桂研为细末,轻度中毒者用,用肉桂末30g(小儿为10g),兑入沸水200ml(小儿70ml),密闭5分钟后,1次顿服。重度中毒者,连续服用3~6次,每次均不得少于30g。救治草乌中毒者3例,附子中毒者16例,毒蕈中毒者9例,鱼胆中毒者2例,乙醇中毒者6例,均获满意疗效。轻度中毒者2小时即可见效,重度中毒者1天内常可恢复。肉桂是一个救治食物中毒的理想药物,应选用味辛甜、香气浓厚之上等肉桂。

1. 附子与肉桂功效主治异同点

药名	相同点	不同点
附子	补火助阳散寒止痛,治肾虚阳痿宫冷,脘腹腰膝冷痛及寒痹证常相须为用	有毒燥烈,上助心阳,中温脾阳,下补肾阳,为回阳救逆,治疗亡阳证的要药;对心、脾、肾阳虚,卫阳虚自汗,阳虚外感均可应用
肉桂		温补命门之火为主,为治下元虚冷的要药,下元虚冷、虚阳上浮用之引火归原;温经通脉,寒滞经闭、痛经常用;温煦气血,用于阴疽、痈肿久溃之证

2. 肉桂与桂枝功效主治异同点

药名	相同点	不同点
肉桂	温阳散寒,温经通脉,止痛:寒凝血滞胸痹、脘腹冷痛、风寒湿痹、痛经、经闭	辛热力强走里,善于温补命门,引火归原,治命门火衰、下元虚冷、虚阳上浮诸证,寒疝、阴疽等
桂枝		辛温力缓走表走里,长于发汗解表,主治风寒表证,又可温阳利水,治疗痰饮、蓄水证;助心阳,治疗心悸

吴茱萸（近成熟果实）

来源于芸香科落叶灌木或小乔木植物吴茱萸 Euodia rutaecarpa (Juss.) Benth.、石虎 E. rutaecarpa (Juss.) Benth. var. officinalis (Dode) Huang 或疏毛吴茱萸 E. rutaecarpa (Juss.) Benth. var. bodinieri (Dode) Huang 的干燥近成熟果实。主产于贵州、广西、湖南、浙江、四川等地。8—11月果实尚未开裂时采收。晒干或低温烘干。以粒大饱满，色棕黑，香气浓，无杂质者为佳。生用或制用。

【性味归经】辛、苦，热。有小毒。归肝、脾、胃、肾经。

【功用特点】本品主入厥阴肝经，长于疏肝下气，散寒止痛，为治疗肝寒气滞诸痛之要药；兼入脾胃肾经，温中散寒、降逆止呕、助阳止泻，以消阴寒之气为主要特点，临床以止痛、止呕功效显著。

上散厥阴肝经寒邪治厥阴头痛；中能疏肝和胃治肝寒犯胃呕吐泛酸；下暖肝肾治疝气腹痛、寒湿脚气、虚寒泄泻（为脾肾阳虚，五更泄泻之常用药）。

另为厥阴肝经的引经药

【功效主治与配伍组方】

功效	主治		配伍组方	备注
散寒止痛	寒滞肝脉诸痛证	寒疝腹痛	小茴香等	左金丸（臣）
		厥阴头痛	人参、生姜等	吴茱萸汤（君）
		虚寒痛经	桂枝等	温经汤（君）
		寒湿脚气	木瓜等	鸡鸣散（佐）
温中止呕	虚寒呕吐证		人参、生姜等	吴茱萸汤（君）
助阳止泻	虚寒泄泻证			四神丸（臣）

解说：

1. 散寒止痛　寒疝腹痛，常与小茴香等暖肝散寒止痛药同用。厥阴头痛，常与补虚的人参、生姜等药同用，以温中补虚，降逆止呕，如吴茱萸汤。冲任虚寒、瘀血阻滞之痛经，可与桂枝、当归、川芎等药同用，以温经散寒，祛瘀养血，如温经汤。寒湿脚气肿痛，或上冲入腹，常与木瓜、苏叶、槟榔等药同用，以行气降浊，宣化寒湿，如鸡鸣散。

2. 温中止呕　中焦虚寒之脘腹冷痛，呕吐泛酸，常与人参、生姜等同用，如吴茱萸汤。外寒内侵、胃失和降之呕吐，可与降逆止呕的半夏、生姜等药同用。

3. 助阳止泻　虚寒泄泻证，脾肾阳虚，五更泄泻常用，多与助阳止泻的补骨脂及涩肠止泻的肉豆蔻、五味子等药同用，如四神丸。

此外，以本品为末醋调，敷足心的涌泉穴，可治口疮，现代临床用此法治疗高血压，可引火下行。

【用法用量】煎服，2~5g。外用适量。

【注意事项】本品辛热燥烈，易耗气动火，故不宜多用、久服。

【现代研究】

1. 主要成分　含生物碱及挥发油。生物碱有吴茱萸碱(Evodiamine)、吴茱萸次碱(Rutaecarpine)、脱氢吴茱萸次碱、去甲基乌药碱等。挥发油含吴茱萸烯(Evoden)、吴茱萸内酯(Evodin)等。尚含对羟福林、N,N-二甲基-5-甲氧基色胺、环磷酸鸟苷、多种氨基酸及脂肪酸等。

2. 药理作用

(1) 对中枢神经系统的作用：本品有镇痛作用，其作用强度与氨基比林相当；能升高体温，大量时能兴奋中枢，并可引起视力障碍、错觉等。

(2) 对消化系统的作用：本品有止呕作用；口服其甲醇提取物有抗溃疡作用；本品对离体兔小肠具有双向调节作用。

(3) 对心血管的作用：本品蒸馏液或煎剂静注，有降压作用，当与甘草配伍时，则降压作用消失。

(4) 抗血栓形成：本品能抑制血小板聚集，抑制血小板血栓及纤维蛋白血栓的形成，抑制血栓增长速度和长度。

(5) 其他作用：其煎剂、浸剂对铜绿假单胞菌、金黄色葡萄球菌、霍乱弧菌及多种真菌有抑制作用。

3. 临床应用

(1) 小儿腹泻：用吴茱萸12g，研末，用辅料制成饼状，敷于脐部及周围，并固定治疗35例，有效率为97.14%，其中外敷1次痊愈者27例。另用吴茱萸2~3g研末，温水调成糊状，贴于足心，糊满为限，左右均可。治疗50例中5天内均止泻。

(2) 小儿腹胀、肠粘连、肠梗阻：用吴茱萸30g，置90g白酒内浸泡4~6小时后，过滤，取少许浸泡液滴于小儿脐部，用手掌按摩脐部5~10分钟。每日2~3次。结果治疗158例，总有效率95%以上。用吴茱萸炒热，包裹热敷脐部，治疗100例肠粘连，痊愈76例，有效18例，无效6例。

(3) 口腔溃疡、口疮：用吴茱萸3g，研粉，用陈醋调和，敷贴双侧涌泉穴。治疗口腔溃疡110例，结果痊愈103例，好转4例，无效3例。

(4) 阴虚手足心发热：吴茱萸末醋调敷双侧涌泉穴治疗阴虚手足心发热，得到意想不到的效果。

(5) 高血压：用吴茱萸研末，每次取20~30g，用醋调敷患者两足心，一般敷12~24小时后血压即开始下降，自觉症状减轻，轻症敷1次，重症敷2~3次即可。

1. 吴茱萸与细辛功效主治异同点

药名	相同点	不同点
吴茱萸	均能散寒止痛治疗寒凝痛证	性热而燥性较强，性偏于降，主归肝经，可温散厥阴肝经寒邪、疏肝下气，并能温中止呕，助阳止泻，外用引火下行，治口疮及高血压
细辛		止痛作用显著，因能祛风，故风湿痹痛、风邪头痛、牙痛及外感风寒表证均可应用。其性走窜，通鼻窍以治鼻渊，吹鼻取嚏以醒神。此外，温肺化饮，以治寒饮喘咳，外用可治口疮

2. 吴茱萸与藁本功效主治异同点

药名	相同点	不同点
吴茱萸	散寒止痛，用治巅顶头痛	主入肝经，长于散肝经之寒邪，宜治肝寒痰湿上犯呕吐清水涎沫之巅顶头痛；并能温中止呕，助阳止泻
藁本		主入太阳经，长于散太阳经风寒，宜治太阳风寒循经上犯之巅顶头痛。又可胜湿止痛

小茴香(成熟果实)

来源于伞形科多年生草本植物茴香 *Foeniculum vulgare* Mill. 的干燥成熟果实。全国各地均有栽培。秋季果实成熟时采收,晒干。以粒大,饱满,色黄绿,香气浓郁者为佳。生用或盐水炙用。

【性味归经】辛,温。归肝、肾、脾、胃经。

【功用特点】本品主入肝、肾经,以暖肝肾而止寒疝腹痛为主。兼入脾、胃经,又可理气和中。

【功效主治与配伍组方】

功效	主治	配伍组方
散寒止痛	寒疝腹痛	乌药等 天台乌药散(臣)
	睾丸偏坠胀痛者	肉桂等 暖肝煎(君)
	少腹冷痛,痛经	当归等
理气和中	中焦虚寒气滞证	高良姜、香附等

解说:

1. 散寒止痛 寒疝腹痛,常与温中散寒、行气止痛的乌药、青皮、高良姜等药同用,如天台乌药散。肝肾虚寒,睾丸冷痛,可与肉桂共为君药,以温肾暖肝散寒,如暖肝煎。肝经受寒之少腹冷痛,或冲任虚寒之痛经,可与当归、川芎、肉桂等温通血脉、行气止痛之品同用。

2. 理气和中 中焦虚寒气滞证,可与高良姜、香附等温中行气之品复方配伍。

【用法用量】煎服,3~6g。外用适量。

【现代研究】

1. 主要成分 含茴香油等,油中含茴香醚(Anethole)、茴香醛(Anisaldehyde)、小茴香酮(Fen-chone)及α-蒎烯、α-水芹烯、茴香酸(Anisic acid)、谷氨酸、天门冬氨酸(Asparagic acid)、谷甾醇(Sitosterol)、豆甾醇、洋芫荽子酸(Petroselic acid)等。

2. 药理作用

(1)对消化系统的作用:小茴香有促进肠蠕动作用;并有利胆作用,表现为伴随着胆汁固体成分增加,促进胆汁分泌;茴香油可增加肝组织的再生度。

(2)对中枢的作用:茴香油、茴香脑对青蛙都有中枢麻痹作用。

(3)对支气管的作用:茴香油有松弛气管平滑肌的作用。

(4)性激素样作用:小茴香有己二烯雌酚样作用。

(5)其他作用:小茴香提取的植物多聚糖,有抗肿瘤作用。茴香油对真菌、孢子、鸟型结核菌、金黄色葡萄球菌等有杀灭作用。

高良姜(根茎)

来源于姜科多年生草本植物高良姜 *Alpinia officinarum* Hance 的干燥根茎。又名良姜。主产于广东、广西、台湾等地。夏末秋初采挖生长4~6年的根茎,除去地上茎、须根及残留鳞片,洗净,切段。以色棕红,粗壮坚实,分枝少,味香辣者为佳。晒干生用。

【性味归经】辛,热。归脾、胃经。

【功用特点】本品善于散寒温中止呕止痛,为治胃寒脘腹冷痛、呕吐之常用药;寒凝气滞,胃脘疼痛,宜配香附,即良附丸。

【功效主治与配伍组方】

功效	主治	配伍组方	备注
散寒止痛	胃寒冷痛	炮姜	天台乌药散(臣)
	寒凝气滞,脘腹胀痛	香附 良附丸(君)	
温中止呕	胃寒呕吐证	半夏、生姜等	

解说:

1. 散寒止痛　胃寒冷痛,每与温中止痛的炮姜相须为用。胃寒肝郁,脘腹胀痛,则多与疏肝理气的香附合用,如良附丸。

2. 温中止呕　胃寒呕吐证,可与半夏、生姜等止呕药同用。虚寒呕吐,则可与补中益气的党参、白术等药同用。

【用法用量】煎服,3~6g;研末服,每次3g。

【现代研究】

1. 主要成分　含挥发油及黄酮类化合物山奈素(Kaempferol)。油中主要成分为1,8-桉叶素(桉油精,Cineole)、高良姜素(Galangin)、丁香油酚、高良姜酚(Galangol)及桂皮酸甲酯(Methylcinnamate)。此外,尚含鞣质、脂肪、淀粉等。

2. 药理作用

(1)对消化系统的作用:高良姜水提取物和醚提取物有抗溃疡和明显抑制胃肠推进功能,其水提取物还对番泻叶引起的腹泻有效。

(2)镇痛作用:高良姜水提取物和醚提取物都有明显的镇痛作用。

(3)抗血栓形成及抗凝作用:高良姜水提取物和挥发油对血栓形成和凝血功能均有抑制作用。

(4)抑菌作用:高良姜煎剂对炭疽杆菌、α-及β-溶血性链球菌、白喉杆菌及假白喉杆菌、肺炎链球菌、葡萄球菌(金黄色、柠檬、白色)、枯草杆菌等有抗菌作用。

花椒(成熟果皮)

来源于芸香科灌木或小乔木植物青椒 Z. schinifolium Sieb. et Zucc.、花椒 Zanthoxylum bungeanum Maxim. 的干燥成熟果皮。分布于我国大部分地区,但以四川产者为佳,故又名川椒、蜀椒。秋季采收成熟果实,晒干,除去种子及杂质。青椒以身干,色青绿;花椒以身干,色红,均无梗、无椒目者为佳。生用或炒用。

【性味归经】辛,温。归脾、胃、肾经。

【功用特点】本品为温中止痛药中的杀虫、止痒药。

【功效主治与配伍组方】

功效	主治	配伍组方
温中止痛	中寒腹痛,寒湿吐泻	干姜、人参 大建中汤(君)
杀虫	虫积腹痛	乌梅等 乌梅丸(臣)
止痒	湿疹瘙痒,妇人阴痒	单用

解说:

1. 温中止痛　中寒腹痛,寒湿吐泻,与干姜、人参配伍,以温中补虚,降逆止痛,如大建中汤。

2. 杀虫　蛔虫腹痛,手足厥逆,烦闷吐蛔,可与乌梅、干姜、黄柏等药同用,以温脏安蛔,如乌梅丸。小儿蛲虫病,可用本品煎液作保留灌肠。

3. 止痒　湿疹瘙痒,妇人阴痒,可单用煎水外洗。

【用法用量】煎服,3~6g。外用适量。

【现代研究】

1. 主要成分　含挥发油,油中有松油烯-4-醇、胡椒酮、芳樟醇、桉烯、柠檬烯(Limonene)、爱草脑(Estragole)、月桂烯(Myrcene)、牻牛儿醇(Geraniol)、枯醇(Cumicalcohol)等。尚含植物甾醇、不饱和有机酸等。果皮中含香草木宁(Kokusaginine)、茵芋碱(Skimmianine)、合帕洛平(Haplopine)、脱肠草素(Herniarin)、佛手柑内酯(Bergapten)、伞形花内酯(Umbelliferone)及青花椒碱(Schinifoline)等。

2. 药理作用

(1) 对心血管系统的作用:给兔静脉注射可发生迅速而显著的降压作用。

(2) 对消化系统的影响:牻牛儿醇能抑制胃肠运动,对大肠运动则影响不大。花椒水提物有显著抗溃疡作用。

(3) 抗炎作用:花椒水提物和醚提物对炎症均有抑制作用。

(4) 抑菌、杀虫作用:100%花椒煎剂对甲型和乙型链球菌、葡萄球菌、肺炎球菌、炭疽杆菌、枯草杆菌、霍乱弧菌、变形杆菌、副伤寒杆菌、痢疾杆菌、铜绿假单胞菌均有抑制作用。挥发油对细菌及多种皮肤癣菌和深部真菌均有一定抑菌作用,其中对羊毛样小孢子菌和红色毛癣菌最敏感。牻牛儿醇有驱蛔虫作用。花椒及其氯仿提取物对疥螨具有较强的触杀作用。

(5) 其他作用:花椒稀醇液有局部麻醉作用,其水提物和醚提物有镇痛、镇静作用。

3. 临床应用

(1) 血吸虫病:服花椒粉成人每天5g,分3次服,20~25天为1个疗程。治疗早、中期血吸虫病132例,有一定的疗效。

(2) 支气管哮喘:口服椒目油治疗哮喘急性发作172例,总有效率78.5%。治疗一般哮喘786例,总有效率84.35%。

(3) 蛔虫病:用麻油将花椒煎至焦黄色,口服麻椒油,治疗蛔虫性肠梗阻22例,全部有效。花椒加醋、糖煮沸后去花椒顿服,治疗胆道蛔虫病106例,有效率90.56%。

(4) 止痛:用50%花椒注射液,肌肉或穴位注射,每次2ml。共治疗266例,其中腹痛(溃疡、痉挛、胆绞痛)246例,肝区痛4例,腰痛3例,其他(头痛、心绞痛)13例,完全缓解者186例,部分缓解者68例,无效12例,总有效率达95.5%。

丁香(花蕾)

来源于桃金娘科常绿乔木植物丁香 *Eugenia caryophyllata* Thunb. 的干燥花蕾。习称公丁香。其干燥成熟果实为母丁香。主产于坦桑尼亚、马来西亚、印度尼西亚;我国海南省亦有栽培。通常于9月至次年3月,花蕾由绿转红时采收,晒干。以个大,饱满。色鲜紫棕,香气强烈,油多者为佳。生用。

【性味归经】辛,温。归脾、胃、肾。

【功用特点】本品以温中降逆,散寒止痛见长,为治胃寒呕吐、呃逆之要药。兼温肾助阳。

【功效主治与配伍组方】

功效	主治	配伍组方
温中降逆	胃寒呕吐呃逆	柿蒂、生姜等　丁香柿蒂汤(君)
散寒止痛	胃寒脘腹冷痛	散寒止痛药
温肾助阳	肾虚阳痿,宫冷	附子、肉桂等

解说:

1. 温中降逆　虚寒呃逆,常与降逆止呕的柿蒂共为君药,配益气的人参等药,如丁香柿蒂汤。胃寒呕吐,可与半夏、生姜等止呕药同用。

2. 散寒止痛　胃寒脘腹冷痛,可与散寒止痛药伍用。
3. 温肾助阳　肾虚阳痿,宫冷,可与附子、肉桂等补肾阳药同用。

【用法用量】 煎服,1~3g。

【注意事项】 畏郁金。

【现代研究】

1. 主要成分　含挥发油,油中主含丁香酚(Eugenol)、β-丁香烯(β-Caryophyllene)、乙酰丁香酚(Acetyleugenol),其他微量成分有庚酮-2(Methyl-n-amyl-Ketone)、水杨酸甲醛、衣兰烯(Ylangene)、胡椒酚(Chavicol)及丁香子酚及其乙酸酯。花中含有齐墩果酸、山柰酚、鼠李素,苯并吡酮类化合物番樱桃素(Eugenin)、番樱桃素亭(Eugenitin)、异番樱桃素亭(Isoeugenitin)及异番樱桃酚(Isoeugenitol)。

2. 药理作用

(1)抗菌作用:其乙醚浸出液、水浸液、煎剂对多种皮肤真菌均有抑制作用。对金黄色葡萄球菌、链球菌及白喉、变形、大肠、痢疾、伤寒等杆菌均有抑制作用。对流感病毒 PR_8 株也有抑制作用。丁香水煎剂及其粉末对溶血性链球菌不仅有较强的抗菌作用,而且其抗菌作用不受加热的影响。丁香油的抗菌能力强于丁香。

(2)健胃作用:丁香为芳香健胃药,可缓解腹部气胀,增强消化能力,减轻恶心呕吐。丁香浸出液有刺激胃酸和胃蛋白酶分泌、增加胃酸及胃蛋白酶活性的作用。

(3)抗溃疡作用:丁香对溃疡有抑制作用。

(4)止痛作用:其有效成分为丁香油。

(5)抗炎作用:丁香醚提物和水提物有抗炎作用。

(6)其他作用:静注丁香油酚有明显的抗惊厥作用。

3. 临床应用

(1)腹泻:本品单用治疗腹泻有一定疗效,有用丁香研末服,每次1g,治疗痃癖腹泻1例,获得满意疗效。

(2)皮肤霉菌病:用1:10丁香煎剂外涂,每日1~3次。治疗数种皮肤霉菌病31例,8例临床痊愈,10例显效,8例有效,5例无效。有效率83.9%。

荜茇(近成熟或成熟果穗)

来源于胡椒科藤本植物荜茇 *Piper longum* L. 的干燥近成熟或成熟果穗。产于海南、云南、广东等地。9—10月间果穗由绿变黑时采收,晒干。以身干,肥大饱满,质坚,气味浓者为佳。生用。

【性味归经】 辛,热。归胃、大肠经。

【功用特点】 本品具有温中散寒止痛的作用,可治胃寒脘腹冷痛、呕吐、泄泻、呃逆等证。

【用法用量】 煎服,1~3g。外用适量。

高良姜、花椒、丁香、荜茇、荜澄茄、胡椒功效主治异同点

药名	相同点	不同点
高良姜		温中止呕
花椒	温中散寒止痛,用治脾胃虚寒脘腹冷痛及呕吐泄泻	杀蛔虫;外洗疥癣止痒
丁香		长于降逆止呕,为治胃寒呕吐呃逆的要药,兼温肾助阳
荜茇		
(荜澄茄)		祛膀胱之冷气,用于寒疝腹痛、小便不利浑浊
(胡椒)		下气消痰,用治癫痫证

备注：荜橙茄为胡椒科荜橙茄和樟科山鸡椒的成熟果实；胡椒为胡椒科胡椒的干燥成熟或近成熟果实。

思考题

1. 试述温里药的含义、功用、配伍及注意事项。温里药包括哪些药物？
2. 比较附子与肉桂；肉桂与桂枝功效应用异同点。附子的用量用法、注意事项及主要配伍是什么？
3. 附子、乌头毒性如何？引起中毒的原因是什么？如何防止？
4. 试述干姜、吴茱萸的功效主治。

第八章 理 气 药

【学习要求】
1. 掌握理气药的含义、功效、适用范围、配伍方法及使用注意。
2. 掌握药物4味(陈皮、枳实、木香、香附),熟悉药物4味(青皮、川楝子、沉香、薤白),了解药物4味(乌药、佛手、柿蒂、荔枝核)。
3. 掌握相似药物功效、应用的异同点。

一、含义

凡能调理气分,消除气滞与气逆的药物,称为理气药。

病变类型	病证	治则	
	气虚	气虚当补	补气药的治疗范畴
气的病变	气滞(闷-胀-痛)	气滞当通	理气药的治疗范畴
	气逆(呃逆、呕恶、喘息)	气逆当降	理气药的治疗范畴

二、归经与治疗范围

本类药物主入肺、肝、脾、胃经,因肺主宣降,肝主疏泄,脾能升清,胃能降浊,故适用于肺气壅滞之胸闷不畅,喘咳短气;肝郁气滞之胁肋疼痛,胸闷不舒,疝气疼痛,乳房胀痛或结块积聚及月经不调、痛经等;脾胃气滞之脘腹胀痛,嗳气吞酸,恶心呕吐,大便秘结或泻痢不爽等症。

三、性能特点

本类药物大多味辛苦,性温,气味芳香,辛散、苦降、温通、芳香走窜。具有行气消胀,顺气宽胸,解郁止痛,降逆止呕,止呃平喘等功效。

四、作用与适应证

因肺主气,肝主疏泄,胃主受纳,故结合归经来讲,分别具有理气健脾、舒肝解郁、理气宽胸等不同的作用。

作用	适应证
理气健脾	主要适用于脾胃气滞证(脘腹胀痛,嗳气吞酸,恶心呕吐,不思饮食,大便失常秘结或泻痢不爽等)
疏肝解郁	主要适用于肝郁气滞证(胁肋疼痛,胸闷不舒,疝气疼痛,乳房胀痛或结块积聚,以及月经不调、痛经等)
理气宽胸	主要适用于肺气壅滞证(胸闷不畅,喘咳短气)

五、配伍原则

气滞气逆之证常有兼证,所以在使用本类药物时,必须针对病情,选择适当的药物,进行必要的配伍。

1. 脾胃气滞　除选用理脾和胃的行气药外,寒湿困脾者,配温中燥湿药;食积不化者,配消食导滞药;脾胃虚弱者,配补脾益气药;兼有湿热者,配清利湿热药。

2. 肝郁气滞　在选用舒肝理气药的同时,瘀血阻滞,配活血化瘀药;肝血不足,配养血柔肝药;寒凝肝脉,配暖肝散寒药。

3. 肺气壅滞　在选用理肺气药的同时,外邪客肺,配宣肺解表药;痰饮阻肺,配祛痰化饮药;肾虚喘咳,配温肾纳气药。

此外,因人体脏腑是个不可分割的整体,在正常情况下,可以相互滋生,相互制约;在发生病变时,又相互影响,相互累伤,因此在临床应用时,应考虑各脏腑间的相互联系及传变规律,辨证用药。如肝失疏泄,易导致脾胃气滞,即肝脾不调、肝胃不和,则舒肝理气、调脾和胃药同用;脾失健运,聚湿生痰,导致肺气宣降失司,即肺脾气滞者,又当调脾和胃、理肺化痰药同用。

六、注意事项

本类药物多辛散温燥,易于耗气伤阴(温燥伤阴),故临床应用时气虚阴亏者慎用。

七、药理作用

1. 对平滑肌的作用

(1)消化道:橘皮能促进胃液的分泌。青皮、枳实、佛手、甘松能松弛胃肠平滑肌,抑制肠管蠕动,并能解痉。木香、香附能增强肠管蠕动。玫瑰花能促进胆汁分泌。

(2)呼吸道:橘皮、青皮、木香、甘松能扩张支气管而解痉平喘。香附能促进呼吸,以增强呼吸功能。

(3)子宫:枳实能兴奋子宫平滑肌。香附能抑制兔、猫、犬的子宫肌收缩。

2. 对心血管的作用

(1)心脏:橘皮、青皮、香附能兴奋心肌,增强心肌收缩力,降低胆固醇。檀香、甘松能抗心律不齐。

(2)血管:青皮、枳实能增加冠状动脉流量并能升高血压。佛手、木香、青木香能扩张外周血管而降压。

3. 对中枢的作用　香附能提高小鼠痛阈。甘松能抑制中枢而达镇静作用。

4. 抗菌、抗肿瘤的作用　木香、乌药、沉香能抑制伤寒及副伤寒杆菌。乌药、川楝子能抑制金黄色葡萄球菌。沉香、川楝子、刀豆等有抗肿瘤的作用。

5. 对血糖的作用　荔枝核能降血糖。

陈皮(成熟果皮)

来源于芸香科常绿小乔木植物橘 Citrus reticulata Blanco 及其栽培变种的干燥成熟果皮。主产于广东、福建、四川、浙江、江西等地。秋末冬初果实成熟时采收果皮,晒干或低温干燥。以陈久者为佳,故称陈皮。产广东新会者称新会皮、广陈皮。以瓣大,整齐,外皮色深红,内面白色,肉厚,油性大,香气浓郁者为佳。生用。

【性味归经】辛、苦,温。归脾、肺经。

【功用特点】本品具有理气健脾,燥湿,化痰之功;入脾经,理脾胃气滞,温燥中焦湿浊,尤适于寒湿阻中的脾胃气滞;兼入肺经,为治痰之要药。燥湿痰,寒痰。

〔附〕橘核(种子):苦平,归肝经,理气散结止痛,用于疝气睾丸肿痛及乳房结块。

橘络(纤维束群):甘苦平,归肝、肺经,行气通络,化痰止咳,用于痰滞经络,胸痛咳嗽。

橘叶(叶):辛苦平,归肝经,疏肝理气,散结消肿,用于乳痈、乳房结块,肋胁疼痛。

化橘红:芸香科植物化州柚或柚的未成熟或接近成熟的干燥外层果皮,辛苦温,归肺、脾经,理气宽中,燥湿化痰,用于湿痰、寒痰咳嗽及食积呕恶胸闷。

【功效主治与配伍组方】

功效	主治	配伍组方	备注
理气健脾	脾胃气滞证	随证配伍	平胃散(佐)　橘皮竹茹汤(君)　温胆汤(佐)
			普济消毒饮(佐)　厚朴温中汤(佐)
燥湿化痰	湿痰	半夏等　二陈汤(臣)	清气化痰丸(佐)　痛泻要方(佐)　异功散(佐)
	寒痰咳嗽	干姜、细辛等	藿香正气散(臣)　半夏白术天麻汤(佐)
			蒿芩清胆汤(佐)　补阳还五汤(佐)
			柴胡疏肝散(佐)　贝母瓜蒌散(佐)

解说:

1. 理气健脾　寒湿阻中的脾胃气滞证,常与苍术、厚朴等药同用,以燥湿运脾,行气和胃,如平胃散。脾虚气滞,腹痛喜按、不思饮食、食后腹胀、便溏舌淡者,可与补中益气的党参、白术等药同用,如异功散。胃虚有热呃逆,配竹茹、生姜、人参等药,以益气清热,降逆止呕,如橘皮竹茹汤。

2. 燥湿化痰　湿痰咳嗽,多与半夏、茯苓等药同用,以燥湿化痰,理气和中,如二陈汤。寒痰咳嗽,多与温肺化饮的干姜、细辛等同用。

【用法用量】煎服,3~10g。

【现代研究】

1. 主要成分　主要含挥发油及黄酮苷。挥发油含量为 1.5%~2%,油中主要成分有 α-侧柏烯(α-Thujene)、α-蒎烯(α-Pinene)、β-蒎烯、β-月桂烯(β-Myrcene)、辛醛(Octanal)、柠檬烯、松油醇-4(Terpineol-4)、香茅醇(Citronellol)、香芹酚及辛醇等。黄酮苷有橙皮苷(Hesperidin)、新橙皮苷(Neohesperidin)及柑橘素(Tangeretin)等。尚含麝香草酚、β-谷甾醇(β-Sitosterol)、对羟福林(Synephrine)、川陈皮素(Nobiletin)及二氢川陈皮素(Citromitin)。

2. 药理作用

(1) 对消化系统的作用:①对胃肠平滑肌的作用:其煎剂、甲基橙皮苷、注射液对胃肠运动呈抑制作用。橙皮苷对离体肠肌的作用是双向的,先短暂兴奋而后抑制。②对消化液分泌作用:其挥发油能促进大鼠正常胃液的分泌,其水煎液体外试验表明能使人唾液淀粉酶活性增高。③抗胃溃疡作用:甲基橙皮苷能明显抑制溃疡的发生。④利胆作用:甲基橙皮苷及橘皮油有利胆作用。

(2) 祛痰、平喘作用:其挥发油有刺激性祛痰作用,有效成分为柠檬烯;鲜橘皮煎剂、醇提物、川橙皮素对气管平滑肌有解痉作用。

(3) 对心血管系统的作用:①对心脏的作用:鲜橘皮煎剂、醇提取物及橙皮苷对心脏呈小剂量兴奋,大剂量抑制作用。陈皮煎剂、提取物以及甲基橙皮苷尚可扩张冠状血管,使冠脉流量增加。②对血管和血压的作用:陈皮对血管和血压的作用因其所含化学成分的不同而有所不同。鲜橘皮煎剂或醇提物对蟾蜍血管有收缩作用,但对狗灌胃则无升压作用;陈皮素给麻醉猫静注有明显升压效果,而肌内注射或胃肠给药对血压却无影响;橙皮苷对麻醉猫与犬的血压无影响,而橙皮苷查耳酮可致降压反应,甲基橙皮苷注射可使麻醉猫、犬、兔血压缓缓下降。分析其降压机制是直接扩张血管所致。

(4) 其他作用:①抗炎作用:橙皮苷和甲基橙皮苷均对炎症有抑制作用。②对子宫的作用:鲜橘皮煎剂及甲基橙皮苷对子宫运动有抑制作用,但其煎剂静注则对麻醉兔在体子宫先呈强直性收缩,经 15 分钟后恢复正常。

3. 临床应用

(1) 功能性消化不良:选用 20 年的新会陈皮,研粉,按每粒 0.6g 入胶囊,每天 3 次,共服 4 周。治疗 31 例,有效率为 90.32%,症状与体征明显改善,与陈皮散加西药组(在服陈皮散基础上加服碳酸镁铝、多潘立酮,有效率 94.12%)没有显著性差异,显示单味陈皮治疗功能性消化不良差不多已达到中西结合用药的疗效。

与 5 年、10 年陈皮的研究结果比较,20 年陈皮治疗功能性消化不良疗效更满意,基本上证实了陈皮"陈久者良"的说法。

(2) 胃痛:陈皮 100g,面粉 500g,陈皮研末细筛,面粉炒香,混合装瓶备用,用时加少许红糖调味。空腹每服 1 小汤勺,吞咽,每天 6～8 次或不计时服,1 个月为 1 个疗程,可连续服 1～3 个疗程。一般 10 天左右症状明显改善。

(3) 呃逆:取新鲜橘皮一个,加入沸水 500ml,冲泡约 10 分钟,再加入蜂蜜 30ml 搅匀,饮服,若 1 杯呃逆不止,可再饮 1 杯,疗效显著。

(4) 预防术后腹胀:陈皮 30g 煎水,术前 1 日或晚上服,经 150 名患者服用,效果良好,术后 24 小时肠蠕动恢复,并有排气。

青皮(幼果、未成熟果实的果皮)

来源于芸香科常绿小乔木植物橘 *Citrus reticulata* Blanco 及其栽培变种的干燥幼果或未成熟果实的果皮。主产于广东、福建、四川、浙江、江西等地。5—6 月间收集自落的幼果,晒干,称为"个青皮";7—8 月间采收未成熟的果实,在果皮上纵剖成四瓣至基部,晒干,习称"四花青皮"。个青皮以黑绿色,个匀,质坚,皮厚,香气浓郁者为佳;四花青皮以外皮黑绿色,内面白色,油性足者为佳。生用或醋炙用。

【性味归经】辛、苦,温。归肝、胆、胃经。

【功用特点】本品来源同橘皮,因是未成熟果实,故性较峻烈,主疏肝胆,破气滞,尚可治疗气滞血瘀之癥瘕积聚、久疟癖块;入胃经,消积化滞。

【功效主治与配伍组方】

功效	主治	配伍组方	备注
疏肝理气	肝气郁滞诸证	随证配伍	天台乌药散(臣)
消积化滞	食积腹痛	木香等	木香槟榔丸(臣)

解说：

1. 疏肝理气　肝郁胸胁胀痛，可配疏肝解郁的柴胡、郁金、香附等药。乳房胀痛或结块，可配柴胡、浙贝母、橘叶等疏肝理气、散结药。乳痈肿痛，可配银花、蒲公英等解毒消痈之品。寒疝疼痛，多与乌药、小茴香等散寒止痛之品同用，如天台乌药散。气滞血瘀之癥瘕积聚、久疟癖块等，多与破血消癥药同用。

2. 消积化滞　食积气滞，脘腹胀痛，常与行气止痛的木香同用，如木香槟榔丸；若气滞甚者，可配枳实、大黄等破气、消积之品。

【用法用量】煎服，3～10g。醋炙疏肝止痛力强。

【现代研究】

1. 主要成分　含挥发油、黄酮苷。黄酮苷主为橙皮苷、新橙皮苷（Neohesperidin）、柑橘素（Tangeretin）、二氢川陈皮素（Citromitin）和5-去甲二氢川陈皮素（5-O-Desmethyl-citromitin）。还含对羟福林（Synephrine）。另含左旋对羟福林乙酸盐（l-Synephrine acetate）。尚含有氨基酸、柠檬烯等。

2. 药理作用

(1) 对胃肠平滑肌的作用：青皮煎剂及注射液均能抑制肠肌收缩。

(2) 利胆作用：青皮注射液静注或煎剂有明显的利胆作用。

(3) 祛痰、平喘作用：青皮所含挥发油中的柠檬烯具有祛痰作用。青皮注射液及从其甲醇浸膏中提得的对羟福林草酸盐对支气管有松弛作用。

(4) 对心血管系统的作用：青皮注射液有明显的升高血压作用，胃肠途径给药则升压作用不明显。青皮还有显著的抗休克作用。青皮注射液对蟾蜍心肌的兴奋性、传导性、收缩性和自律性均有明显正性作用。

陈皮与青皮功效主治异同点

药名	相同点	不同点
陈皮	行气化滞：脾胃气滞实证	行气力缓，主入脾胃，长于理气健脾、燥湿化痰，尤适于寒湿阻中的脾胃气滞证及湿痰、寒痰咳嗽
青皮		行气消积力强，用治食积腹痛。主入肝胆，善疏肝破气、散结消滞，用于胁痛、乳房胀痛结块、疝痛、癥瘕积聚及久疟癖块

枳实（幼果）

来源于芸香科常绿小乔木植物酸橙 *Citrus aurantium* L. 及其栽培变种或甜橙 *C. sinensis* Osbeck 的干燥幼果。主产于四川、江西、福建、江苏等地。5—6月间采集自落的果实，自中部横切为两半，晒干或低温干燥。用时洗净、闷透、切薄片，干燥。以大小均匀，皮青黑，肉厚色白，瓤小，切面凸起，质坚实，香气浓郁者为佳。生用或麸炒用。

【性味归经】苦、辛，微寒。归脾、胃、大肠经。

【功用特点】本品为幼果，故气锐力猛，苦降下气，能破脾、胃、大肠的气滞而消积，用治食积停滞，痞满胀痛，大便不通；又能化痰除痞，治疗痰滞气阻、胸痹、结胸；与补气升阳药同用可治脏器下垂病证。

〔附〕枳壳：为酸橙及其栽培变种的近成熟的去瓤果实，性味、归经、功用与枳实同，但作用缓和，长于行气宽中除胀。

【功效主治与配伍组方】

功效	主治	配伍组方
破气消积	食积腹痛	消食药　枳实导滞丸(臣)
	胃肠热结气滞证	随证配伍　大承气汤(佐)
化痰除痞	痰阻胸痹	桂枝等　枳实薤白桂枝汤(君)
	痰热结胸	黄连、半夏
	痰滞胸脘痞满	半夏曲、厚朴等　枳实消痞丸(君)

解说：

1. **破气消积**　饮食积滞，脘腹痞满胀痛，多与山楂、神曲、麦芽等消食药同用。热结便秘、腹痞胀痛，多与大黄、芒硝、厚朴等药同用，以峻下热结，如大承气汤。湿热泄痢、里急后重，多与黄芩、黄连同用，以消食导滞，清热祛湿，如枳实导滞丸。

2. **化痰除痞**　胸阳不振、痰阻胸痹，多与桂枝等药同用，以通阳散结，祛痰下气，如枳实薤白桂枝汤。现代用以治冠心病心绞痛，有一定疗效。痰热结胸，可与黄连及化痰消痞的半夏等药同用。心下痞满，食欲不振，可与半夏曲、厚朴等同用，以行气消痞，健脾和胃，如枳实消痞丸。

此外，本品尚可用治胃扩张、胃下垂、子宫脱垂、脱肛等脏器下垂病证，可与补气、升阳药同用以增强疗效。

【用法用量】　煎服，3～10g，大剂量可用至30g。炒后性较平和。

【注意事项】　孕妇慎用。

【现代研究】

1. **主要成分**　主要含挥发油及黄酮类成分。挥发油中主含柠檬烯、芳樟醇等。黄酮类成分有枳实苷(Poncirin)、橙皮苷(Hesperidin)、新橙皮苷(Neohesperidin)等。近年又从中分离出对羟福林(Synephrine)和N-甲基酪胺(N-Methyltyramine)。

2. **药理作用**

(1) 对胃肠平滑肌的作用：枳实和枳壳对胃肠平滑肌呈双向调节作用，这与机体功能状态和药物浓度的不同有关。枳实对胃肠平滑肌的兴奋作用是临床用以治疗胸脘痞满、胃扩张、胃下垂、胃肠无力性消化不良、脱肛、疝气、肠梗阻等疾病的药理学基础；枳实和枳壳的抑制胃肠平滑肌作用对病理状态下胃肠痉挛所致腹痛、泄泻等的调整与恢复是有利的。

(2) 对子宫的作用：枳实煎剂、酊剂、流浸膏对家兔离体或在体子宫，不论已孕或未孕均呈现兴奋作用，但对小鼠离体子宫不论已孕或未孕，则表现为抑制。从枳壳中分离出的一种生物碱样物质可兴奋子宫。

(3) 对心血管系统的作用：①收缩血管和升高血压：枳实注射液可明显升高血压并明显收缩肾、脑血管，提高肾与脑血管阻力，也可使总外周阻力增高。现已知枳实的升压有效成分为对羟福林和N-甲基酪胺。②增强心肌收缩力：枳实注射液、对羟福林及N-甲基酪胺均有增强心肌收缩力、增加心排出量、改变心脏泵血功能的作用。

由于枳实中所含的对羟福林及N-甲基酪胺能收缩胃肠黏膜血管而吸收甚少，并易被碱液所破坏，故用于抗休克需注射给药。

(4) 其他作用：①利尿作用：枳实注射液和N-甲基酪胺都能明显增加尿量，初步认为其利尿作用是由于强心及收缩血管，增加肾灌注压以及抑制肾小管重吸收等作用而产生。②抗炎作用：枳实抗炎作用是所含新橙皮苷及橙皮苷所致。

3. **临床应用**

(1) 颈椎病：取枳壳10g代茶饮，10天1疗程。治疗17例，均有显效，一般服药半小时即能减轻症状。

(2) 输尿管结石：取枳壳20g，加水1000ml，煎20min，嘱病人1小时服完，然后多饮水，待膀胱充盈后排尿，7天1疗程。治疗14例，13例均在1～5天内排石，结石平均0.25～0.52cm。

(3)胆囊结石:取枳壳10g,加水200ml,煎10min,分2次服完,5天1疗程。治疗16例,一般在几分钟至数小时内能使疼痛减轻或消失,结石<0.5cm一般均可排出。

木香(根)

来源于菊科多年生草本植物木香 *Aucklandia lappa* Decne.、川木香 *Vladimiria souliei* (Franch.) Ling 及灰毛川木香 *Vladimiria souliei* (Franch.) Ling Var. *cinerea* Ling 的干燥根(2010年版《中华人民共和国药典》将前者列为木香,后两者列为川木香)。前者产于云南、广西者,称为云木香,产于印度、缅甸者,称为广木香。后两者主产于四川、西藏等地,称为川木香。秋冬季采挖,晒干。以条均匀,质坚实,香气浓,油性足,无须根者为佳。生用或煨用。

【性味归经】辛、苦,温。归脾、胃、大肠、胆、三焦经。

【功用特点】本品为行脾胃之气止痛的要药,并为湿热泻痢里急后重必用之品;兼入胆经,可用治湿热郁蒸腹痛、胁痛并见黄疸以及胆石症、胆绞痛;与补剂同用,可收补而不滞的效果。

【功效主治与配伍组方】

功效	主治	配伍组方	备注
行气止痛	脾胃气滞证	陈皮、砂仁等	香砂六君子汤(佐)
	泻痢后重	黄连 香连丸(臣)	归脾汤(佐) 芍药汤(佐)
	腹痛、胁痛、黄疸	郁金、大黄等	木香槟榔丸(君) 天台乌药散(臣)

解说:

行气止痛 脾胃气滞,脘腹胀痛,可与陈皮、砂仁等行气药同用。脾虚气滞,脘腹胀满,食少便溏,可与健脾药同用,如香砂六君子汤、归脾汤。

湿热泻痢,里急后重,常与燥湿止痢的黄连配伍,如香连丸,临床治泻痢,常在此基础上加减。

饮食积滞的脘腹胀痛,大便秘结或泻而不爽,可与槟榔、青皮、大黄等行气消积之品同用,如木香槟榔丸。

脾失运化、肝失疏泄而致湿热郁蒸、气机阻滞之脘腹胀痛、胁痛、黄疸,可与郁金、大黄、茵陈等利湿退黄之品同用。现代用治胆石症、胆绞痛,亦有一定疗效。

【用法用量】煎服,木香3~6g,川木香3~9g。生用行气力强,煨用行气力缓,而多用于止泻。

【现代研究】

1. 主要成分 主要含挥发油,约0.3%~3%,油中主要成分为单紫杉烯、α-紫罗兰酮、β-芹子烯风毛菊内酯、木香烯内酯、异土木香内酯、木香酸、木香醇、α-木香烃、β-木香烃、木香内酯、莰烯、水芹烯、脱氢木香内酯及三氢脱氢木香内酯等。

2. 药理作用

(1)对胃肠平滑肌的作用:木香水提液、挥发油及总生物碱对大鼠离体小肠小剂量兴奋大剂量抑制。其挥发油、去氢内酯、总内酯、木香内酯及二氢木香内酯对离体兔小肠运动均有抑制作用。其作用机制认为木香对肠肌的解痉作用,为直接松弛作用。

(2)对呼吸系统的作用:木香及其水提液、醇提液、挥发油、生物碱对支气管平滑肌有解痉作用。其扩张支气管平滑肌作用认为系直接作用于平滑肌所致。

(3) 对心血管系统的作用:①对心脏的作用:木香挥发油及其内酯类成分对蛙、豚鼠与兔离体心脏有不同程度的抑制作用。水提液和醇提液对在体蛙心与犬心小剂量兴奋大剂量抑制。云木香碱静注能兴奋在体猫心。②对血管和血压的影响:木香去内酯挥发油、总内酯、12-甲氧基二氢木香内酯有较强的扩张血管作用。木香水提液和醇提液给麻醉犬静注有轻度升压反应;但去内酯挥发油、总内酯、二氢木香内酯、去氢木香内酯和12-甲氧基二氢木香内酯静注可使麻醉犬血压中度降低;云木香碱或总生物碱静注对麻醉猫有轻度降压作用。

(4) 对血小板聚集的作用:木香在一定浓度范围内能明显抑制家兔血小板聚集性,对已聚集的血小板有显著促解聚功能,作用强度与药物剂量成正比。其有效成分在水溶部分。

(5) 抗菌作用:木香挥发油在1:3000浓度时能抑制链球菌、金黄色与白色葡萄球菌的生长,而对大肠杆菌与白喉杆菌作用较弱。木香煎剂对副伤寒杆菌有轻度抑制作用。此外,对许兰黄癣菌及其蒙古变种等10种真菌均有抑制作用。

3. 临床应用

(1) 术后腹胀:木香20g研为细末,用甘油调为糊状,用双层纱布包好,置于脐窝内神阙穴上固定牢固,12~24小时更换1次。治疗30例腹部手术后腹胀病人,平均21.4小时恢复排气,腹胀解除。

(2) 腹部手术后麻痹性肠梗阻:生木香10g,隔水炖,取汤150ml,趁温从胃管注入,夹管2小时后放开胃管观察。治疗32例,用药均为1剂,在2~5小时内症状消失,肠鸣音出现,拍片证实麻痹性肠梗阻不存在,全部病愈出院。

枳实、陈皮、木香功效主治异同点

药名	相同点	不同点
枳实		行气力强,破气消积、化痰除痞。胃肠食积、热结气滞证痰滞胸脘痞满之胸痹、结胸证
陈皮	理气止痛,用治脾胃气滞、脘腹胀痛	理气健脾、燥湿化痰。尤适于寒湿阻中的脾胃气滞证;兼入肺经,治疗湿痰、寒痰咳嗽
木香		行气导滞为泻痢后重必用之品,尚可用治脾失健运、肝失疏泄之黄疸、腹痛、胁痛及胆石症、胆绞痛

沉香(含有树脂的木材)

来源于瑞香科常绿乔木植物白木香 *Aquilaria sinensis* (Lour.) Gilg 含有树脂的木材。主产于海南、广东、云南、台湾等地。全年均可采收,割取含树脂的木材,除去不含树脂的部分,阴干。以质坚体重,色棕黑油润,燃之有油渗出,香气浓烈,能沉于水者为佳。锉末。生用。

【性味归经】辛、苦,温。归脾、胃、肾经。

【功用特点】本品辛香性温,善散胸腹阴寒,行气止痛;虽为木材,入水却沉,故质重、苦降下行,入脾胃经,善于温中降逆止呕,用治胃寒呕吐等证;入肾经,既能温肾散寒以纳气,又能苦泄降逆而平喘,用治肾虚喘急等证。

(带"香"字的药一般寓含芳香性成分,故不宜久煎)

【功效主治与配伍组方】

功效	主治	配伍组方
行气止痛	胸腹胀痛	随证配伍
温中止呕	胃寒呕吐	复方配伍
纳气平喘	肾虚喘急	肉桂、附子等

解说：

1. 行气止痛　寒凝气滞之胸腹胀痛，常与乌药、木香、槟榔等温通行气止痛之品同用。脾胃虚寒之脘腹冷痛，常配肉桂、干姜、附子等温中散寒之品。

2. 温中止呕　胃寒呕吐，寒邪犯胃，呕吐清水，可与温中之品同用。

3. 纳气平喘　下元虚冷、肾不纳气之虚喘证，常与肉桂、附子、补骨脂等补肾壮阳之品同用。

【用法用量】煎服，1～5g，宜后下；或磨汁冲服；或入丸散剂，每次0.5～1g。

【现代研究】

1. 主要成分　白木香含挥发油及树脂。挥发油中含沉香螺萜醇（Agarospirol）、白木香酸（Baimuxinic acid）及白木香醛（Baimuxinal）。沉香中含油树脂，挥发油中含沉香萜醇（Agarol）、苄基丙酮（Benzylacetone）、对甲氧基苄基丙酮、倍半萜烯醇等。

2. 药理作用　本品对家兔离体小肠运动有抑制作用。所含挥发油有促进消化液分泌及胆汁分泌等作用。

3. 临床应用

（1）肝癌介入术后顽固性呃逆：沉香3g，研粉后冲服，每天3次，另肌内注射甲氧普氨10ml，每天1次。治疗28例，有效率96.4%，与常规肌内注射甲氧普氨对照组比较有显著差异。

（2）手术后呃逆：沉香粉3g，用纸卷成香烟状，点燃，深吸后以咽食方式将烟咽下，每次吸咽3口，1次无效，间隔30分钟重复1次，至呃逆症状消失。治疗65例，有效率96.92%，显著优于西药穴位注射对照组。

香附（根茎）

来源于莎草科多年生草本植物莎草 *Cyperus rotundus* L. 的干燥根茎。产于全国大部分地区，主产于广东、河南、四川、浙江、山东等地。秋季采挖，燎去毛须，晒干。以个大，饱满，色棕褐，质坚实，香气浓者为佳。生用，或醋炙用。用时碾碎。

【性味归经】辛、微苦、微甘，平。归肝、脾、三焦经。

【功用特点】本品为疏肝理气，调经止痛之要药。被李时珍誉为"气病之总司，女科之主帅"。

【功效主治与配伍组方】

功效	主治	配伍组方	备注
疏肝理气	气滞胁痛，腹痛	随证配伍	良附丸（臣） 越鞠丸（君）
调经止痛	肝郁月经不调、痛经、乳房胀痛兼气血两亏	乌药等　加味乌药汤（君） 同仁乌鸡白凤丸	柴胡疏肝散（臣）

解说：

1. 疏肝理气　肝气郁结之胁肋胀痛，多与柴胡、川芎、枳壳等同用，如柴胡疏肝散。寒凝气滞、肝气犯胃之胃脘疼痛，可配高良姜，如良附丸。寒疝腹痛，多与小茴香、乌药、吴茱萸等同用。

2. 调经止痛　肝郁月经不调，痛经，乳房胀痛，多与乌药等疏肝药同用，如加味乌药汤。气血两亏月经不调、痛经、崩漏带下、少腹冷痛、体弱乏力、腰酸腿软、产后虚弱、阴虚盗汗等证，与乌鸡、人参、当归等药配伍，如同仁乌鸡白凤丸。

【用法用量】 煎服,6~10g。醋炙止痛力增强。
【现代研究】

1. 主要成分 含挥发油,油中主要成分为 α-、β-香附酮(Cyperone)、α-、β-香附醇(Cyperol)、香附烯(Cyperene)Ⅰ和Ⅱ、香附醇酮(Cyperolone)及柠檬烯等。此外,尚含三萜类、黄酮类及生物碱等。

2. 药理作用

(1) 对子宫的作用:香附流浸膏对子宫有抑制作用。

(2) 雌激素样作用:香附挥发油有雌激素样活性。在挥发油中以香附烯Ⅰ的作用最强。

(3) 对肠道和气管平滑肌的作用:香附乙醇提取物对肠道和气管平滑肌均有解痉作用。

(4) 其他作用:①镇痛解热作用:香附乙醇提取物具有镇痛作用,其有效成分为三萜类化合物。香附醇提取物有解热作用,其有效成分亦为三萜类化合物。②抗菌及抗炎作用:体外试验表明,香附油对金黄色葡萄球菌有抑制作用,对宋氏痢疾杆菌亦有效,有效成分为香附烯Ⅰ及Ⅱ。香附提取物可抑制某些真菌的生长。香附提物有抗炎作用,其有效成分为三萜类化合物。③对心血管系统的作用:香附水提醇沉物及其总生物碱、苷类、黄酮类的水溶液有强心作用及降压作用,香附乙醇提取物也有降压作用。

3. 临床应用 乳汁淤积:香附150g,磨成粉末,加入白酒炒香装袋,临睡前趁热(44~47℃)外敷乳房,次日晨炒热重复外敷1次,每次15~30分钟,3~5天1个疗程。治疗28例,有效率96.42%,显著优于采用传统热敷法的对照组。

川楝子(成熟果实)

来源于楝科落叶乔木植物川楝 *Melia toosendan* Sieb. et Zucc. 的干燥成熟果实。产于我国南方各地,以四川产者为佳。冬季果实成熟时采收,除去杂质,干燥。以个大,肉厚而松软,外皮色金黄,果肉色黄白者为佳。生用或炒用。用时打碎。

【性味归经】 苦,寒。有小毒。归肝、胃、小肠、膀胱经。

【功用特点】 本品疏肝和胃,行气止痛,清肝火,泄郁热,主治肝郁化火所致诸痛证及热疝作痛,兼可驱虫疗癣。

【功效主治与配伍组方】

功效	主治	配伍组方	备注
行气止痛	肝郁化火所致诸痛证	延胡索 金铃子散(君)	天台乌药散(佐)
	肝肾阴虚,肝气不舒证	生地等 一贯煎(佐)	橘核丸(臣)
杀虫疗癣	虫积腹痛	驱虫药等	
	头癣	单用	

解说:

1. 行气止痛 肝郁化火所致诸痛证,与活血行气止痛的玄胡索同用,如金铃子散。肝肾阴虚,肝气不舒胁肋作痛及疝痛,多与生地等药同用,如一贯煎,方中佐少量川楝子,疏肝泄热,理气止痛。经配伍,亦可用治寒湿阻滞,肝脉睾丸肿胀,与橘核、桃仁、海藻、昆布等药同用,以行气止痛,软坚散结,如橘核丸。在治疗寒疝的天台乌药散中,取苦寒的川楝子与辛热的巴豆同炒,可增强其行气散结之力,又可制其苦寒之性。

2. 杀虫疗癣 虫积腹痛,与驱虫药同用。头癣,单用焙黄研末,制为软膏涂敷。

【用法用量】 煎服,5~10g。外用适量。炒用寒性降低。

【注意事项】 本品苦寒,脾胃虚寒者不宜用,又有毒,不宜过量或持续服用。

【现代研究】

1. 主要成分 含川楝素(Toosendanin)、异川楝素(Isotoosendanin)、21-O-甲基川楝戊醇(21-O-Methyltoosendapentol)、脂川楝醇(Lipomelianol)及脂川楝醇的脂肪酸混合酯及川楝紫罗兰酮苷甲、乙(Melia-ionoside A、B)。

2. 药理作用

(1) 对消化系统的影响:川楝素能兴奋肠平滑肌;川楝子并有抗溃疡及利胆作用。

(2) 抗菌、杀虫作用:10%川楝子乙醇浸液对白色念珠菌新生隐球菌等真菌有抑制作用,对金黄色葡萄球菌也有抑制作用。川楝子对猪蛔虫、蚯蚓、水蛭均有较强的杀灭作用。

(3) 抗炎作用:川楝子油中的印楝啶有明显的抗关节炎及抗炎药理活性。

(4) 抗癌作用:川楝子有抑制肿瘤细胞作用。

3. 临床应用 乳痈:川楝子20g,加水500ml煎水取汁,加入红糖50g,黄酒20ml,分3次口服。治疗30例,27例痊愈,2例好转,1例无效。

乌药(块根)

来源于樟科灌木或小乔木植物乌药 Lindera aggregata(Sims)Kosterm. 的干燥块根。主产于浙江、安徽、江西、陕西等地。全年均可采挖,除去细根,趁鲜切片,晒干。以个大,质嫩,折断后香气浓郁者为佳;切片以色红微白、无黑色斑点者为佳。生用或麸炒用。

【性味归经】 辛,温。归肺、脾、肾、膀胱经。

【功用特点】 本品辛温走窜,上走脾肺,下达肾与膀胱,有行气散寒止痛之功;用治寒凝气滞,胸腹诸痛证;在治疗寒疝的天台乌药散中为君药;温肾散寒,缩尿止遗。

【功效主治与配伍组方】

功效	主治	配伍组方	备注
行气止痛	寒凝气滞,胸腹诸痛	随证配伍	四磨汤(君)
	寒疝腹痛	小茴香等 天台乌药散(君)	暖肝煎(臣)
			萆薢分清饮(佐)
温肾散寒	尿频,遗尿	益智仁、山药等 缩泉丸(臣)	加味乌药汤(臣)

解说:

1. 行气止痛 肝气郁结,胸胁闷痛,可与沉香等药同用,以行气降逆,宽胸散结,如四磨汤。肝肾虚寒,气机阻滞,少腹疼痛,疝气痛,与肉桂、小茴香等温肾暖肝散寒药同用,如暖肝煎。寒疝腹痛,多与小茴香、青皮、高良姜等药同用,以行气疏肝,散寒止痛,如天台乌药散。痛经,可与香附、木香、延胡索等活血行气、调经止痛药同用,如加味乌药汤。

2. 温肾散寒 肾阳不足、膀胱虚冷之小便频数、小儿遗尿,常与补肾固涩缩尿之品同用,如缩泉丸。

【用法用量】 煎服,6~10g。

【现代研究】

1. 主要成分 含挥发油,约0.1%~0.2%。油中含有直链脂肪酸、单萜及呋喃倍半萜烯类化合物,如癸酸(Decanoic acid)、油酸(Oleic acid)、乌药烯醇(Lindenenol)、乌药烯(钓樟烯, Lindenene)、乌药内酯(Linderalactone)、异乌药内酯(Isolinderalactone)、乌药醚(Linderoxide)、异呋喃乌药烯(Isofuraonogermacrane)、新乌药内酯(Neolinderalactone)等。此外,尚含乌药醇(Linderol)、乌药酸(Linderic acid)、新木姜子碱(Laurolitsine)等。

2. 药理作用
(1) 对消化系统的影响:其对胃肠道平滑肌有兴奋、抑制的双向调节作用,并能增加消化液的分泌。
(2) 止血作用:本品能明显缩短家兔血浆再钙化时间,促进血凝。
(3) 保肝作用:乌药正己烷提取物可预防四氯化碳引起的血清谷草转氨酶(GOT)和谷丙转氨酶(GPT)的升高。
(4) 抗菌作用:本品对金黄色葡萄球菌、甲型溶血性链球菌、伤寒杆菌、变形杆菌、铜绿假单胞菌、大肠杆菌等均有抑制作用。
(5) 对心血管系统的作用:乌药挥发油口服有兴奋心肌、加速血液循环、升高血压作用。
(6) 其他作用:本品对小鼠肉瘤 S_{180} 有抑制作用。局部涂用挥发油可使血管扩张,缓解肌肉痉挛性疼痛。
3. 临床应用　促进胃肠运动:乌药粉碎成末,每次3g,开水冲泡饮服,每天2次,连续观察30天。治疗30例,腹痛、嗳气、泛酸、腹胀、食欲不振等症状均显著改善,显著优于空白对照组,显示乌药能促进胃肠运动,改善消化不良症状。

沉香与乌药功效主治异同点

药名	相同点	不同点
沉香	理气散寒止痛,用于寒凝气滞,胸腹诸痛	苦降下行,降胃气温中止呕,用于胃寒呕呃;温肾纳气,用于肾不纳气喘咳
乌药		尤善入下焦散寒,治寒疝腹痛及膀胱冷气之遗尿尿频

荔枝核(成熟种子)

来源于无患子科常绿乔木植物荔枝 Litchi chinensis Sonn. 的干燥成熟种子。主产于福建、广东、广西等地。夏季采摘成熟果实,除去果皮及肉质假种皮,洗净,晒干。以干燥、粒大饱满者为佳。生用或盐水炙用。用时打碎。

【性味归经】　辛、微苦,温。归肝、胃经。

【功用特点】　本品行气散结,散寒止痛,善于治疗肝郁气滞寒凝所致寒疝疼痛,睾丸肿痛("以核治核"),常与小茴香、吴茱萸、橘核等伍用。兼治肝胃不和之胃脘久痛。

【用法用量】　煎服,5~10g;或入丸散剂。

【现代研究】

临床应用

(1) 乳腺增生病:荔枝核制成颗粒剂(每包5g),每次1包,每日3次。治疗30例,治愈23.2%,显效40.5%,显著高于单用西药他莫昔芬片对照组,还可降低西药副作用。

(2) 慢性乙型肝炎:荔枝核浓缩颗粒剂(每包10g),每次1包,每日3次,12周为1个疗程,共服24周。治疗48例,乏力、纳差、腹胀、肝区不适等症状明显改善,并有降酶、退黄、改善肝蛋白的代谢和抗肝纤维化作用,优于单用西药的对照组。

佛手(果实)

来源于芸香科常绿小乔木或灌木植物佛手 Citrus medica L. var. sarcodactylis Swingle 的干燥果实。主产于广东、福建、云南、四川等地。秋季果实尚未变黄或刚变黄时采收,切成薄片晒干或低温干燥。以片均匀平整、不破碎,绿皮白肉,香气浓厚者为佳。生用。

【性味归经】　辛、苦,温。归肝、脾、胃、肺经。

【功用特点】　本品疏肝解郁,理气和中,临床主要用治肝胃气滞,胸腹胀痛;兼入肺经,燥湿化痰。

香橼(芸香科枸橼或香橼的成熟果实):功同佛手,药力稍逊,化痰止咳,适用于湿痰咳嗽痰多。

【功效主治与配伍组方】

功效	主治	配伍组方
疏肝解郁	肝郁胸胁胀痛,肝胃气痛	香附、柴胡等
理气和中	脾胃气滞证	木香、砂仁等
燥湿化痰	久咳痰多,胸闷胁痛	化痰理气药

解说:
1. 疏肝解郁　肝郁胸胁胀痛,肝胃气痛,与柴胡、香附等疏肝理气止痛之品同用。
2. 理气和中　脾胃气滞之脘腹胀痛、呕恶食少,与木香、砂仁等行气止痛之品同用。
3. 燥湿化痰　久咳痰多,胸闷胁痛,与化痰理气之品同用。

【用法用量】 煎服,3~10g。

【现代研究】

1. 主要成分　含挥发油及香豆精类化合物,主要为佛手内酯(香柑内酯,Bergapten)和柠檬内酯(Limettin)。此外,尚含少量黄酮类化合物,主要为布枯叶苷(地奥明,Diosmin)和橙皮苷(Hesperidin)。并含有佛手甾醇苷。
2. 药理作用
(1)平喘、祛痰作用:佛手煎剂有一定的祛痰作用,并能对抗组胺引起的豚鼠离体气管收缩,对芸香科11种理气药的初筛,佛手的平喘效果较好,临床也有一定疗效。
(2)对胃肠平滑肌的作用:本品醇提物对肠管有明显抑制作用,对十二指肠痉挛有显著解痉作用。
(3)对心血管系统的作用:佛手醇提物能扩张冠状血管,增加冠脉血流量,并有预防心律失常的作用。
(4)其他作用:本品还能促进消化液的分泌,促进肠蠕动。并能增进泻下药的泻下作用。

薤白(鳞茎)

来源于百合科多年生草本植物小根蒜 *Allium macrostemon* Bge. 或薤 *A. chinensis* G. Don 的干燥鳞茎。分布于全国各地。主产于江苏、浙江等地。夏秋季采挖,洗净,除去须根,蒸透或置沸水中烫透,晒干。以身干、个大饱满,质坚体重,色黄白,半透明,不带花茎者为佳。生用。

【性味归经】 辛、苦,温。归肺、胃、大肠经。

【功用特点】 本品善通胸中之阳气,散阴寒之凝滞,为治胸痹之要药。下能行大肠之气滞,可用治泻痢后重。

【功效主治与配伍组方】

功效	主治	配伍组方		
通阳散结	胸痹证	枳实等	瓜蒌薤白白酒汤(臣)	瓜蒌薤白半夏汤(臣)
				枳实薤白桂枝汤(君)
行气导滞	脘腹胀痛及泻痢后重	随证配伍		

解说:
1. 通阳散结　寒痰阻滞、胸阳不振所致胸痹证,常与清化痰热、宽胸散结的瓜蒌及行气

化痰消痞的半夏、枳实等药同用,如瓜蒌薤白白酒汤、瓜蒌薤白半夏汤、枳实薤白桂枝汤等。

2. 行气导滞　胃寒气滞之脘腹痞满胀痛,可与高良姜、砂仁、木香等温中行气,消胀止痛之品同用。胃肠气滞,泻痢里急后重,常与行气消积导滞的木香、枳实同用。

【用法用量】　煎服,5~10g。

【现代研究】

1. 主要成分　含挥发油。油中主要含硫化物如甲基烯丙基三硫化合物(Methyl ally trisulfide)和二烯丙基二硫化合物(Diallydisulfide)等。尚含有大蒜氨酸(Alliin)、甲基大蒜氨酸、亚油酸、大蒜糖(Scorodose)等。

2. 药理作用　薤白有抗血小板聚集作用,能促进纤维蛋白溶解;并能降低动脉斑块、血脂及过氧化脂质,从而达到预防动脉粥样硬化的作用。薤白水煎液对痢疾杆菌、金黄色葡萄球菌有抑制作用。

3. 临床应用　慢性阻塞性肺疾病急性发作期并发肺动脉高压:薤白浓缩颗粒3.6g(相当于12g饮片),每天3次,连续用药4周。治疗61人,随访3个月,总有效率为57.6%,显著优于单用西药对照组。

柿蒂(宿萼)

来源于柿树科落叶乔木植物柿 *Diospyros kaki* Thunb. 的干燥宿萼。主产于四川、广东、广西、福建等地。秋冬季果实成熟时采或食用时收集,洗净,晒干。以个大,肥厚,质坚,色红黄者为佳。生用。

【性味归经】　苦、涩,平。归胃经。

【功用特点】　本品降气止呃,为止呃要药。因性平和,凡胃气上逆所致的呃逆,无论寒热均可应用,代表方丁香柿蒂散(君)。

【用法用量】　煎服,5~10g。

【现代研究】

临床应用

(1)呃逆:柿蒂20g,水煎成150ml,分3次口服,同时针刺内关穴,早晚各1次。治疗56例,总有效率92.8%。

(2)顽固性呃逆:柿蒂4个,煎水频服,同时于内关、足三里穴注射异丙嗪5ml,每日1次,治疗3天。治疗56例,总有效率96.42%,显著优于胃复安肌注对照组。

(3)药源性顽固性呃逆:柿蒂15g煎水,口服,1日1剂,3天1个疗程。治疗75例,总有效率90.7%,与单服阿普唑仑片的对照组无显著性差异,但不良反应发生率却明显低于对照组,显示柿蒂作用的优越性。

思考题

1. 何谓理气药? 有何作用及适应证,其配伍及注意事项? 包括哪些药物?
2. 比较陈皮、青皮;枳实、枳壳;枳实、木香、陈皮功用主治异同点。
3. 试述川楝子、薤白的功用主治。
4. 被誉为"气病之总司,妇科之主帅"的是何药? 其功效主治如何?
5. 本章有哪些治疗肝胃气痛的药物? 各有何特点?
6. 薤白、枳实、桂枝均用于胸痹证,作用机制如何?

第九章 消食药

【学习要求】
1. 掌握消食药的含义、功效、适用范围及配伍方法。
2. 掌握药物3味(山楂、神曲、麦芽),熟悉药物2味(莱菔子、鸡内金),了解药物1味(谷芽)。
3. 掌握相似药物功效、应用的异同点。

一、含义

凡以消积导滞,促进消化,治疗饮食积滞为主要作用的药物,称为消食药。

二、归经与治疗范围

本类药主归脾胃二经,脾主运化,胃主受纳。适用于脾胃功能失常导致的诸证。

三、性能特点

本类药物多味甘性平,性平作用和缓,味甘能和中。

四、作用与适应证

具有消食化积、开胃和中的作用,治疗饮食不消所致的脘腹胀闷、嗳气吞酸、恶心呕吐、大便失常等脾胃虚弱的消化不良证。

五、配伍方法

食积停滞之证,常有兼证,临床用药时,应根据不同病情,选用适当药物配伍应用。
1. 食积气滞者,配伍理气药,以行气导滞。
2. 脾虚食积者,配伍健脾益胃药以健脾消积。
3. 积而化热者,配伍苦寒攻下药以泻热化积。
4. 湿阻中焦者,配芳香化湿药,以化湿醒脾,消食开胃。
5. 脾胃虚寒者,配温里药,以温运脾阳,散寒消食。

六、药理作用

1. 助消化作用　大多数消食药含有脂肪酶、淀粉酶及维生素 B 等,可通过消化酶的作用、维生素的作用及促进消化液分泌等作用来促进消化。

2. 增强胃肠蠕动,排除胃肠积气　鸡内金、莱菔子、山楂、神曲等均有此作用。

山楂(成熟果实)

来源于蔷薇科落叶灌木或小乔木植物山里红 *Crataegus pinnatifida* Bge. var. *major* N. E. Br.、山楂 *Crataegus pinnatifida* Bge. 的干燥成熟果实。习称"北山楂"。产于全国大部分地区。秋季果实成熟时采收。切片、干燥。以个大,皮红,肉厚,核少者为佳。生用或炒用。

【性味归经】酸、甘,微温。归脾、胃、肝经。

【功用特点】本品为消化油腻肉食积滞之要药;又能行气止痛,治疗泻痢腹痛;兼入肝经,通行气血,能活血化瘀止痛,多用治疗瘀滞胸腹诸痛。

【功效主治与配伍组方】

功效	主治	配伍组方		
消食化积	肉食积滞证	单用或配莱菔子等	保和丸(君)	健脾丸(臣)
行气散瘀	泻痢腹痛	单用或配伍		
	疝气作痛	橘核、荔枝核等		
	瘀阻胸腹痛、痛经	单用或配伍		

解说:

1. 消食化积　肉食积滞之脘腹胀满、嗳气吞酸、腹痛便溏者,单用煎服有效,或配莱菔子、神曲等行气消食药,如保和丸。食积气滞脘腹胀满疼痛较甚者,与青皮、枳实、莪术等破气消积止痛之品同用。脾虚食停证,与白术、茯苓等益气健脾药同用,如健脾丸。

2. 行气散瘀　泻痢腹痛,可用焦山楂水煎服,亦可与木香、槟榔、枳壳等行气止痛之品同用。疝气作痛,可与橘核、荔枝核等疏肝理气、散结止痛之品同用。瘀阻胸腹痛、痛经,可单用本品水煎服,或配伍活血行气止痛之品。

现代单用本品制剂,治疗冠心病、高血压、高脂血、细菌性痢疾等,均有较好的疗效。

【用法用量】煎服,9~12g,大剂量30g。生山楂用于消食散瘀,焦山楂用于止泻止痢。

【现代研究】

1. 主要成分　含有多种黄酮类成分及有机酸。黄酮类成分主要有槲皮素(Quercetin)、槲皮苷(Quercitin)、牡荆素(Vitexin)等。有机酸有山楂酸(Crataegic acid)、枸橼酸、熊果酸(Ursolic acid)、齐墩果酸、琥珀酸、苹果酸、绿原酸(Chlorogenic acid)及咖啡酸等。此外尚含脂肪酶、维生素C、胡萝卜素及钙、铁等。

2. 药理作用

(1)促进消化作用:所含脂肪酶可促进脂肪的分解消化。

(2)对心血管系统的作用:有强心、抗心绞痛、降压及扩张血管作用。

(3)降血脂及抗动脉粥样硬化作用。

3. 临床应用

(1)高血压:山楂糖浆、山楂汁膏疗效满意。曾用山楂糖浆治疗50例,总有效率94%。另用山楂浸剂治疗32例,用药后有26例血压明显下降或恢复正常。

(2) 高脂血症：可用山楂降脂片、山楂蜜丸、复方山楂冲剂等药品。一般4周后显效,治疗后血清胆固醇、甘油三酯均有明显下降。曾用山楂醇制剂冠心宁片(每片重0.3g,相当于生药3g)治疗高胆固醇血症104例,对血清胆固醇、甘油三酯及β-脂蛋白均有较好的效应,其有效率分别为93.9%、85.7%、74.6%。也有用山楂制剂心脉通片治疗高甘油三酯血症75例,有效率可达87%,对心绞痛的缓解有效率为77%。

(3) 冠心病心绞痛：用山楂醇提取物制成的片剂,每次5片(每片相当于生药1g),1日3次,4周为1个疗程。治疗冠心病心绞痛16例,不典型心绞痛患者12例和运动试验心电图阳性患者22例,均有较好的效应,除心绞痛缓解、心电图改善、血压及血脂有所降低外,胸闷心悸、气短和失眠等症状也有所改善。

(4) 腹泻：口服山楂糖浆,治疗婴幼儿单纯性腹泻212例,均获痊愈,有效率达100%。

(5) 瘀滞疼痛：用山楂治疗血瘀型痛经38例,于经前3~5天口服,至经后3天为1个疗程,连续服用3个疗程,治愈率达100%。用山楂煎服治疗踝关节扭伤80例,总有效率达98.8%。

神曲(酵母制剂)

为面粉和其他药物混合后经发酵而成的加工品。产于全国各地。其制法是以面粉或麸皮与杏仁泥、赤小豆粉,以及鲜青蒿、鲜苍耳、鲜辣蓼自然汁,混合拌匀,使干湿适宜,做成小块,放入筐内,复以麻叶或楮叶,保温发酵1周,长出黄菌丝时取出,切成小块,晒干即成。以陈久无虫蛀者为佳。生用或炒用。(2010年版《中华人民共和国药典》未收载)

【性味归经】甘、辛,温。归脾、胃经。

【功用特点】本品为酵母制剂,消食和胃力较强,善消谷食积滞,因略兼解表之功,故外感食滞者用之尤宜。

【功效主治与配伍组方】

功效	主治	配伍组方		备注
消食和胃	饮食积滞证	山楂等 保和丸(臣)	健脾丸(臣)	肥儿丸(君)
			越鞠丸(臣佐) 磁朱丸(佐)	枳实导滞丸(佐)

解说：

消食和胃　饮食积滞,食滞脘腹胀满、食少纳呆、肠鸣腹泻者,可与山楂等消食健胃行气之品同用,如保和丸。脾虚食停证,与益气健脾药同用,如健脾丸。小儿疳积,与消食驱虫健脾止泻药同用,如肥儿丸。

此外,凡丸剂中有金石、贝壳类药物,可用本品糊丸以助消化,如磁朱丸。

【用法用量】煎服,6~15g。

【现代研究】

1. 主要成分　含酵母菌、酶类、维生素B复合体、麦角固醇、挥发油、苷类等。
2. 药理作用　本品有促进消化、增进食欲的作用。
3. 临床应用

(1) 胃肠型感冒：神曲20g,儿童减半,将药溶于水中一次性服完,治疗胃肠型感冒10余例,均在2天内治愈。

(2) 消化功能紊乱：采用焦三仙口服液(神曲加山楂炭和炒麦芽)治疗由于喂养不当造成的消化功能紊乱小儿150例,临床结果表明大部分患儿均在服药的2~5天见效,停药后显效33例,有效75例,总有效率为72%。

（3）厌食症：采用焦山楂、焦神曲、焦麦芽合胃蛋白酶合剂治疗小儿厌食症100例，临床治愈65例，有效33例，总效率为98%。随访50例，半年内均无复发。

麦芽（成熟果实）

来源于禾本科一年生草本植物大麦 Hordeum vulgare L. 的成熟果实经发芽干燥而成。产于全国各地。将麦粒用水浸泡后，保持适宜温、湿度，待幼芽长至约5mm时，干燥。以色黄，粒大饱满，芽完整者为佳。生用或炒用。

【性味归经】 甘，平。归脾、胃经。

【功用特点】 本品消食健胃，善消淀粉性食物；又可回乳消胀，用于断乳或乳汁郁积引起的乳房胀痛；兼能疏肝解郁。

【功效主治与配伍组方】

功效	主治	配伍组方	备注
消食健胃	米面薯芋食滞证	山楂、神曲等	肥儿丸（君）
			健脾丸（臣）
回乳消胀	断乳乳房胀痛	单用	

解说：

1. 消食健胃　米面薯芋食滞证，可与山楂、神曲、鸡内金等消食药同用。小儿乳食积滞，单用本品煎服或研末服有效。脾虚食少，食后饱胀，可与白术、陈皮等健脾理气之品同用。

2. 断乳乳房胀痛　单用生麦芽或炒麦芽120g（或生、炒麦芽各60g）煎服有效。

此外，本品兼能疏肝解郁，用于肝气郁滞或肝胃不和之胁痛、脘腹痛等，可与其他疏肝理气药同用。

【用法用量】 煎服，10～15g，大剂量30～120g。生麦芽功偏消食健胃，炒用多用于回乳消胀（60g）。

【注意事项】 授乳期妇女不宜使用。

【现代研究】

1. 主要成分　含淀粉酶（Amylase）、酯酶（Esterase）、转化糖酶（Invertase）、氧化酶（Oxidase）、催化酶（Catalyticase）等。还含卵磷脂、蛋白质、氨基酸、葡萄糖、脂肪、维生素B、维生素D、维生素E、糊精、麦芽糖、大麦芽碱（Hordenine）、大麦碱A和B（Hordatine A、B）、腺嘌呤、胆碱等。

2. 药理作用

（1）助消化作用：所含淀粉酶可将淀粉分解为麦芽糖和糊精。

（2）有降血糖、降血脂作用。

3. 临床应用

（1）妇女断乳：炒麦芽水煎服应用8例，效果显著。

（2）结肠炎：麦芽作为一种维持疗法药物，可延长结肠溃疡病人症状缓解期。21名溃疡性结肠炎病人在进行基础抗炎治疗的同时，每天服用20～30g麦芽，连服24周，服用麦芽组病人临床评分明显好于未服用组（$P < 0.05$），未见副反应。

山楂、神曲、麦芽功效主治异同点

药名	相同点	不同点
山楂	消食化积,用于食积证,常相须为用,有"焦三仙"之称（肉米面互补）	善消肉食积滞,兼行气活血化瘀;炒炭可止泻痢。近年以本品配活血化瘀药治心绞痛、高脂血症及高血压
神曲		善消谷食积滞,对丸剂中有矿石药难消化吸收者,可用其糊丸以助消化
麦芽		善消面食积滞,作用和缓,可消一切米面诸果食积,小量通乳,大量回乳

谷芽（成熟果实）

来源于禾本科一年生草本植物粟 Setaria italica (L.) Beauv. 的成熟果实,经发芽干燥而成。产于全国各地,随时可制备,制法如麦芽。以色黄,有芽,颗粒均匀者为佳。生用或炒用。

【性味归经】甘,温。归脾、胃经。

【功用特点】本品消食健胃,功似麦芽而力较缓,每相须为用。

【功效主治与配伍组方】

功效	主治	配伍组方
消食健胃	米面薯芋食滞证	山楂、神曲等
	脾虚食少	健脾消食药

解说：

消食健胃　米面薯芋食滞,脘腹胀满,可与山楂、神曲、青皮等行气消食之品同用。脾虚食少,可与党参、白术、陈皮等健脾消食药同用。

【用法用量】煎服,9~15g,大剂量30g。生用长于和中,炒用偏于消食。

【现代研究】

1. 主要成分　本品含淀粉酶、维生素B及淀粉、蛋白质等。
2. 药理作用　有促进消化、增进饮食的作用。

莱菔子（成熟种子）

来源于十字花科植物萝卜 Raphanus sativus L. 的干燥成熟种子。产于全国各地。初夏采收成熟种子,晒干。生用或炒用,用时捣碎。

【性味归经】辛、甘,平。归脾、胃、肺经。

【功用特点】本品辛能行散,消食化积之中又善于行气消胀,多用于治疗食积脾胃气滞证;归肺经又能降气化痰。

【功效主治与配伍组方】

功效	主治	配伍组方
消食除胀	食积气滞证	山楂、神曲、陈皮等　保和丸(臣)
降气化痰	咳喘痰多、胸闷食少	白芥子、苏子等　三子养亲汤(臣)

解说：
1. 消食除胀　食积气滞所致脘腹胀满、嗳气吞酸、腹痛等，常与山楂、神曲、陈皮等药同用，以消食和胃，如保和丸。食积泻痢，里急后重，可与木香、枳实等行气消积止痛药同用。
2. 降气化痰　咳喘痰多、胸闷食少，可与温肺化痰的白芥子、降气消痰平喘的苏子等药同用，如三子养亲汤。

【用法用量】煎服，5～12g。生用吐风痰，炒用消食下气化痰。
【注意事项】本品辛散耗气，故气虚及无食积、痰滞者慎用。又不宜与人参同用。
【现代研究】
1. 主要成分　含脂肪油及挥发油（为α-及β-己醛、甲硫醇）等，油中有芥酸、亚油酸、亚麻酸等。尚含抗菌物质莱菔素（Raphanin）、芥子碱（Sinapine）及其硫酸氢盐，并含有生物碱及黄酮类物质。
2. 药理作用　降压作用：莱菔子水提取物有明显的降压作用，降压的有效成分主要是芥子碱硫酸氢盐。
3. 临床应用
(1) 高血压：单用本品的制剂即有良好的疗效，如莱菔子片，每次4～6片（每片含生药6g），每日2～3次内服，其疗效与利血平相似，亦可与山楂同用。
(2) 便秘：应用单味炒莱菔子加腹部按摩治疗老年习惯性便秘98例，总有效率98%。

鸡内金（沙囊内壁）

来源于雉科动物家鸡 *Gallus gallus domesticus* Brisson 的干燥沙囊内壁。产于全国各地。杀鸡后，取出鸡肫，立即取下内壁，洗净，晒干。以干燥、个大完整、色黄者为佳。生用或炒用。

【性味归经】甘，平。归脾、胃、小肠、膀胱经。
【功用特点】本品有较强的消食化积作用，并能健运脾胃，广泛用于各种食滞证；又可涩精止遗，用于肾虚遗精遗尿；尚能通淋化石。

【功效主治与配伍组方】

功效	主治	配伍组方	备注
消食健胃	饮食积滞，小儿疳积	单用或配伍	玉液汤（佐）
涩精止遗	肾虚遗精、遗尿	补肾固精止遗药	
通淋化石	砂石淋证及胆结石等	金钱草等　尿石通丸	

解说：
1. 消食健胃　饮食积滞轻证，单用研末服有效。若食积不化、脘腹胀满，可与山楂、麦芽、青皮等消食行气化滞药同用。小儿脾虚疳积，可与白术、山药、使君子等健脾驱虫之品同用。
2. 涩精止遗　肾虚遗精，遗尿，可与补肾固精缩尿之品同用。此外，本品尚能通淋化石，可用治砂石淋证及胆结石等，多与金钱草等药同用，如尿石通丸，具有清热祛湿，行气逐瘀通淋排石的作用。

【用法用量】煎服，3～10g；研末服，每次1.5～3g。研末用效果比煎剂好。
【现代研究】
1. 主要成分　本品含胃激素、角蛋白、氨基酸以及微量胃蛋白酶、淀粉酶等。

2. 药理作用

(1)口服鸡内金粉后,胃液的分泌量、酸度和消化力均增高,胃运动加强、排空加快。

(2)其酸提取液或煎剂能加速从尿中排除放射性锶。

思考题

1. 简述山楂、莱菔子、鸡内金的功效应用。

2."焦三仙"是指哪三味药物? 为何临床放在一起用?

第十章 驱 虫 药

【学习要求】

1. 掌握驱虫药的含义,各种驱虫药的不同作用(如苦楝皮驱蛔虫、槟榔驱绦虫等)及配伍方法和使用注意。
2. 掌握药物3味(使君子、苦楝皮、槟榔),了解药物3味(南瓜子、鹤草芽、雷丸),参考药物2味(鹤虱、芜荑)。
3. 掌握相似药物功效、应用的异同点。

一、含义

凡以驱除或杀灭人体寄生虫为主要作用的药物,称为驱虫药。

二、性能特点

本类药物多有毒性;主归脾、胃、大肠经;可麻醉、分解虫体或刺激虫体使其逃逸而排出体外,起到驱虫的作用。

三、作用与适应证

1. 具有毒杀麻痹虫体的作用,促使其排出体外,治疗肠道寄生虫病(蛔虫病、绦虫病、钩虫病、蛲虫病)。有些药物尚能治疗血吸虫病、滴虫病等。

   虫证患者,轻时无明显症状,只是化验时才见虫卵。此外,由于寄生虫的种类不同,尚可有其特殊症状。如唇内有红白点者,多为蛔虫见证;肛门作痒,则是蛲虫独有的特点;便下白色虫体节片,则是绦虫的特征;嗜食异物,面色萎黄,甚则虚肿者,多为钩虫所致;等等。

2. 部分药物具有健脾消积疗疳的作用,用于治疗潮热体瘦,腹部膨大,多食不化的小儿疳积证。

四、配伍原则

临床使用时,必须根据寄生虫的种类、病人体质强弱、病势的缓急以及不同的兼证,分别选用和配伍适当的药物,以增强驱虫效果。

1. 大便秘结者,配伍泻下药。
2. 兼有积滞者,配伍消积导滞药。
3. 脾胃虚弱者,配伍健脾和胃药。
4. 体质虚弱者,配伍补益药,根据病情需要,先补后攻,或攻补兼施。

五、服药方法

1. 一般应在空腹时服,使药物利于作用于虫体,以收驱虫之效。
2. 无泻下作用的药物,应加服泻药,促使虫体排出。

六、注意事项

1. 对毒性较大的药物,应注意剂量、用法;对孕妇、年老体弱者当慎用。
2. 虫证患者,在发热或腹痛剧烈时,以安虫止痛为主,待疼痛缓解后再驱虫。

七、药理作用

1. 驱虫作用　驱虫药对肠道寄生虫等有驱杀作用,主要是麻醉虫体,以利于使虫体排出体外。
2. 抗菌作用　本类药物多数具有抗菌作用,对多种致病菌有抑制作用。

使君子(成熟果实)

来源于使君子科落叶藤本灌木植物使君子 *Quisqualis indica* L. 的干燥成熟果实。主产于四川、广东、广西、云南等地。9—10月果皮变紫黑时采收,晒干。以个大,颗粒饱满,种仁色黄,味香甜而带油性者为佳。去壳,取种仁生用或炒香用。

【性味归经】甘,温。归脾、胃经。

【功用特点】本品驱虫消积(蛔虫、蛲虫),为驱蛔虫之要药,因味甘甜美无毒,为小儿常用;又可治疗小儿疳疾。

【功效主治与配伍组方】

功效	主治	配伍组方
驱虫	蛔虫证、蛲虫证	单用或配苦楝皮等
消积	小儿疳积	槟榔　肥儿丸(臣)　布袋丸(君)

解说:

1. 驱虫　用于蛔虫证,蛲虫证,轻证单用本品炒香嚼服即可;重证可与苦楝皮、芜荑等驱虫药同用。
2. 消积　小儿疳积面色萎黄、形瘦腹大、腹痛有虫者,可与槟榔、神曲、麦芽等驱虫消积之品同用,如肥儿丸;或与芜荑、人参、白术等驱虫健脾药同用,如布袋丸。

【用法用量】捣碎煎服,9～12g;炒香嚼服,6～9g。小儿每岁,每日1～1.5粒,总量不超过20粒。空腹服用,每日1次,连用3天。

【注意事项】大量服用可致呃逆、眩晕、呕吐、腹泻等反应。若与热茶同服,亦能引起呃逆、腹泻,故服用时当忌饮茶。

【现代研究】

1. 主要成分　含脂肪油25%,为软脂酸及油酸的甘油酯。并含使君子酸(Quisqualic acid)、使君子酸钾(Potassium quisqualate)、植物甾醇、糖类、琥珀酸及少量生物碱(葫芦巴碱)等。

2. 药理作用

(1)驱虫作用:使君子对蛔虫、蛲虫均有较强的麻醉作用,其驱虫的有效成分主要是使君子酸钾,亦有报道与所含的吡啶有关。

(2)抗菌作用:使君子水浸剂对某些皮肤真菌有抑制作用。

苦楝皮(根皮及树皮)

来源于楝科乔木植物川楝 *Melia toosendan* Sieb. et Zucc. 和楝 *Melia azedarach* L. 的干燥树皮和根皮。前者产于全国大部分地区,后者主产于四川、湖北、贵州、河南等地。全年可采,以春秋季为宜。剥取干皮或根皮,刮去栓皮,洗净。以条大,干燥,皮厚者为佳。鲜用或切片生用。

【性味归经】苦,寒;有毒。归肝、脾、胃经。

【功用特点】本品与使君子均为驱蛔虫的要药(蛔虫、蛲虫、钩虫),力强但有毒,不宜持续过量服用;兼杀虫止痒疗头癣。

【功效主治与配伍组方】

功效	主治	配伍组方
杀虫	蛔虫、蛲虫、钩虫等证	单用或配使君子等　化虫丸(君)
疗癣	疥癣湿疮	单用

解说:

1. 杀虫　蛔虫、蛲虫、钩虫等证,可单用本品水煎、熬膏或制成片剂服用;亦可与使君子、槟榔等同用,以增强杀虫作用,如化虫丸。若以本品配百部、乌梅,煎取浓液,每晚保留灌肠,连用2~4天,用治蛲虫证,则疗效更佳。单用苦楝皮制成25%水煎剂保留灌肠,治疗小儿蛔虫性肠梗阻,或用鲜苦楝根煎成100%水煎剂内服,治疗胆道蛔虫症,临床均有疗效。

2. 疗癣　疥疮、头癣、湿疮、湿疹瘙痒等,单用本品研末,醋或猪脂调涂患处即可。

【用法用量】煎服,3~6g。鲜品用15~30g。外用适量。

【注意事项】本品有毒,不宜过量或持续服用。肝炎及肾炎患者慎服。

【现代研究】

1. 主要成分　含川楝素(Toosendanin)、苦楝素、苦楝皮萜酮(Kulinone)、苦楝皮萜酮内酯、苦楝萜酸甲酯、印苦楝素及β-谷甾醇等。

2. 药理作用

(1)驱虫作用:驱蛔主要成分为苦楝素,特别对蛔虫头部有麻醉作用;25%~50%的苦楝皮药液在体外对蛲虫也有麻醉作用;苦楝皮煎剂体外实验,对狗钩虫也有驱杀作用。

(2)抗菌作用:苦楝皮酒精浸液对若干常见的皮肤真菌有明显的抑制作用。

槟榔(成熟种子)

来源于棕榈科常绿乔木植物槟榔 *Areca catechu* L. 的干燥成熟种子。主产于海南、福建、云南、广西、台湾等地。春末至秋初采收成熟果实,用水煮后,干燥,剥去果皮,取出种子,晒干。以个大体重,质坚,不破裂者为佳。浸透切片或捣碎用。

【性味归经】 苦、辛,温。归胃、大肠经。

【功用特点】 本品驱杀多种寄生虫,对绦虫证疗效最佳,常与南瓜子相须为用;味辛能消胃肠积滞,行气导滞;又可利水;截疟。

【功效主治与配伍组方】

功效	主治	配伍组方	备注
驱虫	多种肠道寄生虫病	随证配伍　化虫丸(臣)	肥儿丸(臣) 天台乌药散(佐)
消积	食积气滞,泻痢后重	木香等　木香槟榔丸(君)	实脾散(佐) 芍药汤(佐)
行气利水	水肿 脚气肿痛	疏凿饮子(臣) 木瓜、吴茱萸等　鸡鸣散(君)	

解说:

1. 驱虫　多种肠道寄生虫病。

绦虫,对驱杀猪肉绦虫尤为有效,常单用;对驱杀牛肉绦虫则需与南瓜子同用,互补增强疗效。

肠中诸虫,可与鹤虱、苦楝皮等驱虫药同用,如化虫丸。

近年临床报道,槟榔与南瓜子合用治疗绦虫病、槟榔水煎液治疗肠道鞭毛虫病、槟榔配牵牛子制成片剂,治疗姜片虫病,皆获较好疗效。

2. 消积　食积气滞,泻痢后重,常与木香、青皮、大黄等药同用,以行气导滞,攻积泄热,如木香槟榔丸。

3. 行气利水　外感风邪,水肿实证,二便不通,常与商陆、泽泻、木通等药同用,以泻下逐水,疏风发表,如疏凿饮子。寒湿脚气肿痛,常与木瓜、吴茱萸、陈皮等药同用,以行气降浊,宣化寒湿,如鸡鸣散。

此外,有截疟作用,用治疟疾寒热,可与常山、草果等截疟药同用。

【用法用量】 煎服,3~10g。驱杀绦虫、姜片虫,可用30~60g。

【注意事项】 脾虚便溏或气虚下陷者忌用。

【现代研究】

1. 主要成分　含生物碱约0.3%~0.7%,主要为槟榔碱(Arecoline),约占75%,是其驱虫的有效成分。并含槟榔次碱(Arecaidine)、去甲基槟榔碱(Guvacoline)、去甲基槟榔次碱(Guvacine)等。尚含缩合鞣质、脂肪油、红色素槟榔红及无色花青素(Leucocyanidin)等。

2. 药理作用

(1)驱虫作用:槟榔碱对猪绦虫有较强的驱虫作用,能麻醉全虫体;对牛绦虫则仅能麻痹头部和未成熟节片;对蛲虫、蛔虫、钩虫、鞭虫、姜片虫等亦有驱杀作用;对血吸虫的感染有一定的预防作用。

(2)抗菌作用:其水浸液对皮肤真菌、流感病毒有抑制作用。

(3)拟胆碱作用:其有效成分为槟榔碱,可兴奋胆碱受体,促进唾液、汗腺分泌,增加肠蠕动,减慢心率,降低血压,滴眼可使瞳孔缩小。

南瓜子(种子)

来源于葫芦科一年生蔓生藤本植物南瓜 *Cucurbita moschata* (Duch.) Poiret 的干燥种子。

主产于浙江、江苏、河北、山东、山西、四川等地。夏秋果实成熟时采收,取子,晒干。以干燥,粒饱满,外壳黄白色者为佳。研粉生用,以新鲜者良。(2010 年版《中华人民共和国药典》未收载)

【性味归经】甘,平。归胃、大肠经。

【功用特点】本品主要用于驱杀绦虫(与槟榔互补),安全有效;大量长期服用,也可用治血吸虫病。

【用法用量】驱绦虫研粉,60～120g。冷开水调服,两小时后,服槟榔 60～120g 的水煎剂,再过半小时,服玄明粉 15g,促使泻下,以利虫体排出。

【现代研究】
1. 主要成分　种仁含南瓜子氨酸(Cucurbitine),是驱虫的有效成分,并含脂肪油约 40%,维生素(A、B、C),胡萝卜素及蛋白质等。
2. 药理作用　驱虫作用:其有效成分南瓜子氨酸对绦虫的中段及后段有麻醉作用,并与槟榔有协同作用;对血吸虫幼虫有抑制和杀灭作用,使成虫虫体萎缩、生殖器退化、子宫内虫卵减少,但不能杀灭。

鹤草芽(冬芽)

来源于蔷薇科多年生草本植物龙芽草(即仙鹤草)*Agrimonia pilosa* Ledeb. 的干燥冬芽。分布于我国各地。冬春季新株萌发前挖取根茎,去老根及棕褐色绒毛,留取幼芽,晒干。研粉用。(2010 年版《中华人民共和国药典》未收载)

【性味归经】苦、涩,凉。归肝、大肠、小肠经。

【功用特点】本品专用于驱杀绦虫,为驱杀绦虫的要药。并有泻下作用,有利于虫体排出。

【用法用量】研粉吞服,每次 30～45g,小儿 0.7～0.8g/kg。每日 1 次。晨起空腹顿服即效,一般在服药后 5～6 小时可排出虫体。近年用仙鹤草浸膏及其提取物鹤草酚结晶和鹤草酚粗晶片治疗绦虫病,效果亦很显著。

【注意事项】不宜入煎剂,有效成分几乎不溶于水。

【现代研究】
1. 主要成分　本品含酸性物质鹤草酚。
2. 药理作用　驱虫作用:能驱杀绦虫和囊虫,对猪蛔虫有持久的兴奋作用,对阴道滴虫、血吸虫、疟原虫等,亦有抑杀作用。

雷丸(菌核)

来源于白蘑科真菌雷丸 *Omphalia lapidescens* Schroet. 的干燥菌核。主产于四川、贵州、云南、湖北、广西等地。秋季采挖,洗净,晒干。以个大饱满,质坚,外色紫褐、内色白、无泥沙者为佳。生用。

【性味归经】苦,寒;有小毒。归胃、大肠经。

【功用特点】本品以驱杀绦虫为佳(绦虫、钩虫、蛔虫)。并有泻下作用,有利于虫体排出。

【用法用量】15～21g,入丸散,每次 5～7g;驱绦虫单用研末吞服,每次 12～18g。日服 3

次,冷开水调服,连用3天,多数病例在第2~3日全部或分段排下。

【注意事项】不宜入煎剂。因本品含蛋白酶,加热60℃左右即宜于破坏而失效。

【现代研究】

1. 主要成分 主含雷丸素,含量约3%,为一种溶蛋白酶,加热60℃以上失去活性,为驱虫的有效成分。尚含钙、镁、铝及雷丸多糖S-4002等。

2. 药理作用 驱虫作用:有效成分为雷丸素,有驱绦虫作用,是因其对蛋白质的分解,致虫节破坏所致;对蛔虫、钩虫、阴道滴虫及囊虫也有杀灭作用。

驱虫药物的比较

1. 驱杀蛔虫药物功效主治异同点

药名	相同点	不同点
使君子		驱杀蛲虫,兼能消积健脾,还可用治小儿疳积、乳食停滞,且味甘气香,为小儿所喜
苦楝皮	驱杀蛔虫	性寒有毒,驱虫之效较使君子强大而可靠,对钩虫病、蛲虫病亦效佳,兼能燥湿止痒,外用可治头癣疥疮
(鹤虱)		功专驱虫,可用于蛲虫、绦虫等多种寄生虫
(芜荑)		尚驱绦虫,又能消积疗疳,治小儿疳积

备注:鹤虱为菊科天名精的干燥成熟果实;芜荑为榆科大果榆的果实加工品。

2. 驱杀绦虫药物功效主治异同点

药名	相同点	不同点
槟榔		能驱杀多种肠道寄生虫,又长于消积行气利水,兼可截疟,可治食积气滞之脘腹胀满,痢疾里急后重,水肿脚气及疟疾等证。是驱虫力强,效用广泛的药物
南瓜子	驱杀绦虫	驱绦虫与槟榔有协同作用,大剂量长服还可用治血吸虫病。研粉,冷开水调服
鹤草芽		研末吞服,功专于驱绦,特效无毒,有效成分不溶于水
雷丸		不入煎剂,可破坏虫体,还可灭钩、蛔虫,有效成分遇高温即被破坏

> **思考题**
>
> 1. 主要驱杀绦虫的药物有哪些?
> 2. 驱虫药中除哪味药外均驱杀蛔虫?
> 3. 试述槟榔的功效及临床应用。槟榔驱绦虫时应注意什么问题?

第十一章 止血药

【学习要求】
1. 掌握止血药的含义,各节止血药的功用特点、适用范围、配伍方法及使用注意。
2. 掌握药物6味(地榆、小蓟、三七、茜草、白及、艾叶),熟悉药物6味(大蓟、槐花、白茅根、侧柏叶、蒲黄、苎麻根),了解药物3味(仙鹤草、棕榈炭、炮姜),参考药物6味(花蕊石、降香、槐角、紫珠、血余炭、灶心土)。
3. 掌握相似药物功效、应用的异同点。
4. 了解白及、三七、蒲黄、灶心土等药的用法。

一、含义

凡以制止人体内外出血为主要作用的药物,称为止血药。

二、性能特点

本类药物药性有寒、温、散、敛之异,故分别有凉血、温经、化瘀、收敛止血的作用。

三、分类及各类止血药物的作用与适应证

分类	作用	适应证
凉血止血药	凉血止血	主要用于血热妄行的出血证
化瘀止血药	化瘀止血	主要用于瘀血内阻,血不循经的出血证
收敛止血药	收敛止血	主要用于出血而无瘀滞者,一时性暴出血及外伤出血证
温经止血药	温经止血	主要用于脾不统血,冲脉失固的虚寒性出血病证

解说:
止血药根据其性能功效的不同,可用于不同原因和证候的出血病证。大体可分为四类:
凉血止血药:药性寒凉,主要用于血热妄行的出血证,见血色鲜红,并伴有烦躁、口渴、面赤、舌红、脉滑或数等症。
化瘀止血药:使血行通畅以止血,既具有祛瘀的作用,又具有止血的作用。瘀血内阻则血不归经。本类药物化瘀与止血相结合,能显著提高止血效果,适用于出血而兼有瘀阻的病人,见血色紫黯,或有瘀块,并伴有局部疼痛,痛处不移等症。
收敛止血药:药性平,味苦涩,主要用于出血不止,虚损不足,神疲乏力,舌淡脉细及外伤

出血等症,可使出血的血管黏着以减轻出血。

温经止血药:药性偏温,祛除寒邪,使经络通畅。主要用于虚寒性出血病证,见有血色淡,质地稀薄,出血较久,面色萎黄,舌淡,乏力,畏寒肢冷,脉细或迟等症。

除上述通过凉血、化瘀、收敛、温经止血的作用,治疗多种原因(血热妄行、阴虚阳亢、瘀血阻滞、气不摄血)引起的出血证外,还可用于防止活血的副作用。

前人经验认为止血药经炮制成炭制品后,能增强止血的效果,因而有"红见黑则止"及"烧灰诸黑药,皆能止血"的说法,实际上这里强调了经煅炭后可以增强吸收、收敛止血的作用。实践证明,有些药物如侧柏叶、小蓟、地榆、蒲黄等制成炭剂后,反而降低了止血的效果。前人也有强调止血药要生用的例子,如《妇人良方》治疗血热吐衄的四生丸,就认为鲜用为好。因此,止血药是否要煅炭,不必一味拘泥于前人之说,应以提高止血效果为准则。

四、配伍原则

止血药的应用应根据出血的病因和出血性质的不同,选择相应的止血药,并进行必要的配伍。

1. 血热妄行的出血者,应选凉血止血药,并配伍清热凉血药。
2. 阴虚火旺、阴虚阳亢的出血者,应配伍滋阴降火、潜阳的药物。
3. 瘀血出血者,应选化瘀止血药,并配伍活血行气药。
4. 虚寒性出血者,应选温经收敛止血药,并配伍益气健脾温阳之品。
5. 大出血,气随血脱者,应用大补元气的人参,益气固脱。即所谓"有形之血不能速生,无形之气法当急固"。
6. "下血必升举,吐衄必降气",便血、崩漏因多属脾气下陷,冲任不固所致,故配伍升举之品;吐血、衄血因多属气火上逆,常配伍降气之品。

五、注意事项

1. 使用凉血止血药及收敛止血药,有凉遏、敛邪、留瘀之弊,因此,在使用时必须注意"止血而不留瘀"的原则,不宜单独使用。
2. 在出血证的初期,不宜过早使用收敛性较强的止血药,以免瘀血阻滞。
3. 收敛止血药对瘀血所致的出血及邪实者慎用。
4. 凉血止血药不宜用于虚寒性出血证。
5. 温经止血药不宜用于热盛火旺的出血证。

六、药理作用

1. 大多数药物具有缩短出血、凝血时间等作用。如大蓟、小蓟、地榆、苎麻根、羊蹄根、藕节等。其中紫珠、羊蹄根等还能增加血小板。
2. 有的药物具有扩张冠状血管,增加冠状血管血流量,减少心肌耗氧量的作用,如三七。
3. 有的药物有抗疟、抗癌作用,如仙鹤草。
4. 有的药物有止咳、平喘作用,如侧柏叶、艾叶。

第一节 凉血止血药

大蓟（地上部分）

来源于菊科植物蓟 Cirsium japonicum Fisch. ex DC. 的干燥地上部分。产于全国大部分地区。夏秋季花开时割取地上部分，除去杂质，晒干。地上部分以色灰绿，无杂质者为佳。生用或炒炭用。

【性味归经】苦、甘，凉。归心、肝经。
【功用特点】本品凉血止血兼活血散瘀，解毒消痈。
【功效主治与配伍组方】

功效	主治	配伍组方
凉血止血	血热出血证	单用或配小蓟、侧柏叶等 十灰散（君）
散瘀解毒消痈	热毒痈肿	单用鲜品或配其他清热解毒药

解说：
1. 凉血止血 血热所致的出血证，如吐血、咯血、衄血、崩漏、尿血等，可单用或与小蓟、侧柏叶等凉血止血药同用，如十灰散。
2. 散瘀解毒消痈 热毒痈肿，可单用，尤以鲜品为佳；亦可与其他清热解毒药同用。
此外，近年还用以治疗肝炎、高血压等，有一定疗效，取其清肝解毒，降压之功。

【用法用量】煎服，9～15g；鲜品可30～60g。外用适量，捣敷患处。
【现代研究】
1. 主要成分 含挥发油、三萜、甾体生物碱等。有单紫杉烯（Aplotaxene）、石竹烯（Caryophyllene）、十五烯（1-Pentadecene）、香附子烯（Cyperene）、α-及β-香树脂醇（α-及β-Amyrin）、β-谷甾醇、5,7-二羟基-6,4′二甲氧基黄酮（5,7-Dihydroxy-6,4′-dimethoxyflavone）等多种成分。
2. 药理作用
(1) 对血压的作用：其降压的部位主要在根，大蓟水浸液、乙醇-水浸出液和乙醇浸出液应用于猫和兔等均有降低血压的作用。
(2) 抗菌作用：根煎剂和全草蒸馏液，在1:4000浓度时能抑制人型结核杆菌的生长。乙醇浸剂1:3000时对人型结核杆菌也有抑制作用。对脑膜炎球菌、白喉杆菌均有抑制作用。大蓟水提液对单纯性疱疹病毒有明显抑制作用。
3. 临床应用
(1) 肺结核：用大蓟新鲜根制成100%水煎剂内服，每日2次，每次100ml，或制成100%注射剂作肌内注射或气管内滴入。共观察18例，用药15～72天不等，结果：X线胸片对比来看，显效3例，有效8例，无效7例，部分病人的咳嗽、排痰、胸痛及发热等症也有不同程度的好转。
(2) 高血压：大蓟根制成25%煎剂，早晚各服1次，每次100ml，亦可用根或叶制成浸膏片内服，临床观察102例，有效率86.1%；用叶片剂观察30例，有效率50%，说明根的疗效比叶好。
(3) 治疗肌注硬结：大蓟粉与淀粉1:1拌均匀，加开水调成糊状，置纱布块上，敷于患处，6～8小时更换，每日1～2次，少则2～3次，多则6～8次，硬块明显软化、吸收，疼痛消失。
(4) 乳腺炎：大蓟捣烂，榨取汁液加入凡士林拌成膏外用，治疗乳腺炎初期炎症、乳腺硬结红肿、化脓性乳腺炎，对其他红肿、红块，如手背发炎、皮肤中毒发痒、肩疔、水火烫伤等也有一定疗效。

小蓟(地上部分)

来源于菊科多年生草本植物刺儿菜 Cirsium setosum (Willd.) MB. 的干燥地上部分。产于全国大部分地区。夏秋季花期采集,洗净、晒干。以茎微带紫棕色,无杂质,无霉变者为佳。生用或炒炭用。

【性味归经】 苦、甘,凉。归心、肝经。

【功用特点】 本品与大蓟功用相似,兼可利尿,故擅治尿血血淋。

【用法用量】 5~12g。

【现代研究】

1. 主要成分 含黄酮苷及三萜类化合物。黄酮苷有芦丁(Rutin)、刺槐素-7-鼠李葡萄糖苷(Acacetin-7-rhamnoglucoside);三萜类化合物有蒲公英甾醇(Taraxasterol)、乙酸蒲公英甾醇(Taraxasterylacetate)及咖啡酸(Caffeic acid)、绿原酸(Chlorogenic acid)、原儿茶醛(Protocatechualdehyde)。此外尚含 β-谷甾醇、豆甾醇(Stigmasterol)、三十烷醇及生物碱等。

2. 药理作用

(1)对心血管系统的作用:小蓟水煎剂和酊剂对离体蛙心和家兔心脏有明显兴奋作用,对肾上腺素能受体有激动作用,其对 β_1-受体的作用大于对 β_2-受体的作用。

(2)止血作用:小蓟水煎剂给小鼠灌胃,可使出血时间明显缩短,具有明显的促进血液凝固作用,可代替凝血酶作血浆纤维蛋白平板实验。小蓟止血的有效成分是绿原酸和咖啡因。

(3)抗菌作用:其煎剂对溶血性链球菌、肺炎链球菌及白喉杆菌、金黄色葡萄球菌、铜绿假单胞菌、变形杆菌、大肠杆菌、伤寒、副伤寒杆菌、福氏痢疾杆菌等有一定抑制作用。酒精浸剂1:3000对人型结核杆菌有抑制作用,而水煎剂对结核杆菌的抑制浓度要比酒精浸剂大300倍以上。

(4)其他作用:从小蓟中提取的三种生物碱结晶抗肿瘤,对小鼠 S_{180} 和 EAC 瘤有一定抑制作用。

3. 临床应用

(1)病毒性肝炎:鲜小蓟根状茎60g,水煎服。

(2)菌痢:预防菌痢用50%小蓟汤,成人每次50ml,小儿根据年龄酌减,隔日服药1次,一般服药3次。

(3)疖疮:局部消毒,取适量小蓟膏(小蓟全草500g,水煎2次浓缩成膏)涂患处,用纱布覆盖包扎,每日换药1次,疗程5~8天。

(4)外阴肿瘤出血:取新鲜小蓟适量洗净捣烂,用黑色致密清洁棉布(最好高压消毒)包好,敷在出血部位,30~60秒后出血部位立即停止出血,一般1次即可,如有复发,用上述方法继续治疗。

地榆(根)

来源于蔷薇科多年生草本植物地榆 Sanguisorba officinalis L. 或长叶地榆 S. officinalis L. var. longifozia (Bert). Yü et Li 的干燥根。后者习称"绵地榆"。产于全国,以浙江、江苏、山东、安徽、河北等地最多。春秋季采挖,晒干,切片。以条粗,质坚,断面粉红色者为佳。生用或炒炭用。

【性味归经】 苦、酸,微寒。归肝、胃、大肠经。

【功用特点】 本品凉血收敛止血,尤宜于下部的便血、痔血、血痢、崩漏等;又能解毒敛疮,为治烫伤之要药。

【功效主治与配伍组方】

功效	主治	配伍组方
凉血止血	各种热性出血证(下焦)	随证配伍
解毒敛疮	烫伤、湿疮及疮疡肿毒	随证配伍

解说：

1. 凉血止血　便血、痔血，常与槐花、槐角等止血润肠之品同用。崩漏，常与生地、黄芩、蒲黄等清热养阴止血之品同用。血痢，则配黄连、木香等燥湿行气止痢之品。

2. 解毒敛疮　烫伤，可单味研末麻油调敷，或配大黄粉、冰片解毒止痛之品。湿疮及皮肤溃烂，可以本品浓煎，纱布浸药外敷；亦可配收湿敛疮的煅石膏、枯矾研末外用，或和凡士林调膏外涂。疮疡肿毒，可单用，或配清热解毒药。

【用法用量】煎服，9～15g；外用适量。

【现代研究】

1. 主要成分　含鞣质约17%，三萜皂苷2.5%～4.0%。皂苷有地榆糖苷Ⅰ及Ⅱ(Ziyu-glucoside Ⅰ、Ⅱ)，另含地榆苷A、B及E(Sanguisorbin A、B及E)等。

2. 药理作用

(1)抗炎及收敛作用：对实验性烫伤有治疗作用。

(2)止血作用：有抗纤溶作用，所含鞣质能收敛止血。

(3)抗菌作用：对人型结核杆菌有完全抑制作用。100%煎剂体外实验对伤寒杆菌、脑膜炎链球菌、福氏痢疾杆菌、铜绿假单胞菌、乙型链球菌、金黄色葡萄球菌、肺炎链球菌等多种细菌有抑制作用。药液如经高压灭菌则抑制作用明显减弱。

3. 临床应用

(1)烧伤：50%地榆粉软膏(麻油调)涂创面，1日数次。对Ⅰ度、Ⅱ度烧伤患者40例观察，均很快形成1层厚厚的药痂，能起到预防和控制感染，消除疼痛，促进创面迅速愈合的作用，有效率达100%。

(2)压疮：将地榆碳研磨粉，消毒创面后，将地榆粉覆盖疮面一层即可，暴露疮面，无需包扎，每天1～2次，效果良好。

槐花(花及花蕾)

来源于豆科落叶乔木槐 Sophora japonica L. 的干燥花及花蕾。前者习称"槐花"，后者习称"槐米"。全国大部分地区有栽培。夏季花开放或花蕾形成时采摘，晒干。"槐米"以花蕾个大，花萼色绿而厚，无枝梗者为佳；"槐花"以色黄白，整齐，无枝梗者为佳。生用或炒炭用。

【性味归经】苦，微寒。归肝、大肠经。

【功用特点】本品凉血止血，善于治疗痔血、便血；并有清肝明目降压之功，用于肝火上炎之头痛目赤等。

〔附〕槐角(槐的果实)功同槐花，止血稍逊，而能润肠，故为治便血、痔血的主药。

【功效主治与配伍组方】

功效	主治	配伍组方	备注
凉血止血	血热出血证(尤便血痔血)	随证配伍	槐花散(君)
清肝火	肝火头痛目赤	单用或配夏枯草、菊花等	

解说：

1. 凉血止血　肠风便血，常与侧柏叶、荆芥、枳壳等药同用，以清肠凉血，疏风行气，如槐花散。

2. 清肝火　肝火上炎之头痛目赤等,可单用煎汤代茶,或配夏枯草、菊花等清肝火药同用,现代临床亦常用于高血压病属肝火偏旺者。

【用法用量】煎服,5~10g。止血炒炭用;清热泻火生用。

【现代研究】

1. 主要成分　含芸香苷(Rutin)、槐花米甲、乙、丙素(Sophorin A、B、C),尚含三萜皂苷,水解得白桦酯醇(Betrulin)、槐花二醇(Sophoradiol),并含鞣质。

2. 药理作用

(1)对毛细血管的作用:芸香苷及其苷元槲皮素能减少毛细血管的通透性及脆性,而使因脆性增加而出血的血管弹性恢复正常。对高血压、糖尿病有防止脑血管出血的作用。

(2)抗炎作用:芸香苷及其苷元槲皮素能抑制大鼠及小鼠的实验性关节炎。

(3)降压作用:槐花水浸液、制剂及提取物槐花苷,对麻醉犬、猫的血压均有显著的降压作用。

(4)对冠心病的作用:槐花中的槲皮素、芦丁、槲皮苷能增加离体和在体蛙心的收缩力及输出量,并减慢心率。

(5)解痉作用:槲皮素能降低肠、支气管平滑肌的张力。本品解痉作用比芸香苷强5倍。

(6)降血脂作用:槲皮素能降低肝、主动脉及血中的胆固醇含量,对高血脂、动脉硬化有防治作用。

(7)防冻伤作用:芸香苷对实验性冻伤有预防作用,尤其对Ⅲ度冻伤预防效果最显著。

(8)抗病原微生物作用:1:5槐花水浸液对多种致病性皮肤真菌及病毒有抑制作用。

3. 临床应用

(1)银屑病:槐花炒黄研细末,制成散剂或丸剂。每日2次,每次3g,饭后服。治疗53例,总有效率为88.68%。如出现胃肠道反应,可服用维生素B_1、维生素B_6。

(2)烫伤烧伤:取槐花30g,炒黄研末。使用芝麻油60g熬开,加入槐花粉调成糊状。涂擦患处,每日涂药3次。

(3)暑疖(痱毒):鲜槐花30克,加水1500ml,水煎取汁,用药棉蘸药液洗患处。分3次外洗每日1剂,同时用药渣敷患处即可。

侧柏叶(枝梢及叶)

来源于柏科常绿乔木植物侧柏 *Platyclatus orientalis* (L.) Franco 的干燥枝梢及叶。产于全国各地。全年可采。阴干,切段。以叶嫩,青绿色,无碎末者为佳。生用或炒炭用。

【性味归经】苦、涩,微寒。归肺、肝、大肠经。

【功用特点】本品凉血、收敛止血,用于各种出血证;兼化痰止咳。

【功效主治与配伍组方】

功效	主治	配伍组方	备注
凉血止血	各种出血证	随证配伍　十灰散(君)	四生丸(君)
			槐花散(臣)
化痰止咳	肺热咳嗽有痰者	单用或复方配伍	

解说:

1. 凉血止血　血热出血,可与大蓟、小蓟、白茅根等凉血止血之品同用,如十灰散;或与生荷叶、生艾叶、生地黄同用,治疗血热吐血、衄血,如四生丸。虚寒性出血,则配炮姜、艾叶等温经止血药。

现代临床单用本品治胃及十二指肠溃疡出血有效。

2. 化痰止咳　尤宜于肺热咳嗽有痰之证,可单用或复方配伍。近代有单以本品治慢性气管炎及百日咳者,均有一定疗效。

此外,本品外用可治烫伤及脱发。研末调涂或制成酊剂外搽。

【用法用量】煎服,6~12g;止血多炒炭用,化痰止咳生用。外用适量。

【现代研究】

1. 主要成分　含挥发油0.6%~1%及黄酮类化合物。油中含侧柏烯(Thujene)、侧柏酮(Thujone)、小茴香酮(Fenchone)、蒎烯(Pinene)、石竹烯(Caryophllene)等;黄酮类有香橙素(Aromadendrin)、槲皮素(Quercetin)、杨梅树皮素(Mytricetin)、扁柏双黄酮(Hinokiflavone)、穗花杉双黄酮(Amentoflavone)等。并含鞣质、树脂、维生素C等。

2. 药理作用

(1)抗微生物作用:水浸液或醇浸液对结核杆菌有抑制作用。对金黄色葡萄球菌、卡他球菌、宋氏痢疾杆菌、大肠杆菌、伤寒杆菌、白喉杆菌、乙型链球菌、炭疽杆菌、肺炎链球菌有抑制作用。其煎剂对流感病毒京科68-1、疱疹病毒、柯萨奇病毒均有抑制作用。

(2)对呼吸系统的影响:所含黄酮类对小鼠具有镇咳祛痰作用,有舒张支气管平滑肌、缓解支气管痉挛作用,且可部分阻断乙酰胆碱作用。

(3)其他作用:侧柏叶煎剂醇沉淀物给麻醉猫静注或灌胃,均可使血压轻度下降,并对离体兔耳血管有扩张作用。

3. 临床应用

(1)急、慢性细菌性痢疾:取侧柏叶粗末,加入18%的酒精浸泡4昼夜,滤取浸液。每次50ml,儿童酌减,日服3次,7~10天为1个疗程。共治114例,治愈100例,治愈率为87.7%。

(2)慢性气管炎:其半浸膏片(每片重0.5g),每日3次,每次4片,饭后服,连服10天为1个疗程,对慢性气管炎有良好的治疗作用。

(3)骨折术后切口感染:取鲜侧柏叶适量,捣烂备用。创口消毒,在创口上置单层纱布,然后将备用的侧柏叶敷于纱布上即可。每天换药1次,使用4~7天,疗效较好。

(4)汗疱疹:用侧柏叶400g煎汁,每日1剂,分3次熏洗患处,每晚用侧柏叶300g煎汁,先熏,待汁稍温浸泡患处。15分钟后移出患处,加温药物,再熏、浸泡、擦干。4天1个疗程。需1~3个疗程。119例患者,除2例无效外,均恢复正常,疗效显著。

白茅根(根茎)

来源于禾本科多年生草本植物白茅 Imperata cylindrica Beauv. var. major (Nees) C. E. Hubb. 的干燥根茎。产于全国大部分地区。春秋季采挖,洗净,晒干。除去须根及膜质叶鞘,切段,以根粗肥,色白,无须根,味甜者为佳。生用或炒炭用。

【性味归经】甘,寒。归肺、胃、膀胱经。

【功用特点】本品凉血止血,因能清热利尿,尤善于治疗尿血。

与芦根同有清肺胃、生津、利尿的作用,治疗肺热咳嗽、胃热呕吐、热病烦渴及湿热黄疸。

【功效主治与配伍组方】

功效	主治	配伍组方	
凉血止血	血热出血证	单用或配其他凉血止血药	十灰散(君)
清热利尿	热淋、水肿	随证配伍	

解说:

1. 凉血止血　血热妄行之出血证,如咳血、吐血、衄血、尿血等,可单用,或配其他凉血止血药同用,如十灰散。

2. 清热利尿　热淋,水肿,小便不利,配木通、滑石等利尿通淋药同用。

此外,本品还可治热病烦渴,胃热呕吐,肺热咳嗽及湿热黄疸等。

【用法用量】煎服,9～30g,鲜品30～60g,以鲜品为佳,可捣汁服。多生用,止血亦可炒炭用。

【现代研究】

1. 主要成分　含芦竹素(Arundoin)、白茅素(Cylindrin)、薏苡素(Coixol)、β-谷甾醇、豆甾醇、菜油醇、钾盐及糖类、柠檬酸、苹果酸及草酸等。

2. 药理作用

(1) 利尿作用:兔口服煎剂有利尿作用,在服药5～10天最明显,其利尿作用与含丰富钾盐有关。

(2) 止血作用:白茅根粉能明显缩短兔血浆的复钙时间。

(3) 免疫增强作用:白茅根对小鼠免疫功能有明显的增强作用。

(4) 镇痛抗炎作用(白茅根煎剂)。

(5) 抗菌作用:煎剂对弗氏、宋氏痢疾杆菌有明显的抑制作用。

(6) 其他作用:拮抗组胺引起的豚鼠离体器官收缩。

3. 临床应用

(1) 急性病毒性肝炎:白茅根(干品)60g,水煎,每日分2次服,共治疗28例,45天内主要症状与体征消失,肝功能恢复正常者21例,好转7例,总有效率100%。

(2) 顽固性血尿:白茅根100g,水煎分早晚2次空腹服,15天为1个疗程,共治疗100例,结果50例肾小球性血尿全部有效,50例非肾小球性血尿中46例有效,4例无效,总有效率92%。

(3) 甘露醇所致血尿:取白茅根45g加水600ml,文火煎45分钟,煎至400ml,分2次服用,每日1剂,连续服用至停用甘露醇。

(4) 小儿发热:取白茅根30～60g,加水煎煮,每次服100ml左右,每日3次,效果明显,且不易复发。

(5) 治疗病毒性肝炎:用白茅根60～120g,每日1剂,水煎,分2次服,用于治疗急性传染性肝炎,效果明显,未见副作用。

苎麻根(根)

来源于荨麻科多年生草本植物苎麻 *Boehmeria nivea* (L.) Gaud. 的干燥根。产于我国中部、南部及西南。主产于江苏、山东、陕西等地。冬、春采挖,洗净,晒干,以灰棕色,条匀,坚实者为佳。切片用。

【性味归经】甘,寒。归心、肝经。

【功用特点】本品为凉血止血药中的清热安胎药;且可解毒、利尿。

【功效主治与配伍组方】

功效	主治	配伍组方
凉血止血	血热出血诸证	单用或配其他止血药
安胎	胎动不安,崩漏下血	单用或配补血药
解毒利尿	热毒痈肿、丹毒及淋病等	单用或配伍

解说:

1. 凉血止血　血热出血,如咯血、吐血、衄血、崩漏、紫癜及外伤出血诸证,可单用,或配其他止血药。

2. 安胎　热盛胎动不安,胎漏下血,可单用,亦可配清热安胎补血止血药。近代报道治习惯性流产有效。

此外,本品还可用于热毒痈肿、丹毒及淋病等,取其清热解毒、利尿之功。

【用法用量】煎服,10～30g;外用适量,捣敷。

【现代研究】

1. 主要成分　本品含酚类、三萜(或甾醇)、绿原酸等。
2. 药理作用
(1)止血作用:本品提取物可使出血时间及凝血时间缩短。
(2)抗辐射作用:对^{60}Co照射的小鼠能使白细胞及血小板显著增加。
(3)根能安胎。

凉血止血药功效主治异同点

药名	相同点	不同点	
大蓟		散瘀、解毒,消肿及降血压	
小蓟			清热利尿,善治血淋
地榆	凉血止血		又能泻火解毒敛疮,为治烫伤的要药
槐花	用于血热	善治疗下焦便血、痔血	降血压,清肝明目
槐角	出血诸证		润肠
侧柏叶		祛痰止咳	
白茅根		清热利尿,善治血淋	清肺胃蕴热,生津止渴
苎麻根		清热安胎,解毒利尿	

第二节　化瘀止血药

三七(根和根茎)

来源于五加科多年生草本植物三七 *Panax notoginseng* (Burk.) F. H. Chen 的干燥根和根茎。主产于云南、广西。多为栽培品。秋季开花前采挖,晒干。以个大而圆,质坚体重,皮细,断面色黑棕,无裂痕,味苦回甜浓厚者为佳。生用。

【性味归经】甘、微苦,温。归肝、胃经。

【功用特点】本品化瘀止血药效卓著,用于各种内外出血证(以有瘀者为宜),有止血而不留瘀,化瘀而不伤正之特点,诚为血证良药。又能活血定痛,为伤科要药,其化瘀之功,用治心脑血管病及慢性肝炎有效。

【功效主治与配伍组方】

功效	主治	配伍组方
化瘀止血	各种内外出血证	复方配伍
活血定痛	跌打损伤,瘀滞疼痛	单用或配活血行气药

解说:
1. 化瘀止血 各种内外出血证,单味内服外用即可奏效;亦可配止血的花蕊石、血余炭。
2. 活血定痛 跌打损伤,瘀滞疼痛,可单味内服或外敷,或配活血行气药。

此外,近年来以其化瘀之功,用治冠心病心绞痛、缺血性脑血管病、脑出血后遗症等,均有较好疗效;还可用于血瘀型慢性肝炎。又以本品注射液肌内注射,并制成栓剂阴道用药治疗子宫脱垂者。

【用法用量】多研末服,每次1~3g;亦可入煎剂,3~9g;外用适量,研末外掺或调敷。
【注意事项】孕妇慎用。
【现代研究】
1. 主要成分 主含皂苷类成分,如人参皂苷 Rb_1、Rb_2、Rb_3、Rc、Rd、Re、Rg_2、Rh_1、Rf、F_2,丝石竹皂苷Ⅸ、ⅩⅦ,三七人参皂苷 R_1、R_2、R_3、R_4、R_6、F_8、Fa、Fc、Fe、F_1、F_4,竹节人参皂苷Ⅴ、Ⅳ;尚含挥发油及黄酮类成分,三七多糖A(Sanchinam A)、β-谷甾醇、β-谷甾醇葡萄糖苷(Daucosterol)、氨基酸类、蔗糖、无机盐、钙及多种微量元素。从三七中还分离出一种止血活性最强的成分三七素(Dencichine)。

2. 药理作用
(1)止血作用:三七能缩短出、凝血时间,增强毛细血管的抵抗力,降低毛细血管的通透性。
(2)抗凝血作用:三七根总皂苷、三七人参二醇型皂苷及三醇型皂苷、Rg_1 有抑制家兔及人血小板聚集作用,有促进纤溶作用,使全血黏度下降,这与三七既能止血,又能活血化瘀,有"止血不留瘀"的特点是相一致的。
(3)抗冠心病作用:其抗冠心病的有效成分主要是所含的黄酮苷和三七皂苷。黄酮苷有扩张冠脉作用,三七皂苷能降低心肌耗氧量,增加心排出量,并有抗心律失常作用。
(4)扩张血管和降压作用:三七或其总皂苷能扩张血管、降低血压。因对不同部位的血管扩张作用有一定的选择性,对大动脉作用弱,对小动脉作用强。这一点对治疗高血压和冠心病是极为有利的。
(5)三七有明显的抗炎、镇静、镇痛作用。
(6)其他作用:三七有调节糖代谢、降血脂、抗衰老、护肝利胆、兴奋肾上腺皮质功能的作用。

3. 临床应用
(1)上消化道出血、溃疡:以参三七注射液8~12ml,加入葡萄糖注射液500ml中静滴,每日1次;三七研为末,每次服15g,日3次。前者治愈率达92.73%,后者治愈率达96.67%。
(2)咯血:三七粉每次口服6~9g,日2~3次,治疗支气管扩张、肺结核及肺脓肿合并咯血患者10例,服药5天,止血达80%。
(3)颅脑外伤:口服三七粉3g,每日2~3次,服药3~10日,最长21日,重者配合脱水、利尿剂,或抗生素、镇静剂等,能促进神志恢复,自觉症状及神经系统体征改善,并能活血散瘀,使血性脑脊液很快澄清,脑水肿、脑血管阻力和血流量改善,轻型全部有效,中型大部分有效。总有效率达75%。
(4)脑血管病:血栓通注射液(主要成分为三七总皂苷)静滴,总有效率达98.77%。
(5)冠心病、心绞痛:口服三七粉每次2~3g,每日2~3次。
(6)高血脂症:口服三七粉能使血中已增高的胆固醇明显下降。
(7)治疗肝病:①治疗急性黄疸型肝炎,三七配合茵陈蒿汤治疗明显优于单用茵陈蒿汤有效;②治疗慢性肝炎、重症肝炎,以参三七注射液静脉滴注;③治疗慢性活动性肝炎,以三七粉1.5g口服,同时可服复方益肝灵片4片,每日3次,对回缩肝脾、降低总胆红素有效;④治疗血吸虫病肝纤维化合并病毒性肝炎,市售三七片(每片含生药0.3g),每次3片,每日2次口服。
(8)寻常疣:三七粉10~15g,每次服1~1.5g,每日2次,白开水送服。治疗11例寻常疣患者,药后随访,患者未感明显不适,1周后,新生疣相继全部消失。
(9)小儿秋季腹泻:三七2g,加白酒调成稀糊状即可。把药糊敷盖于脐上,用纱布覆盖,固定包扎,稍加压按摩2~3分钟,用热水袋敷片刻可可,24小时换药1次。疗程一般5~7天。疗效满意。
(10)糜烂型口腔扁平苔藓:用蜂蜜调和三七粉局敷方法涂抹,2次/天,疗程均为4周,84.4%和91.1%的患者达到主观或客观显效。

茜草（根及根茎）

来源于茜草科多年生草本植物茜草 *Rubia cordifolia* L. 的干燥根及根茎。主产于安徽、江苏、山东、河南、陕西等地。春、秋季采挖，除去茎叶，洗净，晒干，以条粗长，表面红棕色，内碴橙红色，分歧少，无茎基及细根者为佳。生用或炒用。

【性味归经】 苦，寒。归肝经。

【功用特点】 本品凉血化瘀止血，通经，多用于妇科。

其凉血、活血，治疗血热、血瘀证，与牡丹皮、赤芍相似。

【功效主治与配伍组方】

功效	主治	配伍组方	
凉血止血	血热夹瘀的出血证	随证配伍	十灰散（君）
化瘀通经	血瘀经闭	桃仁、红花等	固冲汤（佐）
	跌打损伤及风湿痹痛	单用或配活血疗伤药及祛风通络药	

解说：

1. 凉血止血　血热夹瘀的出血证，如吐血、衄血、崩漏、尿血、便血等。吐血、衄血等，常配大蓟、侧柏叶等凉血止血药，如十灰散；若冲任不固之崩漏，则配黄芪、白术等药，以补气健脾，固冲摄血，如固冲汤。

2. 化瘀通经　血瘀经闭，常配活血化瘀的桃仁、红花等药。

跌打损伤及风湿痹痛，可单味泡酒服，或配其他活血疗伤药及祛风通络药。

【用法用量】 煎服，6～10g。止血炒炭用；活血通经生用或酒炒用。

【现代研究】

1. 主要成分　含茜草素（Alizarin）、异茜草素（Purpuroxanthin）、羟基茜草素（Purpurin）、伪羟基茜草素（Pseuolopurpurin）及大黄素甲醚（Physcion）等蒽醌衍生物。此外尚含茜草双酯、茜草酸（Munjistin）及茜草酸苷Ⅰ、Ⅱ、茜草奈酸和环六肽类成分。

2. 药理作用

(1) 止血作用：能缩短家兔凝血时间，有一定的止血作用。

(2) 升高白细胞作用：茜草粗提取物具有升高白细胞作用，人工合成品茜草双酯亦有类似作用。

(3) 抗癌作用：茜草中的环六肽类成分及甲醇提取物有抗癌作用，并能控制癌转移，其抗癌性与长春新碱、丝裂霉素等相当，对正常细胞毒性很低。茜草甲醇提取物的氯仿溶解部分可抑制人肝癌细胞株细胞分泌HBsAg，从而在抑制肝癌的发生方面有一定的意义。

(4) 祛痰镇咳作用：茜草煎剂和水提醇沉液对小鼠有明显的祛痰和镇咳作用。

(5) 抗菌作用：茜草水提液对金黄色葡萄球菌有一定抑制作用。对肺炎链球菌、流感杆菌及部分皮肤真菌也有抑制作用。

(6) 对尿路结石的作用：茜草制剂能防止实验肾和膀胱结石的形成，尤其对碳酸钙结石的形成有抑制作用。对由钙和镁形成的结石有一定溶解作用，可促进结石排除。

(7) 对平滑肌的作用：茜草煎剂有兴奋子宫的作用。

3. 临床应用

(1) 慢性腹泻：茜草炭研末，加等量白糖，每次9g，每日3次，饭前服，1周为1个疗程。共治疗28例，经1～2个疗程均治愈。

(2) 治疗白血病：茜草双酯用于456例患者，对化（放）疗后白细胞减少有防治作用，总有效率83.5%，对白细胞减少症能升高外周血白细胞,总有效率74.2%。

(3)治疗念珠菌病:茜草15~20g为1剂,水煎早晚服,连服14~42天,不加任何对霉菌有治疗作用的药物,治疗5例,全部治愈。

(4)瘀阻闭经:茜草30g,用黄酒200ml,煎至100ml,一次服下,治疗卵巢早衰等病引起的血瘀型闭经有较好效果。

蒲黄(花粉)

来源于香蒲科水生草本植物水烛香蒲 *Typha angustifolia* L.、东方香蒲 *T. orientalis* Presl 或同属植物的干燥花粉。主产于江苏、浙江、安徽、山东等地。夏季采收蒲棒上部黄色雄花序,晒干碾轧、筛出花粉。以身干,色鲜黄,质轻,粉细,光滑,纯净者为佳。生用或炒用。

【性味归经】甘,平。归肝、心经。

【功用特点】本品化瘀止血,对出血证无论寒热,有无瘀血,皆可随证配伍,以属实夹瘀者尤宜;化瘀止痛,治疗瘀滞痛证;兼能利尿,善于治疗血淋。

【功效主治与配伍组方】

功效	主治	配伍组方
化瘀止血	各种内外出血证	随证配伍
利尿	瘀滞痛证,如心腹痛等	五灵脂 失笑散(臣)
	血淋	生地等 小蓟饮子(臣)

解说:

化瘀止血,利尿 各种内外出血证,可单味冲服,亦可与其他止血药同用;外伤出血,可单味外敷。瘀滞痛证,常与活血化瘀止痛的五灵脂同用,即失笑散。血淋,常配生地等药,以凉血止血,利尿通淋,如小蓟饮子。

此外,现代临床还以本品治高血脂症,有降低血清总胆固醇和甘油三酯的作用。

【用法用量】煎服,5~10g,布包。外用适量。止血多炒用;散瘀多生用。

【注意事项】孕妇慎用。

【现代研究】

1. 主要成分 含黄酮、脂肪油、甾醇以及挥发油、生物碱、淀粉、糖、蛋白质、氨基酸等。黄酮类有异鼠李素、槲皮素,脂肪油有棕榈酸、硬脂酸及其甘油酯,甾醇类有谷甾醇及α-香蒲甾醇等。

2. 药理作用

(1)止血作用:有促进凝血作用,可使家兔的凝血时间明显缩短。

(2)蒲黄有明显抑制黏附与聚集,抗凝血酶Ⅲ活力的作用。

(3)降压作用:增加冠脉流量,改善微循环。

(4)对子宫收缩及引产的作用:蒲黄多种制剂对离体或在体子宫均有增强收缩力与紧张力的作用。

(5)降血脂作用:有抗食饵性高胆固醇血症的作用,抑制肠道对胆固醇的吸收,降血脂。

3. 临床应用

(1)治疗冠心病心绞痛:蒲黄浸膏胶囊口服,治疗气滞血瘀型冠心病心绞痛168例,有效率91.67%,比对照组效果明显。

(2)治疗溃疡性直肠炎:以本品研极细末,排空大便后,肠镜直视下撒于溃疡面及周围3cm平面,治疗56例,15天后痊愈29例,1/2痊愈22例。

(3)对子宫的收缩作用:产褥期于产后开始服生蒲黄末,31例产妇,产后3日子宫底平均下降4.71cm,而对照组仅3.64cm;同时服药组恶漏亦渐减少。

(4) 治疗宫颈肥大:以本品与黄连粉按6:1 研匀备用,撒在带线棉球上,使其紧贴于子宫颈,治疗120 余例,总有效率93.3%。

(5) 口腔溃疡:取蒲黄10 g,将消毒棉签用水浸湿后,蘸上蒲黄,涂抹在口腔内溃疡面上,每日3 次。1~2 天即痊愈。

(6) 高血脂症:蒲黄每天3~5g,研末,开水冲服,21 天为1 个疗程。

(7) 治疗早期体表血肿:取蒲黄粉约100g 加同等比例的凡士林调匀,抹于棉垫之上,厚约0.5cm,在血肿形成48 小时内敷于血肿部位,同时用绷带加压包扎,2 天后拆除。治疗50 例中治愈40 例,好转10 例,疗效显著。

化瘀止血药功效主治异同点

药名	相同点	不同点
三七	化瘀止血,用于出血兼有瘀滞者,止血不留瘀是本类药的特点	力强,内服外用疗效均捷,又善活血定痛,为疗伤止痛的要药
茜草		通经,多用于妇科血瘀经闭。因能凉血、活血,可治疗血热、血瘀证(同赤芍、丹皮)
蒲黄		化瘀止痛,兼利尿,治疗瘀滞痛证及血淋
(花蕊石)		
(降香)		化瘀行滞力强,又可理气止痛,治疗跌打损伤致内外出血、血瘀气滞胸胁、心腹疼痛。宜后下或研末服

备注:花蕊石为变质岩类岩石蛇纹大理岩之石块;降香为豆科降香檀树干和根的心材。

第三节 收敛止血药

白及(块茎)

来源于兰科多年生草本植物白及 *Bletilla striata* (Thunb.) Reichb. f. 的干燥块茎。主产于四川、贵州、湖南、湖北、浙江等地。夏秋季采挖,除去残茎及须根,洗净,置沸水中煮至无白心,除去外皮,晒干。以根茎肥厚、色白明亮、个大坚实、无须根者为佳。切片生用。

【性味归经】苦、甘、涩,寒。归肺、胃、肝经。

【功用特点】本品质黏而涩,为收涩止血的要药,用于内外诸出血证,尤以治疗肺胃出血效佳。兼能消肿生肌。

【功效主治与配伍组方】

功效	主治	配伍组方
收敛止血	诸内出血	单味调服或配三七粉
	肺络受损咯血	复方配伍
	胃出血之吐血、便血	海螵蛸等 快胃片
	外伤出血	研末外用
	疮疡痈肿	单用或复方配伍
消肿生肌	烫伤	配虎杖外用
	手足皲裂、肛裂	研末麻油调涂

解说:

1. **收敛止血** 用于内外诸出血证。

诸内出血,可单味调服;或与三七粉同用,则既可加强止血作用,又不致瘀血留滞。

肺络受损之咯血,若肺阴不足者,配阿胶等补血养阴之品;若肺气不足者,配人参、黄芪等益气摄血之品。

胃出血之吐血、便血,常与海螵蛸等药同用。

对于胃溃疡、十二指肠溃疡、浅表性胃炎、胃窦炎等,与海螵蛸、延胡索等药同用,如快胃片经千例临床验证有良好的治疗效果。

现代以本品治上消化道出血及肺结核空洞出血,不仅有良好的止血作用,而且对促进溃疡愈合,结核病灶的吸收,空洞闭合,痰菌转阴等均有效。治外伤出血,可研末外用。

2. **消肿生肌** 疮疡痈肿,初起者可消肿散结,常配金银花、皂角刺、天花粉等药;若痈肿已溃,久不收口者,可生肌敛疮,常研末外用。

烫伤,可配虎杖制成药膜外用。手足皲裂、肛裂,可研末麻油调涂,能促使伤口愈合。

【**用法用量**】煎服,6~15g;散剂,每次3~6g。外用适量。

【**注意事项**】反乌头。

【**现代研究**】

1. 主要成分 含淀粉、黏液质(白及胶)、挥发油及白及甘露聚糖。
2. 药理作用

(1)止血作用:具有良好的局部止血作用,与所含黏液质有关,能形成人工血栓而止血。

(2)抗溃疡作用:白及对多种溃疡病动物模型有良好的抗溃疡作用。

(3)抗癌作用:本品对小鼠艾氏腹水癌、子宫颈癌14、肉瘤S_{180}、大鼠瓦克癌、肝癌有一定抑制作用。

(4)抗菌作用:体外实验对人型结核杆菌有显著抑制作用。

3. 临床应用

(1)实验性胃、十二指肠穿孔:对麻醉犬胃、十二指肠各作人工穿孔1个,直径1cm,灌入白及粉9g,15秒后均为白及粉所堵,40秒后十二指肠穿孔即为大网膜覆盖。但狗若饱食或穿孔较大,则无效。可能是因为白及的黏性在胃中形成胶状膜而致堵孔,为大网膜等的覆盖作用造成更有利的条件。

临床治胃、十二指肠溃疡急性穿孔29例,先以胃管抽尽胃内容物,然后拔去胃管,用冷开水快速吞服白及粉9g,冷开水量不超过90ml,1小时后再重复以上剂量1次,第2天开始,剂量改为3g,每日3次。第1天绝对禁食,第2天少量饮水或给流质,第3天可恢复半流质饮食,结果治愈23例,死亡4例,失败改手术治疗1例,发生膈下脓肿及十二指肠瘘者1例。

(2)胃溃疡:白及研末,每次3g,每日2次,10天为1个疗程,治疗3个疗程即可。

仙鹤草(地上部分)

来源于蔷薇科多年生草本植物龙牙草 *Agrimonia pilosa* Ledeb. 的干燥地上部分。产于全国大部分地区。夏、秋季茎叶茂盛时采割,除去杂质,晒干。以身干、梗紫红色、枝嫩、叶完整者为佳。切段生用。

【**性味归经**】苦、涩,平。归肺、肝、脾经。

【**功用特点**】本品性平,收敛止血,对多种出血证均可用之;又可消积止痢、补虚,治疗小儿疳积及血痢、久病泻痢、脱力劳伤;兼能杀虫止痒。

【功效主治与配伍组方】

功效	主治	配伍组方
收敛止血	多种出血证	随证配伍
消积止痢	小儿疳积,泻痢	单用或随证配伍他药
补虚	脱力劳伤	大枣
杀虫	滴虫性阴道炎	单用或配伍

解说:

1. **收敛止血** 咯血、吐血、衄血、便血、崩漏等多种出血证,血热者,配凉血止血药同用;虚寒性出血者,配补气摄血、温经止血药同用。

2. **消积止痢** 血痢及久病泻痢,小儿疳积尤宜,单用或随证配伍他药同用。

3. **补虚** 脱力劳伤,神倦乏力,面色萎黄之证,可配补气养血的大枣同用。

此外,本品还用于疮疖痈肿,有解毒消肿之功。近年来还用于滴虫性阴道炎,有杀虫止痒之功;又可用治癌肿及全血细胞减少等。

【用法用量】 煎服,6~12g。大剂量可用30~60g。外用适量。

【现代研究】

1. 主要成分 含仙鹤草素(Agrimonine)、仙鹤草酚 A、B、C、D、E(Agrimonol A、B、C、D、E)、仙鹤草内酯(Agrimonolide)、鞣质、甾醇、有机酸、酚性成分、皂苷等。此外尚含黄酮类成分木犀草素-7-β-葡萄糖苷(Luteolin-7-β-glucoside 和芹菜素-7-β-葡萄糖苷(Apigenin-7-β-glucoside)。

2. 药理作用

(1)止血作用:有促进血液凝固作用,实验及临床证明止血有效成分是仙鹤草素。

(2)驱绦虫作用:仙鹤草冬芽及根有较强的驱绦虫作用,并已肯定其有效成分是鹤草酚。

(3)抗菌、抗阴道滴虫作用。

(4)抗炎、镇痛作用:对实验性结膜炎有较好的消炎作用,并有显著的镇痛作用。

(5)抗癌作用。

3. 临床应用

(1)各种出血证:临床用仙鹤草制成止血粉,用于外伤出血,内脏手术时出血或渗血(包括颅内手术、胸腹手术)20例,效果显著,均在1~2分钟内止血。

(2)绦虫病:用仙鹤草芽全粉、浸膏或鹤草酚单体治疗患者275例,治愈率94.5%。

(3)气虚型眩晕:用仙鹤草60g,水煎服,连用3~4天,眩晕症状缓解较快。

(4)小儿消化不良、疳积:仙鹤草30~50g煎服,每日1剂,一般用2周,小儿食欲改善,体重增加。

棕榈炭(叶柄)

来源于棕榈科带绿植物棕榈 Trachycarpus fortunei(Hook. f.) H. Wendl. 的干燥叶柄。主产于华东、华南、西南等地。采棕时割取旧叶柄下延部分及鞘片,除去纤维状棕毛,晒干,切成小片,以陈久者为佳,煅炭用。

【性味归经】 苦、涩,平。归肝、肺、大肠经。

【功用特点】 本品功专于收敛止血,可治多种出血证,以妇科崩漏多用,因作用较强,以无瘀滞者为宜。

【功效主治与配伍组方】

功效	主治	配伍组方	备注
收敛止血	多种出血证(崩漏)	随证配伍	十灰散(臣) 固冲汤(佐)

解说：

收敛止血 多种出血证，可单用或随证配伍。

血热妄行之吐血、衄血、咯血，则配小蓟、山栀等药，以凉血止血，如十灰散。

虚寒性出血，冲任不固之崩漏下血，则配温经止血的炮姜；临床亦常与黄芪、白术等益气固崩之品同用，如固冲汤。

此外，还可用于久泻久痢，妇人带下等证，亦取其收涩之功。

【用法用量】3~9g。

【注意事项】瘀滞之出血忌用。

【现代研究】

1. 主要成分 含大量纤维素及鞣质。

2. 药理作用

(1) 收缩子宫的作用：棕榈子粉的醇提取物能收缩小鼠子宫。

(2) 止血作用：棕榈子醇提取物有收敛止血作用，用棕榈子醇提取物制成的止血丸，用于治疗功能性子宫出血、子宫肌瘤、慢性宫颈炎、人工流产、上环后等出血，均有较好的止血效果。

3. 临床应用 治疗前列腺增生症：以鲜棕树根100g，水煎，加红糖适量，日1次，治疗10例前列腺肥大所致的癃闭，疗效满意，前列腺明显缩小，小便通畅。

收敛止血药功效主治异同点

药名	相同点	不同点
白及	收敛止血，用于出血无瘀滞者	治疗肺胃出血 力较强，外用消肿生肌
(紫珠)		兼能清热解毒敛疮
仙鹤草		兼可消积、止痢、补虚、杀虫
棕榈炭		药力较强，专于止血，多用于崩漏，以无瘀者为好
(血余炭)		兼有散瘀之功，止血不留瘀，又可利尿

备注：紫珠为马鞭草科紫珠或杜虹花等的叶；血余炭为人发之炭制品。

第四节 温经止血药

炮姜(根)

为干姜的炮制品，以干姜砂烫至鼓起，表面棕褐色，或炒炭至外表色黑，内呈棕褐色入药。

【性味归经】苦、涩，温。归脾、肝经。

【功用特点】本品温经止血,对脾阳虚、脾不统血之出血证为首选要药;又可温中止痛、止泻。用于脾胃虚寒腹痛、腹泻。

生姜偏于发散;干姜偏于温中;炮姜偏于温经止血。

【功效主治与配伍组方】

功效	主治	配伍组方
温经止血	虚寒性出血	随证配伍
温中止痛止泻	虚寒腹痛、腹泻	党参、白术、炙甘草同用 如理中汤(佐)

解说:

1. 温经止血 虚寒性吐血、便血、崩漏等。

血痢不止,可单味用之。

冲任虚寒、崩漏下血,可配棕榈、乌梅等收敛止血药;临床常配人参、黄芪、附子等药,以达益气助阳温经止血之功。

2. 温中止痛 虚寒腹痛、腹泻,可与党参、白术、炙甘草同用,如理中汤。

【用法用量】3~9g。炮姜未成炭者偏于温中散寒,主要用于虚寒腹痛腹泻;炮姜炭则专于温经止血,宜于血证。

生姜、干姜、炮姜功效主治异同点

药名	相同点	不同点
生姜		鲜品,辛温,长于发散风寒,温中止呕,多用于风寒表证及胃寒呕吐,兼温肺止咳
干姜	来源相同	干品,辛热燥烈,长于温中散寒,用治脾胃寒证,又回阳通脉,温肺化饮
炮姜		炮制品,苦涩温,长于温经止血,温中止痛止泻,用于虚寒性出血及脾胃虚寒腹痛、腹泻

艾叶(叶)

来源于菊科多年生草本植物艾 Artemisia argyi Levl. et Vant. 的干燥叶。产于全国大部分地区。以湖北蕲州产者为佳,称蕲艾。春、夏间花未开放时采摘,以叶厚,叶下面灰白色,绒毛多,香气浓郁者为佳。晒干生用或炒炭用。捣绒为艾绒,为灸法的主要用料。

【性味归经】苦、辛,温。归肝、脾、肾经。

【功用特点】本品温经止血暖宫,为妇科要药,尤宜于治疗虚寒崩漏;又能温经散寒,调经止痛,止血安胎。

艾叶温经止血与炮姜功用相似,但炮姜主中焦虚寒,艾叶主下焦虚寒。

【功效主治与配伍组方】

功效	主治	配伍组方	备注
温经止血	虚寒出血(崩漏)	阿胶、地黄等	胶艾汤(君) 四生丸(佐)
散寒调经	月经不调、痛经、宫冷不孕等	香附、肉桂等	艾附暖宫丸(君)
安胎	胎漏下血、胎动不安	川断、桑寄生等	

解说:

1. 温经止血　虚寒出血,尤宜于崩漏,常配阿胶、熟地黄等补血调经止血之品,如胶艾汤。血热出血,可配入大队凉血止血药中,如四生丸,以防其寒凉太过而留瘀,且可加强止血之效。

2. 散寒调经　下焦虚寒或寒客胞宫所致的月经不调、痛经、宫冷不孕等,常配香附、当归、肉桂等药,以暖宫温经,养血活血,如艾附暖宫丸。

3. 安胎　胎漏下血、胎动不安,常配川断、桑寄生等补肝肾安胎药。

近年以本品治寒性咳喘,有止咳、祛痰、平喘之功。

此外,本品煎汤外洗又可治湿疹瘙痒。

【用法用量】3~9g,外用适量,供灸治或熏洗用。温经止血宜炒炭用;余则生用。治咳喘入煎宜后下。

【现代研究】

1. 主要成分　含挥发油及多糖物质。挥发油中有萜品烯醇-4(Terpinenol-4)、α-萜品烯醇、β-石竹烯(β-Caryophyllene)、蒿醇(Artemisia alcohol)、芳樟醇(Linalool)、樟脑(Camphorae)、龙脑(冰片 Borneol)、桉油素(Cineol,Eucalyptol)及反式-葛缕醇(反式-香苇醇)等。并含鞣酸、水芹烯、侧柏酮等。

2. 药理作用

(1)艾叶油吸入有与异丙肾上腺相近的平喘作用,且有明显的镇咳及祛痰作用。

(2)艾叶油有护肝利胆、抗过敏作用。

3. 临床应用　皮肤瘙痒症:用艾叶汁熏洗皮肤治疗中期妊娠皮肤瘙痒症9例,显效6例,有效3例,总有效率为100.0%

温性止血药功效主治异同点

药名	相同点	不同点
炮姜		温中止痛、止泻
艾叶	温经止血药,用治虚寒性出血证	散寒调经止痛,止血安胎
(灶心土)		温中止血,止呕、止泻

备注:灶心土为烧柴草灶内中心的焦黄土。

思考题

1. 止血药分为几类?各类的作用与适应证如何?每类包括哪些药物?
2. 地榆、小蓟、三七、茜草、白及、艾叶的功效主治如何?
3. 其他章节的止血药有哪些(至少5味)?止血的作用机制如何?

第十二章 活血化瘀药

【学习要求】

1. 掌握活血药的含义、功效、适用范围、配伍方法(着重理解配伍理气药的道理)及各节药物的功用特点、使用注意。
2. 掌握药物11味(川芎、郁金、延胡索、益母草、红花、桃仁、丹参、牛膝、马钱子、水蛭、莪术),熟悉药物3味(乳香、姜黄、鸡血藤),了解药物9味(没药、五灵脂、血竭、苏木、自然铜、土鳖虫、骨碎补、三棱、穿山甲),参考药物1味(王不留行)。
3. 掌握相似药物功效、应用的异同点。
4. 了解郁金、姜黄、莪术的来源,牛膝的品种。

一、含义

凡以通畅血行,消散瘀血为主要作用的药物,称为活血化瘀药。

二、归经与治疗范围

本类药物主归肝、心经,入血分。血由心所主,藏于肝,由脾所生而统于脾。

凡离开经脉的血液,不能及时排出消散而瘀于某处,或血液运行受阻,瘀积于经脉或器官之内,就形成瘀血。瘀血既是病理产物,又是多种疾病的致病因素,所以本章药物的主治范围甚广,在临床各科多见,如内科之胸痹、胁痛、头痛、癥瘕积聚、半身不遂、肢体麻木、风湿痹痛等;妇科之血滞经闭、痛经、月经不调、产后瘀阻腹痛等;外伤科之痈肿疮疡、跌打损伤、瘀肿疼痛等。

三、性能特点

本类药物味多辛、苦,性多温,辛散温通,善于走散通行,而有活血化瘀的作用,并通过活血化瘀作用,而产生止痛、调经、破血消癥、疗伤消肿、活血消痈的作用。

四、分类及各类活血化瘀药的作用与适应证

本类药物按其作用特点和主治之不同,分为活血止痛药、活血调经药、活血疗伤药和破血消癥药。

分类	作用	适应证
活血止痛药	活血行气止痛	主治气滞血瘀诸痛证
活血调经药	活血祛瘀调经	主治妇女经产诸证,也可用治瘀血痛证、癥瘕、跌损、疮疡等证
活血疗伤药	活血祛瘀疗伤(消肿止痛、续筋接骨、止血生肌敛疮)	主治跌打损伤、骨折、金疮出血等,也可用于治疗一般的瘀血病证
破血消癥药	破血逐瘀消癥	主治癥瘕积聚,也可用于血瘀经闭、瘀肿疼痛、偏瘫等证

备注:瘀血证主要症状是疼痛(固定不移)或麻木;身体内外肿块;内出血,夹有紫黯色血块;皮肤黏膜舌质出现瘀斑。

五、配伍原则

临床应用时,应辨证审因,选择适当的药物,并作不同的配伍,标本兼顾。

1. 寒凝血瘀　配伍温里散寒药。
2. 热入血　分配伍清热凉血药。
3. 风湿痹痛　配伍祛风湿药。
4. 癥瘕积聚　选破血消癥药,并配软坚散结药。
5. 体虚病人　配伍补益药。
6. 热瘀互结　配伍泻火解毒药。
7. 常与行气药配伍,提高活血化瘀的作用。

六、注意事项

本类药物易耗血动血,临床应用时应注意以下几点:

1. 月经过多者忌用。
2. 孕妇慎用或忌用。
3. 无瘀血者忌用。

七、药理作用

1. 改变血流动力学　活血化瘀药一般都有扩张外周血管,增加器官血流量的作用。
2. 改善血液流变学和抗血栓形成　可通过抑制血小板聚集、增加纤溶酶活性等作用来改善。
3. 改善微循环　主要通过改善微血流、改善微血管形态及降低毛细血管通透性使微血管周围渗血减少或消失。
4. 其他作用　具有活血调经功能的活血化瘀药常具有加强子宫收缩的作用;具有活血定痛功效的活血化瘀药具有较强的镇痛作用;活血化瘀药还有抗菌、抗炎、调节免疫功能、抑制纤维细胞产生胶原等作用。

第一节 活血止痛药

川芎（根茎）

来源于伞形科多年生草本植物川芎 *Ligusticum chuanxiong* Hort. 的干燥根茎。主产于四川，人工栽培。五月采挖，除去泥沙，晒后烘干，再去须根。以根茎个大饱满，质坚，油性大，香气浓厚者为佳。用时切片或酒炒。

【性味归经】辛，温。归肝、胆、心包经。

【功用特点】本品"上行头目，下入血海"；既能活血调经，又能行气开郁止痛，为"血中之气药"，是妇科活血调经之要药，尚治多种寒凝气滞血瘀之证；又秉升散之性，祛风止痛，为治头痛之要药，无论风寒、风热、风湿、血虚、血瘀，均可随证配伍用之，并治风湿痹证。

【功效主治与配伍组方】

功效	主治	配伍组方	备注
活血行气	血瘀气滞的痛证	随证配伍	四物汤（佐）　温经汤（臣） 透脓散（臣）　生化汤（臣）
祛风止痛	风寒	白芷、防风等	川芎茶调散（君）
	风热	薄荷、菊花等	桃红四物汤（臣）
	头痛　风湿	藁本、羌活等	补阳还五汤（佐）
	血虚	当归、地黄等	柴胡疏肝散（臣）
	血瘀	红花、丹参等	血府逐瘀汤（臣）
	风湿痹证，肢体疼痛麻木	祛风湿通络药	

解说：

1. 活血行气　妇女月经不调、经闭、痛经、产后瘀滞腹痛等，常配当归、桃仁、香附等补血活血理气之品。血瘀经闭、痛经，配赤芍、桃仁等活血化瘀之品，如桃红四物汤。

寒凝血瘀者，配桂枝、当归等温经散寒、祛瘀养血之品，如温经汤。

产后血虚受寒恶漏不行，瘀滞腹痛，配当归、桃仁等补血活血之品，如生化汤。

肝郁气滞，胁肋疼痛者，配柴胡、香附等疏肝理气之品，如柴胡疏肝散。

心脉瘀阻，胸痹心痛者，配赤芍、桃仁等药，如血府逐瘀汤。近代以川芎及川芎为主的复方治冠心病心绞痛，有较好疗效。

跌仆损伤，瘀血肿痛，常配三七、乳香、没药等疗伤止痛药。

痈疡脓已成而正虚难溃者，配补气血的黄芪、当归及皂角刺，以托毒透脓，如《外科正宗》透脓散。

2. 祛风止痛　头痛，无论风寒、风热、风湿、血虚、血瘀，均可随证配伍用之。代表方如治疗外感风邪头痛的川芎茶调散。前人有"头痛不离川芎"之说。

风湿痹证，肢体疼痛麻木，常配独活、桂枝、防风等祛风湿通络药。近代临床还以川芎注射液静滴，治急性缺血性脑血管病；以川芎嗪静滴治脑外伤综合征；以川芎配莘荠制成罗通定,治三叉神经痛及血管性头痛、坐骨神经痛、末梢神经炎等病。

【用法用量】 煎服,3~10g。

【注意事项】 凡阴虚火旺,多汗,及月经过多者,应慎用。

【现代研究】

1. 主要成分 含挥发油、生物碱、酚性物质、中性物质及有机酸等。生物碱有川芎嗪(Tetramethylpyrazine)、异亮氨酰缬氨酸内酰胺(Leucylphenylalanine anhyolride)和黑麦碱(Perlolyrine);酚性成分有阿魏酸(Ferulic acid)、大黄酚、瑟丹酸(Sedanic acid)等;挥发油主要是藁本内酯(含58%)等。

2. 药理作用

(1)对心血管系统的作用:川芎及其有效成分有扩张冠脉和外周血管的作用,对于缓解冠心病心绞痛有较好疗效。川芎嗪和阿魏酸均可以较明显地扩张冠脉、增加冠脉流量及心肌营养血流量,使心肌供氧量增加,促进心肌供氧和耗氧的平衡。

(2)抑制血小板聚集及抗血栓形成作用:川芎及其有效成分或复方,体外实验均表现抗血栓形成作用。川芎能缩短血栓长度,减轻血栓干重和湿重,抑制血小板聚集。有效成分已证明主要是川芎嗪和阿魏酸。

(3)对平滑肌的解痉作用:川芎所含生物碱、川芎嗪、阿魏酸及川芎内酯都有平滑肌解痉作用。内酯中以藁本内酯为主要解痉成分,并可明显解除乙酰胆碱、组胺及氯化钡引起的气管平滑肌痉挛收缩。川芎嗪和阿魏酸体内、体外实验都对子宫平滑肌有解痉作用,这一作用是其用于治疗痛经的药理学基础。

(4)抗射线及氮芥损伤作用:川芎制剂具有抗射线及氮芥损伤作用,本品可用于肿瘤患者的放射治疗的辅助疗法,以减轻其毒副反应。

(5)其他作用:川芎有明显镇静作用,并有抑菌作用,对多种革兰阴性肠道菌,如大肠杆菌、痢疾杆菌、变形杆菌、铜绿假单胞菌、伤寒杆菌、副伤寒杆菌及霍乱弧菌等均有抑制作用。

3. 临床应用

(1)冠心病心绞痛:川芎碱注射液治疗冠心病心绞痛30例,显效率62.9%,总有效率92.5%,硝酸甘油减停率达100%,症状改善、心电图好转率为40%。

(2)缺血性脑血管病:在常规治疗的基础上加用川芎嗪注射液静滴,治疗急性脑梗死60例,总有效率为95%。

(3)颅脑外伤性头痛:川芎嗪注射液(含川芎嗪40mg)静脉滴注,治疗颅脑外伤性头痛23例,显效7例,有效16例。

(4)青少年近视:0.35%川芎嗪盐酸盐眼药水滴眼治疗青少年近视100例,结果视力恢复正常者17%,总有效率53.8%。

(5)突发性耳聋:以川芎嗪400mg静脉滴注,联合体外反搏治疗34例,总有效率79.4%。

(6)银屑病(牛皮癣):磷酸川芎嗪注射液静脉滴注,治疗红皮症型银屑病患者10例,7天时皮疹逐渐吸收,潮红渐退,连用2个月痊愈。

(7)跟骨骨刺:用川芎45g研末分装在布袋内,直接与痛处接触,每日换药1次,换下的药袋晒干后仍可再用。共治75例,均获良效,一般7天后痛减,20天后疼痛消失。

(8)功能失调性子宫出血:川芎(每日24~48g),白酒30ml制成煎剂,每日2次分服,共治29例,除4例合并子宫内膜炎者配合抗生素外,均单用川芎治愈。

(9)慢性乳腺病:于每个月经周期的第5、15、23天在期门、气海、三阴交、肝俞穴位注入20%川芎注射液0.5ml,9次为1个疗程,共治50例,总有效率96%。

(10)肺源性心脏病:川芎嗪对失代偿性慢性肺源性心脏病、肺动脉高压症有一定疗效。

延胡索(块茎)

来源于罂粟科多年生草本植物延胡索 *Corydalis yanhusuo* W. T. Wang 的干燥块茎。主产于浙江、江苏、湖北、湖南等地。夏初茎叶枯萎时采挖,除去须根,置沸水中煮至恰无白心时取出,晒干。以个大饱满、质坚、外色黄、内色黄亮者为佳。切厚片或捣碎,生用或醋炙用。

【性味归经】 辛、苦,温。归肝、脾、心经。

【功用特点】 本品活血行气止痛功良,凡一身上下气滞血瘀诸痛证均可应用,尤其对内脏诸痛有较好疗效。

【功效主治与配伍组方】

功效	主治	配伍组方	备 注
活血行气止痛	气血瘀滞诸痛证	随证配伍	金铃子散(臣)　加味乌药汤(臣) 橘核丸(臣)　养心氏片

解说:

活血行气止痛　胸痹心痛,配瓜蒌、薤白等祛痰通阳散结之品,或配丹参、当归、黄芪等益气活血行脉止痛之品,如养心氏片,具有扶正固本、益气活血、行脉止痛的功效。胃痛,配白术、枳实、白芍等健脾理气止痛之品;并随证配伍,若偏寒者,配桂枝或高良姜温中之品;偏热者,配栀子、川楝子等寒凉之品;偏气滞者,配香附、木香等行气之品;偏血瘀者,配丹参、五灵脂活血之品。肝郁气滞胁肋胀痛,配川楝子等药,疏肝泄热,活血止痛,如金铃子散。妇女痛经、产后瘀滞腹痛,配香附等药,以行气活血,调经止痛,如加味乌药汤。寒疝腹痛,配小茴香等药,以行气止痛,软坚散结,如橘核丸。跌打损伤,配乳香、没药等疗伤之品。风湿痹痛,配秦艽、桂枝等祛风湿药。

近代用治多种内脏痉挛性或非痉挛性疼痛,均有较好疗效。

【用法用量】 煎服,3~10g;研末服1.5~3g。多醋制后用。醋制后可使其有效成分的溶解度大大提高而加强止痛药效。

【现代研究】

1. 主要成分　含多种生物碱,有延胡索甲素(延胡索碱,d-Corydaline)、延胡索乙素(dl-四氢掌叶防己碱,dl-Tetrahydropalmatine)、延胡索丙素(原阿片碱,Protopine)、延胡索丁素(l-四氢黄连碱,l-Tetrahydrocoptisine)、延胡索戊素(dl-四氢黄连碱)、延胡索己素(l-Tetrahydrocolumbamine)、延胡索庚素(Corybulbine)、延胡索辛素(Corydalis H)、延胡索壬素(Corydalis I)、延胡索癸素(Corydalis J)、延胡索子素(Corydalis K)、延胡索丑素(Corydalis L)、延胡索寅素(α-Allocryptopine;β-Homochelidonine)、黄连碱(Coptisine)、去氢延胡索甲素(Dehydrocorydaline)、延胡索胺碱(Corydalmine)、去氢延胡索胺碱(Dehydrocorydalmine)、古伦胺碱(Columbamine)等。

2. 药理作用

(1)镇痛作用:电刺激鼠尾法证明,灌服延胡索粉剂量效佳,约为吗啡的1/10,作用持续2小时,各种剂型中以醇制及醋制流浸膏作用最强,延胡索总碱的止痛效佳,约为吗啡的40%,总碱中以乙素作用最强。

(2)催眠镇静作用:延胡索及其有效成分乙素有中枢安定作用,可用于镇静、催眠,临床应用乙素见病人有嗜睡现象。

(3)抗冠心病作用:其有效成分主要是所含季胺生物碱类物质,特别是去氢延胡索甲素,主要是由于冠脉血流量增加,改善心肌缺血所致。

(4)抗溃疡作用:延胡索有保护实验性胃溃疡的作用。去氢延胡索甲素对多种原因所致的胃溃疡有一定的保护作用。

3. 临床应用

(1)内科钝痛:延胡索乙素注射剂,每次皮下注射60~100mg,对内脏疾病所致的慢性持续性疼痛、神经痛、月经痛、头痛、脑震荡头痛等效佳,并无明显的耐药性和成瘾性,但对外科性锐痛和周围神经痛效差。

(2)失眠:临睡前服延胡索乙素100~200mg,20~30分钟内即可入睡,次日无头昏头晕等不良反应。

(3)早期高血压:日服延胡索乙素3~4次,每次50~100mg,1~2个月为1个疗程,药后先使自觉症状如头晕、头痛改善或消失,而后血压也下降。该疗法对早期(Ⅰ、Ⅱ期)高血压病人效佳,对Ⅲ期效差。

(4)冠心病:延胡索80%醇提物制成针剂或片剂(可达灵)治疗各类冠心病572例,其中心绞痛424例,急性心肌梗死148例。结果:心绞痛症状总有效率83.2%,显效率44.4%,心电图改善总有效率52.9%,显效率26.8%,急性心肌梗死的病死率从32.2%降低到14.1%。

(5) 心律失常:延胡索粉口服治疗各种心律失常 48 例,总有效率 84%,其中持续性心房颤动 17 例,6 例转为窦性。延胡索甲素和乙素治疗期前收缩有较好疗效。

(6) 溃疡病、胃炎:口服延胡索制剂治疗胃和十二指肠溃疡及慢性胃炎 461 例,总有效率 76.1%。以延胡索、白芷为主口服治疗浅表性胃炎 127 例,总有效率 96.4%。

郁金(块根)

来源于姜科多年生草本植物温郁金 Curcuma wenyujin Y. H. Chen et C. Ling、姜黄 C. longa L.、广西莪术 C. kwangsiensis S. G. Lee et C. F. Liang 或蓬莪术 C. phaeocaulis Val. 的干燥块根。主产于浙江、四川等地。前两者分别习称"温郁金"和"黄丝郁金",其余按性状不同习称"桂郁金"或"绿丝郁金"。冬季茎叶枯萎后采挖,摘取块根,除去细根,蒸或煮至透心,干燥。温郁金(川郁金)以个大,外皮少皱缩,断面灰黑色者为佳;黄丝郁金(广郁金)以个大肥满,外皮皱纹细,断面橙黄色者为佳。切片或打碎,生用或矾水炒用。

【性味归经】辛、苦,寒。归肝、心、肺经。

【功用特点】本品入肝经,活血行气止痛,利胆退黄,用于治疗气滞血瘀胸、胁、腹痛及湿热黄疸;入心经,又能解郁清心、凉血止血,用于热病神昏,癫痫痰闭之证及气火上逆之出血证。

广郁金偏于行气解郁,川郁金偏于活血化瘀。

【功效主治与配伍组方】

功 效	主 治	配伍组方
活血行气止痛	气滞血瘀胸、胁、腹痛	随证配伍
解郁清心	热病神昏	山栀等
	癫痫痰闭	安宫牛黄丸(臣)
利胆退黄	肝胆湿热证	金钱草、茵陈、山栀等
凉血	气火上逆之出血证	生地、山栀等

解说:

1. 活血行气止痛 气滞血瘀的胸、胁、腹痛,常配木香,偏气郁者倍木香,偏血瘀者倍郁金;临床亦常与丹参、柴胡、香附等活血行气药配伍。属肝郁有热,配栀子,疼痛较重加延胡索,胁下癥积与破血消癥之品同用。

2. 解郁清心 湿温病湿浊蒙闭心窍者,配石菖蒲等化湿开窍之品。癫狂、癫痫痰火蒙心者,配化痰开窍的牛黄等,如安宫牛黄丸。

3. 利胆退黄 湿热黄疸,配茵陈、山栀、秦艽等利湿退黄之品。胆石症,常配金钱草、海金沙、鸡内金等以利胆排石。近代临床以本品为主治结石症,对湿热型、气滞血瘀型等有效。

4. 凉血 吐血、衄血及妇女倒经等气火上逆之出血证,常配生地、山栀等凉血之品。热结下焦,伤及血络之尿血、血淋,常配生地、小蓟等凉血止血、利尿之品。

【用法用量】煎服,3~10g;研末服,2~5g。

【注意事项】畏丁香。

【现代研究】

1. 主要成分 含挥发油,油中主要含 α-、β-姜黄烯(α-、β-Curcumene)、倍半萜醇、樟脑、莰烯(Camphene),此外尚含姜黄素(内含松油精)、郁金二酮(Curdione)、草酸钾(Potassium oxalate)、草酸钙(Calcium oxalate)、淀粉、脂肪等。

2. 药理作用

(1)抗微生物作用：郁金煎剂对伤寒杆菌、麻风杆菌有抑制作用；郁金水浸液对皮肤真菌有抑制作用。

(2)对消化系统的影响：姜黄素有利胆作用，能促进胆汁分泌，还具有明显的促进肝细胞损伤修复的作用，有保护肝细胞及促进肝细胞再生的功能。

3. 临床应用

(1)期前收缩：用单味川郁金粉或片剂，开始时5~10g，如无不适，可加至10~15g，每日3次，3个月为1个疗程，治疗各种早搏的有效率分别为高血压组77%，冠心病组67%，病因不明组60%，心肌炎组40%等。

(2)传染性肝炎：郁金粉每次5g，日服3次，共治疗33例(急性22例，慢性11例)，结果自觉症状消失者21例，减轻者11例，1例无改变，疗程平均为31日。俞氏报道，以温郁金注射液，每次4ml，每日1次，2个月为1个疗程，16例症状减轻或消失，血蛋白升高，γ-球蛋白降低。

(3)化脓性中耳炎：初产妇乳汁10ml，持郁金1枚研磨至乳汁变稠为度，用时先用双氧水冲洗耳道，拭干净后把磨好的乳汁滴入2~3滴，每日2次，10日为1个疗程。治疗化脓性中耳炎10余例，结果全部治愈，一般2个疗程即可。

姜黄(根茎)

来源于姜科多年生草本植物姜黄 *Curcuma longa* L. 的干燥根茎。主产于四川、福建。冬季茎叶枯萎时采挖，煮或蒸至透心，晒干，除去须根，切厚片，生用。以断面棕黄色、质坚实，气味浓者为佳。

【性味归经】辛、苦，温。归肝、脾经。

【功用特点】本品辛散温通，能活血行气，通经止痛，治疗血瘀气滞的胸、胁、腹疼痛，经闭、产后腹痛及跌打损伤；外散风寒湿邪，内行气血，温通经络，长于行肢臂而治疗风湿臂痛。

【用法用量】煎服，3~10g；外用适量。

【现代研究】

1. 主要成分　含姜黄素(Curcumin)和挥发油。油中含姜黄酮(Turmerone)58%、姜烯(Zingiberene)25%、水芹烯(Phellandrene)1%、1,8-桉叶素1%、香桧烯0.6%及去氢姜黄酮等。

2. 药理作用

(1)利胆作用：姜黄煎剂及浸剂能增加犬的胆汁分泌，使胆汁成分恢复正常，并增加胆囊收缩，以姜黄素作用最强。

(2)降血脂作用：用姜黄提取物、姜黄素、挥发油口服，对实验性高脂血症大鼠和兔有明显的降血清胆固醇和β-脂蛋白等作用，并能降低肝胆固醇，纠正β-和α-脂蛋白比例失调。

(3)抗孕作用：姜黄提取物对小鼠、大鼠和兔妊娠有明显的终止作用，它可对抗孕激素活性和收缩子宫。

(4)抗过氧化作用：有效成分为姜黄素，其作用强度对剂量有依赖关系。

(5)抗菌、抗炎作用：姜黄素及挥发油部分对金色葡萄球菌有较好抗菌作用，姜黄提取物对多种真菌有抑制作用。

(6)其他作用：姜黄煎剂有镇痛作用，对手术后炎症及手术部位疼痛有止痛作用；姜黄煎剂对肝炎病毒有抑制作用。

3. 临床应用

(1)痤疮：外用姜黄消痤搽剂联合红蓝光按2:1交替照射治疗寻常性痤疮90例，有效率为82.22%。

(2)高脂血症：用姜黄制剂内服治疗高脂血症90例，降胆固醇和甘油三酯的有效率分别为95.5%和100%，以降甘油三酯作用显著。

(3)脑梗死：在常规对症治疗的基础上加服姜黄素，能显著增加脑梗死患者血浆SOD活力，降低MDA含量和神经功能缺损评分，且未发现毒副反应。

乳香(树脂)

来源于橄榄科小乔木乳香树 *Boswellia carterii* Birdw. 及其同属植物鲍达乳香树 Boswellia bhaw-dajiana Birdw. 树皮部渗出的树脂。主产于非洲索马里、埃塞俄比亚等地。春夏季均可采收。将树干的皮部由下而上顺序切伤,使树脂渗出数天后凝成固体,即可采取。以淡黄色,颗粒状,半透明,质硬而脆,断面具玻璃样光泽,气芳香者为佳。入药多炒用。

【性味归经】 辛、苦,温。归肝、心、脾经。

【功用特点】 本品活血行气,消肿生肌,疗伤止痛,为外伤科要药,用于外伤科跌打损伤,疮疡痈肿及瘀血阻滞诸痛证。

【功效主治与配伍组方】

功效	主治	配伍组方	备注
活血行气	跌损瘀痛	没药、血竭等	七厘散(臣) 苏合香丸(臣)
止痛	疮疡痈疽	金银花等	仙方活命饮(臣) 活络效灵丹(臣)
消肿生肌	瘀血阻滞诸痛证		小活络丹(佐)

解说:

活血行气,止痛,消肿生肌 跌打损伤瘀滞肿痛,常与没药、血竭等活血疗伤之品同用,如七厘散。疮疡肿毒初起,红肿热痛,常与金银花、白芷、没药等清热解毒消散之品同用,如仙方活命饮。痈疽、瘰疬、痰核、肿块坚硬不消,配没药、麝香、雄黄等活血散结、解毒之品。疮疡破溃,久不收口,常配没药研末外用。心腹瘀痛,癥瘕积聚,常配当归、丹参、没药等活血止痛之品,如活络效灵丹。风寒湿痹,肢体疼痛麻木,常配川乌、地龙等药,以祛风除湿通络、活血止痛,如小活络丹。

【用法用量】 煎汤或入丸、散,3~5g;外用适量,研末调敷。

【注意事项】 孕妇及无瘀滞者忌用;本品气浊味苦,易致恶心呕吐,故内服不宜多用;胃弱者慎用。

【现代研究】

1. 主要成分 本品含树脂60%~70%(主要为游离α、β-乳香脂酸,结合乳香脂酸,乳香树脂烃),树胶27%~35%(主要为阿糖酸的钙盐与镁盐,西黄芪胶黏素),挥发油3~8%。

2. 药理作用

(1)镇痛作用:范围广。

(2)消炎作用:口服乳香后能促进多核白细胞增加,以吞噬死亡的血细胞,改善新陈代谢。能加速炎症渗出排泄吸收,促进伤口愈合。

3. 临床应用 急性腰腿扭伤:用乳香、没药等份为末,30%乙醇溶液调糊外敷,治疗急性腰腿扭伤,获得满意疗效,一般3~5日可愈。

没药(树脂)

来源于橄榄科灌木或小乔木地丁树 Commiphora myrrha Engl. 或哈地丁树 Commiphora molmol Engl. 的干燥树脂。主产于非洲索马里、埃塞俄比亚以及印度等地。11月至翌年2月,采集由树皮裂缝处渗出于空气中变成红棕色坚块的油胶树脂,去净树皮及杂质,以块大、色黄棕,显油润,香气浓,味苦者为佳。打碎后炒用。

【性味归经】 苦、辛,平。归心、肝、脾经。

【功用特点】 本品活血行气止痛,消肿生肌,功效主治与乳香相似,治疗跌损瘀痛、痈疽肿痛、溃疡久不收口及一切瘀滞心腹诸痛,常与乳香相须为用。

没药功同乳香,乳香偏于行气伸筋,没药偏于散血化瘀。

【用法用量】 同乳香。

【注意事项】 同乳香。如与乳香同用,两药用量皆须相应减少。

【现代研究】

1. 主要成分　本品含树脂(主要为游离 α 及 β-罕没药酸,α、β 及 γ-没药酸,没药尼酸,α 及 β-罕没药酚),树胶(水解得阿拉伯糖,半乳糖和木糖),挥发油等。

2. 药理作用

(1) 抑菌作用:对多种皮肤真菌有不同程度的抑制作用。

(2) 降血脂作用:没药对雄兔高胆固醇血症有降血脂作用并防止斑块形成。

3. 临床应用　高脂血症:没药胶囊(每粒含没药浸膏 0.1g),每次 2~3 粒,每日 3 次,疗程 2 个月,共治疗高脂血症 52 例,结果能明显降胆固醇(总有效率 65.7%)和血浆纤维蛋白原。

五灵脂(干燥粪便)

来源于鼯鼠科动物复齿鼯鼠 *Trogopterus xanthipes* Milne-Edwards 的干燥粪便。主产于河北、山西、甘肃等地。全年均可采收。除去杂质晒干。许多粪便凝结成块状的称"灵脂块",又称"糖灵脂",质佳;粪粒松散成米粒状的,称"灵脂米",质量较差。醋炙用。

【性味归经】 苦、咸、甘,温。归肝经。

【功用特点】 本品活血止痛,化瘀止血,为活血药中的化瘀止血药;为治疗血瘀诸痛证之要药。

【功效主治与配伍组方】

功　效	主　治	配伍组方
活血止痛	瘀血阻滞诸痛证	随证配伍
化瘀止血	出血证兼有瘀阻者	随证配伍

解说:

活血止痛,化瘀止血　瘀血阻滞诸痛证,如胸、胁、脘、腹刺痛,痛经、经闭,产后瘀滞腹痛及骨折肿痛等,常与蒲黄相须为用,即失笑散,临床随证加减配伍。

本品炒用,化瘀止血,治疗出血兼有瘀阻之证,临床常配三七、蒲黄等活血止血之品同用。

此外,本品还可治蛇、蝎及蜈蚣咬伤,能解毒消肿止痛,可内服,外敷。常配解毒的雄黄等药同用。

【用法用量】 煎服,3~10g,包煎;或入丸、散用。外用适量。

【注意事项】 血虚无瘀及孕妇慎用。"十九畏"认为人参畏五灵脂,一般不宜同用。但临床上对血瘀日久,或癥积肿瘤等血瘀而见气虚明显之顽证,常配用之。

【现代研究】

1. 主要成分　本品含尿素、尿酸、维生素 A 类物质及多量树脂。

2. 药理作用

(1) 对平滑肌的作用:本品能缓解平滑肌痉挛。

(2) 抗菌作用:水浸剂(1:2)在试管内对多种致病性皮肤真菌具有不同程度的抑制作用,并能抑制结核杆菌,对小鼠实验性结核病有一定的治疗效果。

3. 临床应用

(1) 儿枕痛(产后子宫复旧不全):醋炙五灵脂,研细末,每服6g,黄酒送下,每日3次,通常服1天痛减,2天痊愈。

(2) 毒蛇咬伤:五灵脂配雄黄(2:1)研细末,每服6g,黄酒送下,同时外敷创口,再配合内服食醋、扩创、吮毒等法。病重者除加重药量外,辨证施治。结果治疗10例,皆愈。

第二节 活血调经药

丹参(根及根茎)

来源于唇形科多年生草本植物丹参 Salvia miltiorrhiza Bge. 的干燥根及根茎。分布于全国大部分地区,主产于江苏、安徽、河北、四川等地。春、秋季采挖,洗净,晒干。以条粗壮、无芦头、须根,表面紫红色,皮细,肉质饱满,质软柔润,味甜微苦者为佳。生用或酒炙用。

【性味归经】苦,微寒。归心、肝经。

【功用特点】本品为活血化瘀的要药,广泛治疗各种瘀血病证。因性寒,又可凉血,以血热瘀滞用之为佳,前人有"一味丹参饮,功同四物汤"之说,从活血化瘀作用来说,作用相似,但"四物汤"既活血又补血,而丹参无补血作用,实为以通为补之意。活血调经,为妇科要药;凉血消痈,清心安神。

【功效主治与配伍组方】

功效	主治	配伍组方	备注
活血调经	经产诸证	单用或配当归等	活络效灵丹(君)
	胸痹疼痛	檀香等	天王补心丹(佐)
	兼气虚血瘀者	养心氏片	丹参饮(君)
	癥瘕积聚	三棱、莪术等	
	风湿痹痛	祛风湿药	
消痈	疮疡痈肿	清热解毒药	
凉血安神	热病神昏及杂病心悸失眠	生地、黄连等	清营汤(佐使)

解说:

1. 活血调经 妇女月经不调,痛经,经闭,产后瘀滞腹痛,可单味为末,酒调服;亦常配当归、川芎、益母草等补血活血行气之品,以加强疗效。胸痹心痛,常配檀香、桂枝等药;兼气虚血瘀者,常配当归、黄芪等补气活血之品,如养心氏片。亦可单用,如以本品提取物制成的丹参舒冠片。风湿痹痛,则配防风、秦艽等祛风湿药。

现代临床还以本品为主,治疗宫外孕:若急性期腹腔内大出血者,配赤芍、桃仁等;若慢性期腹腔内血液已凝成包块者,加三棱、莪术等以破血消癥,如宫外孕方(君)。

2. 消痈　疮疡痈肿,常配银花、连翘等清热解毒药。

3. 凉血安神　热病邪入心营,烦躁昏迷,配生地、黄连、竹叶等清心之品,如清营汤。杂病血不养心,心火偏旺之心悸失眠,则配生地、酸枣仁、柏子仁等清热养血安神之品,如天王补心丹。

近代临床还以本品治缺血性中风、动脉粥样硬化、病毒性心肌炎、慢性肝炎、肝硬化,以及防治支气管哮喘、慢性肺源性心脏病等,均有一定疗效。

【用法用量】煎服,10～15g。活血化瘀宜酒炙用。

【注意事项】反藜芦。

【现代研究】

1. 主要成分　含丹参酮Ⅰ、ⅡA、ⅡB(Tanshinone Ⅰ、ⅡA、ⅡB)、异丹参酮Ⅰ、Ⅱ(Isotanshinone Ⅰ、Ⅱ)、隐丹参酮(Cryptotanshinone)、异隐丹参酮(Isocryptotanshinone)、丹参酸甲酯(Methyl tanshinonate)、羟基丹参酮ⅡA(Hydroxytanshinone ⅡA)、丹参新酮(Miltirone)、左旋二氢丹参酮Ⅰ及丹参酚(Salviol)。此外,尚含原儿茶醛(Protocatechuic dldehyde)、原儿茶酸、维生素E等。

2. 药理作用

(1)丹参煎剂或注射液能扩张冠状动脉、增加冠脉流量,改善心肌缺血、梗死和心脏功能,改善微循环。

(2)丹参能改善血液流变性,降低血液黏稠度,有抗凝、促进纤溶,抑制血小板聚集,抑制血栓形成的作用。

(3)有降血脂,抗动脉粥样硬化作用。

(4)抑制或减轻肝细胞变性、坏死及炎症反应,促进肝细胞再生,并有抗纤维化作用。

(5)对多种细菌及结核杆菌有抑制作用,此外还有增强免疫,降低血糖及抗肿瘤作用。

3. 临床应用

(1)冠心病心绞痛:大量的临床应用表明,丹参或以丹参为主的各种复方制剂对冠心病有较好的疗效,对心绞痛症状的有效率在80%以上,心电图的改善率在42.9%～66.6%。对急性心肌梗死患者也有显著的缓解效应。

(2)缺血性脑血管病:用丹参注射液肌内注射或静脉注射治疗脑动脉粥样硬化缺血性中风65例,结果:9例基本痊愈,19例显著好转,29例好转,总有效率为87.7%。用丹参注射液以葡萄糖液稀释后静脉推注治疗脑血栓35例,结果:基本痊愈7例,显著好转13例,好转12例,随访20例中有10例痊愈。用复方丹参注射液加入葡萄糖溶液中静脉滴注,治疗脑梗死20例,总有效率90%。

(3)肺源性心脏病心力衰竭:在低流量吸氧、抗生素控制感染、止咳化痰、解痉平喘、强心利尿等一般治疗的基础上,用丹参酮ⅡA磺酸钠注射液治疗肺源性心脏病心力衰竭(心衰)患者42例,总有效率91%。

(4)急慢性肝炎:用丹参静脉滴注治急性病毒性肝炎104例,痊愈率81.7%,总有效率达97%。用丹参口服液治疗57例慢性乙型肝炎,可显著降酶和改善病人症状,总有效率为77.1%。

(5)银屑病:用丹参酮胶囊治疗寻常型银屑病患者100例,总有效率为92%,不良反应(轻度胃部不适及腹泻)发生率为4%。

红花(花)

来源于菊科一年生草本植物红花 *Carthamus tinctorius* L. 的干燥花。全国各地多有栽培,主产于河南、浙江、四川、江苏等地。夏季花由黄变红时采摘,阴干或晒干,生用。以身干,花冠长,色鲜红,质柔软,无枝刺者为佳。

【性味归经】辛,温。归心、肝经。

【功用特点】本品活血通经,祛瘀止痛。除治疗妇科经产诸证外,尚可治疗癥瘕积聚,胸痹心痛、跌打损伤等瘀血阻滞之证。

〔附〕番红花(鸢尾科番红花 *Crocus sativus* L. 的干燥花柱头):活血化瘀通经作用与红

花相似,但力强,兼凉血解毒,尤宜于热入血分发斑。煎服 1~1.5g。

【功效主治与配伍组方】

功效	主治	配伍组方	备注
活血通经祛瘀止痛	血瘀导致的经产诸证	当归等 桃红四物汤(臣)	七厘散(臣)
	癥瘕积聚	三棱、莪术等	
	跌打损伤	大黄等 复元活血汤(臣)	
	心腹瘀痛	桂枝、瓜蒌、丹参等	
	斑疹色黯,热郁血瘀	当归、紫草、大青叶等	

解说:

活血通经,祛瘀止痛　血滞经闭,痛经,产后瘀滞腹痛等证,常与桃仁、当归、川芎等相须为用,如桃红四物汤。癥积,配三棱、莪术等破血消癥之品。跌打损伤,瘀滞肿痛,配大黄等活血化瘀,疗伤止痛之品,如复元活血汤。心脉瘀阻、胸痹心痛,配桂枝、瓜蒌、丹参等温通活血之品;近代有单用本品,以片剂或注射剂治冠心病,对缓解心绞痛及改善心电图有一定疗效;以红花注射液静滴,治脑血栓及血栓闭塞性脉管炎。斑疹色黯,热郁血瘀者,常配当归、紫草、大青叶等以活血凉血泄热解毒。近代有以红花注射液肌注,治多形性红斑者。

【用法用量】煎服,3~10g;外用适量。

【注意事项】孕妇慎用,有出血倾向者不宜多用。

【现代研究】

1. 主要成分　含红花苷(Carthamin)、新红花苷(Neocarthamin)、红花醌苷(Carthamone)、红花黄色素(Safflor yellow)等。挥发油的主要成分为多炔类的混合物。还含有木聚糖类、脂肪油(红花油)、红花多糖等。

2. 药理作用

(1)对心血管系统的作用:红花煎剂小剂量可轻度兴奋蟾蜍离体心脏及兔在体心脏,使心跳有力,振幅加大,大剂量则有抑制作用,使心率减慢,心肌收缩力减弱,心每搏排出量减少;红花黄色素有增加冠脉流量及心肌营养性血流量的作用;并对心肌缺血有保护作用,红花及其制剂均可不同程度的对抗实验性心肌缺血或心肌梗死;红花制剂对麻醉猫和犬有不同程度的迅速降压作用。

(2)对血脂、血液系统的影响:红花油 1g/kg 灌服,可降低家兔血清中总体胆甾醇、总脂、三硝酸甘油酯及非酯化脂肪酸的水平。

(3)有镇痛、镇静及抗惊厥作用:有效成分为红花黄色素,小鼠腹腔注射。

(4)兴奋子宫作用:红花煎剂对小鼠、豚鼠、兔、犬之离体子宫均有兴奋作用,甚至引起痉挛,对已孕子宫的作用比未孕者更为明显。

3. 临床应用

(1)脑血管疾病:用红花注射液以5%的葡萄糖液稀释后静脉滴注治疗急性缺血性脑血管病50例,总有效率92.0%;治疗脑动脉硬化症110例,总有效率为96.6%。用50%红花提取液治疗脑梗死95例,疗效明显优于烟酸。

(2)产后腹痛:红花10g,以米酒1碗煎减余半内服,治产后腹痛有效。

(3)扁平疣:红花9g,沸水连续冲泡,1日内服完。次日重新冲泡,连续10日为1个疗程。治疗扁平疣36例,治愈率为91.6%。

(4)压疮:红花浸出液外擦局部预防506例,无1例发生压疮。

(5)皮肤病:用红花注射液治疗神经性皮炎70例,有效率为85.7%。静脉注射治疗结节性红斑326例,有效率100%。

桃仁(成熟种子)

来源于蔷薇科落叶小乔木桃 *Prunus persica* (L.) Batsch 或山桃 *P. davidiana* (Carr.) Franch. 的干燥成熟种子。全国大部分地区均有,主产于中南部地区。果实成熟后收集果核,取出种子,去皮,晒干生用,或炒用。以颗粒饱满,整齐,不破碎,外皮色棕红,种仁色白者为佳。

【性味归经】苦、甘,平。归心、肝、大肠经。

【功用特点】本品活血祛瘀力量较强,治疗多种瘀血证;善泄血分之壅滞,治疗肺痈、肠痈;兼有润肠通便之效,治疗肠燥便秘;有类似于杏仁的止咳平喘作用。

【功效主治与配伍组方】

功效	主治	配伍组方	备注
活血祛瘀	多种瘀血证	随证配伍	桃红四物汤(臣)
			生化汤(臣)
润肠通便	肠燥便秘	杏仁等　五仁丸(臣)	桂枝茯苓丸(臣)
			桃核承气汤(君)
(活血消痈)	肺痈	苇茎、冬瓜仁　苇茎汤(佐)	复元活血汤(臣)
	肠痈	红藤、败酱草	
		或大黄、牡丹皮　大黄牡丹汤(君)	

解说:

1. 活血祛瘀　血瘀经闭、痛经,常配红花、川芎等活血行气之品,如桃红四物汤。产后瘀滞腹痛,常配炮姜、川芎等温经止痛、活血行气之品,如生化汤。癥积痞块,配桂枝、丹皮、赤芍等活血化瘀之品,如桂枝茯苓丸;或配三棱、莪术等破血消癥之品。体内瘀血较重,需破血下瘀者,可配大黄、芒硝、桂枝,如桃核承气汤。

近代有用桃仁提取的苦扁桃仁苷注射液静脉滴注治肝脾肿大,有明显缩小作用,对脾脏缩小尤为明显。治跌打损伤,瘀肿疼痛,常配活血疗伤药,如复元活血汤。

2. 润肠通便　肠燥便秘,常配杏仁等药,以润肠通便,如五仁丸。

3. 活血消痈　肺痈,配苇茎、冬瓜仁,以清肺化痰逐瘀排脓,如苇茎汤。肠痈,配大黄、丹皮等药,以泻热破癥,散结消肿,如大黄牡丹汤,亦可配红藤、败酱草、冬瓜仁等解毒消痈之品。

此外,本品还可用治咳嗽气喘,有止咳平喘作用,常配杏仁等同用。

【用法用量】煎服,5~10g;宜捣碎入煎。

【注意事项】孕妇及便溏者慎用。

【现代研究】

1. 主要成分　主含苦杏仁苷(Amygdalin),尚含苦杏仁酶(Emulsin)、尿囊素酶(Allantoinase)、乳糖酶、维生素 B_1、多量脂肪油、挥发油、蛋白质等。脂肪油中主含油酸甘油酯、亚油酸甘油酯。

2. 药理作用

(1)对心血管系统的作用:桃仁有扩张血管,增加血流量,降低心肌耗氧量,改善微循环的作用。

(2)抗炎作用:桃仁水煎液有强抗炎作用。

(3)镇痛、镇静作用:苦杏仁苷对实验性炎症有显著的抗炎镇痛作用,苦杏仁苷的水解产物氢氰酸和苯甲醛对癌细胞有协同破坏作用,氢氰酸对呼吸中枢呈镇静作用,有镇咳的功效。

(4)润燥滑肠作用:桃仁所含脂肪油有润肠之效,提高肠内黏膜的润滑性而易于排便。

3. 临床应用

(1)视神经萎缩等目疾:用桃仁制成桃仁Ⅱ号注射液,每支2ml(相当于生药2g),肌内注射,每次2ml,每日1次,10天为1个疗程。治疗视神经萎缩、中心性视网膜炎、视网膜色素变性、球后视网膜炎等4种眼病173例,共282只眼,结果总有效率为78.8%。

(2)唇裂:桃仁捣泥,加猪油和匀,以棉签蘸药膏外涂患处,每日2~3次,以本法治疗冬春风寒燥气所致之唇裂,效果满意,一般3~4日即愈。

红花与桃仁功效主治异同点

药名	相同点	不同点
红花	均有较强的活血化瘀作用,常相须为用,	通经止痛,可治心腹瘀痛,斑疹色黯
桃仁	治疗多种瘀血证(经产诸证,癥积跌损)	肺痈、肠痈;且可润肠通便,治肠燥便秘;兼止咳平喘

益母草(地上部分)

来源于唇形科一年生或二年生草本植物益母草 Leonurus japonicus Houtt. 的新鲜或干燥地上部分。产于全国各地。通常在夏季茎叶茂盛,花未开或初开时采割,切段,晒干。以茎细,质嫩,叶多,色灰绿者为佳。生用或熬膏用。

【性味归经】苦、辛,微寒。归肝、心包、膀胱经。

【功用特点】本品活血调经,为妇科经产之要药,故有"益母"之名;又利水消肿,对水瘀互阻的水肿尤为适宜;兼可清热解毒。

〔附〕泽兰(唇形科植物毛叶地瓜儿苗 Lycopus lucidus Turcz. Var. hirtus Regel 的干燥地上部分):功同益母草,为活血利水药。

【功效主治与配伍组方】

功效	主治	配伍组方
活血调经	经产诸证	单用或配当归、川芎等
利水消肿	水肿,小便不利	单用或配白茅根、泽兰等

解说:

1. 活血调经 血滞经闭、痛经、经行不畅、产后瘀滞腹痛、恶漏不尽等,可单用熬膏服,如益母草流浸膏、益母草膏;亦常配当归、川芎、赤芍等,以加强活血调经之功。近代以本品配马齿苋治妇科产后出血有较好疗效。

2. 利水消肿 水肿,小便不利,可单用,亦可与白茅根、泽兰等利水药同用。近代用治肾炎有效。

此外,本品又可用于跌打损伤、疮痈肿毒、皮肤痒疹等,有清热解毒消肿之功,近代报道用治心血管疾病如冠心病等有效。

【用法用量】 煎服,9～30g,鲜品12～40g。或熬膏,入丸剂。外用适量捣敷或煎水外洗。

【注意事项】 孕妇忌服,血虚无瘀者慎用。

【现代研究】

1. 主要成分　含益母草碱(Leonurine)。另含水苏碱(Stachydrine)、芸香苷(Rutin)、益母草定碱(Leonuridine)以及油酸、月桂酸、苯甲酸、氯化钾。

2. 药理作用

(1)对心血管系统的作用:抗动脉粥样硬化(AS)作用;对实验性血栓形成的各个阶段均有明显抑制作用;本品可明显增加冠脉和心肌血流量,直接扩张外周血管,减慢心率,减少心排出量及左室做功,降低血压,有效成分为水苏碱。

(2)兴奋子宫作用:益母草煎剂、水和乙醇浸膏剂,对多种动物的子宫呈兴奋作用,煎剂效力强于酊剂,有效成分主要存在于叶部。

(3)利尿作用:益母草碱对麻醉家兔静脉注射,有显著的利尿作用。

(4)降压作用:益母草提取物对麻醉动物静脉注射均有降低血压的作用,降压持续时间短暂。

3. 临床应用

(1)妇产科疾病:益母草煎剂,每日15～20g,或流浸膏每日3次,每次2～3ml,治疗月经不调、产后子宫出血、子宫复旧不全、月经过多,结果:益母草浸膏与麦角浸膏对子宫复旧作用相同。治疗恶露过多优于麦角。但收缩子宫作用发生缓慢,服药后1小时内加强者占16.4%,2小时加强者占25%,且作用强度不随剂量加大而增强。

(2)预防剖宫产术后出血:剖宫产术中胎儿娩出后,立即子宫壁注射益母草注射液2ml(含益母草碱40mg),经200例临床观察,无1例出现不良反应,对血压无影响,对前置胎盘、妊娠高血压综合征等高危产妇安全有效。

(3)月经期偏头痛:益母草注射液2ml(含益母草碱40mg),肌内注射,每日1次。于每月经前7～10日开始给药,至经期结束后停药,疗程3个月。治月经期偏头痛68例,显效率64.7%,总有效率88.2%。

(4)中心性视网膜脉络膜炎:益母草(干品)120g,加水1000ml煎煮,每日服1剂,连服15日,治疗24例,均见疗效。

牛膝(根)

来源于苋科多年生草本植物牛膝(怀牛膝)*Achyranthes bidentata* Bl. 和川牛膝 *Cyathula officinalis* Kuan 的干燥根。(2010年版《中华人民共和国药典》将其分列为两味,前者为牛膝,后者为川牛膝)前者主产于河南,为河南的道地药材。冬季茎叶枯萎时采挖,除去须根及泥沙,捆成小把,晒至干皱后,用硫黄熏2次,将两端切齐,晒干。以条长,皮细肉肥,色黄者为佳。后者主产于四川、云南、贵州等地。秋、冬两季采挖,除去须根、地上茎及泥沙,烘干或晒至半干时,经发汗后再晒干,扎捆。以条粗壮,质柔韧,油润,断面棕或黄白色者为佳。生用或酒炙用。

【性味归经】 苦、甘、酸,平。归肝、肾经。

【功用特点】 牛膝制用补肝肾,强筋骨;生用性善下行,逐瘀通经,为调经疗伤之品;引火下行,以降上炎之火。川牛膝逐瘀通经,通利关节,利水通淋。

并为身体下部疾病的引经药。

【功效主治与配伍组方】

功效	主治	配伍组方	备注
逐瘀通经	妇科经产诸证	桃仁、红花等	血府逐瘀汤（佐）
	跌打损伤	乳香等	三妙丸（佐）
补肝肾	肾虚腰痛	补肝肾药	左归丸（佐）
强筋骨	久痹腰膝酸痛乏力	祛风湿强筋骨药	独活寄生汤（臣）
利水通淋	淋证，水肿及小便不利等	滑石等	
引火（血）	肝阳眩晕	镇肝熄风汤（君）	
下行	齿痛口疮	石膏、知母 玉女煎（佐）	
	血热吐衄	白茅根、山栀等	

解说：

1. 逐瘀通经　妇科经产诸疾，常配桃仁、红花、当归等药。跌打损伤，瘀血肿痛，配乳香、没药等疗伤止痛药。

2. 补肝肾，强筋骨　肝肾亏虚，腰膝酸软者，牛膝常配熟地等补肝肾药，如左归丸。痹痛日久，腰膝酸痛者，牛膝常配独活、桑寄生等祛风湿强筋骨药，如独活寄生汤。湿热成痿，足膝痿软，则配苍术、黄柏，以清热燥湿，如三妙丸。

3. 利水通淋　热淋、血淋、砂淋、水肿、小便不利等证，配滑石等利尿通淋药。

4. 引火（血）下行　肝阳上亢之头痛眩晕目赤，则配代赭石、牡蛎等平肝潜阳之品，如镇肝熄风汤。胃火上炎、齿龈肿痛、口舌生疮，则配地黄、石膏、知母，以清胃滋阴降火，如玉女煎。气火上逆，迫血妄行之吐、衄血，则配白茅根、山栀、代赭石等，以引血下行，降火止血。

近代临床有用于扩宫引产，以牛膝制成5～6cm长表面光滑两端浑圆之小棒消毒后从子宫颈口徐徐插入，下端置颈口外，宫颈扩张效果良好。

【用法用量】 煎服，5～10g。活血通经、利水通淋，引火下行宜生用；补肝肾强筋骨宜酒炙用。

【注意事项】 孕妇及月经过多者慎用；肾虚滑精，脾虚溏泄者亦不宜用。

【现代研究】

1. 主要成分　含牛膝甾酮（Inokosterone）及促脱皮甾酮（Ecdysterone）。尚含三萜皂苷，其苷元为齐墩果酸（Oleanolic acid），及多糖、黏液质、钾盐、多种微量元素。

2. 药理作用

(1)抗肿瘤活性及其免疫增强作用：有效成分为牛膝多糖。

(2)对心血管系统的影响：牛膝醇提液对离体蛙心有抑制作用，对麻醉猫在体心脏也有抑制作用。牛膝煎剂和醇提液静注于麻醉犬、猫、兔等，均有短暂的降压作用，并可使犬肾容积缩小。

(3)对子宫的作用：牛膝总皂苷有明显兴奋子宫平滑肌的作用，能使子宫收缩幅度增加，频率加快，张力增加。

(4)抗炎、抗菌及镇痛作用：牛膝有较强的抗炎消肿作用，是通过提高机体免疫功能，激活小鼠巨噬细胞系统对细菌的吞噬作用，以及扩张血管，改善微循环，促进炎症病变吸收。

(5)蛋白质同化作用：本品所含昆虫变态甾体激素具有较强的蛋白质合成促进作用。

(6)抗生育作用：牛膝对妊娠第1～10天的小鼠呈以显著抗生育作用；怀牛膝苯提取物有抗着床作用及抗早孕作用，抗生育有效成分为脱皮甾醇。

3. 临床应用

(1) 引产：用牛膝扩张宫颈，可用于早孕之人工流产、过期引产、葡萄胎等效果好，操作简便，患者不感痛苦及无合并症等优点。

(2) 功能性子宫出血：川牛膝每日30~45g，水煎顿服或分2次服，治疗功能性子宫出血23例，一般连服2~4日后出血停止，病程较长者，血止后减量续服5~10日，以资巩固。23例中除2例子宫内膜炎加服抗生素取效外，其余均单用牛膝治愈。服药最少2剂，最多9剂，以3剂为多。随访3个月以上未见复发。认为牛膝能"增强子宫收缩"以压迫宫内血管而止血，又能改善血行，使子宫内膜得养而创面得以尽快修复，达到止血目的。

(3) 关节炎：单味牛膝50g水煎内服，50g水煎液冷却后用毛巾敷于患处，内服外敷，治疗关节炎，疗效显著，并认为牛膝剂量在40g以上方可奏效。

鸡血藤（藤茎）

来源于豆科攀援灌木密花豆 *Spatholobus suberectus* Dunn 的干燥藤茎。主产于广西。秋冬季采收，除去枝叶，切片，晒干。一般以树脂状分泌物多者为佳。生用或熬制鸡血藤膏用。

【性味归经】苦、甘，温。归肝、肾经。

【功用特点】本品活血补血调经，宜用于妇科血瘀、血虚经产诸证；藤茎类又可舒筋活络。

补血活血药：当归、鸡血藤。

【功效主治与配伍组方】

功效	主治	配伍组方
行血补血调经	血虚血瘀月经不调	随证配伍
	风湿痹痛	祛风湿药
舒筋活络	中风瘫痪	益气养血、活血通络药
	血虚萎黄	补益气血药

解说：

1. 行血补血，调经　月经不调、经行不畅、痛经、血虚经闭等证，因瘀滞者，则配川芎、红花、香附等以活血化瘀调经；因血虚者，则配熟地、当归等以养血调经。

2. 舒筋活络　风湿痹痛，关节痛，肢体麻木，配祛风湿药。中风肢体瘫痪，配益气养血、活血通络之品。血虚萎黄，则配补益气血药。

近代用鸡血藤糖浆治白细胞减少症有一定升白的作用。

【用法用量】煎服，9~15g，大剂量可用30g，或浸酒服，或熬成膏服。

【现代研究】

1. 主要成分　本品含鸡血藤醇、铁质，菜油甾醇，豆甾醇及谷甾醇。

2. 药理作用

(1) 补血作用：煎剂对实验性贫血的家兔有补血作用。

(2) 抗炎作用：煎剂体外试验对金黄色葡萄球菌有抑制作用。

3. 临床应用

(1) 治疗白细胞减少症：成人每日口服鸡血藤糖浆10ml或丸剂5粒，日服3次，连续3~5日，儿童酌减，共治白细胞减少症30例，效果满意。

(2) 闭经：鸡血藤糖浆10~30ml，日服3次，疗程1~4周。治疗190例，近期有效65例。

第三节 活血疗伤药

土鳖虫（雌虫的全体）

来源于鳖蠊科昆虫地鳖 *Eupolyphaga sinensis* Walker 或冀地鳖 *Steleophaga plancyi*（Boleny）雌虫的干燥全体。全国均有，主产于湖南、湖北、江苏、河南。野生者夏季捕捉，饲养者全年可捕捉。用沸水烫死，晒干或烘干。以虫体完整，体肥，色紫褐，油润光泽，腹中无泥土者为佳。

【性味归经】咸，寒；有小毒。归肝经。

【功用特点】本品破血逐瘀消癥，用治血瘀经闭、产后瘀滞腹痛重证及癥积痞块；又可续筋接骨，治疗跌损骨折瘀痛，为伤科所常用。

【功效主治与配伍组方】

功效	主治	配伍组方	备注
续筋接骨	跌损骨折	单用或复方配伍	大黄䗪虫丸（君）
破血逐瘀	血瘀经闭、产后腹痛	大黄、桃仁等	
	癥积痞块	桃仁、鳖甲等	鳖甲煎丸（臣）

解说：

1. 续筋接骨　骨折伤痛，配自然铜、骨碎补、乳香等以祛瘀接骨止痛；亦可单味研末调敷，或研末黄酒冲服。骨折伤筋后筋骨软弱，常配续断、杜仲等壮筋续骨，达到促进骨折愈合的目的。

2. 破血逐瘀　妇女瘀血经闭及产后瘀滞腹痛，常配大黄、桃仁等活血通经之品。五劳虚极，瘀血内留日久，干血成劳，经闭腹满，则加水蛭、地黄等，以活血通络，攻逐瘀血，如大黄䗪虫丸。癥积痞块，配柴胡、桃仁、鳖甲等以化瘀消癥，如鳖甲煎丸。

此外，近代临床用以治疗宫外孕及子宫肌瘤等，常配穿山甲、桃仁等药。

【用法用量】煎服，3～9g；研末服1～1.5g，以黄酒送服为佳。外用适量。

【注意事项】孕妇忌服。

【现代研究】

1. 主要成分　含氨基酸、生物碱、脂肪、挥发油、胆甾醇、β-谷甾醇（β-3itosterol）、尿嘧啶、尿囊素、棕榈酸5,4′-二羟基-7-甲氧基黄酮、二十八烷醇、十八烷基甘油醚等。挥发油中有脂肪醛、芳香醛、萘等。

2. 药理作用

（1）抗血栓及抗凝血作用：土鳖虫能明显延长大鼠出血时间，显著延长复钙时间，显著抑制血小板聚集率和缩短红细胞电泳时间。并能明显抑制体外血栓形成，给大鼠静脉注射大黄䗪虫丸1mg/kg可显著抑制血栓形成。

（2）调节血脂作用：可降低总胆固醇（TC），高密度脂蛋白胆固醇与总胆固醇比值（HDL-C/TC）显著升高，卵磷脂-胆固醇酰基转移酶（LCAT）显著高于对照组，主动脉及头臂动脉As病变改善。

（3）保肝作用：雌成虫的己烷可溶部分及CCl_4可溶部分，可抑制D-半乳糖胺所致的肝损害。

（4）抗缺氧作用：土鳖虫可提高心肌和脑缺血的耐受力，降低心脑组织的耗氧量。

（5）其他作用：抗突变及抗肿瘤作用：土鳖虫有相当的抗突变能力，为其临床用于抗肿瘤提供了一定的实验依据，表明土鳖虫对实验动物肿瘤有一定抑制作用。用美兰法实验表明本品对肝癌、胃癌、急性淋巴细胞白血病有效。

3. 临床应用

(1) 冠心病:有临床研究表明土鳖虫对冠心病有较好疗效。该研究分为 4 组:①土鳖虫组 18 例,用土鳖虫 10~30g;②中药复方组 10 例,用丹参、川芎、红花、赤芍、降香等;③复方土鳖虫组 47 例,用第二组方药加土鳖虫 10~20g;④西药组 52 例。结果:心电图有效率分别为 50%、20%、71.8%、43.4%,复方土鳖虫组的疗效优于中药复方组和西药组,说明复方土鳖虫有显著提高疗效,缩短疗程的作用。

(2) 带状疱疹:土鳖虫用 4% 的乙醇溶液提取 2 次,浓缩成膏,加辅料制成胶囊,每次 4 粒,3 日为 1 个疗程。治疗带状疱疹 32 例,1 个疗程治愈为 27 例,2 个疗程治愈 3 例,3 个疗程治愈 2 例。总有效率为 100%。观察 78 日无复发。

(3) 坐骨神经痛:活土鳖虫捣汁饮显效。

(4) 腰痛:鲜土鳖虫捣汁酒冲服治疗急性腰扭伤显效。土鳖虫研末服用治外伤性及肾虚性腰痛有效。

自然铜(天然黄铁矿)

来源于硫化物类矿物黄铁矿族黄铁矿,主含二硫化铁(FeS_2)。产于四川、云南、湖南、广东等地。四季可采,除去杂质,砸碎,或以火煅,醋淬后,研末或水飞用。以块整齐,色深赤黄,质较坚,表面光滑,断面有金属光泽者为佳。

【性味归经】辛,平。归肝经。

【功用特点】本品活血散瘀止痛,接骨疗伤,尤长于促进骨折的愈合,为伤科接骨续筋的要药。

解说:

跌打损伤,骨折筋断,瘀肿疼痛,内服外敷均可,常配乳香、没药等疗伤止痛药;亦可配土鳖虫研末服,如《袖珍方》。

此外,本品还可用于瘿瘤、疮疡、烫伤等。

【用法用量】先煎,3~9g。多入丸散,醋淬研末服每次 0.3g。不宜久服,凡阴虚火旺,血虚无瘀者应慎用。

【现代研究】

1. 主要成分 本品主含 FeS_2,还混含铜、镍、砷、锑等。
2. 药理作用 对骨折愈合有促进作用。
3. 临床应用 骨折:自然铜醋煅治 Neer I 型肱骨近端骨折 21 例,21~45 日愈合。手法加外敷自然铜、骨碎补等治疗骨折 106 例,良好者 79 人,尚好者 15 人。

苏木(心材)

来源于豆科灌木或小乔木苏木 *Caesalpinia sappan* L. 的干燥心材。主产于广东、广西、云南、台湾等地。四季可采伐,取树干,除去枝皮及边材,留取中心部分,锯段,晒干。以体粗大,质坚实,色黄红者为佳。用时刨成薄片或砍为小块,或经蒸软切片用。

【性味归经】甘、咸,平。归心、肝、脾经。

【功用特点】本品活血疗伤,祛瘀通经,治疗妇、内、外科瘀血诸证。

【用法用量】煎服,3~9g;外用适量,研末撒。

【注意事项】孕妇慎用。

【现代研究】

1. 主要成分 含脂肪酸、巴西苏木素(Brazilin)、苏木查耳酮(Sappanchalcone)及原苏木素 A、B、C、E-1、E-2(Protosap-

panin A、B、C、E-1、E-2)、苏木酚(Sappanin)。尚含有 β-谷甾醇、二十八醇、蒲公英赛醇等。

2. 药理作用

(1) 抗炎作用：巴西苏木素具有消炎作用。

(2) 对心血管系统的作用：能增加冠脉流量。

(3) 镇静作用：本品具有镇静、催眠作用。

(4) 抗癌作用：苏木水提液在体外对 HL-60、K_{526}、L_{929} 及 Yac-1 有明显的杀伤作用,给荷瘤小鼠(EAC 细胞)每日腹腔注射 0.2ml,连续 7 天,平均延长生存期 185%。洋苏木素对体外培养的人白血病细胞株 HL-60、K_{526} 及小鼠肥大细胞瘤 P_{815} 有明显的细胞毒作用,对小鼠艾氏腹水癌也有较强的抑制作用,并表现出明显的量效关系。

(5) 抗菌作用：苏木煎液(10%)对金黄色葡萄球菌和伤寒杆菌作用较强,浸、煎剂对白喉杆菌、流感杆菌、副伤寒丙杆菌、弗氏痢疾杆菌、金黄色葡萄球菌、溶血性链球菌、肺炎链球菌等作用显著。

3. 临床应用　晚期癌症：苏木合剂治 13 例,显效 11 例,有效 2 例。

骨碎补(根茎)

来源于水龙骨科多年生附生蕨类植物槲蕨 Drynaria fortunei (Kunze) J. Sm. 的干燥根茎。主产于浙江、湖北、广东、广西、四川。全年均可采挖,除去叶及鳞片,洗净,切片,干燥。以粗壮扁平者为佳。生用或砂烫用。

【性味归经】苦,温。归肝、肾经。

【功用特点】本品名曰骨碎补,实则补骨碎,为活血续伤止痛的良药。又能温补肾阳,强筋骨。

【功效主治与配伍组方】

功效	主治	配伍组方
活血续伤	跌损骨折瘀肿	单用或复方配伍
	肾虚腰痛脚弱	随证配伍
补肾强骨	耳鸣耳聋、牙痛	随证配伍
	久泻	单用

解说：

1. 活血续伤　跌仆损伤,可单用本品浸酒服,并外敷。金疮伤筋断骨,配自然铜、没药等接筋续骨疗伤之品。

2. 补肾强骨　肾虚腰痛脚弱,配补骨脂、牛膝等补肝肾强腰膝之品。肾虚耳鸣耳聋、牙痛,配熟地、山茱萸等补精益髓之品。肾虚久泻,《本草纲目》单以本品研末,入猪肾中煨熟食之。

近代临床以本品治链霉素毒副反应,有一定疗效。

【用法用量】煎服,3~9g。鲜品 6~15g。外用适量。

【注意事项】阴虚内热或无瘀血慎服。

【现代研究】

1. 主要成分　本品含橙皮苷、骨碎补双氢黄酮苷、骨碎补酸等。

2. 药理作用

(1) 对骨的作用：能促进骨对钙的吸收,提高血钙和血磷水平,有利于骨折的愈合。有一定的改善软骨细胞功能,推迟细胞退行性变的作用。

(2) 镇痛和镇静的作用：有效成分为骨碎补双氢黄酮。

3. 临床应用

(1) 骨质疏松：强骨胶囊(主要成分为骨碎补总黄酮)口服,每次1粒,每日3次,3个月为1个疗程,治原发性骨质疏松患者120例,总有效率97.5%。

(2) 绝经妇女下肢肌无力：采用玻璃酸钠注射液每周1次,每次20mg关节腔注射,同时加用骨碎补45g,水煎取汁100ml,口服,每日1次。用上法治疗绝经妇女下肢肌无力30例,结果：下肢肌力较治疗前提高12.70左右,疼痛指数评分较治疗前下降35分。

马钱子(成熟种子)

来源于马钱科木质大藤本植物马钱 Strychnos nux-vomica L. 的干燥成熟种子。主产于印度、越南、缅甸、泰国等地。冬季果实成熟时采,取出种子,晒干。以个大饱满,灰棕色微带绿色,有细密毛茸者为佳。炮制后入药。

【性味归经】苦,温。有大毒。归肝、脾经。

【功用特点】本品散结消肿定痛,治疗跌打损伤,痈疽肿痛等；又有较强的通络止痛作用,远胜于他药,治疗风湿顽痹,麻木瘫痪等；近代单用治疗重症肌无力有一定疗效。

【功效主治与配伍组方】

功效	主治	配伍组方
散结消肿	跌打损伤,痈疽肿痛等	穿山甲等
通络止痛	风湿顽痹	麻黄、地龙等
	麻木瘫痪	甘草
	重症肌无力	单用

解说：

1. 散结消肿　跌打损伤,痈疽肿痛等,常配活血通络、消肿排脓的穿山甲等药。痈肿、急慢性丹毒,近代以本品配麸皮(2:1),有较好疗效。

2. 通络止痛　风湿顽痹,配麻黄及通经活络的地龙等药。手足麻痹,半身不遂,可研末,以甘草粉蜜丸服之。

又近代临床以本品治重症肌无力,开始每日服0.45g,分3次服,逐增至每日1~1.2g。有一定疗效。

【用法用量】内服制用,多入丸散,0.3~0.6g。外用适量,研末调涂。

【注意事项】有大毒,内服不可多服久服,且需砂烫至鼓起呈棕褐色或深棕色方可入药。孕妇禁用。过量中毒可引起肢体颤动、惊厥、呼吸困难,甚至昏迷。

【现代研究】

1. 主要成分　含生物碱,主要为士的宁(番木鳖碱,Strychnine)、马钱子碱(Brucine),其次为番木鳖次碱(Vomicine)、伪番木鳖碱(Pseudostrychnine)、马钱子新碱、伪马钱子碱(Pseudobrucine)、异马钱子碱及 α-、β-可鲁勃林等。尚含有脂肪油、蛋白质、番木鳖苷(Loganin)、绿原酸等。

2. 药理作用

(1) 兴奋中枢神经系统：番木鳖碱口服很快吸收,对整个中枢神经系统都有兴奋作用。大剂量可引起惊厥。

(2) 镇咳、祛痰作用：马钱子碱50mg/kg灌胃对小鼠有明显的镇咳及祛痰作用。平喘作用较弱。

(3) 抑菌作用:马钱子煎剂对嗜血流感杆菌有抑制作用,对致病性皮肤真菌如许兰黄癣菌、奥杜盎小芽孢癣菌及铁锈色小芽孢癣菌等也有不同程度的抑制作用。

(4) 抗肿瘤作用:对小鼠肉瘤 S_{180} 有抑制作用。

3. 临床应用

(1) 脑血管病后偏瘫及面瘫:将马钱子经炮制后研极细末,按每粒 0.125g、0.25g、0.5g 的规格装胶囊备用。一般首次剂量 0.25g,日服 1 次,不效次日增加 0.125g。在具体用药时,则应根据不同患者对药物敏感性和耐受性的不同,采用个体化给药。疗程一般 1 个月。应用于脑血管病后早期(如患者脑及脊髓处于休克状态,患肢肌张力低,肢体软瘫)的治疗,能加速偏瘫症状的康复。

(2) 周围性面神经麻痹:马钱子温水浸泡 1 日,横切两瓣,贴于太阳穴和下关穴,隔日换药 1 次。治疗 45 例,贴 8~10 次治愈 40 例,14~16 次治愈 5 例,随访 1 年未见 1 例复发。

(3) 脱髓鞘多发性神经炎:马钱子烘干研末,每日 0.3g,早晚各服 1 次,连服 3 日,停药 4 日,为 1 个疗程。治疗 53 例,治愈 7 例,显效 26 例,好转 13 例,无效 7 例,总有效率为 86.8%。

(4) 糖尿病并发末梢神经炎性疼痛:取马钱子油炸,干燥,研末过 80 目筛,装胶囊,每粒 0.2g,每次 1 粒,每日 3 次,口服,连续 3 日,治疗 15 例,10 例服药后疼痛消失,4 例服药后疼痛减轻,1 例无效,平均用药 3~5 日。

(5) 胃癌疼痛:取马钱子油炸,干燥,研末过 80 目筛,装胶囊,每粒 0.2g,每次 1~2 粒,每日 3 次。治疗胃癌疼痛 35 例,结果:显效 13 例,有效 18 例,无效 4 例,个别患者药后出现不良反应,停药后均消失。

(6) 带状疱疹:取生马钱子 20g,去皮粉碎用醋 60ml,调匀涂于患部,每日 3 次,重者,夜间增加 1~2 次,涂药后敞露患部,待药糊自然干燥。所治 10 例,均在用药后 1 小时疼痛减轻或消失,用药 1 日后红肿及皮疹基本消退 6 例,2 日者 1 例,3 日者 3 例,均在 6~10 日内脱痂痊愈。

(7) 烧伤后并发化脓性耳软骨炎:常规消毒患耳,局部麻醉后切开脓腔,冲净腔内脓液。将碾细的生马钱子粉末加普通食醋调成糊状填入脓腔,再以涂布马钱子糊的小纱条填塞脓腔,耳廓红肿部分外敷马钱子糊,最后用无菌敷料包扎。每日如上操作换药 1 次,4~11 日共 21 只化脓性耳软骨炎患耳全部治愈。

(8) 重症肌无力:生马钱子用水浸泡 15 日,去毛,油煎至棕黄色,磨粉装胶囊,每粒 200mg,每次 1 粒,每日 3 次。每隔 2~4 日增服 1 粒,逐渐加至 7 粒止,如不到 7 粒,而自觉肌体局部有一过性肌肉跳动或抽动感时,不再增加。肌力基本正常后减少药量,直至终止。治疗重症肌无力患者 8 例,结果近期治愈 4 例,好转 1 例,无效 3 例。其中全身型近期治愈 4 例,好转 1 例,无效 1 例,眼肌型 2 例均无效。

血竭(树脂)

来源于棕榈科常绿藤本植物麒麟竭 *Daemonorops draco* Bl. 的果实渗出的树脂经加工制成。主产于印尼、马来西亚、伊朗等国,我国广东、台湾等地亦有种植。采集果实,置蒸笼内蒸,使树脂渗出;或将树干砍破,使树脂自然渗出,凝固而成。以外表黑似铁,研末红如血,燃之其烟呛鼻,无松香气者为佳。打碎研末用。

【性味归经】甘、咸,平。归心、肝经。

【功用特点】本品活血疗伤,散瘀止痛,为伤科要药;又能化瘀止血,生肌敛疮,用于外伤出血及疮疡不敛等。

【功效主治与配伍组方】

功效	主治	配伍组方
活血疗伤	跌打损伤及心腹疼痛	乳香、没药、儿茶等　七厘散(君)
止血生肌	外伤出血及疮疡不敛等	随证配伍

解说:

1. 活血疗伤　跌打损伤及其他瘀滞心腹疼痛,常配乳香、没药、儿茶等活血止痛药,如七厘散。产后瘀滞腹痛、痛经、经闭以及一切瘀血心腹刺痛,配当归、三棱、莪术等补血活血行气止痛药。

2. 止血生肌　外伤出血及疮疡不敛等,常配乳香、没药、儿茶等研末外用。

近代临床单用本品治胃、十二指溃疡、食道静脉破裂等各种上消化道出血,有较好疗效。

【用法用量】内服:多入丸、散,研末服,每次1~2g;外用适量,研末撒敷。

【现代研究】

1. 主要成分　含红色树脂约57%,其中含有血竭素、血竭红素、苯甲酸及其酯类、血竭白素、血竭树脂烃、去甲基血竭素、去甲基血竭红素等。

2. 药理作用

(1)对血液系统的影响:能缩短家兔血浆再钙化时间,从而增加其止血作用,并能抗血栓形成。

(2)对心血管系统的作用:血竭有增加心率,增加冠脉血流量的作用。

(3)镇痛作用:血竭有显著的镇痛作用。

(4)抑菌作用:血竭对金黄色葡萄球菌、白色葡萄球菌、柠檬色葡萄球菌、奈氏球菌等常见细菌及絮状表皮癣菌、许兰毛癣菌等常见致病性皮肤真菌有不同程度的抑制作用。

3. 临床应用

(1)溃疡性结肠炎:临睡前用2g血竭粉兑入100ml生理盐水,保留灌肠,并口服血竭胶囊1.2g,1日3次,连续3周。3周后停灌肠,每日口服血竭胶囊0.9g,1日3次,维持6周。治疗溃疡性结肠炎81例,结果:完全缓解20例,有效35例,无效26例。总有效率67.90%。

(2)带状疱疹后遗神经痛:口服龙血竭胶囊(组成:龙血竭,规格每粒0.3g)4粒,1日3次,30日为1个疗程。治疗带状疱疹后遗神经痛25例,结果:痊愈12例,显效9例,有效2例,无效2例。总有效率92.0%。

(3)压疮:龙血竭粉用75%乙醇溶液调匀外涂于压疮处,对各期压疮均有效。

(4)溃疡:皮肤慢性溃疡患者20例经血竭粉外敷并口服血竭胶囊后全部治愈。

第四节　破血消癥药

莪术(根茎)

来源于姜科多年生宿根草本植物蓬莪术 *Curcuma phaeocaulis* Val.、广西莪术 *C. kwangsiensis* S. G. Lee et C. F. Liang 或温郁金 *C. wenyujin* Y. H. Chen et C. Ling 的干燥根茎。主产于广西、四川、浙江、江西等地。冬季采挖,蒸或煮至透心,晒干,以质坚实、块大、香气浓者为佳。切片生用或醋制用。

【性味归经】辛、苦,温。归肝、脾经。

【功用特点】本品既能破血逐瘀,又能行气止痛,常与三棱相须为用,用于气滞血瘀所致的癥瘕积聚、经闭以及心腹瘀痛等;又可消食积止痛,用于食积,脘腹胀痛。现代多用治子宫颈癌等多种癌肿。

【功效主治与配伍组方】

功效	主治	配伍组方
破血行气	气滞血瘀癥瘕积聚、经闭以及心腹瘀痛等	随证配伍
消积止痛	食积腹痛	青皮、槟榔等　木香槟榔丸(臣)

解说：

1. **破血行气** 经闭腹痛，腹中有块，常与三棱相须为用。治妇科经闭、痛经，配当归、红花等补血活血调经之品。胁下痞块疟母，配鳖甲等软坚散结之品。胸痹心痛，配川芎、丹参等活血行气止痛之品。体虚而瘀血久留不去者，配黄芪、党参等补气药以消补兼施。

2. **消积止痛** 食积脘腹胀痛，常配青皮、槟榔等药同用，以行气导滞，攻积泄热，如木香槟榔丸。

此外，本品还可用于跌打损伤，瘀肿疼痛，亦取其化瘀消肿止痛之功。

现代临床用本品治子宫颈癌等多种癌肿，以莪术注射液瘤体注射为主，每次 10～30ml（含生药 20～60g），也可配其他药物煎剂内服，对子宫颈癌以及卵巢癌、肝癌、白血病、淋巴瘤等，均有不同程度的效果，尤其对失去手术治疗机会的患者，可缓解症状。又可治子宫颈糜烂，以莪术软膏或莪术乳剂局部用之，经大量临床观察，疗效颇佳。

【用法用量】煎服，3～10g。醋制后可加强祛瘀止痛作用；外用适量。

【注意事项】孕妇及月经过多者忌用。

【现代研究】

1. 主要成分 含挥发油 1%～1.5%，油中主要成分为莪术醇（Curcumol）、莪术双酮（Curdione）、莪术酮（Curzerenone）、莪术半缩酮（Curcumenol）、异莪术半缩酮（Curcolone）、姜烯及 α-、β-、δ-榄烯等多种成分。尚含酚性成分、有机酸、树脂和淀粉等。

2. 药理作用

（1）抗癌作用：莪术油溶剂在体外对（艾氏腹水癌、白血病细胞等）多种肿瘤癌细胞有明显的抑制与破坏作用。在体内对小鼠实验性肿瘤有较好的疗效。莪术醇、莪术双酮等为抗癌的有效成分，β-榄烯亦为抗癌主要活性成分，未发现明显的副作用。

（2）抗炎作用：莪术油对小鼠局部水肿、炎症、实验性胃溃疡有抑制作用。

（3）抗菌作用：莪术挥发油对多种细菌有较强的抑制作用。

（4）抗早孕作用：莪术提取物有明显的抗着床、抗早孕作用。

（5）护肝作用：莪术油和乙醇提取物对实验性肝损伤小鼠有明显的保护作用，能降低 SGPT，使肝损伤减轻。

（6）抗血栓形成作用：可抑制血小板聚集，有抗血栓形成作用。

3. 临床应用

（1）肿瘤：莪术抗肿瘤范围较广，临床已用于治疗宫颈癌、卵巢癌、外阴癌、恶性淋巴瘤、皮肤癌、黑色素癌、甲状腺癌、原发性肝癌、肺癌、胃癌、肠癌、精原细胞癌等。对子宫颈癌疗效较好，对早期宫颈癌（Ⅰ～Ⅱ期）总有效率为 77.2%，对晚期宫颈癌（Ⅲ～Ⅳ期）总有效率为 46.2%。对放射性引起的白细胞减少有预防和治疗作用。

（2）宫颈糜烂：莪术油联合高频电刀治重度宫颈糜烂 40 例，治愈率 97.5%，分泌物及阴道出血减少。用莪术挥发油制剂（莪术乳剂或莪术软膏）治疗宫颈糜烂 116 例，治愈率为 56.9%，总有效率 98.2%，对轻度糜烂疗效最好。

（3）乳腺增生：莪术消瘰丸治疗乳腺增生病 36 例，结果：显效 21 例，有效 8 例，无效 7 例。总有效率 80.6%。

（4）烧伤：以 2% 莪术液治烧伤 157 例，结果：155 例痊愈，痊愈率 98.7%，有效率 99.4%。

（5）其他：莪术单用或配伍他药，对气管炎、哮喘、肺气肿、肺源性心脏病、风湿痛、霉菌性阴道炎、外阴炎、顽癣、皮肤湿疹等均有一定疗效。

三棱（块茎）

来源于黑三棱科多年生草本植物黑三棱 *Sparganium stoloniferum* Buch.-Ham. 的干燥块茎。主产于江苏、河南、山东、江西等地。冬季至次春采挖，洗净削去外皮，晒干，以体重、质坚实、色黄白者为佳。切片生用或醋炙后用。

【性味归经】 苦、辛,平。归肝、脾经。

【功用特点】 本品功效主治、用法、注意事项与莪术基本相同,破血行气、消积止痛,常相须为用。然三棱偏于破血,莪术偏于破气。

【用法用量】 煎服,5~10g。醋炙可加强止痛作用。

【注意事项】 孕妇禁用;不宜与芒硝、玄明粉同用。

【现代研究】

1. 主要成分 含挥发油、淀粉。油中有2-乙酰基吡咯、苯乙醇、对苯二酚、4,4-二甲基戊烯-2、呋喃醛、呋喃醇、5-甲基呋喃醛、2-羟基苯甲醛、正己酸等。尚含有三棱酸、麦黄酮等。

2. 药理作用

(1) 对血液系统的作用:三棱能改善血液流变性,可降低血液黏度,有抗凝血及抗血栓形成的作用,使血栓形成时间延长,血栓长度缩短。

(2) 对家兔离体肠的作用:三棱能使离体兔肠收缩加强,紧张性升高,但其作用可被不同浓度的阿托品所拮抗。

(3) 抗癌作用:三棱有抗癌作用,对动物肉瘤 S_{180}、L_{615}、肝癌实体型有抑制作用。临床应用亦表明本品对原发性肝癌有一定近期疗效。

3. 临床应用

(1) 卵巢囊肿:三棱、莪术等治54例卵巢囊肿,总有效率91.4%。三棱、莪术、延胡索等治卵巢囊肿小于5cm者有效率91.2%。

(2) 子宫肌瘤:三棱、莪术、大黄等穴位贴敷有效率83.33%。

(3) 乳腺增生:三棱、莪术、穿山甲等有效率95.9%,乳房肿块缩小或消失。

水蛭(全体)

来源于环节动物水蛭科蚂蟥 *Whitmania pigra* Whitman、水蛭 *Hirudo nipponica* Whitman 或柳叶蚂蟥 *Whitmania acranulata* Whitman 的干燥全体。产于全国大部分地区。夏、秋季捕捉,用沸水烫死,晒干或低温干燥,生用。或用滑石粉烫后用。以整齐、黑棕色、无杂质者为佳。

水蛭,古代称之为"蜞",我国祖先把水蛭的局部吸血疗法称为"蜞针法"。水蛭的唾液腺分泌一种麻醉剂,使叮咬时无疼痛感,在水蛭附着的部位,水蛭素的作用是长效的,其抗凝血作用,可维持24小时。用活蛭吸血疗法可治痈肿丹毒;国外报道用活水蛭在耳后乳突部位吸血,治疗高血压及脑循环障碍有效;用其外用吸血来改善断指再接术后的微循环。

【性味归经】 咸、苦,平。有小毒。归肝经。

【功用特点】 本品破血逐瘀消癥,其力峻效宏,用于癥瘕积聚,血瘀经闭及跌打损伤。

【功效主治与配伍组方】

功效	主治	配伍组方	备注
破血逐瘀消癥	癥瘕积聚,血瘀经闭及跌打损伤	随证配伍	大黄䗪虫丸(臣)

解说:

破血逐瘀消癥。

癥瘕经闭,常配三棱、桃仁、红花等药;体虚者,配人参、当归等补益气血药,以防损伤正气。

跌打损伤,配苏木、自然铜等疗伤止痛之品。

近代临床用治血小板增多症,短期煎服,有一定疗效;治脑出血颅内血肿,有较好疗效,外囊出血者尤佳。此外,还可治断肢再植手术后瘀肿;冠心病心绞痛及肺源性心脏病急性发作期,高脂血症等,均有一定疗效。

【用法用量】入煎剂1~3g;研末服0.3~0.5g。以入丸散或研末服为宜。或以鲜活者放置瘀肿局部吸血消瘀。

【注意事项】孕妇忌服。

【现代研究】

1. 主要成分 含蛋白质、多种蛋白水解酶(如水蛭素)、抗瘀素(Antistasin)。
2. 药理作用

(1) 改善血液流变性:临床及实验研究证实,水蛭粉能改善病人及实验动物的微循环,改善各项血液流变学参数,尤以血细胞比容、全血比黏度、红细胞电泳时间改善最为明显,从而能改善血瘀证病人的血液之浓、黏、聚状态。

(2) 抑制血小板聚集作用:研究表明水蛭能抑制血小板聚集。

(3) 对心血管系统的作用:水蛭能减慢心率,降低血压,扩张外周血管,增加股动脉及冠状动脉流量,并能对抗垂体后叶素引起的急性心肌缺血。

(4) 对实验性脑水肿的作用:水蛭能促进脑血肿吸收,减轻周围脑组织炎症反应、水肿缓解及颅内压升高。对皮下血肿,也有明显抑制作用。

(5) 抗癌作用:水蛭素对肿瘤细胞有抑制作用,对小鼠的肝癌生长有一定抑制作用。

(6) 抗凝血作用:水蛭注射液、水蛭唾液腺提取物、水蛭素具有明显的抗凝作用。其高抗凝作用,有利于抗癌药及免疫活性细胞进入癌组织杀伤癌细胞,目前已从中分离出一种具有抗凝、抗肿瘤转移作用的抗瘀素。

3. 临床应用

(1) 断指(趾)再植:断指(趾)原位缝合加鲜活水蛭吸吮治疗5例手指和脚趾离断伤,均再植成功,无1指(趾)坏死和远端水肿。

(2) 乳腺癌:水蛭内服外敷,2周肿块缩小,1个月余肿块消失。

穿山甲(鳞甲)

来源于脊椎动物鲮鲤科穿山甲 *Manis pentadactyla* Linnaeus 的鳞甲。主产于广西、广东、贵州、云南等地。全年均可捕捉,杀死后置沸水中略烫,取下鳞片,洗净,晒干生用;或砂烫至鼓起,干燥;或炮后再以醋淬后用,用时捣碎。以片匀、色青黑、无腥气、不带皮肉者为佳。

【性味归经】咸、微寒。归肝、胃经。

【功用特点】本品性善走窜,内达脏腑经络,能活血消癥,通经下乳,用于癥瘕、经闭、风湿痹痛及产后乳汁不下等;又可消肿排脓,用于痈肿疮毒、瘰疬等,使未成脓者消散,已成脓者速溃。

活血药中的通乳药:穿山甲、王不留行。民间流传着这样的谚语"穿山甲、王不留,妇人食了乳常流"。

穿山甲、皂角刺(为豆科植物皂荚 *Gleditsia sinensis* Lam. 的干燥棘刺)均有消肿排脓作用,治疗痈肿初起与脓成不溃,痈肿已溃者忌用。

【功效主治与配伍组方】

功效	主治	配伍组方	备注
活血消癥	癥瘕、经闭、风湿痹痛	随证配伍	复元活血汤(佐)
通经下乳	产后乳汁不下	单用或配王不留行	
消肿排脓	痈肿初起	金银花、天花粉等	仙方活命饮(佐)
	脓成未溃者	黄芪、当归等	透脓散(臣佐)
	瘰疬	夏枯草、贝母、玄参	

解说:

1. 活血消癥　癥瘕积聚,配三棱、莪术等破血行气之品。血瘀经闭,配当归、红花等补血活血通经之品。风湿痹痛,关节不利,麻木拘挛,配白花蛇、羌独活等祛风湿止痛药。跌打损伤,瘀血留于胁下,痛不可忍,与大黄、柴胡等药同用,以活血祛瘀,疏肝通络,如复元活血汤。

2. 通经下乳　气血壅滞而乳汁不下者,可单用,或配通经下乳的王不留行。气血虚而乳稀少者,则配黄芪、当归等益气血药。

3. 消肿排脓　痈肿初起,配金银花、天花粉、皂角刺等,以解毒活血消痈,如仙方活命饮。脓成未溃者,则配黄芪、当归、皂角刺,以补益气血,托毒排脓,如透脓散。瘰疬,配夏枯草、贝母、玄参,以消瘰散结。

此外,近年以本品治外伤出血,手术切口渗血,及白细胞减少症,有止血和升白细胞的作用。

【用法用量】　煎服,5~10g;研末服,1~1.5g。一般炮制后用。

【注意事项】　孕妇及痈肿已溃者忌用。

【现代研究】

1. 主要成分　含胆固醇、无机物(CaO、MgO、Na_2O、K_2O)及微量元素(Zn、Ge、Sb、Se)。

2. 药理作用

(1)抗凝血作用:穿山甲鳞甲水煎液有明显延长大、小鼠凝血时间的作用,降低血液黏度。

(2)抗炎作用:穿山甲鳞甲水煎液及醇提液,有明显抗巴豆油引起的小鼠耳炎症作用。

(3)其他作用:穿山甲有升高白细胞作用,尚有抗肿瘤作用,临床用于妇科卵巢肿瘤,疗效显著。

3. 临床应用

(1)产后乳汁不下:穿山甲为产后乳汁不下的常用药,可单用,或与王不留行同用,增强通乳作用。

(2)手术出血:穿山甲用植物油炸黄,研粉,高压灭菌后敷于伤口处,轻轻压迫、包扎,一般在1~5分钟内完全止血。用于疝修补、阑尾切除、骨髓、脊椎骨折钢板固定、截肢等37例手术,36例获得满意的止血效果,只有1例直肠息肉摘除后因压迫不好而效果不佳。

(3)妇科疾病:穿山甲治经前乳胀、乳腺增生、急性乳腺炎疗效好。穿山甲在治疗卵巢囊肿、输卵管积液、输卵管阻塞、排卵障碍、产后乳胀乳少等方面具有极佳的疗效。

各 论

穿山甲与王不留行功效主治异同点

药名	相 同 点	不 同 点
穿山甲（王不留行）	均能通经下乳,用治经闭不通及乳汁不下有协同作用	行散力强,又能通络,消肿排脓,为治疗风湿顽痹、瘰疬、疮痈肿毒(痈肿初起或脓成未溃)的要药;利尿通淋,兼治诸淋涩痛

备注：王不留行：石竹科麦蓝菜的成熟种子。

思考题

1. 何谓活血化瘀药？其功效、适应证、配伍如何？分几类？各类药的主治和注意事项如何？各类包括哪些药物？
2. 活血（破血）兼行气的活血祛瘀药有哪些？并简述各药的作用特点。
3. "上行头目,下入血海"的药物是哪味？其功效应用如何？
4. 试述牛膝、郁金、丹参的功效主治。

第十三章 化痰止咳平喘药

【学习要求】
1. 掌握化痰止咳平喘药的含义、功效、适用范围、配伍方法及各节药物的功用特点、使用注意。
2. 掌握药物10味(半夏、桔梗、川贝母、浙贝母、瓜蒌、百部、桑白皮、葶苈子、苦杏仁、苏子),熟悉药物7味(天南星、竹茹、款冬花、紫菀、马兜铃、白果、枇杷叶),了解药物10味(白附子、白前、旋覆花、芥子、前胡、天竹黄、竹沥、昆布、海藻、黄药子),参考药物2味(海浮石、海蛤壳)。
3. 掌握相似药物功效、应用的异同点。

一、含义

凡以祛痰或消痰,治疗痰证为主的药物,称为化痰药。

凡以制止或减轻咳嗽和喘息为主的药物,称为止咳平喘药。

由于化痰药多数具有止咳平喘作用,而止咳平喘药亦多具有化痰的作用,所以这两类药合于一章,总称之为化痰止咳平喘药。

痰(涎)、咳(嗽)、喘(息)在病机上是相互影响的,一般咳嗽喘息重者夹有痰涎,痰浊壅盛,又能刺激或阻塞气道,而每致咳喘加剧,形成恶性循环。互为因果,前后难分,所以在治疗上化痰药和止咳平喘药常相互配用,但在临床上总有症状之偏重,可根据症状给予不同侧重的治疗。

二、归经与治疗范围

本类药物主归肺经。肺主气,司呼吸,主宣发肃降。邪气侵肺,或肺气不足,使肺失宣肃,气不得降,即可出现咳嗽,气喘,胸闷等病变。痰证与肺脾肾相关,肺主敷布津液,并有通调水道的作用,若肺失宣降,水津不能通调输布,便可停聚而成痰饮;或邪热内壅或寒邪化热,肺阴被烁,灼津成痰;脾主运化水液,若脾虚,脾阳不振,运化不力,聚湿生痰,亦可使水湿不行,停聚而成痰饮;肾虚水泛以为痰。

三、性能特点

本类药物或辛或苦,或温或凉,辛开,苦以降泄或燥湿,温以散寒,凉可清热,而分别用于寒痰、湿痰、热痰、燥痰、风痰及咳嗽气喘。多蜜炙以增强润肺止咳的作用。

四、分类及各类化痰止咳平喘药的作用与适应证

分类		作用	适应证
化痰药	温化寒痰药	温肺祛寒,燥湿化痰	主治寒痰、湿痰证及寒痰、湿痰所致的眩晕、肢麻、阴疽流注等
	清化热痰药	清热化痰,润肺止咳	主治热痰、燥痰证及痰热、痰火导致的癫痫、中风惊厥、瘰疬等
止咳平喘药		止咳平喘	主治咳嗽、喘息等证

备注:

寒痰停饮犯肺,咳嗽气喘,口鼻气冷,吐痰清稀者。

湿痰犯肺,咳嗽痰多,色白成块,舌苔白腻,脉滑者。

热痰壅肺,咳嗽气喘,吐痰黄稠胶黏,舌红苔黄腻者。

燥热犯肺,干咳少痰,咳痰不爽,舌红少苔者。

痰之为病,范围甚广。"痰为百病之母","百病皆因痰作祟"。一般说来,化痰药主要用于痰多咳嗽或痰饮气喘、咳痰不爽等证(狭义有形之痰)。若痰流注于经络、肌肤所致的瘿瘤瘰疬、阴疽流注;或痰浊蒙蔽心窍引起的癫痫惊厥、中风等证(广义无形之痰),因病机上与痰有密切的关系,故亦可用化痰药治疗。

五、配伍原则

根据药性及临床病证的病因、病机而选择配伍,以治病求本,标本兼顾。

1. 兼有表证者　配解表散邪药。
2. 兼有里热者　配清热泻火药。
3. 兼有里寒者　配温里散寒药。
4. 虚劳咳喘者　配补益药。
5. 癫痫、惊厥、眩晕者　配安神或平肝息风药。
6. 昏迷者　当配开窍药。
7. 瘿瘤瘰疬者　配软坚散结药。
8. 阴疽流注者　配温阳通滞散结药。
9. 与行气药配伍　历代医家都强调治痰之要在于调气。如刘河间称:"治咳嗽者,治痰为先,治痰者,下气为上。"庞安时亦谓:"善治痰者,不治痰而治气,气顺则一身之津亦随气而顺矣。"

六、注意事项

1. 温燥之性强烈的刺激性化痰药,对有咯血等出血倾向者慎用。
2. 收敛及温燥之药,对麻疹初起有表证的咳嗽,不宜单独使用。

七、药理作用

1. 祛痰作用　桔梗、远志、前胡、贝母、天南星、款冬花、枇杷叶等药物均有祛痰作用。

2. 镇咳作用　半夏、苦杏仁、桔梗、款冬花、贝母、百部、紫菀等均有镇咳作用。
3. 平喘作用　款冬花、浙贝母等有平喘作用。

第一节　化 痰 药

半夏（块茎）

来源于天南星科多年生草本植物半夏 *Pinellia ternata* (Thunb.) Breit. 的干燥块茎。产于我国大部分地区。主产于四川、湖北、江苏、安徽等地。夏秋季茎叶茂盛时采挖，除去外皮及须根，晒干，为生半夏；一般用姜汁、明矾制过入药。以个大、皮净、色白、质坚实、致密、粉性足者为佳。

【性味归经】辛，温；有毒。归脾、胃、肺经。

【功用特点】本品为燥湿化痰，温化寒痰之要药，尤善治脏腑之湿痰。用于湿痰、寒痰证；和胃降逆止呕，为止呕的要药，用于胃气上逆呕吐，对痰饮或胃寒呕吐尤宜。又可化痰消痞散结，外用能消肿止痛。

【功效主治与配伍组方】

功效	主治	配伍组方	备注
燥湿化痰	湿痰、寒痰证	橘红等　二陈汤（君）	温胆汤（君）
	风痰眩晕	天麻　半夏白术天麻汤（君）	
降逆止呕	痰饮或胃寒呕吐	生姜　小半夏汤（君）	
	胃热呕吐	黄连等	
	胃阴虚呕吐	石斛、麦冬等	
	胃气虚呕吐	人参等	
消痞散结	心下痞满	干姜等　半夏泻心汤（君）	
	痰热结胸	黄连、瓜蒌　小陷胸汤（臣佐）	
	梅核气	厚朴等　半夏厚朴汤（君）	
消肿止痛	瘿瘤痰核	昆布、海藻、贝母等	
	痈疽、毒蛇咬伤	鲜品	

解说：

1. 燥湿化痰　痰湿阻肺之咳嗽气逆，痰多质稠者，可配橘红等药，以燥湿化痰，理气和中，如二陈汤。湿痰眩晕，配天麻、白术以化痰息风，如半夏白术天麻汤；近年来临床以半夏为主的化痰通窍汤（半夏、白术、生南星、泽泻、菖蒲、桂枝、菊花）治耳源性眩晕有效。风痰眩晕，与息风止痉的天麻配伍，二者合用，为治风痰眩晕头痛的要药。

2. 降逆止呕　各种原因的呕吐，均可随证配伍，尤宜于痰饮及胃寒呕吐，常配生姜，以和胃止呕，散饮降逆，如小半夏汤。胃热呕吐，配黄连等清胃止呕药。阴虚呕吐，配石斛、麦冬等养阴之品。胃气虚呕吐，则配人参、白蜜等补益之品。妊娠呕吐，配扶正安胎之品。

近代有以本品制成注射液肌内注射，治各种呕吐者。

3. 消痞散结　胃气不和，心下痞满，湿热阻滞者，配干姜、黄连、黄芩等，以寒热平调，散结除痞,如半夏泻心汤。痰热结胸,配瓜蒌、黄连,以清热化痰,宽胸散结,如小陷胸汤。梅核气,气郁痰凝者,配紫苏、厚朴、茯苓等,以行气散结,降逆化痰,如半夏厚朴汤。

4. 消肿止痛　瘿瘤痰核,配昆布、海藻等软坚散结之品。阴疽发背、无名肿毒、毒蛇咬伤,以生品研末调敷或鲜品捣敷;肿瘤可生用或复方配伍。

近代临床以本品生用研末,局部外用治宫颈糜烂有效,其氯仿提取物用之更佳;又有以本品与天南星等量生用研末为丸服,治冠心病,对缓解心绞痛,改善心电图均有一定疗效。

【用法用量】煎服,3~9g,一般炮制后使用,制半夏有姜半夏、法半夏等,姜半夏长于降逆止呕;法半夏长于燥湿且温性较弱。半夏曲则有化痰消食之功。至于竹沥半夏,药性由温变凉,能清热化痰,主治热痰、风痰之证。外用适量。

【注意事项】反乌头。其性温燥,一般而言阴虚燥咳、血证、热痰、燥痰应慎用。

【现代研究】

1. 主要成分　含β-谷甾醇及其葡萄糖苷(β-Sitosterol-D-glucoside)、3,4-二羟基苯甲醛葡萄糖苷、胆碱、单糖、三萜烯醇、辛辣醇类、微量挥发油和β-丁氨酸、天冬氨酸、精氨酸、谷氨酸等各种氨基酸。此外,尚含生物碱、硬脂酸、异油酸、亚麻油酸、棕榈酸、淀粉及黏液质。

2. 药理作用

(1)镇咳祛痰作用:生、制半夏煎剂经实验证明均有此作用。

(2)催吐、镇吐作用:生半夏及其未经高温处理的流浸膏有催吐作用。各种半夏制剂对去水吗啡、洋地黄、硫酸铜引起的呕吐有一定抑制作用,其机制可能为抑制呕吐中枢所致。镇吐作用可能与葡萄糖醛酸苷及生物碱等有关。

(3)抗癌作用:稀醇或水浸液对动物实验性肿瘤S_{180}、HAS、U_{14}和Hela细胞均有明显的抑制作用。

(4)其他作用:抗早孕作用(半夏蛋白)、抗心律失常(半夏浸剂)、抗菌作用。

3. 临床应用

(1)呕吐:姜半夏成人一天4.5~9g,顽固者,每多用至30g,疗效满意。患者呕吐甚,饮水即吐者,嘱日4~6次分服,或少量频服,以饮入未吐为度。

(2)鸡眼:先将鸡眼浸温水中泡软,削去角化组织,敷上生半夏末,用胶布固定。6天左右即可脱落,一般外敷1次即愈,较陈旧者外敷2次,生半夏对鸡眼有较好的疗效。

(3)妊娠恶阻:以蜜调姜汁半夏膏贴敷内关穴,每天按压3~5次,贴敷4~6小时后弃去,每日更换1次。观察40例,结果7例治愈,30例好转,3例无效,总有效率达93%。

(4)宫颈糜烂:月经干净后第3天开始用药,将生半夏末涂在带尾线棉球上敷在患处,线头露在阴道外,24小时后取出。每周1~2次,7次为1个疗程。注意药物不可与阴道壁接触。

天南星(块茎)

来源于天南星科多年生草本植物天南星 *Arisaema erubescens* (Wall.) Schott、异叶天南星 *A. heterophyllum* Bl. 或东北天南星 *A. amurense* Maxim. 的干燥块茎。天南星主产于河南、河北、四川等地;东北天南星主产于辽宁、吉林等地。秋冬季采挖,除去须根及外皮,晒干,即天南星;用姜汁、明矾制过用,为制南星。以个大、色白、粉性足者为佳。

【性味归经】苦、辛,温。有毒。归肺、肝、脾经。

【功用特点】本品燥湿化痰功似半夏而胜之,治疗湿痰、寒痰、顽痰;祛风解痉,善于祛经络风痰而止痉,为治疗风痰诸证(眩晕、中风、癫痫、口眼㖞斜、破伤风等)的要药;外用消肿散结止痛,治疗痈疽肿痛、毒蛇咬伤、子宫颈癌。

〔附〕胆南星:是天南星经胆汁炮制而成。其药性转凉,清热化痰、息风定惊。(3~6g)

【功效主治与配伍组方】

功效	主治	配伍组方	备注
燥湿化痰	湿痰、寒痰	半夏、枳实等	清气化痰丸(君)
			小活络丹(臣)
祛风解痉	风痰证	随证配伍	玉真散(君)
消肿止痛	痈疽肿痛、毒蛇咬伤	外用	

解说:

1. 燥湿化痰　湿痰、寒痰证,顽痰阻肺,咳喘胸闷,可配半夏、枳实等燥湿化痰、消痞散结之品;若属痰热咳嗽,则须配黄芩、瓜蒌等清热化痰药,如清气化痰丸。

2. 祛风解痉　风痰眩晕,配半夏、天麻等化痰止痉之品。风痰留滞经络,半身不遂,手足顽麻,口眼㖞斜等,则配川乌、草乌等祛风除湿通络之品,如小活络丹。破伤风角弓反张,痰涎壅盛,则配白附子、天麻、防风等祛风化痰解痉之品,如玉真散。

3. 消肿止痛　痈疽肿痛、痰核,可研末醋调敷。毒蛇咬伤,可配解毒的雄黄外敷。

此外,近年来以生南星内服或局部应用治癌肿有一定效果,尤以子宫颈癌更为多用。

【用法用量】 煎服,3～9g,多制用。外用生品适量。

【注意事项】 阴虚燥痰及孕妇慎用。

【现代研究】

1. 主要成分　含三萜皂苷、氨基酸、β-谷甾醇、秋水仙碱、甘露醇、安息香酸、淀粉、多糖及微量元素铁、锌、镁、硒、铜等。

2. 药理作用

(1) 抗惊厥作用:腹腔注射天南星煎剂可明显降低士的宁的惊厥率和死亡率,并可降低戊四氮和咖啡因对小鼠所致的惊厥率。

(2) 镇静、镇痛作用:小鼠腹腔注射天南星煎剂能显著延长戊巴比妥钠的睡眠时间。热板法表明,天南星腹腔注射,有明显止痛作用。

(3) 抗肿瘤作用:鲜天南星的水提取物对小鼠实验性肿瘤包括肉瘤 S_{180}、HCA(肝癌)实体型、U_{14}(子宫颈癌)等均有明显的抑癌作用。

3. 临床应用

(1) 子宫颈癌:天南星栓剂或棒剂局部用药,或针剂每日或隔日注入宫颈或宫房组织并口服汤剂(生品,每日15g煎汤代茶)等综合疗法,治疗105例,有效率78%,对溃疡型、结节型效果最好。

(2) 腮腺炎:生天南星研粉浸于食醋中5天,备用。用时用药棉蘸取此液,外涂患处,每天3～4次。治疗6例,当天即退热,症状减轻。平均3～4天肿胀消失。

白附子(块茎)

来源于天南星科多年生草本植物独角莲 *Typhonium giganteum* Engl. 的干燥块茎。别名禹白附。主产于河南、甘肃、湖北等地。秋季采挖,除去残茎、须根及外皮;用硫黄熏1～2次,晒干。或用白矾、生姜制后切片用。以个大、质坚实、色白、粉性足者为佳。

【性味归经】 辛,温。有毒。归胃、肝经。

【功用特点】 本品有毒,燥湿化痰,更善祛风痰而解痉止痛,长于治疗风痰及头面诸疾;兼有解毒散结之功,治疗瘰疬痰核及毒蛇咬伤。

〔附〕关白附(毛茛科黄花乌头的块根):毒性大,偏于散寒湿止痛,现已少用。

【功效主治与配伍组方】

功效	主治	配伍组方
祛风痰燥湿痰止痉止痛	风痰、头面诸疾	随证配伍　牵正散(君)　玉真散(君)
解毒散结	瘰疬痰核、毒蛇咬伤	单用或配伍

解说：

1. 祛风痰，燥湿痰，止痉，止痛　中风口眼㖞斜，配全蝎、僵蚕等祛风止痉、化痰通络之品，如牵正散。风痰壅盛、痰厥、惊风、癫痫，配半夏、南星；若时发抽搐者，加息风止痉之品。破伤风，配防风、天麻、南星等祛风解痉止痛之品，如玉真散。偏头痛，配白芷、川芎等祛风止痛之品。

2. 解毒散结　瘰疬痰核，可单用外敷。毒蛇咬伤，可单用捣汁内服并外敷，亦可配其他药同用。

【用法用量】 煎服，3～6g。一般炮制后用，外用生品适量捣烂，熬膏或研末以酒调敷患处。

【注意事项】 本品辛温燥烈，阴虚、血虚动风，热动肝风以及孕妇，均不宜用。生品一般不内服。

【现代研究】

1. 主要成分　主含β-谷甾醇及其葡萄糖苷，黏液质，草酸钙，蔗糖，皂苷，肌醇；尚有生物碱及胆碱、尿嘧啶、琥珀酸、酪氨酸、亚油酸等。

2. 药理作用

(1)抑菌作用：禹白附有抑制结核杆菌作用，其抑菌作用与链霉素相似。

(2)镇静作用：炮制品镇静作用较强。

芥子(成熟种子)

来源于十字花科一年生或越年生草本植物白芥 *Sinapis alba* L. 或芥 *Brassica juncea* (L.) Czern. et Coss 的干燥成熟种子。前者习称"白芥子"，后者习称"黄芥子"。主产于安徽、河南等地。夏末秋初，果实成熟时割取全株，晒干后打下种子。以个大饱满，色黄白或鲜黄，纯净者为佳。生用或炒用。

【性味归经】 辛，温。归肺、胃经。

【功用特点】 本品温肺化痰，利气散结，既善于祛寒痰，更长于祛皮里膜外之痰。古有"痰在胁下及皮里膜外，非白芥子莫能达"的说法。故寒痰喘咳，胸胁支满刺痛及痰注关节肌肤所致的关节疼痛，肢体不利；或寒痰流注肌肤发为阴疽痰核者，白芥子均为主治。

【功效主治与配伍组方】

功效	主治	配伍组方
温肺化痰	寒痰喘咳	莱菔子、苏子　三子养亲汤(君)
	悬饮	甘遂、大戟等　控涎丹(佐)
利气散结	阴疽流注	肉桂等　阳和汤(佐)
	痰阻经络肢麻或关节肿痛	马钱子、没药等

解说：
1. 温肺化痰　寒痰壅肺,咳喘胸闷痰多,配莱菔子、苏子等治痰理气之品,即三子养亲汤。冷哮日久,配细辛、甘遂、麝香等研末,于夏令外敷肺俞、膏肓等穴,即张石顽白芥子涂法,近代又以10%白芥子注射液在肺俞、膻中、定喘等穴行穴位注射治疗者。悬饮咳喘胸满胁痛,配甘遂、大戟等以逐饮,如控涎丹。
2. 利气散结　阴疽流注,配鹿角胶、肉桂、熟地等药,以温阳通滞,消痰散结,如阳和汤。痰湿阻滞经络之肢体麻木或关节肿痛,同马钱子、没药等通络止痛之品同用。

【用法用量】煎服,3～9g。外用适量。

【注意事项】本品辛温走散,耗气伤阴,久咳肺虚及阴虚火旺者忌用;对皮肤黏膜有刺激性,易发疱;有消化道溃疡、出血者及皮肤过敏者忌用。用量过大过量易致胃肠炎,产生腹痛,腹泻。

【现代研究】
1. 主要成分　含黄芥子苷(Sinigrin)、芥子酶(Myrocin)、芥子酸(Sinapic acid)、芥子碱(Sinapine)、蛋白质、脂肪油及黏液质等。所含脂肪油是多种脂肪酸的甘油酯,其脂肪酸为芥酸(Erucic acid)、甘碳烯-11-酸(Eicosenoic acid)、油酸、亚油酸、亚麻酸、花生酸、棕榈酸及硬脂酸等。酶解后可得挥发油为芥子油(Mustard oil):含异硫氰酸的甲酯、烯丙酯、异丙酯、丁酯、苯酯、苄酯、苯乙酯、3-甲硫基丙酯、仲丁酯、丁烯-3-酯及戊烯-4-酯。
2. 药理作用　异硫氰酸苄酯具有广谱抗菌作用,对酵母菌、20种真菌及数十种其他菌株均有抗菌作用,白芥子水浸液对堇色毛癣菌、许兰黄癣菌等有不同程度的抗真菌作用。黄芥子苷水解产生的苷元芥子油亦有杀菌作用。
3. 临床应用
(1) 小儿支气管哮喘:芥子研末,以姜汁调成膏状,做成直径约1cm的药饼,贴敷于所取穴位上,保留48小时。10天治疗1次,30天为1个疗程,疗效优于常规药物。
(2) 腰椎间盘突出:生芥子末30g,用水调成糊状,制成8cm×6cm的药块,贴敷于病变椎体旁压痛点或夹脊穴及下肢反应点,保留30分钟。每2～3日1次。观察162例,结果106例治愈,51例好转,5例未愈,总有效率达96.91%。
(3) 失眠症:用芥子按压耳穴,每日3～5次,睡前30分钟必须按压1次,两耳交替进行。10次为1个疗程。观察38例,结果19例显效,16例有效,3例无效,总有效率达92.10%。

旋覆花(头状花序)

来源于菊科多年生草本植物旋覆花 *Inula japonica* Thunb. 或欧亚旋覆花 *I. britannica* L. 的干燥头状花序。主产于河南、河北、江苏、浙江、安徽等地。夏、秋季花开时采收,除去杂质,阴干或晒干。以朵大、金黄色、有白绒毛、无枝梗者为佳。生用或蜜炙用。

【性味归经】苦、辛、咸,微温。归肺、胃经。

【功用特点】"诸花皆升,旋覆独降",旋覆花善降肺胃之气逆而降气化痰,治疗咳喘痰多,胸膈痞满;降逆止呕,治疗嗳气,呕吐。

【功效主治与配伍组方】

功效	主治	配伍组方	
降气化痰	咳喘痰多及痰饮蓄结胸膈痞满等	随证配伍	
降逆止呕	嗳气,呕吐	代赭石、半夏等	旋覆代赭汤(君)

解说：
1. 降气化痰　寒痰咳喘,配苏子、半夏等温化寒痰、平喘之品。属痰热者,配桑白皮、瓜

蒌以清热化痰。顽痰胶结,胸中满闷者,则配海浮石、海蛤壳等以化痰软坚。

2. **降逆止呕** 痰浊中阻,胃气上逆而嗳气呕吐,配代赭石、半夏、生姜等药,以降逆化痰,益气和胃,如旋覆代赭汤。

此外,还可用于胸胁痛,本品有活血通络之功,常配香附等药同用。

【用法用量】煎服,3～9g;宜包煎。

【注意事项】阴虚劳咳,津伤燥咳者忌用;又因本品有绒毛,易刺激咽喉作痒而致呛咳呕吐,故须布包入煎。

【现代研究】

1. 主要成分 含黄酮类成分、咖啡酸(Caffeic acid)、绿原酸(Chlorogenic acid)、菊糖及蒲公英甾醇(旋覆花甾醇 A, Taraxasterol, Inusterol A)等多种甾醇。尚含旋覆花固醇、生物碱、挥发油等。黄酮类成分有槲皮素(Quercetin)、异槲皮素(Isoquercetin)等。

2. 药理作用

(1)平喘、镇咳作用:旋覆花黄酮对组胺引起的豚鼠支气管痉挛性哮喘,有明显的拮抗作用,但较氨茶碱的作用慢而弱。

(2)对消化系统的作用:花中含的绿原酸和咖啡酸口服,可增加人胃中盐酸的分泌量,绿原酸能增加大鼠小肠的蠕动,还能增进大鼠的胆汁分泌。

(3)抗菌作用:旋覆花中绿原酸和咖啡酸有较广的抑菌谱。其脂溶性、醚溶性部分对金黄色葡萄球菌、肺炎链球菌、乙型溶血性链球菌、铜绿假单胞菌、结核杆菌、大肠杆菌、炭疽杆菌、白喉杆菌、福氏痢疾杆菌、白色葡萄球菌等均有抑菌作用。

3. 临床应用

(1)用于 HBsAg 转阴:用旋覆花汤治疗乙型肝炎,每日1剂,连服5日停1日,4周为1个疗程,疗程间隔5日,连服3个疗程,对 HBsAg 阳转阴有一定疗效。

(2)恶阻:旋覆花汤治疗恶阻 66 例,每月1剂,总有效率 98.5%。

(3)催吐:旋覆花 5～15g,煎服。一般服药后1小时左右,患者即大吐,病邪亦随之而去。

白前(根茎及根)

来源于萝藦科多年生草本植物柳叶白前 Cynanchum stauntonii (Decne.) Schltr. ex Levl. 或芫花叶白前 C. glaucescens (Decne.) Hand.-Mazz. 的干燥根茎及根。主产于浙江、安徽、福建、湖北、江西、湖南等地。秋季采挖,洗净。以根茎粗、须根长、无泥土及杂质者为佳。晒干生用或蜜炙用。

【性味归经】辛、苦,微温。归肺经。

【功用特点】本品长于降肺气而化痰止咳,药性平和,无论属寒属热,内伤外感均可用之,尤以寒痰阻肺,肺气失降者为好。

【功效主治与配伍组方】

功效	主治	配伍组方	备注
降气化痰	咳嗽痰多,胸满喘急	随证配伍	止嗽散(臣)

解说:

降气化痰 寒痰阻肺,肺气失降,常配半夏、紫菀等温化寒痰之品。外感风寒咳嗽,则配荆芥、桔梗等宣肺解表之品,如止嗽散。内伤肺热咳喘,配桑白皮、葶苈子等泻肺平喘之品。

【用法用量】 煎服,3~10g。
【现代研究】
1. 主要成分　柳叶白前含皂苷,芫花白前含三萜皂苷。
2. 药理作用　所含皂苷有祛痰作用。

前胡(根)

来源于伞形科多年生草本植物白花前胡 *Peucedanum praeruptorum* Dunn 的干燥根。主产于浙江、湖南、四川等地。冬季至次春茎叶枯萎或未抽花茎时采挖,除去须根,晒干,切片生用或蜜炙用。以条整齐,粗壮,质柔软,皮部肉质厚,断面油点多,香气浓者为佳。

【性味归经】 苦、辛,微寒。归肺经。

【功用特点】 本品为降气化痰,宣散风热药,宜用于痰热阻肺,咳喘痰多及外感风热咳嗽有痰者。

【功效主治与配伍组方】

功效	主治	配伍组方	备注
降气化痰	咳喘痰多色黄	随证配伍	杏苏散(臣)　苏子降气汤(臣)
宣散风热	外感风热咳嗽有痰者	桑叶、牛蒡子、桔梗等	参苏饮(臣)

解说:

1. 降气化痰　痰热阻肺,肺气失降,咳喘痰多色黄,常配止咳平喘的杏仁等药,如杏苏散。上实下虚久咳痰喘,配苏子、肉桂等药,以降气平喘,祛痰止咳,如苏子降气汤。

2. 宣散风热　外感风热咳嗽有痰,常配桑叶、牛蒡子、桔梗等疏散风热、宣肺化痰之品。风寒咳嗽,则配荆芥、紫菀等发散风寒止咳之品。

【用法用量】 煎服,3~10g。

【现代研究】

1. 主要成分　白花前胡含香豆素、皂苷、挥发油、白花前胡甲素、乙素、丙素、丁素和E素(Praeruptorin A、B、C、D、E)、紫花前胡苷(Nodakenin)、D-甘露醇、半乳糖酸等。紫花前胡含挥发油及多种香豆素:紫花前胡苷、紫花前胡苷元、紫花前胡素、紫花前胡次素、3'-异戊烯基-4'-O-当归酰-3',4'-二氢花椒皮素、3'-(S)-千里光酰-4'-(R)-羟基-3',4'-二氢花椒树皮素、3'-(S)-当归酰-4'-(R)-乙酰氧基-3',4'-二氢花椒树皮素、伞形花酯及甘露醇等。

2. 药理作用

(1)祛痰作用:灌服紫花前胡1g/kg,能显著增加呼吸道的黏液分泌,且作用持续时间较长。

(2)抗溃疡作用:紫花前胡的水提取物或甲醇提取物能显著抑制小鼠水浸应激性胃溃疡的发生。

(3)紫花前胡甲醇总提物,能非竞争性抑制小肠由乙酰胆碱及组胺引起的收缩,并能竞争性抑制 Ca^{2+} 引起的平滑肌收缩。实验证明抑制平滑肌收缩机制与抑制 Ca^{2+} 内流有关。紫花前胡香豆素类中的多数成分都有钙拮抗作用,也均有解痉作用。

(4)扩张血管作用:白花前胡的水醇提取物能增加冠状窦血流量,并有降压作用。

(5)抗血小板聚集作用:紫花前胡的香豆素有抑制血小板聚集的作用。

(6)其他作用:前胡煎剂在鸡胚中能抑制流感病毒的增值,抑制酪氨酸酶,降低黑色素的生长,紫花前胡甲醇提取物能延长巴比妥的睡眠时间,有镇静作用。前胡提取物有抗癌作用,能抑制癌细胞的生长与代谢。伞形花内酯还能抑制鼻咽癌KB细胞的生长。前胡苷元尚有抗菌及抗真菌作用。

3. 临床应用

(1) 菌痢:用前胡粉每次 6g,每日 3 次,共治疗菌痢 20 余例,均为口服,效果显著,对慢性肠炎也有较好疗效。

(2) 中风:白花前胡合剂可有效改善缺血性中风患者的临床症状,减轻神经功能缺损程度,观察 50 例,结果总有效率分别达 90%、88%。

(3) 心力衰竭:观察 29 例充血性心力衰竭 I 度患者,白花前胡提取液可以有效改善患者左室舒缩功能,从而改善机体血液供应,减轻心力衰竭症状。

桔梗(根)

来源于桔梗科多年生草本植物桔梗 *Platycodon grandiflorum* (Jacq.) A. DC. 的干燥根。产于全国大部分地区。以东北、华北地区产量较大,华东地区质量较优。春、秋季采挖,除去须根,剥去外皮或不去外皮,切片晒干生用。以条粗均匀,质坚实,色洁白,菊花心明显,微甜、味苦者为佳。

【性味归经】苦、辛,平。归肺经。

【功用特点】本品专入肺经,长于开宣肺气,祛痰、利咽、排脓,为治咳嗽痰多,胸闷不畅(寒热皆可),咽痛失音及肺痈之良药。古有"诸药舟楫,载之上浮"之说,为治疗胸膈以上疾病的引经药。

开音疗哑药:蝉蜕、桔梗、胖大海。

【功效主治与配伍组方】

功效	主治	配伍组方	备注
宣肺化痰	肺气不宣,咳嗽痰多	随证配伍 感冒清热颗粒	杏苏散(臣) 参苏饮(臣) 普济消毒饮(佐)
利咽	咽痛失音	甘草等 桔梗汤(君)	桑菊饮(臣)
排脓	肺痈咳吐脓痰	甘草或配鱼腥草、冬瓜仁等	血府逐瘀汤(佐)

解说:

1. 宣肺化痰 肺气不宣,咳嗽痰多,胸闷不畅,风寒者,配紫苏、杏仁,如杏苏散;风热者,配桑叶、菊花、杏仁,如桑菊饮。外感风寒,内有痰饮,配人参、苏叶、半夏等药,以益气解表,祛痰止咳,如参苏饮。对感冒风寒,头痛发热,恶寒身痛,鼻流清涕,咳嗽咽干等症,可与荆芥穗、紫苏叶等同用,如感冒清热颗粒。胸膈痞闷,痰阻气滞,升降失司者,配枳壳以升降气机,理气宽胸。

2. 利咽 外邪犯肺,咽痛失音,配甘草、牛蒡子等开音疗哑之品,如桔梗汤。咽喉肿痛,热毒盛,配射干、马勃、板蓝根等,以清热解毒利咽。

3. 排脓 肺痈咳吐脓痰,配甘草用之;或配鱼腥草、冬瓜仁等,加强清肺排脓之效。

此外,由于肺与大肠相表里,通过开提肺气,有间接疏通肠胃的功能,用治癃闭、便秘。

【用法用量】煎服,3~10g。

【注意事项】本品性升散,凡气机上逆、呕吐、呛咳、眩晕、阴虚火旺咯血等,不宜用。用量过大易致恶心呕吐,又因桔梗皂苷有溶血作用,不宜作注射给药。

【现代研究】

1. 主要成分　本含多种桔梗皂苷,其苷元为桔梗皂苷元(Platycodigenin)、远志酸(Polygalacic acid)及桔梗酸(Platycogenic acid)A、B、C等。尚含桔梗糖、菊糖、甾醇、微量元素及微量生物碱。

2. 药理作用

(1)祛痰镇咳作用:桔梗煎剂祛痰效果与氯化铵相似,使呼吸道分泌液增加。全株均有祛痰作用。皂苷为祛痰镇咳的主要成分。

(2)抗炎作用:桔梗粗皂苷经灌服对大鼠实验性肿胀有显著抑制作用。

(3)镇静、镇痛、解热作用:有效成分为粗皂苷。

3. 临床应用

(1)猩红热:以10%煎剂内服,对猩红热有退热、消除咽喉炎的治疗效果。

(2)矽肺:在常规治疗基础上,加用桔梗10g,水煎,每日3次温服,疗程24周。观察56例,结果表明桔梗是一味能对矽肺患者治疗起到一定积极作用的药物。

川贝母(鳞茎)

来源于百合科多年生草本植物川贝母 *Fritillaria cirrhosa* D. Don.、暗紫贝母 *F. unibracteata* Hsiao et K. C. Hsia.、甘肃贝母 *F. przewalskii* Maxim.、梭砂贝母 *F. delavayi* Franch.、太白贝母 *F. taipaiensis* P. Y. Li 或瓦布贝母 *F. unibracteata* Hsiao et K. C. Hsia var. *wabuensis* (S. Y. Tang et S. C. Yue) Z. D. Liu, S. Wang et S. C. Chen 的干燥鳞茎。按不同形状分别习称"松贝"、"青贝"、"炉贝"和"栽培品"。主产于四川、云南、甘肃等地。夏秋季采挖,除去须根、粗皮,晒干。一般以质坚实,色洁白,粉性足者为佳。通常认为松贝最优,青贝次之。打碎生用。

【性味归经】苦、甘,微寒。归肺、心经。

【功用特点】本品既清热化痰,性凉而甘又能润肺止咳,尤宜于肺虚久咳,痰少咽燥或痰中带血等症;又可散结消肿,治疗瘰疬疮肿及乳痈,肺痈。

【功效主治与配伍组方】

功效	主治	配伍组方	备注
清热化痰,润肺止咳	虚劳咳嗽,肺热燥咳	随证配伍	贝母瓜蒌散(君)　仙方活命饮(佐) 百合固金汤(佐)
散结消肿	瘰疬疮肿及乳痈,肺痈	随证配伍	

解说:

1. 清热化痰,润肺止咳　肺虚劳嗽,阴虚久咳有痰,常配沙参、麦冬等,以养阴润肺化痰止咳。肺燥有痰,咳痰不爽,配瓜蒌、天花粉等药,以润肺清热,理气化痰,如贝母瓜蒌散。

2. 散结消肿　痰火郁结之瘰疬,配玄参、牡蛎等以化痰软坚消瘰疬。热毒壅结之疮痈、肺痈,常配蒲公英、鱼腥草等以清热解毒,消肿散结。

【用法用量】煎服,3~10g;研末服1~2g。

【注意事项】反乌头。

【现代研究】

1. 主要成分　含生物碱如贝母碱(Fritimine)、西川贝碱(Sipeimine)、贝母碱(Verticine)、去氢贝母碱(Fritillarine)、炉贝碱(Fritiminine)、白炉贝碱(Beilupeimine)、青贝碱(Chinpeimine)、松贝碱(Sonpeimine)以及贝母碱宁(Verticinine)等。此外,还含有皂苷。

2. 药理作用

(1)镇咳祛痰作用:生物碱、皂苷祛痰作用较明显。小鼠实验提示川贝母镇咳作用有效部位可能是皂苷。

(2)降压作用:川贝碱4.2mg/kg,给猫静脉注射,引起持久性血压下降,伴短暂呼吸抑制,西川贝碱对麻醉犬也有降压作用。

(3)其他作用:升高血糖(川贝母碱);松弛肠肌(西贝碱)、兴奋子宫(川贝碱)。

3. 临床应用　急慢性支气管炎及上呼吸道感染:用川贝片(每片0.5g)每次4片,每日3次,连服1~5日。共治疗67例,野生、家种均有祛痰作用,特别是对上呼吸道感染经控制后仍咳嗽且吐痰不利者疗效较好。

浙贝母(鳞茎)

来源于百合科多年生草本植物浙贝母 *Fritillaria thunbergii* Miq. 的干燥鳞茎。原产于浙江象山,现主产于浙江鄞县。此外,江苏、安徽、湖南、江西等地亦产。初夏植株枯萎时采挖,洗净,大小分开,大者去芯芽,习称"大贝";小者不去芯芽,习称"珠贝";撞擦去外皮,拌以煅过的贝壳粉,吸去擦出的浆汁,干燥。或取鳞茎,除去芯芽,趁鲜切厚片习称"浙贝片"。一般以鳞叶肥厚,质坚实,表面及断面白色、粉性足者为佳。

【性味归经】　苦,寒。归肺、心经。

【功用特点】　本品苦泄寒清,清热化痰,开郁散结,作用均强于川贝,临床多用于治疗风热、燥热、痰热咳嗽及瘰疬、瘿瘤、疮痈、肺痈等。

【功效主治与配伍组方】

功效	主治	配伍组方
清热化痰	风热、燥热、痰热咳嗽	随证配伍　桑杏汤(臣)
开郁散结	瘰疬,瘿瘤,疮疡肿毒,肺痈等	随证配伍

解说:

1. 清热化痰　风热咳嗽,常配桑叶、前胡等疏散风热、化痰之品。痰热郁肺之咳嗽,常配瓜蒌、知母等清润之品。外感温燥,邪在肺卫,配桑叶、杏仁等药,以清宣温燥,如桑杏汤。

2. 开郁散结　瘰疬结核,配玄参、夏枯草等消痈散结。瘿瘤,配海藻、昆布等软坚散结之品。疮痈,配连翘、蒲公英等清热解毒药。肺痈,配鱼腥草、芦根等解毒消痈之品。

【用法用量】　煎服,5~10g。

【注意事项】　同川贝母。

【现代研究】

1. 主要成分　含甾醇类生物碱:主含浙贝母碱(贝母甲素,Peimine,Verticine)、去氢浙贝母碱(贝母乙素,Peiminine)、贝母醇(Propeimine)及贝母碱苷(Peiminoside)等。尚含胆碱、植物甾醇及大淀粉。

2. 药理作用

(1)镇咳祛痰作用:浙贝母碱、去氢浙贝母碱与可待因镇咳作用相似,镇咳部位在中枢,生物碱和皂苷祛痰作用较明显。

(2)降压作用:浙贝母碱、去氢浙贝母碱静脉注射可使动物血压中等度下降,呼吸抑制。

(3)对平滑肌的作用:浙贝母碱可使家兔离体小肠收缩加强,蠕动增加,兴奋子宫平滑肌,对已孕子宫更为敏感。

3. 临床应用

(1)慢性咽喉炎:浙贝母与法半夏按2∶1的比例研为细末,每次10g,每日2次,饭后用温开水送服,30天为1个疗程,疗效满意。

(2)口腔溃疡:浙贝母与白及按2∶1的比例研末,冷开水送服或含化咽服。每次4g,每日3~4次。1~3周为1个疗程,效果满意。

(3)冻疮:浙贝母与冰片按9∶1的比例研末混匀,温开水调成糊状,敷于患处,用消毒纱布固定,24小时更换,一般2~4次可痊愈。

瓜蒌(成熟果实)

来源于葫芦科多年生草质藤本植物栝楼 Trichosanthes kirilowii Maxim. 和双边栝楼 T. rosthornii Harms 的干燥成熟果实。分布于全国,主产于河北、河南、安徽、浙江、江苏、山东等地。秋季采收,将皮与种子分别干燥生用。或以仁制霜用。以个大不破,皮厚柔韧,皱缩,色橙黄,糖性足者为佳。

【性味归经】甘、微苦,寒。归肺、胃、大肠经。

【功用特点】本品既能清热化痰,又能宽胸散结,为治疗痰热咳喘、胸痹、结胸证的良药;消肿散结,治疗肺痈,肠痈,乳痈;兼润肠通便。

瓜蒌皮:清化热痰,利气宽胸。

瓜蒌子:润肺化痰,润肠通便。

【功效主治与配伍组方】

功效	主治	配伍组方	备注
清热化痰	痰热咳喘	黄芩、胆南星等 清气化痰丸(臣)	贝母瓜蒌散(臣)
宽胸散结	胸痹	薤白 瓜蒌薤白白酒汤(君)	枳实薤白桂枝汤(臣佐)
	痰热结胸	黄连、半夏 小陷胸汤(君)	瓜蒌薤白半夏汤(君)
散结消肿	肺痈	鱼腥草、芦根等	
	肠痈	败酱草、红藤等	
	乳痈	蒲公英、牛蒡子等	
润肠通便	肠燥便秘	火麻仁、郁李仁等	

解说:

1. 清热化痰 小儿膈热,咳嗽痰喘,久延不愈,单用或配知母、浙贝母等清热化痰之品。痰热内结,咳痰黄稠,胸闷而大便不畅,配黄芩、胆南星、枳实等药,以清热化痰,理气止咳,如清气化痰丸。

近代有以瓜蒌注射液治疗喘息型气管炎及肺心病哮喘等有效。

2. 宽胸散结 痰浊痹阻,胸阳不通之胸痹,常配温通胸阳的薤白,如瓜蒌薤白白酒汤、瓜蒌薤白半夏汤。痰热结胸,胸膈痞满,按之则痛者,则配黄连、半夏等,以清热化痰,宽胸散结,如小陷胸汤。

近代用治冠心病,单用或复方配伍,均有效。随不同的证型加减,如气郁为主者,配行气的沉香、郁金、香附等药;如血瘀为主者,配活血的丹参、桃仁、红花等药。

3. 散结消肿　肺痈咳吐脓血,配鱼腥草、芦根等清肺排脓之品。肠痈,配败酱草、红藤等解毒消痈之品。乳痈初起,红肿热痛,可配蒲公英、金银花、牛蒡子等消痈散结之品。

4. 润肠通便　用于肠燥便秘。瓜蒌仁有润肠通便之功,常配火麻仁、郁李仁等润肠之品。

【用法用量】 煎服,全瓜蒌9~15g,瓜蒌皮6~9g,瓜蒌仁9~15g打碎先煎。

【注意事项】 本品甘寒而滑,脾虚便溏及湿痰、寒痰者忌用。反乌头。

【现代研究】

1. 主要成分　瓜蒌含三萜皂苷、有机酸、树脂、色素及糖类等;瓜蒌仁含瓜蒌酸、脂肪油;瓜蒌皮含多种氨基酸及类生物碱物质。

2. 药理作用

(1)扩张冠脉作用:水煎醇沉浓缩剂以及瓜蒌皮制成的瓜蒌注射液,可使冠脉流量明显增加。结果为瓜蒌皮>瓜蒌子。瓜蒌皮中分离的生物碱也有扩张冠脉作用。瓜蒌注射液对急性心肌缺血有明显的保护作用。

(2)抗菌作用:瓜蒌的煎剂或浸剂对许多革兰阳性和阴性致病菌如大肠杆菌、宋内氏痢疾杆菌、变形杆菌、伤寒及副伤寒杆菌、铜绿假单胞菌、霍乱弧菌等均有抑制作用。对某些皮肤真菌也有抑制作用。

(3)抗癌作用:20%全瓜蒌煎剂在体外对腹水癌细胞有很强的抑制作用,醇醚的提取物均有效,以60%醇提取物作用最好。瓜蒌皮比瓜蒌仁好。在体内对肉瘤的生长也有一定的抑制作用。

(4)泻下作用:瓜蒌含有致泻物质,有泻下作用。瓜蒌仁含的脂肪油亦能致泻,作用最强。

(5)其他作用:瓜蒌皮所含的氨基酸有祛痰作用;瓜蒌还有降血脂作用。

3. 临床应用

(1)冠心病、心绞痛:用瓜蒌片治疗160例,对症状的总有效率达78.9%,治疗时间愈长,有效率愈高;对133例进行心电图随访,心电图改善总有效率为55.3%,其中对慢性冠脉供血不足者,心电图改善总有效率可达66.3%,部分病人还有降血胆固醇效应。应用注射液肌内注射、静脉滴注或静脉注射,经397例观察,也得到类似的效应,高血压的患者,约半数有不同程度的血压降低。

(2)高血压冠心病合并便秘:瓜蒌40g,大黄5g,水煎服。观察实热内结型患者111例,总有效率达100%;观察气阴两虚型患者70例,总有效率达97%。

瓜蒌与贝母功效主治异同点

药名	相同点	不同点
瓜蒌		瓜蒌皮:清肺化痰,利气宽胸为优,又为治疗胸痹、结胸的要药
	清热化痰,散结消肿,同可用治痰热咳嗽,乳痈肺痈,常相须为用	瓜蒌仁:润肺化痰,滑肠通便功佳
		全瓜蒌:则具以上功效
贝母		浙贝母:性苦寒,开泄力大,长于清热化痰,开郁散结,多用于外感风热或痰火郁结的实证,又为瘰疬疮痈(心胸郁闷)所必用
		川贝母:性凉甘润,润肺止咳较胜,多用于阴虚久咳,痰少咽燥的虚证

竹茹(茎的中间层)

来源于禾本科多年生常绿乔木或灌木植物青杆竹 *Bambusa tuldoides* Munro、大头典竹 *Sinocalamus beecheyanus* (Munro) McClure var. *pubescens* P. F. Li 或淡竹 *Phyllostachys nigra* var. *henonis* (Mitf.) Stapfex Rendle 的茎秆的干燥中间层。主产于长江流域和南方各省。全年均可采制,取新鲜茎,除去外皮,将稍带绿色的中间层刮成丝条(散竹茹),或削成薄条,捆扎成束(齐竹茹),阴干。以气清香,味淡,色黄绿,丝均匀,细软者为佳。生用或姜汁炙用。

【性味归经】甘,微寒。归肺、胃经。

【功用特点】本品清热化痰,除烦止呕,用治痰热咳嗽、痰火内扰之心烦不安及胃热呕吐。

【功效主治与配伍组方】

功效	主治	配伍组方	备注
清热化痰	痰热咳嗽	瓜蒌、桑白皮等	
	心烦不眠	枳实、半夏等	温胆汤(臣)
除烦止呕	胃热呕吐	黄连、半夏等	橘皮竹茹汤(君)

解说:

1. 清热化痰 肺热咳嗽,痰黄稠,常配瓜蒌、桑白皮等清泻肺热化痰之品。胆胃不和,痰火内扰,心烦不眠,配枳实、半夏、茯苓,以理气化痰,清胆和胃,如温胆汤。

2. 除烦止呕 胃热呕吐,常与黄连、半夏等清胃降逆止呕之品;若胃虚有热而呕者,可配橘皮、生姜及人参等,以降逆止呕,益气清热,如《金匮》橘皮竹茹汤。

此外,本品还有凉血止血作用,可用于血热吐血、衄血、崩漏等。

【用法用量】煎服,5~10g。生用清化痰热,姜汁炙用止呕。

【现代研究】

1. 主要成分 本品含对羟基甲醛及2,5-二甲氧基-对-苯醌。
2. 药理作用 竹茹粉对白色葡萄球菌、枯草杆菌、大肠杆菌、伤寒杆菌均有较强的抑制作用。
3. 临床应用

皮肤口腔黏膜溃疡:竹茹粉直接撒在溃疡面上,每日或隔日换药1次,一般2~5天即愈。共治皮肤溃疡8例,结果均痊愈,且无不良反应。

竹沥(澄清液汁)

来源同竹茹。系新鲜的淡竹和青杆竹等竹竿经火烧灼而流出的淡黄色澄清液汁。以色泽透明者为佳。(2010年版《中华人民共和国药典》未载入)

【性味归经】甘,寒。归心、肺、肝经。

【功用特点】本品性寒滑利,祛痰力强,有清热豁痰、定惊开窍之功,用于痰热咳喘,以顽痰胶结难咯最宜。又可治疗中风痰迷,惊痫癫狂等。

【功效主治与配伍组方】

功效	主治	配伍组方
清热豁痰	痰热咳喘	半夏、黄芩等
定惊利窍	中风痰迷,惊痫癫狂等	随证配伍 定痫丸(君)

解说：
1. **清热豁痰** 痰热咳喘，痰稠难咯，顽痰胶结者，常配半夏、黄芩等清热化痰药。
2. **定惊利窍** 中风口噤，配姜汁、胆南星等药，以涤痰息风，方如定痫丸。小儿惊风，常配胆南星、牛黄等化痰息风定惊之品。

近年治流行性乙型脑炎、流行性脑脊髓膜炎之高热昏迷、痰壅、呕吐，以本品频饮即效。

【用法用量】内服，30~50g，冲服。本品不能久藏，但可熬膏瓶贮，称竹沥膏；近年用安瓿瓶密封装置，可以久藏。

【注意事项】本品性寒滑，对寒痰及便溏者忌用。

【现代研究】
1. 主要成分 本品含有十余种氨基酸、葡萄糖、果糖、蔗糖以及愈创木酚、甲酚、苯酚、甲酸、乙酸、苯甲酸水杨酸等。
2. 药理作用 具有明显的镇咳祛痰作用。
3. 临床应用 脑出血合并意识障碍：治疗出血性中风昏迷重证（痰浊蒙窍证），在常规治疗基础上，予鲜竹沥200ml，直肠保留灌肠，每天1次，连用7天。观察24例，结果总有效率达70.83%。

天竺黄（分泌液的干燥物）

来源于禾本科植物青皮竹 *Bambusa textilis* McClure 或华思劳竹 *Schizostachyum chinense* Rendle 等秆内的分泌液干燥后的块状物。主产于云南、广东、广西等地。秋、冬季采收。砍破竹竿，取出生用。以味甘有凉感、舐之黏舌、干燥、块大、淡黄色、光亮、吸水力强者为佳。

【性味归经】甘，寒。归心、肝经。

【功用特点】本品清化热痰之功与竹沥相似而无寒滑之弊，兼清心定惊，多用于小儿痰热惊风。

【用法用量】煎服，3~9g。

【现代研究】
1. 主要成分 本品含甘露醇、硬脂酸、竹红菌甲素及氢氧化钾、硅质等。
2. 药理作用 竹红菌甲素具有明显的镇痛抗炎作用。

天竹黄、竹茹、竹沥功效主治异同点

药名	相同点	不同点
竹茹	三者系同源异物，均能清热化痰，治痰热为患	善清肺胃之热，化痰止呕，开郁除烦，多用治肺热咳嗽，胃热呕吐及痰火内扰心烦不眠
竹沥		甘寒滑利，以清热涤痰功优，适用于肺热痰壅，中风痰迷，惊痫癫狂等证
天竹黄		主入心肝，清心豁痰定惊功胜，用于痰热惊搐为主，且无寒滑之弊，小儿痰热惊风，用之为宜

海藻（藻体）

来源于马尾藻科植物海蒿子 *Sargassum pallidum* (Turn.) C. Ag. 或羊栖菜 *S. fusiforme* (Harv.) Setch. 的干燥藻体。前者习称"大叶海藻"，后者习称"小叶海藻"。主产于辽宁、山东、福建、浙江、广东等沿海地区。夏、秋季采捞，除去杂质，洗净，切段晒干用。以色黑，条

长,干燥,味淡,无杂质者为佳。

【性味归经】咸,寒。归肝、肾经。

【功用特点】本品有消痰软坚散结之功,为治疗瘿瘤、瘰疬的要药,兼利水消肿。

【功效主治与配伍组方】

功效	主治	配伍组方
消痰软坚	瘿瘤	昆布、贝母等
	瘰疬	夏枯草、玄参、连翘等
	睾丸肿痛	橘核、昆布、川楝子等　橘核丸(佐)
利水消肿	脚气浮肿及水肿等	泽泻等利湿药

【用法用量】煎服,6~12g。

【注意事项】传统认为反甘草。但临床也有配伍同用者。

【现代研究】

1. 主要成分　海胶酸(Alginic acid)、粗蛋白、甘露醇、钾、碘。另含马尾藻多糖(Sargassan)、维生素C及多肽等。

2. 药理作用

(1)抗甲状腺肿作用:海藻所含碘化物可预防和纠正缺碘引起的地方性甲状腺功能不足,并能暂时抑制甲状腺功能亢进和基础代谢率增高,从而减轻症状。

(2)抗凝血作用:海藻中所含抗凝血物质有抗凝血作用,与肝素、水蛭素相似。但又有研究证明海胶酸本身并无抗凝血作用,经碘酸化处理后才具有抗凝血作用,其抗凝作用约为肝素的1/2。

(3)降压作用:海藻0.75g/kg有较持久而明显的降压作用,水剂作用强于乙醇浸剂。

(4)降低血黏度作用:海藻提取物藻酸双酯钠(PSS)具有抗凝血,降低血黏度及改善微循环的作用,是治疗高黏滞血症较为理想的药物。

(5)其他作用:海胶酸尚有退乳、降血脂和降胆固醇的作用。

3. 临床应用

(1)高黏滞血症:用藻酸双酯钠150mg与10%葡萄糖注射液500ml,静脉滴注。每日1次,15天为1个疗程。治疗47例,总有效率为93.6%。

(2)化疗性静脉炎:海藻与水按1:5的比例搅成糊状,敷于静脉炎血管皮肤上,每次2~3小时,每日3次,3天为1个疗程。海藻外敷治疗化疗性静脉炎,总有效率达92.5%。

昆布(叶状体)

来源于海带科植物海带 *Laminaria japonica* Aresch. 或翅藻科植物昆布 *Ecklonia kurome* Okam. 的干燥叶状体。主产于山东、辽宁、浙江等地。夏秋季采捞,除去杂质,漂洗,切宽丝,晒干。以整齐,质厚,无杂质者为佳。

【性味归经】咸,寒。归肝、肾经。

【功用特点】本品功效主治同海藻,消痰软坚,利水消肿,常相须为用。

【用法用量】煎服,6~12g。

【现代研究】

1. 主要成分　含海胶素(Algin)、甘露醇(Mannose)、半乳聚糖(Galactan)等。另含维生素 B_1、B_2、C、P 及胡萝卜素(Carratene)及碘、钾、钙、铁等无机盐。此外含海带氨酸(Laminine)、海带聚糖(即昆布糖,Laminaran)、谷氨酸(Glutamic acid)及脯氨酸(Proline)等。

2. 药理作用

(1) 抗肿瘤作用:狭叶昆布热水提取物对 S_{180} 肿瘤具有明显的抗肿瘤活性。长叶昆布对 S_{180} 抑制率为 92.3%,长叶昆布热水提取物对先天性白血病可延长其生命率,对 B-16 黑色素瘤亦有效。经常食用海带具有预防乳腺癌的作用。

(2) 对甲状腺功能的影响:海带含碘,对缺碘性甲状腺肿有预防治疗作用,对甲状腺功能亢进、基础代谢增高的患者亦有暂时的抑制基础代谢的作用。

(3) 对心血管系统的影响:海带氨酸(Laminine)具有降压作用,可能与其抗肾上腺素作用有关。昆布糖硫酸钠可清除血脂,增加脂蛋白之能力,与肝素相似,但无显著的抗凝血作用。

(4) 降血脂作用:(海带聚糖)有降低血中胆固醇的作用,其所含多糖如褐藻酸、藻酸及硫酸多糖,能增加肠蠕动,促使大便排泄,降低胆固醇。

(5) 平喘镇咳作用:海带根粗提物对豚鼠有平喘作用和一定的镇咳作用。

3. 临床应用

(1) 便秘:昆布 60g,温水浸泡几分钟后,取出,拌佐料,一次吃完,一天 1 次。治疗便秘 35 例,8 例痊愈,24 例有效(停服后则不排便),无效者 3 例。故可长期服用。

(2) 甲状腺肿:用海带 10~30g,水煎连渣服,防治缺碘引起的地方性甲状腺肿有较好的效果。

(3) 高血压:用海带生粉内服。每日 6~12g,分 3 次服,有较好疗效。

(4) 药物性静脉炎:昆布冰片散用生理盐水调成糊状,将涂药纱布敷贴于静脉炎患处,每日 1 次。观察 75 例,结果 63 例显效,11 例有效,1 例无效,总有效率达 98.7%。

黄药子(块茎)

来源于薯蓣科多年生草质缠绕藤本植物黄独 *Dioscorea bulbifera* L. 的干燥块茎。主产于湖北、湖南、江西等地。秋冬季采挖。除去根叶及须根,洗净,切片晒干生用。以身干、片大、外皮灰黑色、断面黄白色者为佳。(2010 年版《中华人民共和国药典》未载入)

【性味归经】苦,平。有毒。归肺、肝经。

【功用特点】本品有毒,为消痰软坚散结,治疗瘿瘤之品;兼清热解毒。近年用于治疗多种肿瘤。

【功效主治与配伍组方】

功效	主治	配伍组方
消痰软坚散结	瘿瘤	单用或配海藻、牡蛎等
清热解毒	疮疡肿毒,咽痛及毒蛇咬伤等	单用或配其他清热药
	甲状腺、食管、直肠等多种肿瘤	其他抗肿瘤药

解说:

1. 消痰软坚散结　瘿瘤,可单用浸酒服,如《斗门方》治项下气瘿结肿;或配伍海藻、牡蛎等软坚散结之品。

2. 清热解毒　疮疡肿毒,咽痛及毒蛇咬伤等,可单用或配其他清热解毒药。

近代用治甲状腺、食管、鼻咽、肺、肝、胃、直肠等多种肿瘤,常与海藻、白花蛇舌草、山慈菇等其他抗肿瘤药同用。

此外,本品还有凉血止血作用,可用于血热引起的吐血、衄血、咯血等;并兼有止咳平喘作用,亦可治咳嗽、气喘、百日咳等。

【用法用量】煎服,5~15g;研末服,1~2g。

【注意事项】本品有毒,不宜过量。如多服、久服可引起吐泻腹痛等消化道反应,并对肝脏有一定损害,故脾胃虚弱及肝功能损害者慎用。

【现代研究】

1. 主要成分　本品含呋喃去甲基二萜类化合物,黄药子萜A、B、C,皂苷及微量碘等。

2. 药理作用　黄药子对缺碘引起的动物甲状腺肿有一定的治疗作用。对离体肠管有抑制作用,而对子宫则有兴奋作用。此外有止血作用。水煎剂有抗菌作用。黄药子有一定毒性,可引起口舌烧灼痛、流涎、恶心呕吐、瞳孔缩小,严重者可出现昏迷、呼吸困难、心脏停搏而死亡。

3. 临床应用

(1) 支气管癌:以黄药子的乙醇提取物制成2%~5%的黄药子甘油注射液,作气管注射或滴入,每日1次,每次2~4ml,治原发性支气管癌1例,经20余次治疗,肺部阴影消失。

(2) 多种癌症:用黄独药酒治多种恶性肿瘤,结果表明,对食管癌、胃癌、直肠癌的近期疗效较明显,对乳腺癌、宫颈癌、上颌窦癌、膀胱癌、肺癌及肉瘤也有一定疗效。

(3) 宫颈炎:取黄药子500g浸泡于2kg黄酒中,一起装入密封的罐子里加微火蒸2小时,保持密封,存放7天后待用,制得黄药子酒。将消毒棉球用黄药子酒浸湿后贴于干净的宫颈表面,24小时后自行取出,隔日上药1次。治疗慢性宫颈炎53例,有效率100%,治愈率32.7%,患者上药后均无全身及局部不良反应。

(4) 痈疖无名肿毒:临证运用黄药子外敷治疗痈疖、无名肿毒等外科病证,对凡有红、肿、热、痛而未化脓者均有卓效。

海浮石与海蛤壳功效主治异同点

药名	相　同　点	不　同　点
(海浮石)	均为咸寒之品,均能清肺化痰,软坚散结,同可用治痰热咳嗽、瘿瘤瘰疬等证	尚能消石通淋
(海蛤壳)		又可利水消肿,煅用研粉内服又有制酸止痛之功

备注:海浮石为胞孔科动物脊突苔虫和瘤苔虫的骨骼,或火山喷出的岩浆形成的多孔状石块。海蛤壳为帘蛤科动物文蛤和青蛤等多种海蛤的贝壳。

第二节　止咳平喘药

苦杏仁(成熟种子)

来源于蔷薇科落叶乔木植物山杏 *Prunus armeniaca* L. var. *ansu* Maxim.、西伯利亚杏 *P. Sibirica* L.、东北杏 *P. mandshurica* (Maxim.) Koehne 或杏 *P. Armeniaca* L. 的干燥成熟种子。主产于我国东北、内蒙古、华北、西北、新疆及长江流域。夏季采收成熟果实,除去果肉及核壳,晒干,生用。以颗粒均匀,饱满肥厚,味苦,不泛油,整齐不碎者为佳。

【性味归经】苦,微温。有毒。归肺、大肠经。

【功用特点】本品苦温润降,止咳平喘,为治咳喘之要药,随证配伍可用于多种咳喘病证;又能润肠通便。

〔附〕甜杏仁(杏和山杏部分栽培中其味甘甜的成熟种子):润肺止咳,主要用于虚劳咳嗽。

【功效主治与配伍组方】

功效	主治	配伍组方
止咳平喘	风寒咳喘	麻黄、甘草　三拗汤（臣）
	风热咳嗽	桑叶、菊花　桑菊饮（臣）
	燥热咳嗽	桑叶、贝母等　桑杏汤（君）
	肺热咳喘	石膏等　麻杏甘石汤（佐）
	外感凉燥	苏叶、前胡等　杏苏散（君）
润肠通便	肠燥便秘	柏子仁、郁李仁等　五仁丸（君）

解说：

1. 止咳平喘　咳嗽气喘，随证配伍可用于多种咳喘病证。风寒咳喘，配麻黄、甘草，以散风寒宣肺平喘，即三拗汤。风热咳嗽，配桑叶、菊花，以散风热宣肺止咳，如桑菊饮。燥热咳嗽，配桑叶、贝母、沙参，以清肺润燥止咳，如桑杏汤。肺热咳喘，配石膏等以清肺泄热宣肺平喘，如麻杏甘石汤。外感凉燥，咳嗽痰稀，配苏叶、前胡、半夏等药，以轻宣凉燥，宣肺化痰，如杏苏散。

2. 润肠通便　肠燥便秘，常配柏子仁、郁李仁等润肠之品同用，如《世医得效方》五仁丸。

【用法用量】 煎服，5~10g，生品入煎剂后下。

【注意事项】 本品有小毒，用量不宜过大；婴儿慎用。

【现代研究】

1. 主要成分　含苦杏仁苷（Amygdalin）、杏仁油、蛋白质和多种氨基酸及苦杏仁酶（Emulsin）、苦杏仁苷酶（Amygdalase）及樱苷酶（Prunase）。苦杏仁苷水解后生成苯甲酸和氢氰酸。种仁含胆甾醇、雌性酮及 α-雌性二醇。

2. 药理作用

(1) 止咳平喘作用：苦杏仁苷经酶解产生微量氢氰酸，轻度抑制呼吸中枢，发挥作用。

(2) 润肠通便：所含脂肪油为有效成分。

(3) 抗肿瘤作用：杏仁热水提取物对人子宫颈癌细胞培养株 JIC-26 株的抑制率为 50%~70%；苦杏仁苷加 β-葡萄糖苷酶可明显提高抗癌效率；小鼠自由摄食苦杏仁，可抑制艾氏腹水癌的生长，并延长生存期；杏仁提取物对移植性肝癌小鼠肿瘤抑制率为 51%~72%。

3. 临床应用

(1) 癌性胸水：苦杏仁苷胶囊，口服每次 0.2~0.6g，1 天 1~3 次，对晚期癌性胸水有显著效果。

(2) 牙痛：苦杏仁 7 枚，大蒜 7 个，捣碎为泥，外敷太阳穴（左侧牙痛敷右侧，右侧牙痛敷左侧），外敷 4~8 小时，一般用 1~2 次即可痊愈。

(3) 慢性气管炎：带皮苦杏仁与等量冰糖研碎混合，早晚各服 10g，10 天为 1 个疗程。

(4) 湿疹、癣：苦杏仁去皮研细末，以 75% 乙醇溶液浸泡外涂，治疗湿疹；或加陈醋煮沸、先熏后洗治癣。

紫苏子（成熟果实）

来源于唇形科草本植物紫苏 *Perilla frutescens* (L.) Britt. 的干燥成熟果实。主产于江苏、安徽、河南等地。秋季果实成熟时采收，晒干。生用或微炒，用时捣碎。以种仁黄白色，富油脂，气清香，颗粒饱满，均匀，灰棕色，无杂质者为佳。

第十三章 化痰止咳平喘药

【性味归经】辛,温。归肺、大肠经。

【功用特点】本品长于降气化痰、止咳平喘,适用于痰壅气逆,咳嗽气喘;富含油脂,又可润肠通便。

紫苏子、紫苏叶、紫苏梗同出一物,均有调气之功,然紫苏叶重在发表散寒,紫苏梗长于行气宽中,止呕安胎;紫苏子长于降气消痰,止咳平喘。

【功效主治与配伍组方】

功效	主治	配伍组方
降气化痰	痰壅气逆,咳嗽气喘	白芥子、莱菔子 三子养亲汤(君)
止咳平喘		苏子降气汤(君)
润肠通便	肠燥便秘	杏仁、火麻仁、瓜蒌仁等

解说:

1. 降气化痰,止咳平喘　痰壅气逆,咳嗽气喘,常配白芥子、莱菔子,以降气快膈,化痰消食,即三子养亲汤。上盛下虚之久咳痰喘,则配肉桂、厚朴等温肾化痰下气之品,如苏子降气汤。

2. 润肠通便　肠燥便秘,常配杏仁、火麻仁、瓜蒌仁等润肠之品。

【用法用量】煎服,3~10g。

【注意事项】阴虚喘咳及脾虚便溏者慎用。

【现代研究】

1. 主要成分　含脂肪油45.3%及维生素B_1、脂肪酸等。脂肪油为干性油,棕黄色,油中主要成分为紫苏醛、柠檬烯等。

2. 药理作用　紫苏子油能促进小鼠学习记忆功能,紫苏对血小板聚集有明显的抑制作用。

3. 临床应用　蛔虫病:生紫苏子捣烂或咬碎嚼服。用量:4~10岁,一次吃20~50g;成人一次为50~70g,一日2次,空腹服下,连服3日。治疗100例,服药后排出蛔虫者92例,排虫少者2条,最多147条。服药后无1例出现副作用。

杏仁与苏子功效主治异同点

药名	相同点	不同点
杏仁	止咳平喘,润肠通便,治咳嗽	止咳平喘要药,随不同配伍可用于多种咳喘证
苏子	气喘,肠燥便秘	温降肺气为主,寒痰壅肺,气逆喘咳多用之

百部(块根)

来源于百部科多年生草本植物直立百部 Stemona sessilifolia (Miq.) Miq.、蔓生百部 S. japonica (Bl.) Miq. 或对叶百部 S. tuberosa Lour. 的干燥块根。主产于安徽、江苏、浙江、湖北、山东等地。春、秋季采挖,除去须根,洗净,置沸水中略烫或蒸至无白心,取出,晒干,切厚片生用,或蜜炙用。以粗壮、肥润、坚实、色白者为佳。

【性味归经】甘、苦,微温。归肺经。

【功用特点】本品功专润肺止咳,凡咳嗽之证,不论寒热虚实,外感内伤,均可用之;又兼杀虫之功,用于蛲虫、阴道滴虫、头虱及疥癣等。

【功效主治与配伍组方】

功效	主治	配伍组方	备注
润肺止咳	新久咳嗽,百日咳,肺痨咳嗽	随证配伍	止嗽散(君)
杀虫	蛲虫、阴道滴虫、头虱及疥癣等	单用或配伍	

解说:

1. 润肺止咳　风寒咳嗽,配荆芥、桔梗、紫菀等,以止咳化痰,疏表宣肺,如止嗽散。久咳不止,气阴两虚,配黄芪、沙参、麦冬等补气养阴之品。肺痨咳嗽,阴虚,配沙参、麦冬、川贝母等养阴润肺止咳之品。

现代临床以本品为主,治疗肺结核,对痰菌转阴及病灶的吸收均有一定疗效。治百日咳,可单用;亦可配贝母、紫菀、白前等止咳化痰药同用。

2. 杀虫　蛲虫病,以本品浓煎,睡前保留灌肠。阴道滴虫,可单用,或配蛇床子、苦参等煎汤坐浴外洗。头虱、体虱及疥癣,可制成20%乙醇溶液,或50%水煎剂外搽即效。

【用法用量】 煎服,3～9g;外用适量。久咳虚嗽宜蜜炙用。

【现代研究】

1. 主要成分　含生物碱、糖类、脂类、蛋白质以及苹果酸、琥珀酸、甲酸、乙酸、草酸等。生物碱有百部碱(Stemonine)、原百部碱(Protostemonine)、百部次碱(Stemonidine)及异百部次碱(Isostemonidine)等。

2. 药理作用

(1)镇咳作用:百部生物碱能降低呼吸中枢的兴奋性,抑制咳嗽反射,产生镇咳作用;能对抗组胺对气管的致痉作用,其强度与氨茶碱相似,但作用缓慢而持久。

(2)抗菌作用:体外实验对多种致病菌如肺炎链球菌、乙型溶血性链球菌、脑膜炎球菌、金黄色葡萄球菌、白色葡萄球菌与痢疾杆菌、伤寒杆菌、副伤寒杆菌、大肠杆菌、变形杆菌、白喉杆菌、肺炎杆菌、鼠疫杆菌、炭疽杆菌、枯草杆菌以及霍乱弧菌、人型结核杆菌、甲型流感病毒等都有不同程度的抑制作用。体外对某些致病真菌也有一定的抑制作用。

(3)杀虫作用:百部的水浸液、醇浸液对蛲虫、头虱、体虱、阴虱有杀灭作用。

3. 临床应用

(1)百日咳:百部250g制成糖浆500ml,小儿每次3～50ml,4小时1次或每次10～15ml,一日3次,连服1周。治疗100余例,有效率在85%以上,对痉咳期效果特别显著。

(2)慢性气管炎:用50%百部糖浆治疗近千例,有效率达58%。也有用百部煎剂治疗110例,有效率83.7%,其中对单纯型效果较好。

(3)蛲虫病:百部浓煎,于夜间保留灌肠,10～12天为1个疗程,治疗133例,治愈率62%。

(4)酒糟鼻:30%的百部酊剂,用棉签蘸取搽鼻,15天为1个疗程,一般3～6个疗程即愈。

(5)荨麻疹:25%的百部酊剂,每日外涂3次。观察35例,治疗6天后,结果30例痊愈,5例显效。

(6)脚气:百部20g,浸泡于2000ml温水中3～4小时,泡脚30分钟为宜,一天2～3次,5～8天可治愈。

(7)阴虱:50%的百部酊剂,外搽患处,每日2次,直至皮肤瘙痒控制为止。观察39例,结果全部治愈。

紫菀(根及根茎)

来源于菊科多年生草本植物紫菀 *Aster tataricus* L. f. 的干燥根及根茎。主产于河北、安徽及东北、华北、西北等地。春、秋季采挖,除去有节的根茎,编成辫状晒干,或直接晒干,切厚片生用,或蜜炙用。以根粗长,色紫红,质柔韧者为佳。

【性味归经】 辛、甘、苦,温。归肺经。
【功用特点】 本品长于润肺化痰止咳,凡咳嗽无论新久,寒热虚实,皆可用之。
【功效主治与配伍组方】

功效	主治	配伍组方
润肺化痰止咳	咳嗽有痰	荆芥、桔梗等 止嗽散(君)

解说:

润肺化痰止咳 风邪犯肺,咳嗽咽痒,配荆芥、桔梗等,以止咳化痰,疏表宣肺,如止嗽散。阴虚劳咳,痰中带血,配阿胶、贝母等以养阴润肺,化痰止嗽。

此外,本品还可用于肺痈及小便不通等证,盖取其宣开肺气之功。

【用法用量】 煎服,5~10g。外感暴咳生用,肺虚久咳蜜炙用。

【现代研究】

1. 主要成分 主含紫菀皂苷(Astersaponin),另含紫菀酮(Shionone)、槲皮素(Quercetin)、(Friedelin)、挥发油及琥珀酸、紫菀乙素及紫菀丙素等。紫菀皂苷水解后产生紫菀次皂苷(Asterprosapogenin),苷元为常春藤皂苷元(Hederagenin)。

2. 药理作用

(1)祛痰作用:紫菀煎剂、甲醇及苯提取物均有祛痰作用。紫菀提取物紫菀酮、紫菀皂苷及紫菀醇等均有祛痰作用。

(2)抗菌作用:体外实验,紫菀煎剂对大肠杆菌、痢疾杆菌、伤寒杆菌、副伤寒杆菌、变形杆菌、铜绿假单胞菌、金黄色葡萄球菌、霍乱弧菌、结核杆菌等均有抑制作用。对常见的致病性皮肤真菌也有一定抑制作用。

(3)抗肿瘤作用:紫菀中所含表无羁萜醇成分,对实验性小鼠艾氏腹水癌有抗癌细胞的作用。

款冬花(花蕾)

来源于菊科多年生草本植物款冬 *Tussilago farfara* L. 的干燥花蕾。主产于河南、甘肃、山西、陕西等地。12月或地冻前当花尚未出土时采挖,除去花梗,阴干,生用,或蜜炙用。以朵大,色紫红,无花梗者为佳。

【性味归经】 辛、微苦,温。归肺经。

【功用特点】 本品润肺止咳化痰与紫菀相似,二者常相须为用,治疗多种咳嗽,为治咳常用药,尤宜于寒咳。

紫菀祛痰力胜,款冬花止咳功良。

【功效主治与配伍组方】

功效	主治	配伍组方	备注
润肺止咳化痰	多种咳嗽	随证配伍	定喘汤(臣) 九仙散(佐)

解说:

润肺止咳化痰 多种咳嗽,常与紫菀相须为用。风寒外束,痰热内蕴,配麻黄、白果、桑白皮等药,以宣肺降气,祛痰平喘,如定喘汤。肺虚气弱,久咳不愈,配人参、五味子等药,以敛肺止咳,益气养阴,方如九仙散。阴虚燥咳,则配沙参、麦冬等养阴润肺之品。肺痈咳吐脓痰,配桔梗、苡仁等清热排脓之品。

【用法用量】 煎服,5~10g。外感暴咳宜生用,内伤久咳宜炙用。

【现代研究】

1. 主要成分 含款冬二醇(Faradiol)、款冬酮(Tussilagone)、款冬素(Tussilagin)、芸香苷(Rutin)、金丝桃苷(Hyperin)、蒲公英黄色素(Taraxanthin)、甲基丙酸款冬素酯、千里碱(Senecionine)、香芹酚、β-谷甾醇、阿魏酸、咖啡酸及鞣质等。

2. 药理作用

(1)对呼吸系统的作用:款冬花煎剂有明显镇咳作用。其乙酸乙酯提取物有祛痰作用,乙醇提取物有镇咳作用。其醚提取物对兔呼吸作用类似尼可刹米,可对抗吗啡引起的呼吸抑制。对组胺引起的支气管痉挛有解痉作用。

(2)对心血管系统的作用:款冬花醇提取物和煎剂静脉注射,对猫的血压先呈短暂的微降,继之急剧上升,并维持较长时间。醚提取物升压作用更强,其升压作用部位在外周。

(3)对胃肠及子宫平滑肌的作用:醚提取物对胃肠平滑肌呈抑制作用;对在位和离体子宫,小剂量时兴奋,大剂量时则呈抑制,或兴奋继之抑制。

(4)抑制血小板聚集:款冬花素Ⅰ、Ⅱ、Ⅲ,在血小板活化因子所引起的血小板聚集实验中均有抑制作用。款冬花素Ⅰ在钙通道阻滞受体结合实验中也有阻断活性作用。

(5)对中枢神经系统的毒副作用:款冬花醚提取物可引起动物狂躁不安、呼吸兴奋、肌肉紧张、颤动、阵挛,最后惊厥死亡。惊厥系由于中枢神经过度兴奋引起的。

3. 临床应用

(1)哮喘:将款冬花制成醇浸膏,每次5ml(相当于生药6g),日服3次。观察36例,其中支气管哮喘21例,哮喘性支气管炎合并肺气肿者15例。结果显效8例,好转19例,无效9例。

(2)慢性骨髓炎:款冬花适量,嚼成糊状,涂于消毒纱布上敷于患处。10天为1个疗程,治疗慢性骨髓炎51例,痊愈35例,有效12例,无效4例。

(3)婴幼儿肺炎:基本治疗基础上,按1:1的比例加用款冬花和紫菀(0~6个月每天3g,6个月~1岁每天6g,1~3岁每天9g),2倍质量的冰糖加水煎服。分2~3次服用,每日1剂,3~5天为1个疗程。观察120例,结果64例显效,38例有效,18例无效。

马兜铃(成熟果实)

来源于马兜铃科多年生藤本植物北马兜铃 *Aristolochia contorta* Bge. 或马兜铃 *A. debilis* Sieb. et Zucc. 的干燥成熟果实。前者主产于黑龙江、吉林、河北等地;后者主产于江苏、安徽、浙江等地。秋季果实由绿变黄时采收,晒干生用或蜜炙用。以身干,椭圆形,果实完整少破裂,色黄绿,无杂质,无虫蛀,不霉者为佳。

【性味归经】 苦、微辛,寒。归肺、大肠经。

【功用特点】 本品能清肺化痰止咳平喘,治肺热咳嗽痰喘者最宜;又能清肠疗痔,治疗痔疮肿痛;兼平肝降压。

【功效主治与配伍组方】

功效	主治	配伍组方	备注
清肺化痰,止咳平喘	肺热咳喘	随证配伍	补肺阿胶汤(臣)
清肠疗痔	痔疮肿痛	复方配伍	

解说:

1. 清肺化痰,止咳平喘 肺热咳嗽痰喘,常配桑白皮、黄芩、枇杷叶等清肺化痰之品。肺虚火盛,喘咳咽干,或痰中带血,配阿胶等养阴润肺止血药,如补肺阿胶汤。

2. 清肠疗痔　痔疮肿痛,复方配伍。

此外,能清热平肝降压而治高血压属肝阳上亢者。

【用法用量】煎服,3~9g;外用适量,煎汤熏洗。一般生用,肺虚久咳炙用。

【注意事项】用量不宜过大,以免引起呕吐。

【现代研究】

1. 主要成分　含马兜铃碱(Aristolochine)、马兜铃酸(Aristolochic acid)、马兜铃次酸(Aristolochinic acid)、木蓝碱(Magnoflorine)及尿囊素(Allantion)等。

2. 药理作用

(1)对呼吸系统的作用:马兜铃煎剂有微弱的祛痰作用。10%浸剂可使支气管舒张,并能对抗毛果芸香碱、乙酰胆碱及组胺引起的支气管痉挛。

(2)抗菌作用:马兜铃煎剂对金黄色葡萄球菌、肺炎链球菌、痢疾杆菌有抑制作用;对皮肤真菌也有抑制效果。

(3)毒副作用:马兜铃碱皮下注射,可引起严重的肾炎,大量应用可引起血尿、尿闭、呼吸困难、脉搏不整,甚至呼吸停止而死亡。

3. 临床应用　肿瘤:用马兜铃配合化疗、放疗治疗癌肿56例,除2例有白细胞计数下降外,54例在整个治疗中的细胞数一直保持恒定,保证了化疗和放疗的继续进行。

枇杷叶(叶)

来源于蔷薇科常绿小乔木植物枇杷 *Eriobotrya japonica*(Thunb.) Lindl. 的干燥叶。全国大部分地区均有栽培。主产于广东、江苏、浙江、福建、湖北等地。全年均可采收,晒干,刷去毛,切丝生用或蜜炙用。以叶大,色灰绿,不破碎者为佳。

【性味归经】苦,微寒。归肺、胃经。

【功用特点】本品以降肺胃气逆、清肺胃热为其所长,可清肺化痰止咳、降逆止呕,用于治疗肺热咳嗽、胃热呕吐、哕逆。

【功效主治与配伍组方】

功效	主治	配伍组方
清肺化痰止咳	肺热咳嗽	随证配伍
降逆止呕	胃热呕吐,哕逆	橘皮、竹茹等

解说:

1. 清肺化痰止咳　肺热咳嗽,常配桑叶、前胡等疏风清热止咳之品。燥热咳喘,配桑白皮、知母、沙参等清润之品。肺虚久咳,配阿胶、百合等养阴润肺药。

2. 降逆止呕　胃热呕吐,哕逆,常配橘皮、竹茹等药。

此外,还可用于热病口渴及消渴,取其清胃止渴之功。

【用法用量】煎服,6~10g,止咳宜炙用,止呕宜生用。

【现代研究】

1. 主要成分　含挥发油及苦杏仁苷、熊果酸、齐墩果酸、维生素B和C、苹果酸、绿原酸、新绿原酸、枸橼酸、酒石酸、鞣质等。挥发油中主要成分为橙花叔醇(Nerolidol)和金合欢醇(Farnesol),此外有α-及β-蒎烯、莰烯、月桂烯、α-衣兰醇、α-和β-金合欢烯、α-荜澄茄醇、芳樟醇、橙花醇及γ-己烯醇和芳樟醇氧化物等。

2. 药理作用

(1)抗癌作用:据国外报道,枇杷叶所含苦杏仁苷治疗癌症效果显著,患者的疼痛可迅速消失,苦杏仁苷水解产生苯甲醛,据报道此物系强效抗癌药物。

(2)对呼吸系统的影响:枇杷叶煎剂及其乙酸乙酯提取部分有平喘、祛痰作用。皂苷具有引起支气管黏膜分泌的作用,内服有祛痰效果,咖啡酸具有镇咳、祛痰作用。

(3)抗菌作用:枇杷叶水煎剂、乙酸乙酯提取液及乙醇提取液对金黄色葡萄球菌、白色葡萄球菌、溶血性链球菌、肺炎链球菌、卡他球菌等有抑制作用。

3. 临床应用

(1)久咳音哑,痰中带血:枇杷叶冲剂,每次 10g(相当于生药 36g),每日 2 次内服,效果较好。

(2)过敏性紫癜:鲜枇杷叶 50g(刷去毛),水煎加单晶糖少许,分 2 次服,每日 1 剂。7 日为 1 个疗程。观察 38 例,结果 13 例痊愈,19 例显效,3 例有效,总有效率达 92.11%。

(3)痛风:枇杷叶 40 枚,清酒 2L,密封阴凉处放置 1 个月。无症状的高尿酸血症期患者,隔 1 天 2 次,早晚各 30ml。1 个月为 1 个疗程。急性关节炎期患者,1 天 2 次,同时用冷开水稀释 2~3 倍,直接涂抹或敷于患部,每天 3~4 次。观察 28 例,结果 13 例痊愈,14 例有效,总有效率达 96.43%。

枇杷叶与马兜铃功效主治异同点

药名	相同点	不 同 点
枇杷叶	苦寒,可清肺止咳平喘,	清热力弱,以清肺胃为能,又能和胃降逆,用于胃热呕呃
马兜铃	治肺热喘逆之证	清热力强,以清肺和大肠为主,可治痔疮肿痛出血

桑白皮(根皮)

来源于桑科小乔木植物桑 Morus alba L. 的干燥根皮。产于全国大部分地区,主产于安徽、河南、浙江、江苏、湖南等地。秋末叶落时至次春发芽前挖根,刮去黄棕色粗皮,剥取根皮,晒干,切丝生用,或蜜炙用。以身干,色白,皮厚,无黄棕色老皮者为佳。

【性味归经】甘、寒。归肺经。

【功用特点】本品能泻肺火平喘咳,用于肺热咳喘等;又能清降肺气,通调水道而利水消肿,用于水肿。

桑白皮、桑叶、桑枝同出一物,均为寒凉之品,桑白皮入肺主降,善于泻肺火、利尿;桑叶质轻主升,走表而散,主疏散肺肝二经风热之邪;桑枝入络,祛风湿,通经络。

【功效主治与配伍组方】

功效	主治	配伍组方
泻肺平喘	肺热咳喘	地骨皮 泻白散(君) 定喘汤(佐) 九仙散(佐)
利水消肿	水肿	茯苓皮等 五皮散(臣佐)

解说:

1. 泻肺平喘 肺热咳喘,常配泻肺火止咳的地骨皮,如泻白散。风寒外束,痰热内蕴,配麻黄、白果、苏子等药,以宣肺降气,祛痰平喘,如定喘汤。肺虚有热而咳喘气短、潮热、盗汗者,与人参、五味子、熟地等补肺药配伍,如九仙散。

2. 利水消肿 水肿,如风水、皮水等,常配茯苓皮、大腹皮等利水之品,如五皮饮。

此外,本品还有止血、清肝降压之功,可治衄血、咯血及肝阳肝火偏旺之高血压症。

【用法用量】煎服,6~12g。

【现代研究】

1. 主要成分 含黄酮类化合物、糖类、挥发油、鞣质、黏液素等成分。黄酮类有桑根皮素(Morusin)、桑素(Mulberrin)、环桑皮素(Cyclomulberrin)、桑皮色烯素(Mulberrochromene)、环桑皮色烯素(Cyclomulberrochromene)、桑根酮(Sanggenone A～N)等;香豆精类有伞形花内酯(Umbelliferone)及东莨菪素(Scopletin)等。

2. 药理作用

(1) 降压作用:桑白皮的醇提取液可使动物血压明显而持久的下降。降压机制可能是抑制了血管运动中枢而出现的。桑根酮、环桑皮素、桑皮呋喃C等都有降压作用。

(2) 利尿作用:桑白皮煎剂及正丁醇提取物均有显著的利尿作用,使尿量及尿中的氯化物(Na^+、K^+),在6小时内排出量均显著增加。

(3) 镇静、镇痛作用:其有效部位为脂溶性提取物。

(4) 抗菌作用:桑白皮煎剂对金黄色葡萄球菌有较强的抑制作用;桑皮呋喃A对金黄色葡萄球菌、分歧杆菌均有较强的抗菌活性。环桑皮素有抗真菌的作用。

3. 临床应用 食管癌、胃癌:桑白皮"苦酒(醋)煎"治食管癌及胃癌,部分患者的症状缓解并好转。

葶苈子(成熟种子)

来源于十字花科草本植物播娘蒿 *Descurainia sophia* (L.) Webb ex Prantl 或独行菜 *Lepidium apetalum* Willd. 的干燥成熟种子。前者称"北葶苈子",主产于河北、辽宁、内蒙古、吉林等地;后者称"南葶苈子",主产于江苏、山东、安徽、浙江等地。夏季果实成熟时采割植株,晒干,搓出种子,除去杂质,生用或炒用。以颗粒饱满均匀,表面黄棕色,有光泽,黏性较强者为佳。

【性味归经】 苦、辛,大寒。归肺、膀胱经。

【功用特点】 本品大寒清热,苦降,泻肺平喘、利水消肿,作用较强,用治痰涎壅盛喘咳及水肿、胸腹积水。

【功效主治与配伍组方】

功效	主治	配伍组方
泻肺平喘	痰涎壅盛,喘咳不得平卧	葶苈大枣泻肺汤(君)
利水消肿	水肿、胸腹积水、小便不利等	随证配伍 己椒苈黄丸(君)

解说:

1. 泻肺平喘 痰涎壅盛,喘咳不得平卧,常佐大枣以缓其性,如《金匮》葶苈大枣泻肺汤;临床常配苏子、桑白皮、杏仁等,以泻肺平喘。

2. 利水消肿 腹水肿满属湿热壅阻者,配防己、椒目、大黄,以清热化湿利水,即己椒苈黄丸。结胸证之胸胁积水,配杏仁、大黄、芒硝等药。

近代用本品配伍其他药物,治渗出性胸膜炎等有效。

现代临床有单以本品研末服,或配以生脉散、参附汤等同用,治疗肺心病心力衰竭,见水肿喘满者,有较好疗效。

【用法用量】 煎服,3～10g,包煎。

【现代研究】

1. 主要成分 含强心苷类、异硫氰酸类及脂肪酸。强心苷类有毒毛旋花子苷配基(Strophanthidine)、葶苈苷(Helveti-

coside)、伊夫单苷(Evomonoside)、伊夫双苷(Evobioside);异硫氰酸类有葡萄糖异硫氰酸盐(Glucosinolates)的降解产物、异硫氰酸苄酯(Benzyl isothiocyanate)、异硫氰酸丁烯酯(3-Butenyl isothiocyanate)。

2. 药理作用

(1)对心血管系统的作用:葶苈子中含强心苷类物质,实验证明葶苈子的醇提取物能明显增加心输出量。

(2)抗菌作用:葶苈子中的苄基芥子油(异硫氰酸苄酯)具有广谱抗菌作用,体外对酵母菌、20种真菌及数十种其他菌株均有抑制作用。对革兰阴性及阳性菌的抑菌有效浓度分别为1:20万和1:30万。

(3)抗癌作用:葶苈子在很低剂量,对腹水癌即可发挥显著的抗癌效果。

(4)其他作用:葶苈子有平喘作用。

3. 临床应用

(1)风湿性心脏病心力衰竭:每日用葶苈子12~15g,大枣10~20枚,水煎服。可使临床症状和心力衰竭很快缓解或消失,使病人转危为安。

(2)胸膜炎:用葶苈子15~20g,大枣15~20枚,随证加减,治疗渗出性胸膜炎15例,均于3周内痊愈。

(3)百日咳:葶苈子3g,鸡苦胆1个。将两药研末加白糖少许,调成糊状,口服。1岁内服用1/2,2~3岁全服,每日1次,直至症状缓解。

(4)小儿咳喘:葶苈子为君药治疗小儿咳喘疗效显著,总有效率达97.2%。

桑白皮与葶苈子功效主治异同点

药名	相同点	不同点
桑白皮	泻肺平喘,行水消肿	甘寒力缓,重在清泻肺热,肺热喘咳,痰黄黏稠多用之,兼治水肿的轻证(皮水、风水)。
葶苈子		苦辛大寒力猛,泻肺气之实而行痰水,痰涎壅滞咳喘用之为宜,兼治水肿重证(胸腹积水)

白果(成熟种子)

来源于银杏科乔木植物银杏 *Ginkgo biloba* L. 的干燥成熟种子。全国各地均有栽培。秋季种子成熟时采收,除去肉质外种皮,洗净,稍蒸或略煮后烘干。除去硬壳,生用或炒用。以粒大、壳色黄白、种仁饱满、断面色淡黄者为佳。

银杏是现在地球上生长着的最古老的低等植物。北京潭柘寺有一株辽代银杏,传说每逢新主登基,必生新枝,乾隆因此而称之为"帝王树"。由于银杏从栽种到结果要20多年,40年后才能大量结果,能活到1000多岁,是树中的老寿星,民间有"公公栽树,孙儿采果"之说。古代中华民族的祖先轩辕氏复姓公孙,而银杏的树龄又极长,可以与中国有文字记载的历史相等,所以才有"公孙树"之名。

【性味归经】甘、苦、涩,平。有毒。归肺经。

【功用特点】本品性涩而收,敛肺平喘,为治喘咳所常用。又能收涩止带,缩尿止遗。

〔附〕银杏叶(银杏树的叶):敛肺平喘,活血止痛,用于肺虚咳喘及心脑血管疾病。

【功效主治与配伍组方】

功效	主治	配伍组方	
敛肺定喘	哮喘痰嗽	随证配伍	定喘汤(君)
止带缩尿	带下,白浊,小便频数、遗尿等	随证配伍	易黄汤(臣)

解说：

1. 敛肺定喘　肺肾两虚之虚喘，配五味子、胡桃肉，与敛肺滋肾平喘之品。外感风寒内有蕴热而喘，与麻黄同用，白果敛肺定喘而祛痰，麻黄宣肺散邪以平喘，二者一敛一散，加强平喘之功，又可防麻黄耗散肺气，二者共为君药，如定喘汤。肺热燥咳，喘咳无痰，配天冬、麦冬、款冬花等凉润肺燥之品。

近代有以本品配地龙、黄芩等，治慢性气管炎属肺热型者。

2. 止带缩尿　脾肾亏虚带下清稀，常配山药、莲子等补脾益肾、固涩止带之品。湿热带下，色黄腥臭，配黄柏、车前子等燥湿清热之品，如易黄汤。小便频数、遗尿，常配熟地、山萸肉、覆盆子等，以补肾固涩。

【用法用量】　煎服，5～10g，捣碎。

【注意事项】　本品有毒，不可多用，小儿尤当注意。

【现代研究】

1. 主要成分　种仁含蛋白质、脂肪、糖类、胡萝卜素、维生素 B_2 及多种氨基酸；外种皮含白果酸(Ginkgolic acid)、氢化白果酸、氢化白果亚酸(Hydroginkgolic acid)、白果酚(Ginkgd)、白果二酚(Bilobol)、银杏醇(Ginnol)及银杏毒素(Ginkgotoxin)等；种子含少量氰苷。

2. 药理作用

(1) 祛痰、止咳作用：白果乙醇提取物有祛痰作用。

(2) 对微循环系统的作用：新鲜白果中的白果二酚对兔有短暂的降低血压作用，并引起血管渗透性增加。种皮水提取物能降低麻醉犬血压，并使冠脉流量渐增。

(3) 抗菌作用：白果对多种类型的葡萄球菌、链球菌、白喉杆菌、炭疽杆菌、大肠杆菌、伤寒杆菌、结核杆菌等有不同程度的抑制作用，果肉的抗菌力较皮强，带外种皮的白果水浸剂对常见致病性皮肤真菌均有不同程度的抑制作用(银杏甲素及银杏乙素)。

3. 临床应用　肺结核：白果浸入生菜油中 100 天后，每次 1 粒，每日 3 次，温开水送下，连服 1～3 个月，初步观察 1000 多例，结果病人症状减轻者占 70%～80%。

> 思考题

1. 试述半夏、天南星的功效主治。
2. 比较瓜蒌、浙贝母、川贝母；桑白皮、葶苈子功效主治异同点。
3. 能载药上行，常作为治疗胸膈以上疾病的引经药是指何药？其功能、主治如何？
4. 半夏治疗呕吐，临床如何配伍应用？
5. 半夏、竹茹、丁香、黄连、柿蒂、芦根、枇杷叶各治疗何种呕吐或呃逆？
6. 化痰药中温化寒痰、清化热痰的药各有哪些？止咳平喘药有哪些药物？

第十四章 安 神 药

【学习要求】
1. 掌握安神药的含义、功效、适用范围、配伍方法及重镇安神药与养心安神药的功用特点。
2. 掌握药物4味(朱砂、磁石、龙骨、酸枣仁),熟悉药物2味(远志、柏子仁),了解药物1味(琥珀),参考药物1味(合欢皮)。
3. 掌握相似药物功效、应用的异同点。
4. 了解重镇安神药的用量、用法特点及注意事项。

一、含义

凡以安定神志为主,用治心神不安病证的药物,称为安神药。

二、归经与治疗范围

本类药物多属心肝二经。心主神而藏神,肝主疏泄而藏魂,能条畅气机,因而,人神志的变化与心肝二脏的功能活动密切相关。主要用于心神不宁、惊悸、失眠、健忘、多梦及惊风、癫痫、癫狂等证。

三、性能特点

安神药物多以矿石、贝壳或植物的种子入药,前者质重沉降,重则能镇,重可去怯,以重镇安神为其特点,后者质润滋养,以养心安神为其所长。

四、分类及各类安神药的作用与适应证

1. 重镇安神药　有重镇安神、平惊定志、平肝潜阳等作用。多用于阳气躁动,心神不安的实证。
2. 养心安神药　具有滋养心肝,养阴补血,交通心肾等作用。多用于心肝血虚,心神不宁的虚证。

五、配伍原则

安神药须根据不同的病因、病机,选择适宜的安神药,并进行相应的配伍。
1. 心火亢盛者　配伍清心降火药。
2. 痰热扰心者　配伍化痰、清热药。
3. 肝阳上亢者　配伍平肝潜阳药。
4. 血瘀气滞者　配伍活血行气药。

5. 血亏阴虚者　配伍补血、养阴药物及养心安神药。
6. 心脾气虚者　配伍补气药。
7. 惊风、癫痫者　须配化痰开窍或平肝息风药。

六、注意事项

1. 矿石类安神药,如做丸、散服,易伤脾胃,故不宜长期服用,并须酌情配伍养胃健脾之品。入煎剂服,应打碎先煎。
2. 具有毒性的药物,须慎用,以防中毒。

七、药理作用

1. 镇静催眠作用　酸枣仁、远志、朱砂及琥珀等均有显著的镇静催眠作用,能使动物自发活动减少,明显延长戊巴比妥钠引起的小鼠睡眠时间。
2. 抗惊厥作用　酸枣仁、远志等能对抗戊四氮或士的宁所致的惊厥,有明显的抗惊厥作用。
3. 其他作用　本类药物尚有降温、降压、镇痛等作用。

第一节　重镇安神药

朱砂(辰砂)

来源于硫化物类矿物辰砂族辰砂,主含硫化汞(HgS)。主产于贵州、湖南、四川、云南等地。随时开采,采挖后,选取纯净者,用磁铁吸净含铁的杂质,再用水淘去杂石和泥沙,研细水飞,晒干装瓶备用。以色鲜红,有光泽,不染手,质脆体重者为佳。

【性味归经】甘,寒;有毒。归心经。

【功用特点】本品清心火,镇心神,最适于心火亢盛、心神不宁,烦躁失眠及惊风癫痫;此外,有较强的清热解毒作用,内服、外用均效,用于疮疡肿毒,咽喉肿痛,口舌生疮。

【功效主治与配伍组方】

功效	主治	配伍组方	备注
镇心安神	心火亢盛,心神不宁	朱砂安神丸(君)	天王补心丹(佐)
	心悸,失眠	复方配伍	紫雪(佐)
	惊风	开窍息风药　安宫牛黄丸(佐)	至宝丹(佐)
	癫痫	磁石　磁朱丸(臣)	
清热解毒	疮疡肿毒	紫金锭(佐)	
	咽痛口疮	冰硼散(佐)	

解说:

1. 镇心安神　心火亢盛之心神不宁、烦躁不眠,与黄连同用,以增强清心安神作用;兼阴血不足者,再加生地黄、当归等滋阴清热、补养心血之品,如朱砂安神丸。阴血虚者,与酸枣仁、柏子仁、当归等养心安神药同用。高热神昏、惊厥,常与牛黄、麝香等开窍、息风药物同用,如安宫牛黄丸。小儿惊风,多与牛黄、全蝎、钩藤等息风止痉之品同用。癫痫卒昏抽搐,与镇静安神的磁石同用,如磁朱丸。

2. 清热解毒　疮疡肿毒,与雄黄、大戟、山慈菇等解毒消肿药同用,如紫金锭。咽喉肿痛,口舌生疮,与冰片、硼砂等清热止痛之品同用,如冰硼散。

【用法用量】入丸散或研末冲服,每次0.1~0.5g,不宜入煎剂。外用适量。

【注意事项】本品有毒,内服不可过量或持续服用,以防汞中毒;忌火煅,火煅则析出水银,有剧毒。

【现代研究】

1. 主要成分　本品主要成分为硫化汞(HgS),但常夹杂雄黄、磷灰石、沥青质等。

2. 药理作用　朱砂有无镇静催眠作用,结论不一。朱砂外用能抑杀皮肤细菌和寄生虫,有防腐作用。朱砂所含之汞,高浓度时可抑制多种酶的活动,并可透过血脑屏障,直接损害中枢神经系统。进入体内的汞,主要分布在肝、肾,而引起肝肾的损害。

3. 临床应用　小儿夜啼:用朱砂末,于晚上睡前,以湿毛笔或鸡羽毛蘸药少许,涂于神阙、劳宫(双)、膻中、风池(双)等穴,不用包扎。每晚1次,一般1次即效,可连用3天。治疗71例均愈,其中1次治愈者54例。

磁石(磁铁矿)

来源于氧化物类矿物尖晶石族磁铁矿,主含四氧化三铁(Fe_3O_4)。主产于江苏、山东、辽宁、广东、安徽、河北等地。随时可采,除去杂质,选择吸铁力强者(习称"活磁石"或"灵磁石")入药。以色黑有光泽,吸铁能力强者为佳。生用或醋淬研细用。

【性味归经】咸,寒。归心、肝、肾经。

【功用特点】本品镇惊安神作用不如朱砂,因有益肾阴平肝潜阳之功,故善于治疗阴虚阳亢所致的心神不宁;且能聪耳明目,纳气平喘。

【功效主治与配伍组方】

功效	主治	配伍组方
镇惊安神	心神不宁、惊悸及癫痫	朱砂、神曲　磁朱丸(君)
平肝潜阳	肝阳眩晕　平肝潜阳药	紫雪(佐)
聪耳明目	肝肾亏虚目暗耳聋	滋肾之品
纳气定喘	肾虚喘促	补肾纳气药

解说:

1. 镇惊安神　肾虚肝旺,肝火上炎,扰动心神,或惊恐气乱,神不守舍所致之心神不宁、惊悸、失眠及癫痫,可与朱砂、神曲同用,以益阴明目,重镇安神,如磁朱丸。

2. 平肝潜阳　肝阳上亢之头晕目眩、急躁易怒等,与石决明、牡蛎、白芍等平肝潜阳药物同用。

3. 聪耳明目　肾虚耳鸣、耳聋,配伍熟地黄、山茱萸、五味子等滋肾益精之品。肝肾不足,目暗不明,配伍枸杞子、白菊花、女贞子等补肝肾明目之品。

近年用磁朱丸治疗白内障,可使视力改善。

4. 纳气定喘　肾气不足,摄纳无权之虚喘,与五味子、胡桃肉、蛤蚧等同用,共奏纳气平喘之效。

【用法用量】煎服,9~30g,宜打碎先煎。入丸、散,每次1~3g。镇惊安神、平肝潜阳宜生用,聪耳明目、纳气平喘宜醋淬后用。

【注意事项】因吞服后不易消化,如入丸、散,不可多服。脾胃虚弱者慎用。

【现代研究】

1. 主要成分　本品主要含四氧化三铁(Fe_3O_4),其中含FeO为31%,Fe_2O_3为69%。尚含锰、铝、铅、钛等。
2. 药理作用　磁石有镇静及抗惊厥作用,与异戊巴比妥钠有协同作用,对士的宁引起的小鼠惊厥有延长潜伏期的作用。
3. 临床应用　顽固性幻听:使用磁石枕治疗顽固性幻听218例,显效率达75%。

朱砂与磁石功效主治异同点

药名	相同点	不同点
朱砂		安神定惊之功较强,主清心火,多用于心火亢盛的心神不安,且有清热解毒之功
磁石	镇心安神 惊悸失眠	长于益肾阴,平肝潜阳,多用于阴虚阳亢的心神不宁;又能聪耳明目,纳气平喘

龙骨(骨骼化石或门齿的化石)

来源于古代多种大型哺乳动物,如三趾马、犀类、鹿类、牛类、象类等的骨骼化石或象类门齿的化石。主产于山西、内蒙古、河南、河北、陕西、甘肃等地。全年均可采挖,除去泥土及杂质,贮于干燥处。以松脆易碎,舔之黏舌者为佳。生用或煅用。(2010年版《中华人民共和国药典》未载入)

【性味归经】甘、涩,平。归心、肝、肾经。

【功用特点】本品为重镇安神之要药,可用治各种神志失常之证;又可平肝潜阳,用于肝阳眩晕;味涩收敛,尤长于收敛固涩,治疗滑脱诸证。

〔附〕龙齿(上述大型哺乳动物的牙齿的化石):镇静安神作用强于龙骨。

【功效主治与配伍组方】

功效	主治	配伍组方
镇惊安神	心神不宁,心悸失眠	安神药
	惊痫癫狂	化痰止痉药
平肝潜阳	肝阳眩晕	代赭石、牛膝等　镇肝熄风汤(臣)
收敛固涩	遗精、滑精	补肾固精药　金锁固精丸(佐)
	遗尿、尿频	缩尿药　桑螵蛸散(臣)
	崩漏、带下	固崩止带药　固冲汤(佐)
	自汗、盗汗	敛汗药

解说:

1. 镇惊安神　心神不宁,心悸失眠,健忘多梦等症,与朱砂、酸枣仁、柏子仁等安神之品配伍。惊痫抽搐,癫狂发作,与牛黄、胆南星、礞石等化痰、止痉之品同用。

2. 平肝潜阳　肝阳上亢之头晕目眩、烦躁易怒等症,重用牛膝补益肝肾,引血下行,并配代赭石、牡蛎、白芍等药,以滋阴潜阳,镇肝降逆,如镇肝熄风汤。

3. 收敛固涩　肾虚遗精、滑精,每与牡蛎、沙苑子、芡实等药同用,以益肾固精止遗,如金锁固精丸。心肾两虚,小便频数者,常与桑螵蛸、龟甲、茯神等药同用,以调补心肾,涩精止遗,如桑螵蛸散。气虚不摄,冲任不固之崩漏、带下,可与黄芪、乌贼骨、五味子等药同用,以益气固冲,止血止带,如固冲汤。表虚自汗、阴虚盗汗,常与黄芪、牡蛎、浮小麦、五味子等药同用,以收敛固表止汗。

此外,煅龙骨外用,有吸湿敛疮,生肌之效,可用于湿疮痒疹及疮疡久溃不愈等证。常以之与枯矾等分,共研细末,掺敷患处取效。

【用法用量】煎服,15~30g,入汤剂宜先煎。外用适量。收敛固涩宜煅用,余皆生用。

【现代研究】

1. 主要成分　本品主含碳酸钙、磷酸钙,尚含铁、钾、钠、氯、硫酸根等。

2. 药理作用　龙骨含丰富的钙,内服遇胃酸,可变为可溶性钙盐,吸收入血后可促进血液凝固力,增强血管壁的致密性,以防止白细胞及血清渗出血管外;同时又有减轻骨骼肌的兴奋作用。因此有镇静、收敛、固摄、止泻之效。

琥珀(化石样物质)

本品为古代松科植物的树脂化石,是局部氧化的碳氢化合物。从地下挖出的称"琥珀",从煤层挖出的称"煤珀"。主产于云南、广西、辽宁、河南、福建等地,随时可采,除去砂石、泥土等杂质。琥珀以色红,质松脆,断面光亮者为佳;煤珀以色黄棕,断面有玻璃样光泽者为佳。研末生用。(2010年版《中华人民共和国药典》未载入)

【性味归经】甘,平。归心、肝、膀胱经。

【功用特点】本品为镇惊安神药中的活血散瘀、利尿通淋药;因可散瘀止血,尤宜于血淋。

【功效主治与配伍组方】

功效	主治	配伍组方
镇惊安神	心神不宁、心悸失眠	朱砂、远志、石菖蒲等
	惊风癫痫	牛黄、朱砂等　至宝丹(佐)
活血散瘀	瘀血阻滞证	随证配伍
利尿通淋	淋证(血淋)、小便不利	随证配伍

解说:

1. 镇惊安神　心神所伤,神不守舍之心神不宁、惊悸失眠、健忘多梦等症,常与朱砂、远志、石菖蒲等安神药同用。痰热内闭心包证,神昏谵语,惊风,以及癫痫发作,痉挛抽搐等症,与牛黄、朱砂等同用,以清热化痰,开窍解毒,如至宝丹。

2. **活血散瘀** 可用治血瘀肿痛、经闭、痛经、心腹刺痛、癥瘕积聚等多种血瘀证，可单用或复方随证配伍。

3. **利尿通淋** 血淋，与石韦、小蓟、白茅根等通淋止血之品同用。石淋或热淋，可单用或配伍金钱草、海金沙、木通等利尿通淋排石之品。

此外，本品外用可作为生肌收敛药物，用于痈肿疮毒。

【用法用量】研末冲服，每次 1.5~3g。不入汤剂。

【现代研究】

1. 主要成分　本品主要含树脂、挥发油。此外，含琥珀氧松香酸、琥珀松香酸、琥珀银松酸、琥珀脂醇、琥珀松香醇及琥珀酸等。

2. 药理作用　琥珀具有中枢抑制作用。琥珀中的琥珀酸有抗惊厥、镇静、降低体温及镇痛等作用，可短暂地兴奋呼吸和升高血压。

3. 临床应用

(1) 心律失常：A 组，琥珀粉 2g，奎尼丁 0.125g，每 8 小时口服 1 次；B 组，仅用奎尼丁，服法、用量与 A 组相同。结果：A 组 2 周内房性心律失常消失，心功能有不同程度的好转 26 例，有效率 80%；B 组有效率 40%。两组比较有显著性差异（$P<0.01$）。

(2) 妇科病：琥珀散具有活血化瘀、理气止痛的功效。临床用治妇女慢性盆腔炎、盆腔炎包块、宫外孕、子宫内膜异位症引起的痛经、术后盆腔瘀血症等，均取得满意疗效。

第二节　养心安神药

酸枣仁（成熟种子）

来源于鼠李科落叶灌木或小乔木植物酸枣 Ziziphus jujuba Mill. var. spinosa (Bunge) Hu ex H. F. Chou 的干燥成熟种子。主产于河北、山西、陕西、山东等地。秋末冬初果实成熟时采收，除去果肉，碾碎果核，取出种子，晒干。以粒大饱满，外皮紫红，光滑油润，种仁色黄白，无核壳者为佳。生用或炒用、用时打碎。

【性味归经】甘、酸，平。归心、肝、胆经。

【功用特点】本品能补益心肝阴血而安神，主要用于心肝血虚之心悸失眠；味酸，可收敛止汗，用于体虚自汗、盗汗。

【功效主治与配伍组方】

功效	主治	配伍组方	备注
养心益肝安神	心肝血虚之心悸失眠	随证配伍	归脾汤(佐)
			酸枣仁汤(君)
敛汗	体虚自汗、盗汗	补虚敛汗药	天王补心丹(佐)

解说：

1. **养心益肝安神**　心肝血虚之心悸、失眠，常与当归、何首乌、龙眼肉等补血养阴安神之品同用。肝虚有热之虚烦不眠，常与知母、茯苓、川芎等药同用，以养血安神，清热除烦，如酸枣仁汤。心脾气虚之心悸失眠，常与当归、黄芪、党参等同用，以补血益气，健脾养心，如归脾汤。心肾不足,阴虚阳亢之心悸失眠、健忘梦遗,可与麦门冬、生地黄、远志等药同用,以滋阴养血,补心安神,如天王补心丹。

2. 敛汗　体虚自汗、盗汗,与五味子、山茱萸、黄芪等益卫固表敛汗之品同用。

【用法用量】煎服,10~15g。研末吞服,每次1.5~3g。

【现代研究】

1. 主要成分　含酸枣仁皂苷A和B(Jujuboside A、B),另含三萜化合物桦皮醇(Betulin)和桦皮酸(Betulinic acid)、甾醇、挥发油、脂肪油、蛋白质及维生素C等。

2. 药理作用

(1) 对中枢神经系统的影响:生酸枣仁及炒酸枣仁煎剂对实验动物及人均有显著的镇静、催眠作用,所含皂苷、黄酮类成分是其有效成分;能对抗戊四氮、士的宁所致小鼠惊厥并降低死亡率;酸枣仁有显著的镇痛作用,对正常大鼠有降温作用。

(2) 对心血管系统的影响:抗心律失常作用,酸枣仁能预防和治疗乌头碱、氯仿、氯化钡诱发的心律失常;并能改善心肌缺血,提高心肌耐缺氧能力;黄酮类成分可使动物血压明显下降,酸枣仁总皂苷亦有降压作用,不饱和脂肪酸又能降血脂。

3. 临床应用

(1) 各种疼痛证:大剂量应用酸枣仁(20g以上),有镇痛作用。对头痛、胁痛、胃痛及腰痛、四肢痛等,均有明显的效果,且对虚证痛的作用优于实证。

(2) 失眠症:炒酸枣仁,研末,每晚临睡前取10g,用开水冲服。连续服用3~5天即可见效。或取酸枣仁20g,捣碎用热水浸泡,水量宜在300~500ml,浸泡4~5小时,于睡前1小时服用。

柏子仁(成熟种仁)

来源于柏科常绿乔木植物侧柏 *Platycladus orientalis*(L.)Franco 的干燥成熟种仁。主产于山东、河南、河北,此外陕西、湖北、甘肃、云南等地亦产。冬初种子成熟时采收,晒干,压碎种皮,簸净,阴干生用。以粒饱满、黄白色、油性大而不泛油、无皮壳杂质者为佳。

【性味归经】甘,平。归心、肾、大肠经。

【功用特点】本品有养心安神之效,主要适宜于心阴虚及心肾不交之心悸失眠;种仁富含油脂,又可润肠通便。

【功效主治与配伍组方】

功效	主治	配伍组方	备注
养心安神	心血不足,心悸失眠	随证配伍	天王补心丹(佐)
润肠通便	肠燥便秘	润下药	五仁丸(佐)

解说:

1. 养心安神　心阴不足,虚烦不眠、惊悸盗汗,配伍生地、酸枣仁、五味子等补心宁心安神之品。心肾不交之心悸不宁、心烦少寐、梦遗健忘者,配伍远志、莲子等交通心肾、安神之品。

2. 润肠通便　肠燥便秘,常与火麻仁、郁李仁等润下药同用,治疗老年人、虚人肠燥便秘,如五仁丸。

【用法用量】煎服,3~10g。

【注意事项】 便溏及多痰者慎用。
【现代研究】
1. 主要成分 含脂肪油约14%,并含少量挥发油、皂苷、蛋白质、维生素 A、木脂素和氯化物等。挥发油中90%为萜类碳氢化合物及烯烃、醇、酮、醛、酯等。
2. 药理作用
(1)对学习记忆的影响:柏子仁水及乙醇提取物对东莨菪碱所致的记忆贮存障碍及电惊厥休克所致的记忆巩固障碍有明显改善作用。
(2)镇静作用:柏子仁霜、生柏子仁对阈下剂量的异戊巴比妥钠有显著的协同作用。
(3)泻下作用:柏子仁含有多量的脂肪油,有缓和的泻下作用。
3. 临床应用
(1)失眠症:用柏子仁耳穴贴压治疗失眠症300例,取得满意疗效。结果78例治愈,110例显效,75例进步,37例无效,总有效率达87.67%。
(2)老年人便秘:柏子仁10~15g,研碎煎之,待煮沸后,加入适量蜂蜜。1日1剂,分次饮用,一般1~2天即可排便。

酸枣仁与柏子仁功效主治异同点

药名	相同点	不同点
酸枣仁	养心安神常相须为用,治血不养心之心神不宁	安神之功为胜,入肝经,益肝血,最宜于心肝血虚的心神不宁。又味酸敛汗,用治自汗、盗汗
柏子仁		适用于心阴虚、心肾不交的心神不宁,又可润肠通便

远志(根)

来源于远志科多年生草本植物远志 *Polygala tenuifolia* Willd. 或卵叶远志 *Polygala sibirica* L. 的干燥根。主产于河北、山西、陕西、吉林、河南等地。春季出苗前或秋季地上部分枯萎后,挖取根部,除去残基及泥土,晒干。以筒粗,皮细,肉厚,质软,去净木心者为佳。生用或炙用。

【性味归经】 苦、辛,微温。归心、肾、肺经。
【功用特点】 本品宁心安神,为交通心肾、安神增智之佳品,多用于治疗心肾不交的心神不宁,失眠健忘;祛痰开窍,用治痰阻心窍,癫痫发狂;入肺祛痰止咳,用于咳嗽痰多;消痈散肿,用治一切痈疽疮毒及乳房肿痛。

祛痰开窍药:远志、牛黄、石菖蒲。
【功效主治与配伍组方】

功效	主治	配伍组方	备注
宁心安神	惊悸,失眠健忘	人参等 天王补心丹(佐)	归脾汤(佐)
			桑螵蛸散(佐)
祛痰开窍	痰阻心窍癫痫发作	牛黄、石菖蒲等	
	咳嗽痰多	化痰药	
消散痈肿	痈疽疮毒,乳房肿痛	单用	

解说:

1. 宁心安神　心肾不交之心神不宁,惊悸不安,失眠健忘等症,常与生地、远志、五味子、人参等药配伍,以滋阴养血,补心安神,如天王补心丹。

2. 祛痰开窍　癫痫昏仆,痉挛抽搐,可与半夏、天麻、全蝎等化痰息风止痉药同用。癫狂发作,与石菖蒲、郁金、白矾等清心化痰,开窍之品同用。痰多黏稠、咳吐不爽,与杏仁、贝母、桔梗等化痰止咳平喘药同用。

3. 消散痈肿　痈疽疮毒,乳房肿痛,单用研末,黄酒送服,并外用调敷患处即效。

【用法用量】煎服,3~10g。外用适量。

【注意事项】有胃炎及胃溃疡者慎用。

【现代研究】

1. 主要成分　含远志皂苷(Onjisaponins)A、B、C、D、E、F、G,其苷元为远志皂苷 A 和 B。另含远志糖醇(Polygalitol)、远志碱(Tenuidine)、n-乙酰-d-氨基葡萄糖(n-Acetyl-d-glucosamin)、葡萄糖、果糖、树脂及脂肪油等。

2. 药理作用

(1)镇静、抗惊厥作用:远志全根、根皮和木心均能使注射阈下剂量的戊巴比妥钠小鼠入睡,表明远志根各部位均有镇静作用。并能显著对抗戊四氮所致的小鼠惊厥,以全根为最强,皮次之、木心无效。

(2)祛痰作用:远志具有明显的祛痰作用,系所含皂苷刺激胃黏膜,反射性的促进支气管分泌液增加所致;远志心无效,可能与木心中皂苷含量低,仅为根皮的4%有关。

(3)抗菌作用:远志煎剂对肺炎链球菌有抑制作用,乙醇提取物在体内可抑制革兰阳性菌、痢疾杆菌、伤寒杆菌及人型结核杆菌。

(4)远志可收缩动物已孕和未孕子宫。远志皂苷在体外有较强的溶血作用。水溶液提取物有抗突变、抗癌作用。

3. 临床应用　急性乳腺炎:取远志10g,加白酒10ml,浸泡20 分钟,将容器中的酒点燃,烧至火灭。取容器中液体一次服下。轻者一般 4 小时后症状减轻,体温下降,重者 6 小时症状减轻。观察62 例,结果全部治愈。

合欢皮:为豆科合欢的树皮,安神解郁,令人欢乐无忧,治疗情志不遂,忿怒忧郁而致的烦躁不眠,兼活血消肿。

其他章节具安神作用的有:牡蛎、珍珠、珍珠母、麦冬、人参、龙眼肉、大枣、五味子、莲子、茯神、丹参、石菖蒲等。

> 思考题

1. 何谓安神药?分为哪两大类?各自的适应证如何?各类包括哪些药物?
2. 比较酸枣仁与柏子仁的功用有何异同。
3. 简述朱砂、磁石、龙骨、远志的功效应用。
4. 朱砂、柏子仁、远志安神的特点各如何,临床如何选用?

第十五章 平肝息风药

【学习要求】
1. 掌握平肝息风药的含义、功效、适用范围及配伍方法。
2. 掌握药物7味(石决明、牡蛎、赭石、羚羊角、牛黄、钩藤、天麻),熟悉药物4味(地龙、全蝎、蜈蚣、僵蚕),了解药物2味(珍珠母、蒺藜)。
3. 掌握相似药物功效、应用的异同点。

一、含义

凡以平肝潜阳,息风止痉为主要作用,主治肝阳上亢或肝风内动病证的药物,称为平肝息风药。

风病有外风、内风之分,外风宜疏散,内风宜平息。

二、归经与治疗范围

本类药物多入肝经。肝为风木之脏,善升发而主动,具有动摇不定的特点,"诸暴强直,皆属于风","诸风掉眩,皆属于肝"。肝的生理特点体阴而用阳,故肝阴易损,肝阳易亢,多见肝风内动及肝阳上亢等证。

三、性能特点

本类药物以动物药为主,有"介类潜阳,虫类搜风"之说;其药性多偏寒凉,少数偏温燥。

四、分类及各类平肝息风药的作用与适应证

分类	作 用	适 应 证
平抑肝阳药	平抑肝阳或平肝潜阳,兼能清肝热,安心神	肝阳上亢,头晕目眩,兼治肝火上攻诸证及心悸失眠等
息风止痉药	平息肝风、止痉挛抽搐,兼清肝、平肝、化痰	肝风内动,惊痫抽搐,兼治肝火上攻、肝阳眩晕及痰热咳嗽等

五、配伍原则

临床应用时,须根据病因、病机和兼证的不同,进行相应的配伍。
1. 肝阳上亢证 多配滋养肾阴的药物,益阴以制阳。

2. 肝阳化风之肝风内动　息风止痉药与平肝潜阳药物并用。

3. 热极生风之肝风内动　多配伍清热泻火的药物。

4. 阴血亏虚之肝风内动　配伍补养阴血的药物。

5. 兼窍闭神昏者　配伍开窍醒神的药物。

6. 兼失眠多梦、心神不宁者　配伍安神的药物。

7. 兼痰邪者　配伍祛痰的药物。

8. 肝火盛者　配伍清泻肝火的药物。

六、注意事项

1. 对脾虚慢惊者，不宜用寒凉之品。

2. 对阴虚血亏者，当忌温燥之品。

七、药理作用

本类药物的功效可能与下述药理作用有关。

1. 镇静、抗惊厥作用　平肝药均有明显的镇静、抗惊厥作用，能减少动物的自主活动，增强戊巴比妥等的中枢抑制作用，对各种不同的致惊厥剂有一定的对抗作用。

2. 降压作用　平肝药大多具有不同程度的降压作用。

第一节　平抑肝阳药

石决明（贝壳）

来源于鲍科动物杂色鲍（光底石决明）*Haliotis diversicolor* Reeve、皱纹盘鲍（毛底石决明）*H. discus hannai* Ino、羊鲍 *H. ovina* Gmelin、澳洲鲍 *H. ruber*（Leach）、耳鲍 *H. asinina* linnaeus 或白鲍 *H. laevigata*（Donovan）的贝壳。分布于广东、福建、辽宁、山东等沿海地区。夏秋捕捉，剥除肉后，洗净贝壳，去除附着的杂质，晒干。以个大，壳厚，外表面洁净，内有彩色光泽者为佳。生用或煅用。用时打碎。

【性味归经】咸，寒。归肝经。

【功用特点】本品平肝潜阳，清肝明目，为镇肝、凉肝之要药；名曰"决明"，又为治目疾之常用药。

【功效主治与配伍组方】

功效	主治	配伍组方
平肝潜阳	肝阳眩晕	天麻钩藤饮（臣）
清肝明目	目赤，翳障，视物昏花	随证配伍

解说：

1. 平肝潜阳　肝阳偏亢，肝风上扰头痛、眩晕、失眠，与天麻、钩藤、杜仲、桑寄生等平肝息风、补益肝肾之品同用，如天麻钩藤饮。肝肾阴虚，与滋阴的生地、白芍等药配伍；肝火亢盛,与夏枯草、菊花等清肝之品同用。

2. 清肝明目　肝火上炎目赤肿痛,可与夏枯草、决明子、菊花等清肝明目之品同用。风热目赤、翳膜遮睛,可与蝉蜕、菊花等疏散风热、明目退翳药同用。阴虚血少之目暗不明、雀盲眼花者,每与熟地黄、枸杞子、菟丝子等补肝肾明目之品同用。

【用法用量】 煎服,3~20g。应打碎先煎。平肝、清肝宜生用,外用点眼宜煅用、水飞。

【现代研究】

1. 主要成分　主含碳酸钙90%以上、胆壳素、壳角质($C_{30}H_{45}O_{11}N_9$)和多种氨基酸。
2. 药理作用

(1)抗菌作用:石决明提取液对金黄色葡萄球菌、大肠杆菌、铜绿假单胞菌的抑菌率最强。

(2)保肝作用:石决明贝壳内层水解液,对四氯化碳所致的急性肝损伤具有保护作用。

(3)其他作用:本品贝壳提取液能提高小鼠常压下的耐缺氧能力,还可使离体小鼠肺的灌流量增加,扩张气管、支气管平滑肌。所含碳酸钙有中和胃酸,防治胃溃疡的作用。钙有多种生理、药理功能,如能抑制神经应激能,因此有解热、镇静、解痉作用,对发热引起的烦躁不安、惊厥有治疗效果。

3. 临床应用　局部皮肤破损:将石决明粉末消毒灭菌后,直接涂于患处,纱布覆盖包扎固定,2~3天换药1次,10天为1个疗程。总有效率100%。

珍珠母(贝壳)

来源于蚌科动物三角帆蚌 *Hyriopsis cumingii*(Lea)和褶纹冠蚌 *Cristaria plicata*(Leach)或珍珠贝科动物马氏珍珠贝 *Pteria martensii*(Dunker)的贝壳。三角帆蚌和褶纹冠蚌产于全国各地的江河湖沼中,马氏珍珠贝主产于海南岛、广东、广西沿海。全年均可采收。去肉后将贝壳用碱水煮过,漂净,刮去外层黑皮,晒干。以片大,色白,酥松不碎者为佳。生用或煅用。用时打碎。

【性味归经】 咸,寒。归肝、心经。

【功用特点】 本品有平肝潜阳、清肝明目、镇心安神之功。

【功效主治与配伍组方】

功效	主治	配伍组方
平肝潜阳	肝阳眩晕	平肝药　珍珠母丸(臣)
清肝明目	目赤肿痛,视物昏花	随证配伍
镇心安神	惊悸失眠,心神不宁	朱砂、龙骨、琥珀等

解说:

1. 平肝潜阳　肝阳眩晕、头痛、耳鸣,常与牡蛎、白芍、磁石等平肝药同用,如珍珠母丸。肝阳上亢并有肝热烦躁易怒者,可与钩藤、菊花、夏枯草等清肝火的药物同用。

2. 清肝明目　肝热目赤、翳障,常与石决明、菊花、车前子同用,以清肝明目。肝虚目暗、视物昏花,与枸杞子、女贞子、黑芝麻等同用,以补肝肾明目。夜盲雀目,与苍术、猪肝或鸡肝同煮服用。

3. 镇心安神　心悸失眠,心神不宁,与朱砂、龙骨、琥珀等安神药同用。癫痫、惊风抽搐,与天麻、钩藤、天南星等息风止痉药同用。

此外,本品研细末外用,可燥湿敛疮,用于湿疮瘙痒。近年用珍珠层粉内服,治疗胃、十二指肠球部溃疡,或制成眼膏外用治疗白内障、角膜炎及结膜炎,均有相当疗效。

【用法用量】煎服,10~25g,宜打碎先煎。外用适量。

【现代研究】

1. 主要成分 含磷脂酰乙醇胺(Phosphorylethanolamide)、半乳糖神经酰胺(Ceramide)、蜗壳肮(Conchiolin)、羟基脂肪酸、氯化钙、碳酸钙等氧化物及少量铁、镁、硅酸盐、硫酸盐、磷酸盐等。

2. 药理作用

(1) 明目作用:珍珠层粉眼药水对实验性白内障有对抗作用。注射液对晶体浑浊有治疗作用。

(2) 保肝作用:对小鼠四氯化碳性肝损伤有保护作用,可使肝细胞损害减轻,谷丙转氨酶恢复加快。

(3) 抗溃疡作用:能减少胃液酸度分泌,抗实验性胃溃疡,其抗溃疡效果比西咪替丁、甘珀酸、碳酸钙效果显著。

(4) 对中枢神经系统的作用:珍珠层粉或水煎液灌胃能增加小鼠耐缺氧能力,有镇静、抗惊厥作用。

(5) 抗过敏作用:珍珠层的盐酸或硫酸水解物可抑制组胺引起的豚鼠离体肠管的收缩,防止组胺引起的豚鼠过敏性休克死亡。对豚鼠子宫的过敏性收缩有抑制倾向。

(6) 冠心病患者服用珍珠层粉可降低血清过氧化脂质作用。

(7) 其他作用:珍珠层硫酸水解物能使蟾蜍离体心脏跳动幅度增大。珍珠贝壳粉对小鼠肉瘤 S_{180} 有抑制作用。

3. 临床应用

(1) 心血管疾病:珍珠层粉剂,每日3次,每次0.3~0.6g,用于治疗高血压及动脉硬化症11例,痊愈8例,显效2例,好转1例。

(2) 病毒性肝炎:珍珠层粉注射液,佐以适量维生素,共治疗急慢性肝炎368例,用药1~2个月,治愈率为73.1%,总有效率为95.9%。

(3) 白内障:珍珠层粉滴眼液或眼膏局部用药,内服其片剂,治白内障和角膜白斑(加热敷或熏浴)有效。

牡蛎(贝壳)

来源于牡蛎科动物长牡蛎 Ostrea gigas Thunberg、大连湾牡蛎 O. talienwhanensis Crosse 或近江牡蛎 O. rivularis Gould 的贝壳。分布于我国沿海一带。全年可采,以冬季、春季产量最多。采得后,去肉取壳,洗净晒干。以个大,整齐,里面光洁者为佳。生用或煅用。用时打碎。

【性味归经】咸、涩,微寒。归肝、胆、肾经。

【功用特点】本品咸寒质重,长于平肝潜阳、软坚散结;味涩,煅用有收敛固涩、制酸作用。

【功效主治与配伍组方】

功效	主治	配伍组方	备注
平肝潜阳	肝阳眩晕	龙骨等 镇肝熄风汤(臣)	大定风珠(佐)
			固冲汤(佐)
软坚散结	痰核,瘰疬,癥瘕积聚等证	随证配伍	
收敛固涩	滑脱诸证	煅龙骨 金锁固精丸(佐)	

解说:

1. 平肝潜阳 肝肾阴亏,肝阳上亢,眩晕耳鸣之证,常与龙骨、龟甲、白芍、牛膝等药同用,以镇肝息风,滋阴潜阳,如镇肝熄风汤。热病日久,灼烁真阴,虚风内动,四肢抽搐之证,每与龟甲、鳖甲、生地黄等同用,以滋阴息风,如大定风珠。

2. 软坚散结　痰火郁结之痰核、瘰疬,常与浙贝母、玄参等解毒散结之品同用。血瘀气结之癥瘕痞块,多与鳖甲、丹参、莪术等活血软坚消癥之品同用。

近代常用治肝、脾肿大症有效。

3. 收敛固涩　遗精、滑精、遗尿、尿频、崩漏、带下、自汗、盗汗等多种正虚不固、滑脱之证,常与煅龙骨相须为用,如金锁固精丸,并配伍相应的补虚及收涩药物。

近年有报道用牡蛎煎服,治疗肺结核盗汗者,有较好疗效。

此外,煅牡蛎有收敛制酸作用,可治胃痛泛酸,以之与乌贼骨、浙贝母共为细末,内服取效。

【用法用量】煎服,9~30g。宜打碎先煎。除收敛固涩煅用外,余皆生用。

【现代研究】

1. 主要成分　主含碳酸钙,约占90%以上。尚含铁、镁、磷酸盐、硅酸盐、盐酸盐、硫酸盐、有机质、蛋白质、色素及水分等。

2. 药理作用

(1)抑制脊髓灰质炎病毒作用:牡蛎的酸性提取物在活体中对脊髓灰质炎病毒有抑制作用。

(2)抗溃疡作用:煅牡蛎具有明显抗实验性胃溃疡的活性。牡蛎所含碳酸钙有抗酸作用,口服后直接中和胃酸,减少胃酸对溃疡面的腐蚀、消化作用。

(3)其他作用:所含 Ca^{2+} 被吸收后能抑制神经肌肉的兴奋性,有利于治疗肝阳上亢、阴虚动风证,还能降低毛细血管通透性。从牡蛎中提取的牡蛎多糖具有降血脂、抗凝血、抗血栓、促进肌体免疫功能和抗白细胞下降等作用。

3. 临床应用

(1)过敏性紫癜:用牡蛎90g煎成600ml,分3次服,每日1剂。治疗30例,结果治愈26例,未愈4例,平均治愈时间7.93天。

(2)慢性肝炎:牡蛎王胶囊(牡蛎壳、鲜牡蛎肉提出物加活性钙、葡萄糖酸锌、甘草等)治疗慢性肝炎40例,结果乏力、纳差、腹胀、肝区痛、失眠等症状的消失率,明显优于常规综合治疗。

(3)慢性中耳炎:取干净白纸,卷成烟卷样细纸筒,直径以能插入耳内为准,将细纸近端蘸少许煅牡蛎粉,慢慢送入耳内,这时远端用力一吹,然后以手轻轻按捺耳屏数次,促使药物的吸收,每日1次,总有效率为85.4%。

龙骨与牡蛎功效主治异同点

药名	相同点	不同点
龙骨	平肝潜阳,收敛固涩,相须为用,用于肝阳眩晕、滑脱诸证	为镇惊安神的要药,治疗各种神志失常之患
牡蛎		软坚散结,治疗瘰疬痰核、癥瘕积聚,煅用收敛制酸

赭石(赤铁矿)

来源于氧化物类矿物刚玉族赤铁矿的矿石,主含三氧化二铁(Fe_2O_3),产于许多种矿床和岩石中。主产于山西、河北、河南、山东等地。开采后,除去杂石泥土。以表面色棕红,断面层次明显,松脆易剥,无杂石者为佳。打碎生用或醋淬研粉用。

【性味归经】苦,寒。归肝、心、肺、胃经。

【功用特点】本品平肝潜阳、重镇降逆,兼凉血止血。治疗胃气上逆呕吐、呃逆、嗳气及气逆喘息。

【功效主治与配伍组方】

功效	主治	配伍组方	备注
平肝潜阳	肝阳眩晕	镇肝熄风汤(臣)	震灵丹(君)
重镇降逆	胃气上逆呕吐、呃逆、嗳气	旋覆花等 旋覆代赭汤(臣)	
	气逆喘息	随证配伍	
凉血止血	血热出血	凉血止血药	

解说:

1. 平肝潜阳 肝阳上亢肝火盛者,常与石决明、夏枯草等清肝平肝之品同用。肝肾阴虚,肝阳上亢者,重用牛膝补益肝肾,引血下行,并与龟甲、牡蛎、白芍等滋阴潜阳药同用,如镇肝熄风汤。

2. 重镇降逆 胃气上逆之呕吐、呃逆、嗳气不止等,与旋覆花、半夏、生姜等降逆止呕之品同用,如旋覆代赭汤。哮喘有声,卧睡不得,可单用本品研末,米醋调服取效。肺肾不足,阴阳两虚之咳喘,可与山茱萸、胡桃肉等补益肺肾、滋阴壮阳之品同用。

3. 凉血止血 血热妄行之吐血、衄血,可与凉血止血药同用。冲任虚寒,瘀阻胞宫,崩漏下血,可与禹余粮、赤石脂等暖宫养血止崩之品同用,如震灵丹。

【用法用量】 煎服,9~30g,宜打碎先煎。入丸、散,每次1~3g。降逆、平肝生用,止血煅用。

【注意事项】 孕妇慎用。因含微量砷,故不宜长期服用。

【现代研究】

1. 主要成分 主含三氧化二铁(Fe_2O_3),也含杂质肽(钛赤铁矿)、钙、镁、铝、锰、硅、砷和水分。

2. 药理作用

(1)对消化系统的作用:赭石内服后能收敛胃肠壁,保护黏膜面,有一定的抗溃疡作用。可使肠蠕动亢进,对离体豚鼠小肠也有明显兴奋作用。

(2)补血作用:赭石内服吸收入血,能促进血细胞及血红蛋白的新生,有一定补血作用,对缺铁性贫血有一定治疗作用,此作用与其所含大量铁离子有关。

(3)对心血管系统的作用:代赭石对离体蛙心在大剂量时呈抑制作用。

(4)镇静作用:赭石对中枢神经系统有一定的镇静作用。

3. 临床应用 青年早老性脱发:赭石细面,早晚各分服3g,用白开水送服。5例患者3个月治愈,1年未复发。

赭石与磁石功效主治异同点

药名	相同点	不 同 点
赭石	含铁矿石,平肝潜阳,可治肝阳眩晕及气逆喘息之证	纯为重镇降逆之品,无补益之功;兼能降逆止呕,凉血止血,用于呕吐嗳气、血热吐衄崩漏
磁石		善于镇惊安神,因能补肾阴,而聪耳目,纳肺气,故肝肾阴亏,目暗耳聋及肾不纳气的虚喘用之最宜。

蒺藜(果实)

来源于蒺藜科一年生或多年生草本植物蒺藜 Tribulus terrestris L. 的干燥成熟果实。主产于东北、华北及西北等地。秋季果实成熟时采收。割下全株,晒干,打下果实,碾去硬刺,除去杂质。炒黄或盐炙用。

【性味归经】 辛、苦,微温;有小毒。归肝经。

【功用特点】 本品有平肝潜阳、疏肝解郁、祛风明目、止痒之效。

【功效主治与配伍组方】

功效	主治	配伍组方
平肝疏肝	肝阳眩晕	钩藤、珍珠母、菊花等
	肝郁气滞,胸胁胀痛	疏肝理气药
	乳闭胀痛	通乳药(穿山甲、王不留行、木通、通草)
祛风明目	风热上攻,目赤翳障	菊花、决明子等
	风疹瘙痒	祛风止痒药
	白癜风	单用

解说:

1. 平肝疏肝　肝阳上亢,头晕目眩,常与钩藤、珍珠母、菊花等平肝潜阳之品同用。肝郁气滞,胸胁胀痛,可与柴胡、香附、青皮等疏理肝气药物同用。产后肝郁乳汁不通、乳房胀痛,单用本品研末服或与穿山甲、王不留行等活血通乳药同用。

2. 祛风明目　风热目赤肿痛、多泪多眵或翳膜遮睛等证,多与菊花、蔓荆子等疏风明目之品同用。风疹瘙痒,常与防风、荆芥、地肤子等祛风止痒药同用。白癜风,《千金方》单用本品研末冲服。

【用法用量】 煎服,6～10g。

【现代研究】

1. 主要成分　含刺蒺藜苷(Tribuloside)、黄芪苷(Astragalin)、山柰素(Kaempferol)生物碱、挥发油、甾醇、鞣质、油脂及钾盐等。

2. 药理作用:

(1)抗炎作用:刺蒺藜水提取物有抗炎作用。

(2)降压作用:刺蒺藜水提取液、乙醇水提取液、30%乙醇提取液,对麻醉动物有降低血压的作用;其水提取部分有中度降压作用;生物碱部分对犬血压无影响,但能抑制在体蛙心。

(3)利尿作用:刺蒺藜所含钾盐及生物碱有一定的利尿作用,临床上对腹水及水肿病人有效。

(4)抗乙酰胆碱作用:蒺藜生物碱及水溶部分均能抑制大鼠小肠的运动,与乙酰胆碱表现拮抗。

(5)蒺藜茎、叶粗皂苷有强壮和抗衰老作用。

(6)其他作用:蒺藜内服有抗菌、抗过敏及治白癜风的作用。蒺藜皂苷尚具有明显的抗心肌缺血作用。

3. 临床应用

(1)小儿秋季腹泻:用刺蒺藜煎水洗双下肢以下,同时搓揉足底、足背及腓肠肌,每次20分钟,早晚各1次,治疗秋季腹泻60例,退热时间、止泻时间、腹胀消失时间均优于西药抗生素常规处理组。

(2)白癜风:将白蒺藜制成冲剂服用,每次15g,每天2次。治疗27例,有效率87%。

(3)冠心病、心绞痛:用蒺藜皂苷治疗406例,改善心电图总有效率52.7%,缓解心绞痛症状的总有效率为82%,均明显高于对照组。心脑舒通(为刺蒺藜地上全草提取粗皂苷制成的胶囊剂),每次2～3粒,每天3次,2个月为1个疗程。治冠心病心绞痛伴高血黏度病人45例,抗心绞痛有效率80%,心电图有效率42%,并有明显降低血黏度及血浆黏度作用。

(4)疖肿:蒺藜去刺后磨粉,加红糖,用醋调成糊,外敷治疗乳腺炎、疖肿、痈共31例,其中30例取得满意效果,一般在

3~7天痊愈。

(5)痛风:入伏后外用新鲜蒺藜全草,捣碎后加白醋适量,装入纱布袋内(表面敷以塑料膜,以达保湿目的),外敷于膝、踝关节,每日1次,每次1~2小时,连续30天为1个疗程。总有效率3个月为100%,2年为92.3%。

第二节 息风止痉药

羚羊角(角)

来源于牛科动物赛加羚羊 *Saiga tatarica* Linnaeus 的角。主产于新疆、青海等地。全年均可捕捉,但以秋季猎取最佳。捕后锯取其角,晒干。以质嫩、色白、光润、有血丝、无裂纹者为佳。用时镑成薄片,锉末或磨汁。

【性味归经】咸、寒,归肝、心经。

【功用特点】本品咸寒质重,主入肝经,兼入心经,平肝阳、息肝风、清肝热,最宜于热极生风,为治疗热极生风,惊痫抽搐之要药;又可清热解毒。

平肝阳、清肝明目、清热解毒,与菊花相似。

【功效主治与配伍组方】

功效	主治	配伍组方
平肝息风	肝风内动,惊痫抽搐	息风止痉药 羚角钩藤汤(君)
	肝阳上亢,头晕目眩	平肝潜阳药
清肝明目	肝火上炎,目赤头痛	龙胆草、决明子等
清热解毒	热病神昏、温毒发斑	石膏等 紫雪(君)

解说:

1. 平肝息风 温热病热邪炽盛,热极动风之高热神昏,惊厥抽搐,与钩藤共为君药,并与菊花、白芍等凉肝息风止痉药同用,即羚角钩藤汤。肝阳上亢,头晕目眩,与石决明、牡蛎、天麻等平肝潜阳药物同用,共奏平肝阳、止眩晕之效。

2. 清肝明目 肝火上炎之头痛、头晕、目赤肿痛、羞明流泪等,与龙胆草、决明子等清肝火药同用。

3. 清热解毒 热邪内陷心包,热盛动风,神昏、壮热、躁狂、抽搐等症,与水牛角、麝香、石膏、寒水石等药同用,以清热开窍,息风止痉,如紫雪。温毒发斑,每以本品配入白虎汤中取效。

此外,羚羊角还用治肺热咳喘,能清肺热止咳。近年用羚羊角水解注射液治疗小儿肺炎、流感发热、麻疹及其他多种发热性传染病及感染性疾病,如流行性脑脊髓膜炎、流行性乙型脑炎极期,重症肺炎,中毒性菌痢及化脓性感染白血病期,小儿麻疹毒陷血分,斑疹伤寒,猩红热等。凡症见高热喘促,烦躁不安,神昏谵语,惊厥抽搐,斑疹紫黯等均可选用。

【用法用量】煎服,1~3g,单煎2小时以上。磨汁或研粉服,每次0.3~0.6g。

【现代研究】

1. 主要成分 含角朊(Kerathin)、磷酸钙、不溶性无机盐及微量元素钙、镁、锌、铁、锰、铜等。其水解液中有多种氨基酸及多肽物质。

2. 药理作用

(1)镇静、催眠和抗惊厥作用：羚羊角能减少小鼠自发活动，延长睡眠时间，对戊巴比妥钠阈下催眠量也有协同效果。能对抗士的宁、戊四氮或咖啡因所致小鼠惊厥及电休克。

(2)解热作用：羚羊角水煎剂、醇提液、水解液、注射液对人工发热家兔均有不同程度的解热作用。煎剂灌胃给药后约2小时体温下降，6小时后体温降至正常。

(3)降压作用：羚羊角醇提液静注可使麻醉犬、猫血压分别降低20%和40%。

3. 临床应用

(1)热病：羚羊角水解注射液肌内注射可治疗流感、麻疹及小儿肺炎等热性病，疗效甚好。

(2)小儿惊厥、夜啼：用羚羊角1~2g，水煎服，或用1g磨汁服，效果显著。

(3)老年收缩期高血压：口服羚羊角粉每次0.3g，1日2次，28天为1个疗程。40例老年收缩期高血压患者，显效率为27.5%，有效率为82.5%。

(4)哮喘持续状态：羚羊角丝10~15g，煎煮10分钟左右，即可取汁服用，每次煎汁50ml，可连续煎煮5~10次，每20分钟即可服1次，最多喝10次，治疗3例患者，均在6~8小时内缓解，效果明显。

牛黄（胆结石）

来源于牛科动物牛 *Bos taurus domesticus* Gmelin 的干燥胆结石。主产于我国西北和东北地区，河南、河北、江苏等地亦产。宰牛时，如发现胆囊、胆管或肝管中有牛黄，应立即滤去胆汁，将牛黄取出，除去外部薄膜，阴干，备用。以"蛋黄"为优，个完整，色棕黄，质松脆，断面层纹清晰而细腻者为佳。

【性味归经】甘，凉。归肝、心经。

【功用特点】本品有清心、凉肝、息风止痉之效；又可化痰开窍醒神、清热解毒。

化痰开窍药：牛黄、远志、石菖蒲。

【功效主治与配伍组方】

功效	主治	配伍组方	备注
息风止痉	温热病及小儿惊风抽搐	全蝎、钩藤等	至宝丹（臣）
			行军散（君）
化痰开窍	痰热闭窍神昏	安宫牛黄丸（君）	小儿回春丹（君）
		（同仁）牛黄清心丸	
清热解毒	咽痛口疮、痈疽疔毒	大黄等　牛黄解毒片	

解说：

1. **息风止痉**　温热病及小儿惊风之壮热神昏，惊厥抽搐等症，常与朱砂、全蝎、钩藤等同用。

2. **化痰开窍**　温热病热入心包，中风，惊风，癫痫等痰热蒙闭心窍所致之神昏、口噤、痰鸣等症，单用本品为末，淡竹沥化服即效；或与麝香、栀子、黄连等同用，共奏清热化痰、开窍醒神之功，如安宫牛黄丸。对气血不足，痰热上扰之胸中郁热，惊悸虚烦，头目眩晕，中风口㖞，神志昏迷，痰涎壅盛等证，可配伍人参、当归、牛黄等药，如牛黄清心丸，具有益气养血、镇静安神、化痰息风之功。

3. 清热解毒 火热内盛,咽痛口疮,牙龈肿痛,常与黄芩、石膏、大黄等同用,如牛黄解毒片。痈疽、疔毒、乳岩、瘰疬等,与麝香、乳香、没药等同用,以清热解毒、活血散结。

【用法用量】入丸、散,每次0.15～0.35g。外用适量,研细末敷患处。

【注意事项】孕妇慎用。

【现代研究】

1. 主要成分 含牛磺酸(Taurine)、胆红素(Bilirubin)、胆酸(Cholic acid)、胆固醇(Cholesterol)、麦角固醇(Ergosterol)、维生素D、钙盐、氨基酸以及铜、锌、铁、钠、镁等离子。尚含SMC-S_2与SMC-F两种酸性肽类成分。

2. 药理作用

(1)镇静、抗惊厥作用:牛黄和人工牛黄能对抗中枢兴奋剂(咖啡因、樟脑等)的中枢兴奋作用,并可增强中枢抑制剂(水合氯醛、吗啡和戊巴比妥钠等)的镇静作用。牛磺酸亦具有中枢抑制作用,可减少小鼠的自主活动,增强戊巴比妥钠阈下剂量的催眠作用,还可抑制大脑皮质的自发或诱发放电活动。牛黄及牛磺酸可对抗卡因、戊四氮等所致的惊厥。

(2)解热作用:牛黄、培育牛黄、人工牛黄及其成分胆酸、牛磺酸对多种原因所引起的发热有明显的解热作用。

(3)抗病毒作用:牛黄对流行性乙型脑炎病毒有直接灭活作用,但对脑内病毒繁殖无影响,即灭活作用时间是在毒血阶段,而不在脑内的繁殖阶段。

(4)抗炎作用:牛黄对醋酸所致小鼠腹腔毛细血管通透性增加,多形核白细胞游走等均有抑制作用。

(5)对心血管系统的作用:牛黄、胆酸、胆红素具有明显的强心和抗实验性心律失常作用。牛黄、胆酸钙有显著而持久的降压作用,胆红素等也有降压作用。

(6)其他作用:牛磺酸有护肝利胆作用。

(7)体内过程:牛磺酸肌注吸收良好。维持时间较长,口服吸收不规则。

3. 临床应用

(1)感染性疾病:牛黄是治疗感染性疾病毒血期出现的高热、烦躁、昏迷、谵妄、惊厥等症状的有效中药,单用0.15～0.3g,研末吞服。

(2)热毒疔疮:取牛黄5～20mg,滴加蒸馏水调和,用消毒棉球蘸涂患处,每日早晚各1次。疗效明显。

(3)急性脑梗死:急性脑梗死患者90例随机分为治疗组和对照组,均给予基础治疗,治疗组加用口服或鼻饲体外培育牛黄,总有效率达95.6%,优于对照组($P<0.05$)。

钩藤(带钩茎枝)

来源于茜草科常绿木质藤本植物钩藤 Uncaria rhynchophylla (Miq.) Miq. ex Havil.、大叶钩藤 U. macrophylla Wall.、毛钩藤 U. hirsuta Havil.、华钩藤 U. sinensis (Oliv.) Havil. 或无柄果钩藤 U. sessilifructus Roxb. 的干燥带钩茎枝。产于长江以南至福建、广东、广西等省。春、秋季采收带钩的嫩枝,剪去无钩的藤茎,晒干或蒸、烫后再取出晒干。一般以双钩,茎细,钩结实,光滑,色紫红,无枯枝钩者为佳。切段入药。

【性味归经】甘,凉。归肝、心包经。

【功用特点】本品息风止痉,为治疗肝风内动,惊痫抽搐之常用药,因作用缓和,亦多用于小儿。又可清肝热,平肝阳治疗肝火头痛、肝阳眩晕。

【功效主治与配伍组方】

功效	主治	配伍组方
息风止痉	肝风内动,惊痫抽搐(小儿)	随证配伍　小儿回春丹(臣)　羚角钩藤汤(君)
清热平肝	肝火头痛	夏枯草、栀子等
	肝阳眩晕	天麻等　天麻钩藤饮(君)

解说:

1. 息风止痉 小儿急惊,痰热蒙蔽,壮热神昏、手足抽搐等症,常与牛黄、天麻、全蝎等化痰开窍、息风止痉之品同用,即小儿回春丹。温热病热极生风,痉挛抽搐,多与羚羊角、白芍、菊花等凉肝息风、柔肝舒筋之品同用,如羚角钩藤汤。

2. 清热平肝 肝火上攻或肝阳上亢之头痛、眩晕,属肝火者,与夏枯草、栀子、黄芩等清肝泻火药同用;属肝阳者,与天麻、石决明、菊花等平肝潜阳之品同用,如天麻钩藤饮。

近年有用20%钩藤煎剂,治疗高血压病,其有温和的降压作用,除Ⅲ期高血压病人外,多数患者血压均有不同程度的下降,随着血压的下降,病人头痛、头晕、失眠、心慌、气促等自觉症状亦相应减轻或消失。

此外,本品与蝉蜕、薄荷同用,可治疗小儿夜啼,有凉肝止惊之效。

【用法用量】煎服,3~12g。其有效成分钩藤碱加热后易破坏,故不宜久煎,一般不超过20分钟。

【现代研究】

1. 主要成分 主含生物碱,有钩藤碱(Rhynchophylline)、异钩藤碱(Isorhynchophylline)、去氢钩藤碱、异去氢钩藤碱、毛钩藤碱及柯南因(Corynantheine)等。

2. 药理作用

(1)降压作用:钩藤的各种制剂,包括单味钩藤的煎剂、乙醇提取物、总生物碱对多种动物的正常血压及高血压有降压作用,多种生物碱也分别表现降压作用。降压的有效成分是钩藤碱和异钩藤碱等。降压的机制是抑制血管运动中枢,扩张外周血管,阻滞交感神经和神经节,并能抑制神经末梢递质的释放。

(2)镇静作用:钩藤煎剂或醇提取物对小鼠有明显的镇静作用,但无催眠作用。

(3)解痉作用:钩藤能舒张支气管、肠及子宫平滑肌,对抗组胺引起的收缩。

(4)其他作用:钩藤碱能明显抑制花生四烯酸、ADP及胶原诱导的大鼠血小板聚集。降低ADP及胶原加肾上腺素静注所致小鼠死亡率。

3. 临床应用 高血压:用钩藤总碱片口服,每次20~40mg,治疗245例,降压总有效率77.2%,显效率38.2%。对阴虚阳亢型高血压患者疗效最佳,能使头痛、失眠、心悸、耳鸣、便秘、肢体麻木等症状缓解,降压作用平稳而持久。

天麻(块茎)

来源于兰科多年生寄生草本植物天麻 Gastrodia elata Bl. 的干燥块茎。分布于我国南北各地,主产于四川、云南、贵州等地。冬春季节采集,冬季茎枯时采挖者名"冬麻",质量优良;春季发芽时采挖者名"春麻",质量较差。采挖后除去地上茎及须根,洗净,蒸透,晒干、晾干或烘干。药材以质坚实,一端有棕红色干枯芽苞、俗称"鹦哥嘴",另一端有自母麻脱落时遗留的圆脐形瘢、表面有自然横纹者为真。以个大,色黄白,质坚沉重,断面半透明、有光泽、无空心者为佳。用时润透,切片。

【性味归经】甘,平。归肝经。

【功用特点】本品息风止痉,平抑肝阳,因作用平和,凡惊痫抽搐、眩晕头痛,不论寒热虚实,皆可应用,为治疗眩晕的良药。素有"定风草"之称;又可祛外风,通经络,治疗肢麻痉挛抽搐,风湿痹痛。

【功效主治与配伍组方】

功效	主治	配伍组方
息风止痉	肝风内动惊痫抽搐（急、慢惊）	钩藤等　小儿回春丹（臣）　玉真散（臣）
平抑肝阳	肝阳眩晕头痛	钩藤等　天麻钩藤饮（君）
	风痰眩晕头痛	半夏等　半夏白术天麻汤（君）
祛风通络	肢麻痉挛抽搐，风湿痹痛	随证配伍

解说：

1. 息风止痉　小儿急惊，痰热蒙蔽，神昏抽搐，与麝香、钩藤、全蝎等药同用，以开窍定惊，清热化痰，即小儿回春丹。小儿脾虚慢惊，与人参、白术、白僵蚕等补气健脾、息风止痉之品同用。破伤风痉挛抽搐、角弓反张，与天南星、白附子、防风等祛风化痰、解痉止痛药同用，如玉真散。

近年用天麻提取有效成分制得香荚兰醛片，治疗癫痫大、小发作有效。

2. 平抑肝阳　肝阳上亢之眩晕、头痛，常与钩藤、石决明、牛膝等药同用，如天麻钩藤汤。风痰上扰之眩晕、头痛，常与半夏、白术、茯苓等同用，半夏燥湿化痰，降逆止呕，天麻化痰息风止头眩，二者合用为治风痰眩晕头痛之要药，如半夏白术天麻汤。

近年应用密环菌片治疗高血脂症，可使血清胆固醇、血清甘油三酯等明显下降，同时收缩压或舒张压亦有不同程度下降，头晕、头痛、胸闷等症状也有好转。

3. 祛风通络　风中经络，手足不遂、肢体麻木、痉挛抽搐等症，常与活血行气祛风止痛的川芎同用。风湿痹痛，关节屈伸不利者，多与秦艽、羌活、桑枝等祛风湿药同用。

现临床用20%天麻针剂，肌内注射，治疗坐骨神经痛、三叉神经痛及眶上神经痛等，止痛颇效。

【用法用量】煎服，3～10g。研末冲服，每次1～1.5g。

【现代研究】

1. 主要成分　含天麻素（对羟甲基苯-β-D-葡萄吡喃糖苷 Gastrodin）、天麻苷元（对羟基苯甲醇 Gastrodigenin）、香荚兰醛（Vanillin）、香荚兰醇（Vanillyl alcohol）、结晶性中性物质、苷类、微量生物碱及多糖等。

2. 药理作用

(1) 镇静、抗惊厥作用：天麻水煎剂、天麻素及其苷元、香荚兰醇、香荚兰醛等均能使小鼠自发活动减少，延长戊巴比妥钠引起的小鼠睡眠时间，且能对抗咖啡因的兴奋，并能对抗戊四氮所致惊厥，延长惊厥潜伏期，降低死亡率。天麻还可制止实验性癫痫发作，控制脑电图癫痫样放电。

(2) 镇痛作用：野生天麻的作用较强或较持久。

(3) 对心血管系统的作用：天麻能减慢心率，对实验性急性心肌缺血有保护作用。天麻、天麻素及其苷元有降压作用，能降低外周血管阻力，此为天麻治疗头晕目眩及高血压病的药理基础。

(4) 抗炎作用：天麻注射液、天麻素对多种炎症反应有抑制作用，是天麻治疗头风头痛及风湿痹痛等多种炎症的药理基础之一。

(5) 其他作用：天麻多糖能增强细胞免疫和体液免疫及巨噬细胞吞噬功能，促进病毒诱生干扰素。

3. 临床应用

(1) 癫痫：用抗癫香素（香荚兰醛）片口服，一般治疗3～6个月，共治各型癫痫291例，总有效率73.9%。

(2) 神经疼痛：用20%天麻注射液肌内注射可治疗神经疼痛，一般在疼痛发作期每次肌内注射2～4ml，每天1～3次，1～4次即可显效。治疗多种神经疼痛110例，止痛有效率达90%，并可治疗以头痛、头晕、睡眠障碍为主要症状的脑外伤综合征及面肌抽搐。用天麻素注射液可治疗神经衰弱及耳聋、耳鸣。

(3) 血管神经性头痛、耳源性眩晕:用天麻注射液穴位注射可治疗血管神经性头痛(治愈率为57.1%)及耳源性眩晕(总有效率为90.32%)。

(4) 神经衰弱:将神经衰弱患者随机分为两组,治疗组予以静脉滴注天麻素注射液600mg/d,对照组予神经衰弱的常规治疗。结果显示天麻素治疗神经衰弱的效果明显优于对照组($P<0.05$)。

钩藤与天麻功效主治异同点

药名	相同点	不同点
钩藤	息风止痉,平肝潜阳。治惊痫抽搐、头痛眩晕。常相须为用	有和缓的息风止痉作用,多用于小儿,兼可清肝热作用
天麻		平和,无论寒热虚实均可应用,为治风动眩晕头痛的良药,兼可祛外风通经络

地龙(全体)

来源于钜蚓科动物参环毛蚓 *Pheretima aspergillum* (E. Perrier)、通俗环毛蚓 *Pheretima vulgaris* Chen、威廉环毛蚓 *Pheretima guillelmi* (Michaelsen)或栉盲环毛蚓 *Pheretima pectinifera* Michaelsen 的干燥全体。前者主产于广东、广西、福建等地,药材称"广地龙";后三者分布于全国各地,药材称"土地龙"。夏秋捕捉。广地龙捕捉后,及时剖开腹部,洗去内脏及泥沙,晒干或低温干燥;土地龙捕捉后,用草木灰呛死,去灰晒干或低温干燥。生用或鲜用。

【性味归经】 咸,寒。归肝、脾、膀胱经。

【功用特点】 本品善走窜,既能清热息风定惊,又长于通行经络,止痛疗痹;兼清肺平喘,利尿。

【功效主治与配伍组方】

功效	主治	配伍组方	备注
清热息风	高热惊痫,癫狂	单用或配息风止痉药	小活络丹(佐)
通络	气虚血滞,半身不遂	黄芪、当归等 补阳还五汤(佐)	
	热痹	祛风清热、通络药	
平喘	肺热哮喘	单用或配麻黄、石膏、杏仁等	
利尿	热结膀胱,小便不利	单用或配利水渗湿药	

解说:

1. 清热息风 温病热极生风,神昏谵语、痉挛抽搐,可单用本品煎服取效;或与钩藤、牛黄、白僵蚕等息风止痉药同用。小儿惊风,高热、惊搐,可以本品研烂,与朱砂共为丸服。高热、狂躁或癫痫,常单用鲜品,同盐化为水,饮服。

2. 通络 中风经络不利、半身不遂、口眼㖞斜等症,与黄芪、当归、川芎等药同用,以补气活血通络,如补阳还五汤。关节红肿疼痛、屈伸不利之热痹,常与防己、秦艽、忍冬藤等祛风清热通络的药物同用。风寒湿痹,肢体关节麻木、疼痛、屈伸不利等症,可与川乌、天南星、乳香等同用,以祛风湿,活血通络止痛,如小活络丹。

3. 平喘 邪热壅肺,肺失肃降之喘息不止,喉中哮鸣有声者,单用研末内服即效;亦可与麻黄、石膏、杏仁等清热平喘止咳之品同用。

近年制成地龙注射液、复方地龙注射液及口服地龙粉,治疗支气管哮喘及哮喘性支气管炎,有一定的解痉、平喘作用。

4. 利尿　热结膀胱,小便不利或尿闭不通,可用鲜品捣烂,浸水,滤取浓汁服;也可与车前子、木通、泽泻等利水渗湿药同用。

此外,近年用治原发性高血压、腮腺炎、丹毒及精神病等,均有一定的疗效。

【用法用量】煎服,5~10g。鲜品10~20g。研末吞服,每次1~2g。

【现代研究】

1. 主要成分　含蚯蚓素(Lumbritin)、蚯蚓毒素(Terrestrolumbrilysin)、蚯蚓解热碱(Lumbrofebrine)、次黄嘌呤(Hypoxanthine)、黄嘌呤、鸟嘌呤、腺嘌呤、胍、氨基酸、胆碱、脂肪、磷脂胆固醇及蚓激酶等。

2. 药理作用

(1) 解热作用:地龙对大肠杆菌毒素所致的家兔发热,具有良好的退热作用。与氨基比林并用,能加速和延长作用的持续时间,其解热机制主要是通过调节体温中枢,使散热增加,其有效成分主要为蚯蚓解热碱。

(2) 镇静、抗惊厥作用:地龙对小鼠及兔均有镇静作用,对戊四氮和咖啡因引起的惊厥和电惊厥皆有对抗作用,但不能对抗士的宁引起的惊厥。作用部位主要在脊髓以上的中枢神经。琥珀酸有中枢抑制和抗惊厥作用,能治疗癫痫。

(3) 平喘作用:地龙液能部分对抗组胺引起的豚鼠哮喘及离体气管痉挛,抑制大鼠被动皮肤过敏反应。其作用与竞争组胺受体有关。

(4) 抗血栓作用:地龙提取液能明显延长血小板血栓和纤维蛋白血栓形成时间,减少血栓长度和干重。其中所含蚓激酶有防止血栓形成和溶解血栓的作用,是地龙抗血栓形成作用的主要成分。

(5) 其他作用:地龙有降压作用,降压部位在脊髓以上的中枢。

3. 临床应用

(1) 慢性气管炎及支气管哮喘:用地龙注射液、复方地龙注射液及口服地龙粉,治疗无严重并发症的支气管哮喘及哮喘性支气管炎,观察52例,显效者25例(48.1%)。

(2) 高血压:用40%地龙酊内服,治疗原发性高血压,每次10ml,每日3次,有较好疗效。共治300例,总有效率为81.33%,对Ⅰ、Ⅱ期者效果较佳。

(3) 水火烫伤:用地龙糖膏(1份地龙与2份白糖慢慢溶化成糊状)外搽患处,治疗轻度(Ⅰ度和浅Ⅱ度)烫烧伤有较好疗效,用1~3天即可结痂痊愈。

全蝎(全体)

来源于钳蝎科动物东亚钳蝎 Buthus martensii Karsch 的干燥体。如单用尾,名蝎尾。主产于河南、山东、湖北、安徽等地。野生蝎春末至秋初均可捕捉,清明至谷雨前后捕捉者,称为"春蝎",此时未食泥土,品质较佳;夏季产量较多,称为"伏蝎",品质较次。饲养蝎一般在秋季,隔年收捕一次。捕得后,先浸入清水中,待其吐出泥土,置沸水或沸盐水中,煮至全身僵硬,捞出,置通风处,阴干。以身干、色鲜、体完整、色黄褐为佳。

【性味归经】辛,平。有毒。归肝经。

【功用特点】本品有良好的息风止痉作用,用于各种原因的痉挛抽搐(小儿急惊、小儿慢惊、破伤风、癫痫、口眼㖞斜);又可攻毒散结,用于疮疡瘰疬;通络止痛,治疗风湿顽痹、顽固性偏正头痛,作用颇佳。

【功效主治与配伍组方】

功效	主治	配伍组方
息风止痉	痉挛抽搐(急、慢惊)	蜈蚣等　小儿回春丹(臣)　定痫丸(佐)　牵正散(臣)
攻毒散结	疮疡肿毒,瘰疬结核	随证配伍
通络止痛	风湿顽痹	祛风、活血、舒筋活络药
	顽固性偏正头痛	单用或配蜈蚣、白僵蚕等

解说:

1. 息风止痉　各种原因之痉挛抽搐,常与蜈蚣同用,以祛风止痉,如止痉散,研末吞服。小儿痰热急惊,高热、神昏、抽搐,常与钩藤、天麻等清热、息风药物同用,如小儿回春丹。小儿慢惊风抽搐,常与党参、白术、天麻等益气健脾、息风止痉药物同用。痰热癫痫抽搐,可与竹沥、胆南星、全蝎等药同用,以涤痰息风,如定痫丸。破伤风痉挛抽搐、角弓反张,与祛风解痉的防风、蝉蜕及蜈蚣等药同用。风中经络,口眼㖞斜,可与白僵蚕、白附子等祛风化痰解痉之品同用,如牵正散。

2. 攻毒散结　诸疮肿毒,如《澹寮方》用全蝎、栀子各7个,麻油煎黑去渣,入黄蜡为膏外敷。颌下肿硬,《医学衷中参西录》以本品10枚,焙焦,分2次,黄酒下。

近年报道用全蝎、蜈蚣、地龙、䗪虫各等分,共研细末或水泛为丸服,治疗血栓闭塞性脉管炎、淋巴结核、骨关节结核等病有效。

3. 通络止痛　风寒湿痹久治不愈,筋脉拘挛,甚则关节变形之顽痹,可与川乌、白花蛇、没药等祛风、活血、舒筋活络之品同用。顽固性偏正头痛,常与蜈蚣、白僵蚕、白附子等祛风痰、通络止痛之品同用,或单用研末吞服奏效。

【用法用量】煎服,3~6g;研末吞服,每次0.6~1g。外用适量。

【注意事项】本品有毒,用量不宜过大。孕妇忌用。

【现代研究】

1. 主要成分　含蝎毒(Katsutoxin),其中有马氏蚶蝎神经毒素Ⅰ和Ⅱ(NeurotoxinⅠ、Ⅱ)。还含胆甾醇、甜菜碱、牛磺酸、卵磷脂、棕榈酸、三甲胺、硬脂酸铵盐、棕榈酸及多种无机元素等。

2. 药理作用

(1)抗癫痫作用:东亚钳蝎毒和从粗毒中纯化得到的抗癫痫肽有明显抗癫痫作用,与苯妥英钠、卡马西平和抗痫灵比较,抗癫痫肽作用强、用量小、毒性低。

(2)抗惊厥作用:抗癫痫肽及蝎毒对戊四氮、士的宁、烟碱、咖啡因等所致惊厥均有明显的拮抗作用,蝎毒的抗惊厥作用较抗癫痫肽稍弱。

(3)抗肿瘤作用:全蝎提取液对细胞肉瘤、乳腺癌、荷瘤小鼠的肿瘤生长有明显的抑制作用。

(4)其他作用:蝎毒对内脏痛、皮肤灼痛及三叉神经诱发皮质电位有较强的抑制作用。蝎毒可以影响不同组织的许多酶,对各组织的琥珀酸脱氢酶、乳酸脱氢酶、乙酰胆碱酯酶均有抑制作用。

3. 临床应用

(1)小儿百日咳:全蝎炒焦为末,与煮鸡蛋同蘸食,治疗74例,全部治愈。治疗时间最长7天,最短4天,平均5天。

(2)荨麻疹:全蝎塞入生鸡蛋内,蒸熟,去蝎食蛋,每天2次,5天为1个疗程,治疗慢性荨麻疹73例,疗程最短5天,最长34天,结果痊愈58例,显效13例,无效2例。

(3)急性乳腺炎:全蝎研细末,每以柴胡9g煎汤吞服全蝎末3g,每天1次。病程短者有服1次即愈。共治250例,有效率99.2%。

(4)类风湿关节炎:以全蝎治疗54例,治愈29.7%,好转66.6%,有效率96.3%。

(5) 烧伤：用活蝎浸泡于食油12小时以上，以油涂于患处治疗18例，均很快止痛，并在短期内结痂而愈。

(6) 急性扁桃体炎：用蝎尾外敷治疗64例，治愈率98.4%。

(7) 癫痫：全蝎1个焙干研粉，另用鲜韭菜25g洗净，两者混合揉烂，滤干，放入红糖50g，蒸熟，空腹1次服下，服药次数依发作情况的不同增或减，共治疗110例，结果显效78例，有效17例，效差9例，无效6例，有效率为95%。

(8) 晚期癌症疼痛：活全蝎1只，置青瓦上焙干后研成细末，再取鲜鸡蛋1枚，搅匀后冲入开水成蛋花，将蝎粉均匀撒在蛋花上，让患者趁热喝下。3次/天，饭前服用。治疗42例，显效29例，有效11例，总有效率95%。

蜈蚣（全体）

来源于蜈蚣科动物少棘巨蜈蚣 Scolopendra subspinipes mutilans L. Koch 的干燥体。主产于江苏、浙江、湖北、湖南、河南、陕西等地。春夏季捕捉，用竹片插入头、尾，绷直，干燥；或先用沸水烫过，然后晒干或烘干。传统以身干，条长，头红，足红棕色，身墨绿，头足完整者为佳。

【性味归经】辛，温；有毒。归肝经。

【功用特点】本品功效主治、注意事项与全蝎相同，因其性温，有毒，作用较强，二者同为平肝息风药，常相须为用。

【功效主治与配伍组方】

功效	主治	配伍组方
息风止痉	痉挛抽搐（急、慢惊）	全蝎相须为用
攻毒散结	疮疡肿毒，瘰疬结核	随证配伍
通络止痛	风湿顽痹	祛风、除湿、通络药
	顽固性头痛	天麻、川芎、白僵蚕等

解说：

1. 息风止痉　其息风止痉及通络止痛作用较全蝎强，二者常相须为用。随证配伍，可用于多种原因引起的痉挛抽搐（急、慢惊）。

2. 攻毒散结　疮疡肿毒，以本品同雄黄、猪胆汁同用制膏，外敷效果颇佳。瘰疬溃烂，与茶叶共为细末，外敷。毒蛇咬伤，以本品焙黄，研细末，开水送服，或与大黄、黄连、生甘草等解毒药同用。

3. 通络止痛　风湿顽痹，可与防风、独活、威灵仙等祛风、除湿、通络药物同用。久治不愈之顽固性头痛或偏正头痛，可与天麻、川芎、白僵蚕等祛风通络止痛药同用。

【用法用量】煎服，3~5g。研末吞服，每次0.6~1g。外用适量。

【注意事项】本品有毒，用量不宜过大，孕妇忌服。

【现代研究】

1. 主要成分　含有两种毒性成分及多种氨基酸、脂肪油、胆甾醇及蚁酸等。毒性成分为组胺样（Histamine）物质及溶血蛋白质。

2. 药理作用

(1) 抗惊厥作用：蜈蚣、蜈蚣粉剂对硝酸士的宁、戊四氮等所致惊厥均有不同程度的对抗作用。

(2) 降压作用：据临床报道，10%蜈蚣酊剂对高血压有一定的降压作用。

(3) 抗肿瘤作用：蜈蚣对小鼠肝癌瘤体的抑制率为26%，对网状内皮细胞的功能有增强作用，但常用对肝脏有伤害。

(4)抗炎作用:蜈蚣水提物对小鼠腹腔毛细血管通透性增加和二甲苯耳廓炎症均有明显的抑制作用。对大鼠佐剂性关节炎、烫伤性炎症均有抑制作用。

(5)抗菌作用:蜈蚣对结核杆菌有抑制和杀灭作用,并能促进人体的新陈代谢。对多种致病性皮肤真菌均有不同程度的抑制作用。

(6)镇痛作用:蜈蚣水提物给小鼠灌胃,有明显镇痛作用。

3. 临床应用

(1)化脓性中耳炎:蜈蚣焙焦研末,放入香油中,振荡静置,取上清液备用滴耳,每日1次,每次3~5滴。治疗82例,治愈64例,显效5例,好转11例,总有效率为97.56%。对控制耳痛、耳流脓效果最好。

(2)化脓性指头炎:取蜈蚣研末后,用适量猪胆汁(或鱼胆汁)调成糊状,患指常规消毒后均匀敷涂,用无菌纱布包扎,间隔24~36小时换药1次,外敷治疗化脓性指头炎42例,治愈率100%。

全蝎与蜈蚣功效主治异同点

药名	相同点	不同点
全蝎	息风止痉、攻毒散结、通络止痛,临床常相须为用,治疗惊痫抽搐、疮疡瘰疬、风湿顽痹及顽固性偏正头痛	性平,息风止痉作用较弱
蜈蚣		性偏温燥,息风止痉之力较强

僵蚕(全体)

来源于蚕蛾科昆虫家蚕 *Bombyx mori* Linnaeus 的幼虫感染(或人工接种)白僵菌 *Beauveria bassiana* (Bals.) Vuillant 而致死的干燥体。主产于浙江、江苏、四川等养蚕区。收集病死的僵蚕,倒入石灰中拌匀,吸去水分,晒干或焙干。以条粗壮,质坚,色白,断面光亮者为佳。生用或炒用。

【性味归经】咸、辛,平。归肝、肺、胃经。

【功用特点】本品息内风止痉兼可化痰,故对惊风、癫痫夹有痰热者尤为适宜(急惊、慢惊、破伤风);祛外风止痉、止痛、止痒;咸能软坚散结,又兼可化痰,用于痰核,瘰疬;总之可用风(息内风、祛外风)、痰二字概括。

治疗脾虚慢惊的药有:平性药天麻、全蝎、白僵蚕及温性的蜈蚣。

〔附〕僵蛹(以蚕蛹为底物,经白僵菌发酵的制成品):功用与僵蚕相似,作用较缓和,现已制成片剂,用于临床。

【功效主治与配伍组方】

功效	主治	配伍组方	备注
息风止痉	惊痫抽搐(急、慢惊)	随证配伍 小儿回春丹(臣)	定痫丸(佐)
	风中经络,口眼㖞斜	全蝎等 牵正散(臣)	普济消毒饮(臣)
祛风止痛	风热头痛,目赤,咽肿或风疹	随证配伍	
化痰散结	痰核,瘰疬	清热化痰散结药	

解说:

1. 息风止痉 小儿痰热急惊,常与全蝎、牛黄、胆南星等清热化痰、息风止痉药物同用,如小儿回春丹。小儿脾虚久泻,慢惊抽搐,与党参、白术、天麻等益气健脾、息风止痉药物同用。破伤风痉挛抽搐、角弓反张者，与全蝎、蜈蚣、钩藤等息风止痉药同用。风中经络，口眼㖞斜，常与全蝎、白附子同用，共收祛风止痉之效，如牵正散。

2. 祛风止痛　肝经风热上攻之头痛、目赤肿痛、迎风流泪等症，常与桑叶、木贼、荆芥等疏风清热之品同用。风热上攻，咽喉肿痛，声音嘶哑者，可与桔梗、甘草等清利咽喉、疏散风邪之品同用。风疹瘙痒，可单用研末服，或与蝉蜕、薄荷等祛风止痒药同用。

3. 化痰散结　痰核、瘰疬，与浙贝母、夏枯草、连翘等清热、化痰、散结药物同用。

【用法用量】煎服，5~10g。研末吞服，每次1~1.5g。散风热宜生用，余多制用。

【现代研究】

1. 主要成分　含草酸铵、蛋白质、脂肪、多肽及蜕皮激素等。白僵菌含有白僵菌黄色素（Bassianins）、甾体 $11\text{-}\alpha\text{-}$羟基化酶系等。

2. 药理作用

(1) 抗惊厥作用：僵蚕醇、水浸液（2g/kg）小鼠灌胃能对抗士的宁所引起的惊厥。僵蛹的抗惊厥作用较僵蚕强。故认为其抗惊厥有效成分为草酸铵。

(2) 催眠作用：僵蚕醇水浸出液给小鼠、家兔灌服或注射均有催眠作用。

(3) 抗肿瘤作用：僵蚕醇提物对小鼠艾氏腹水癌实体型、肉瘤 S_{180} 有抑制作用。僵蚕体外可抑制肝癌细胞呼吸，僵蛹对小鼠肉瘤 S_{180} 亦有抑制作用。

(4) 降血糖作用：僵蚕粉及其醇溶部分、僵蛹、蜕皮激素对实验性糖尿病有治疗作用，以僵蚕粉效果最好，给药后可使胰岛细胞增加。

(5) 抗菌作用：僵蚕对金黄色葡萄球菌、大肠杆菌、铜绿假单胞菌有轻度抑制作用。

3. 临床应用

(1) 癫痫：用蚕蛹片每次0.9~1.5g，每日3次服用，治疗100例，经2个月~2年观察，治愈26例，进步51例，无效23例。用白石丸（主含白僵蚕）治疗15例，用药3个月，显效10例，有效3例，无效2例。

(2) 流行性腮腺炎：用僵蚕片内服治疗51例，7天为1个疗程，有效43例，一般用药1~2天退热，2~3天消肿。

(3) 糖尿病：用白僵蚕治疗27例，症状缓解24例，尿糖转阴9例；用僵蚕片治疗35例，每次3~4g，每日3次，疗程2个月，有效率71.4%。

> 思考题

1. 何谓平肝息风药？其分类及各类的作用与适应证如何？配伍和注意事项如何？各类包括哪些药物？
2. 比较龙骨和牡蛎、全蝎和蜈蚣、天麻和钩藤功效应用异同点。
3. 简述羚羊角、牛黄、地龙、石决明、僵蚕的功效与主治。
4. 赭石、旋覆花、枇杷叶均可降逆，其特点是什么？

第十六章 开窍药

【学习要求】
1. 掌握开窍药的含义、功效、适用范围及配伍方法。
2. 掌握药物2味(麝香、石菖蒲),熟悉药物1味(冰片),了解药物2味(苏合香、蟾酥)。
3. 掌握相似药物功效、应用的异同点。
4. 了解开窍药的用法及注意事项。

一、含义

凡具辛香走窜之性,以开窍醒神为主,用于治疗闭证神昏病证的药物,称为开窍药。

二、归经与治疗范围

本类药物多属心经。心主神而藏神,若感受外邪或五志过极,而致心窍被阻,清窍被蒙,则出现神昏窍闭之证。

三、性能特点

本类药物味辛芳香,善于走窜。

四、作用与适应证

本类药物具有开窍醒神之功,适用于热陷心包,或痰浊蒙蔽清窍所致的神昏谵语及惊痫、中风等出现的卒然昏厥之证(神昏闭证)。

备注:神志昏迷,有虚、实之分。实证即闭证,闭证多见口噤、手握、脉来有力。又分寒热之异,寒闭多见面青、身凉、苔白、脉迟;热闭多见面赤、身热、苔黄、脉数。脱证即虚证,脱证多见冷汗肢凉,脉微欲绝。

五、配伍原则

1. 热闭,配清热解毒之品。
2. 寒闭,配温里祛寒之品。
3. 兼惊厥抽搐者,配息风止痉药。

六、注意事项

1. 开窍药属于救急、治标之品,只宜暂用,不宜久服。
2. 虚证昏迷(脱证)忌用。

3. 由于本类药气味芳香,易挥发,故内服多入丸散,不宜入煎剂。

七、药理作用

1. 对中枢神经系统的作用　开窍药能使神志昏迷病人苏醒,但其对中枢神经系统的作用与现代药理学中的苏醒药作用不尽相同。

2. 对心血管系统的作用　本类药多能扩张血管,增加冠脉流量并抗缺氧,这是本类药物临床治疗急性心肌缺血、心绞痛的药理学基础之一。

3. 抗炎作用　抗炎作用是开窍药"消肿止痛",治疗疮疡肿毒的药理学基础之一。

麝香(雄麝香囊分泌物)

来源于鹿科动物林麝 *Moschus berezovskii* Flerov、马麝 *M. sifanicus* Przewalski 或原麝 *M. moschiferus* Linnaeus 成熟雄体香囊中的干燥分泌物。主产于四川、西藏、云南、陕西、甘肃、内蒙古等地。野生麝多在冬季至次春猎取,猎取后,割取香囊,阴干,习称"毛壳麝香",用时剖开香囊,除去囊壳,称"麝香仁"。人工驯养麝多用手术取香法,直接从香囊中取出麝香仁,阴干。以质柔润,有油性,当门子多,气香浓烈者为佳。本品应密闭,避光贮存。

【性味归经】辛,温。归心、脾经。

【功用特点】本品辛香走窜之性甚烈,有极强的开窍通闭作用,为醒神回苏之要药,最宜于治疗闭证神昏,无论寒闭、热闭,用之皆效;又能活血通经、止痛,内服、外用均有良效;其催产之功,多用于死胎或胞衣不下。

【功效主治与配伍组方】

功效	主治	配伍组方	备注
开窍醒神	热闭神昏	牛黄等　安宫牛黄丸(君)　至宝丹(君)	紫雪(君)
	寒闭神昏	苏合香、丁香等　苏合香丸(君)	行军散(君)
			小儿回春丹(君)
活血通经	疮疡肿毒	雄黄等	回阳救急汤(佐)
止痛	咽喉肿痛	牛黄等	
	经闭、癥瘕	活血祛瘀药	
	心腹暴痛	行气、活血药	
	跌打损伤	疗伤止痛药　七厘散(佐)	
	痹证疼痛	祛风湿药	
催产	死胎,胞衣不下	肉桂等	

解说:

1. 开窍醒神　温病热陷心包,痰热蒙蔽心窍,小儿惊风、中风痰厥及暑月痧胀等热闭神昏,常配伍牛黄、朱砂等药,组成凉开之剂,如安宫牛黄丸、至宝丹、小儿回春丹、紫雪及行军散。中风卒昏,中恶胸腹满痛等寒浊或痰湿阻闭气机,蒙蔽神明之寒闭神昏,常配伍苏合香、檀香、安息香等药,组成温开之剂,如苏合香丸。

在以上6方中,麝香均为君药,以开窍醒神。

2. 活血通经，止痛　疮疡肿毒，常与雄黄、乳香、没药等解毒消肿、活血止痛之品同用。咽喉肿痛，可与牛黄、蟾酥等清热解毒止痛之品同用。经闭、癥瘕，常与红花、桃仁、川芎等活血祛瘀药同用。心腹暴痛，每与木香、桃仁等行气、活血药物同用。跌打损伤、骨折扭伤，可与乳香、没药、红花等活血祛瘀、消肿止痛药配伍，如七厘散。

近年有以0.2%麝香注射液注入痛点，治疗腰扭伤者，每次2~4ml，每周1次，2周1个疗程，疗效满意；用治痹证疼痛，顽固不愈者，可与独活、威灵仙、桑寄生等祛风湿药同用。

3. 催产　难产，死胎，胞衣不下，与肉桂为散；亦有以麝香与猪牙皂、天花粉同用，葱汁为丸，外用取效。

此外，近代临床报道用人工麝香片口服或用人工麝香气雾剂治疗心绞痛，均取得良好效果；由麝香、猪牙皂、白芷等制成麝香心绞痛膏，分别敷于心前区痛处及心俞穴，24小时更换1次，治疗冠心病、心绞痛；用麝香注射液皮下注射，治疗白癜风，均有效；用麝香埋藏或麝香注射液治疗肝癌及食管、胃、直肠等消化道肿瘤，可改善症状、增进食欲；对小儿麻痹症的瘫痪，亦有一定疗效。

【用法用量】　入丸散，每次0.03~0.1g。外用适量。不宜入煎剂。
【注意事项】　孕妇忌用。
【现代研究】

1. 主要成分　主要活性物和香气成分是麝香酮(Muscone)约含0.5%~2%，尚有麝香醇(Muscol)、降麝香酮(Normuscone)、麝香吡啶(Muscopyridine)、雄甾烷衍生物、多种氨基酸、蛋白质、肽类、胆固醇、磷酸钙及碳酸钙等。

2. 药理作用

(1)对中枢神经系统的作用：对中枢神经系统有双向性作用，小剂量兴奋，大剂量抑制。给清醒兔静脉或侧脑室注射麝香，可引起其皮层长时间强烈电活动和行为上的安静、清醒、警戒状态等，也不引起惊痫和抽搐，这种脑电与行为的分离现象机制虽不明，但却与中医既用麝香"镇静安神"，又以"醒脑"颇为相符。表明麝香能直接作用于大脑皮层而有唤醒作用。

(2)对心血管系统的作用：麝香有明显的强心作用，增强心肌收缩力使心排出量增加，显著地增加心肌的抗缺氧能力，但对心率无影响；对血栓引起的缺血性心脏障碍有预防和治疗作用。

(3)抗炎作用：麝香对炎症病理发展过程的血管通透性增加、白细胞游走和肉芽形成等3个阶段均有抑制作用。其强度可为氢化可的松的6倍。

(4)其他作用：麝香能兴奋子宫，对妊娠子宫的作用较非妊娠子宫敏感，孕妇忌用。

3. 临床应用

(1)血管性头痛：用麝香酮含片(1.5mg)，治疗25例，个别病情严重者加用合成麝香酮注射剂1mg，每日1~2次，总有效率80%。

(2)冠心病：人工麝香含片治疗冠心病心绞痛119例，用药后大部分患者在5~10分钟见效。对憋气的症状改善较好，缓解心绞痛的作用较硝酸甘油弱而缓慢。

(3)肿瘤：应用麝香埋藏法或注射液注射，试治食管、胃、肝、结肠及直肠等消化道肿瘤，能改善症状，对早期及中期患者有一定近期疗效。

(4)小儿重症肺炎合并麻痹性肠梗阻：用麝香外敷神阙穴，以胶布固定。共治疗21例，结果4小时肠鸣音恢复者2例；8小时恢复15例；12小时恢复4例。同时患儿排气，腹胀消失。

(5)化脓性中耳炎：将麝香1g加入75%乙醇溶液10ml，溶解后密封7天备用。用棉签先将耳内脓液拭净，再滴入麝香酊1~2滴，然后用消毒棉球塞于外耳道，间日1次。治疗25例，痊愈23例，好转2例。

(6)Ⅲ~Ⅳ期压疮：将Ⅲ~Ⅳ期压疮患者随机分为两组，对照组采取传统方法换药，实验组采用麝香盐水(将0.8g麝香消毒后溶于150ml无菌生理盐水中，24小时后即可使用)换药，结果：实验组治愈时间明显短于对照组($P<0.05$)。

冰片（结晶）

药典分列3种。来源于樟科植物樟 Cinnamomum camphora (L.) Presl 的新鲜枝、叶提取加工品，称"天然冰片"，又称"右旋龙脑"。由菊科植物艾纳香 Blumea balsamifera (L.) DC. 的新鲜叶经提取加工制成的结晶，称"艾片"，又称"左旋龙脑"。现多由化学方法合成，称"冰片"，又称"合成龙脑"。三者功效主治相同。以色洁白、质松脆、表面无光泽、气清凉者为佳。冰片成品须贮于阴凉处，密闭。研粉生用。

【性味归经】辛、苦，微寒。归心、脾、肺经。

【功用特点】本品性偏寒凉，为凉开之品，开窍醒神之功不及麝香，二者常相须为用，多用于治疗热闭。又有清热止痛之功，为五官科常用药。

【功效主治与配伍组方】

功效	主治	配伍组方
开窍醒神	热闭神昏	麝香等　安宫牛黄丸(臣)　至宝丹(臣)　行军散(臣)
	寒闭神昏	苏合香丸(君)
清热止痛	目赤咽痛口疮	随证配伍
	疮疡肿痛，溃后不敛	随证配伍

解说：

1. 开窍醒神　热病神昏、痰热内闭、暑热卒厥、小儿惊风等热闭，常与牛黄、麝香、黄连等同用，如安宫牛黄丸；又如至宝丹及行军散，凉开的三方中冰片芳香开窍均踞臣位。

寒闭　与温里祛寒及性偏温热的开窍药配伍，如苏合香丸。

2. 清热止痛　目赤肿痛，单用点眼即效；也可与炉甘石、硼砂、熊胆等制成眼药水。咽喉肿痛、口舌生疮，常与硼砂、朱砂、玄明粉共研细末，吹敷患处，如冰硼散。烫火伤，与银朱、香油制成红褐色药膏外用。疮疡溃后不敛，与象皮、血竭、乳香等同用。

近代以本品搅溶于核桃油中滴耳，治疗急、慢性化脓性中耳炎，有较好疗效。

此外，本品用治冠心病心绞痛及齿痛，有一定疗效。

【用法用量】天然冰片 0.3~0.9g，艾片与冰片 0.15~0.3g，均入丸散，外用研粉点敷患处。

【注意事项】孕妇慎用。

【现代研究】

1. 主要成分　龙脑冰片主要含右旋龙脑(d-Borneol)；艾叶冰片主要含左旋龙脑(l-Borneol)。

2. 药理作用

(1) 抗心肌缺血作用：冰片明显增加冠脉流量，降低心肌耗氧量。

(2) 促进神经胶质细胞生长作用：单用冰片可促进神经胶质细胞分裂和生长。

(3) 改善血脑屏障通透性：冰片能明显提高庆大霉素在脑内的浓度，提高血清中庆大霉素的浓度。

(4) 其他作用：应用于局部对感觉神经的刺激很轻，而有某些止痛及温和的防腐作用，可用于神经痛或消炎。在体外较高浓度有抑菌作用。龙脑、异龙脑对液体的渗出和组织水肿等炎症过程有抑制作用。冰片服后5分钟即可通过血脑屏障，进入中枢发挥作用。对中、晚期妊娠小鼠有明显的引产作用。

3. 临床应用

(1) 冠心病心绞痛：单味冰片治疗心绞痛173例，有效率64.6%。

(2) 止痛:50%冰片醇溶液涂于皮肤表面疼痛部位,治疗癌症疼痛50例,总有效率92%,对肺癌及乳腺癌的止痛效果较好。应用冰片治疗激光切割痔疮术后创面的止痛21例,疗效显著。

(3) 带状疱疹:用冰片酊外治30例,全部治愈。

(4) 肌内注射后硬结:用"冰片酒精溶液"外擦局部,总有效率100%。

(5) 痔疮术后止痛:将中药冰片研粉后与消毒的凡士林调和,制成凡士林油纱备用,治疗组待患者自觉创面疼痛时,立即给予冰片敷于创面上,对照组则用京万红烫伤膏。结果:在缓解疼痛和促进创面愈合等方面,和对照组相比差异明显。

苏合香(树脂的加工品)

来源于金缕梅科乔木植物苏合香树 Liquidambar orientalis Mill. 的树干渗出的香树脂,经加工精制而成。主产于非洲、印度及土耳其等地,我国广西有栽培。初夏时将树皮击伤或割破,深达木部,使香树脂渗入树皮内。至秋季剥下树皮,榨取香树脂,即为普通苏合香。如将普通苏合香溶解于酒精中,过滤,蒸去酒精,则为精制苏合香。以黏稠似饴糖,质细腻,色棕黄,半透明,挑之成丝,香气浓郁者为佳。成品应置阴凉处,密闭保存。

【性味归经】辛,温。归心、脾经。

【功用特点】苏合香辛香气烈,有开窍醒神、辟秽止痛之功,宜治面青、身凉、苔白、脉迟之寒闭神昏(苏合香丸),又用治胸腹冷痛,胸痹绞痛。

【功效主治与配伍组方】

功效	主治	配伍组方
开窍醒神	寒闭神昏	麝香、檀香等 苏合香丸(君)
辟秽止痛	胸腹冷痛,满闷	冰片等 冠心苏合丸(君)

解说:

1. 开窍醒神 中风痰厥、惊痫等属于寒邪、痰浊内闭者,每与麝香、安息香、檀香等芳香开窍、散寒行气之品同用,如苏合香丸。

2. 辟秽止痛 痰浊、血瘀或寒凝气滞之胸脘痞满、冷痛等症,常与冰片等同用,如冠心苏合丸。

近年用冠心苏合丸或苏冰滴丸治疗冠心病、心绞痛,能较快地缓解疼痛,作用良好而持久,且无副作用。也有用苏合香丸治疗胆道蛔虫病。

【用法用量】入丸、散,每次0.3~1g。不入煎剂。

【现代研究】

1. 主要成分 含树脂36%、水分14%~21%及油状液体。树脂含苏合香树脂醇(Storesinol)、齐墩果酮酸(Oleanonic acid)、3-表齐墩果酸(3-Epioleanolic acid)。油状液体中含桂皮酸乙酯(Ethylcinnamate)、桂皮酸桂皮酯(Cinnamyl cinnamate)、桂皮酸苯丙酯(Phenylpropyl cinnamate)、桂皮酸(Cinnamic acid)、苯乙酸(Phenylacetic acid)及香荚兰醛(Vanilin)等。

2. 药理作用

(1) 抗血小板聚集作用:苏合香脂及桂皮酸体外对兔和大鼠血小板因胶原及ADP诱导的聚集有明显的抑制作用,强度与阿司匹林、阿魏酸相当。苏合香1mg/ml,显著抑制体外血栓形成,大剂量可显著提高血小板内cAMP含量,明显延长复钙时间,降低血浆纤维蛋白含量,促进纤溶酶活性。抗血小板聚集的主要成分是顺式桂皮酸。

(2) 抗心肌缺血作用：苏合香能扩张冠脉，增加冠脉血流量，降低心肌耗氧量，减慢心率。

麝香、冰片、苏合香功效主治异同点

药名	相同点	不同点
麝香	均为芳香开窍醒神药，同可治疗神昏闭证，均入丸散，不入煎剂	开窍醒神力最强，既治热闭，又治寒闭，为治窍闭神昏之主药；又能活血通经、散结止痛、催产
冰片		为凉开宜窍药，多用治热闭；又能清热止痛，为五官科、外科常用药
苏合香		为温开宜窍之品，主治寒闭证；兼能辟秽止痛，还可治胸腹冷痛及胸痹绞痛

石菖蒲（根茎）

来源于天南星科多年生草本植物石菖蒲 *Acorus tatarinowii* Schott. 的干燥根茎。分布于我国长江流域以南各省，主产于四川、浙江、江苏等地。秋冬季采挖，除去叶、须根及泥沙，晒干。以身干、条长、粗壮、质坚实、断面类白色、香气浓者为佳。生用或鲜用。

【性味归经】辛、苦，温。归心、胃经。

【功用特点】本品具有开窍宁神之功，且兼化湿和胃之效，故宜用于治疗痰湿秽浊之邪蒙蔽清窍所致之神志昏乱及湿阻中焦脘腹胀痛之证。

为开窍药中唯一入煎剂的药物。

【功效主治与配伍组方】

功效	主治	配伍组方	备注
开窍宁神	痰湿蒙蔽清窍之神志昏迷	随证配伍	桑螵蛸散（佐）
			甘露消毒丹（臣）
化湿和胃	湿浊中阻证	化湿行气药 连朴饮（臣）	地黄饮子（佐）
	噤口痢	黄连、石莲子等	

解说：

1. 开窍宁神 痰热蒙蔽，高热、神昏谵语者，常与郁金、半夏、竹沥等清心化痰、定惊开窍之品同用。湿浊蒙蔽，头晕、嗜睡、健忘、耳鸣、耳聋等症，常与茯苓、远志、龙骨等化痰安神之品同用。

近年用由石菖蒲提取的 α-细辛醚，治疗癫痫和癫痫持续状态有效。

2. 化湿和胃 湿浊中阻，脘闷腹胀，常与砂仁、苍术、厚朴等化湿、行气之品同用，如连朴饮。湿温，时疫，邪在气分，湿热并重之证，与滑石、茵陈蒿、黄芩等药同用，以利湿化浊，清热解毒，如甘露消毒丹。湿热毒盛，痢疾后重，不纳水谷之噤口痢，又与黄连、石莲子等燥湿止痢药同用。

此外，还可用于声音嘶哑、风湿痹痛、痈疽疥癣、跌打损伤等证。

【用法用量】煎服，3～10g。鲜品加倍。外用适量。

【现代研究】

1. 主要成分　含挥发油及氨基酸、有机酸、糖类。油中含细辛醚(Asarone)、石竹烯(Caryophyllene)、α-草烯(α-Humulene)、菖蒲醚(Sekishone)、菖蒲烯及樟脑等。

2. 药理作用

(1) 中枢抑制作用：石菖蒲能减少小鼠自发活动，增强戊巴比妥钠的催眠作用；对抗戊四氮致小鼠惊厥；挥发油能对抗麻黄碱的中枢兴奋作用，解除独居小鼠的攻击行为并降低体温。石菖蒲中枢镇静作用的有效成分主要是 β-细辛醚。

(2) 解痉作用：石菖蒲水煎剂能弛缓胃肠平滑肌的痉挛。挥发油能缓解乙酰胆碱、组胺等所致离体豚鼠气管和回肠痉挛，其解痉作用以 α-细辛醚较强。石菖蒲水煎醇沉液腹腔注射有明显的镇痛作用。

(3) 其他作用：挥发油能抑制小鼠肝癌和肉瘤 S_{180} 的生长。水煎剂可促进消化液的分泌，制止胃肠的异常发酵。

3. 临床应用

(1) 癫痫：①用 33% 石菖蒲煎剂每次 10ml，每日 3 次，治癫痫大发作 60 例，结果显效 17 例，有效 28 例，总有效率为 75%；②癫痫持续状态 18 例，用 α-细辛醚肌注或静滴，结果全部有效；③癫痫用 α-细辛醚治疗 90 例，有效率 83.3%。

(2) 气管炎、支气管哮喘：口服石菖蒲挥发油片剂或胶囊剂，每日 120～240mg。治疗支气管哮喘 54 例，平喘有效率达 81.5%。

蟾酥(分泌物)

来源于蟾酥科动物中华大蟾蜍 *Bufo bufo gargarizans* Cantor 或黑眶蟾蜍 *Bufo melanostictus* Schneider 的干燥分泌物。分布于全国大部分地区，主产于河北、山东、四川、湖南、江苏、浙江等地。多在夏秋季捕捉，捕得蟾蜍后，将体表洗净、晾干，挤取耳后腺及皮肤腺的白色浆液，盛于瓷器内(忌与铁器接触，否则易变黑色)，并立即用铜筛筛净泥土及杂质，涂于玻璃板、竹箬上或刮入圆形的模型中，晒干贮存。以棕红色，半透明，断面角质状，有光泽，沾水即泛白色者为佳。用时以碎块置酒或鲜牛奶中溶化，然后风干或晒干，研细，入丸、散。

【性味归经】　辛，温；有毒。归心经。

【功用特点】　本品开窍醒神辟秽，用于治疗痧胀腹痛，吐泻，神昏；又有良好的攻毒消肿止痛作用，外用、内服皆有良效。近年用蟾酥治疗各种癌肿。

【功效主治与配伍组方】

功效	主治	配伍组方
开窍醒神	痧胀腹痛，吐泻，神昏	麝香、丁香、苍术等
止痛、解毒	恶疮，瘰疬，咽喉肿痛及各种牙痛	随证配伍

解说：

开窍醒神，止痛，解毒

夏伤暑湿秽浊不正之气及饮食不洁所致的痧胀腹痛、吐泻不止，甚则昏厥之证，常与麝香、丁香等开窍止痛之品同用，如蟾酥丸。

恶疮肿毒、痈疽疔疮等证，与雄黄、枯矾、朱砂等解毒药同用，为丸绿豆大，每服 5 丸，葱白汤下，甚效。

烂喉丹痧、喉风、乳蛾及咽喉肿痛，常与牛黄、雄黄、冰片等清热解毒止痛药同用，如六神丸。

近年用蟾酥治疗各种癌肿，有一定的攻毒抗癌、消肿止痛作用。如用治肝癌、肠癌、白血病、皮肤癌等,内服或外用,均取得一定的疗效。临床亦用于呼吸、循环衰竭,有迅速而持久的升压作用,并有显著的兴奋呼吸作用。

【用法用量】入丸散,0.015~0.03g。外用适量。

【注意事项】本品有毒,内服切勿过量;外用不可入目。孕妇忌用。

【现代研究】

1. 主要成分 主要有蟾毒内酯类及吲哚衍生物。蟾毒内酯类有蟾酥毒素(Bufotoxins),水解后得蟾毒配基(Bufogenins)、脂蟾毒配基(Resibufogenin)、华蟾毒配基(华蟾蜍次素 Cinobufagin)、羟基华蟾毒配基(华蟾蜍素 Cinobufotalin)、蟾毒灵(Bufalin)、远华蟾毒配基(Tenocinobufagin)等。吲哚衍生物有蟾酥碱(蟾蜍色胺)、蟾酥甲碱和5-羟色胺及肾上腺素等。

2. 药理作用

(1)对心血管系统的作用:具有洋地黄样强心作用,能明显增强动物离体心脏的收缩力,蟾酥的主要强心成分是苷,即蟾酥毒苷;对急性心肌缺血有保护作用,能增加心肌营养性血流量,改善微循环,增加心肌供氧;可使血管平滑肌收缩力增强,血压升高。

(2)局部麻醉作用:蟾酥80%乙醇提取物有表面麻醉作用,比可卡因强而持久。蟾毒灵的作用最强,约为可卡因的90倍,普鲁卡因的300~600倍,且无局部刺激作用。

(3)呼吸兴奋作用:比尼可刹米、戊四氮、洛贝林等还强,并能拮抗吗啡的呼吸抑制。呼吸兴奋作用的次序为:蟾毒灵>脂蟾毒配基=华蟾毒精=华蟾毒素>日蟾毒素。

(4)抗炎作用:对局部感染甲型溶血性链球菌、金黄色葡萄球菌、变形杆菌、铜绿假单胞菌、四联球菌、白色葡萄球菌及卡他球菌有抑制作用。

(5)抗肿瘤与抗辐射作用:蟾毒内酯类物质对小鼠肉瘤S_{180}、兔B、P瘤、子宫颈癌14、腹水型肝癌等均有抑制作用。能抑制人的颌上下颌未分化癌、间皮瘤、胃癌、脾肉瘤、肝瘤等肿瘤细胞的呼吸。延长患精原细胞瘤、腹水癌和肝癌小鼠的生长期,试管中对白血病细胞有抑制作用。可防治放疗、化疗所致白细胞降低,使之升高。对^{60}Co照射损伤的小鼠骨髓造血细胞有促进其增殖和分化作用。

(6)对平滑肌的作用:蟾毒内酯对肠管平滑肌及气管平滑肌都有作用,开始时引起收缩,然后转为松弛。对子宫与输尿管收缩力也有增强作用。拮抗组胺和乙酰胆碱引起的收缩。

(7)镇咳、祛痰、平喘作用:蟾酥水提液有显著的镇咳作用,祛痰效果差。

(8)免疫作用:蟾酥制剂具有促进巨噬细胞吞噬功能以及增高血清溶菌酶浓度的作用。有增强网状内皮系统吞噬功能,提高机体非特异性免疫功能的作用。

3. 临床应用

(1)呼吸与循环衰竭:用蟾酥每次4~8mg,每日2~3次,治疗心衰13例,12例用药后2~48小时,症状和体征均有改善,表现脉搏减慢、尿量增加、水肿消失或减轻、肝脏缩小。

(2)肿瘤:①肝癌:用华蟾素肌注或静滴,治疗69例,显效2例,有效34例,总有效率52.1%。②皮肤癌:用10%或20%蟾酥软膏涂擦在肿瘤上,治疗40例,19例癌肿消失,有效率为47.5%,5年治愈率22.5%。③乳腺癌:用华蟾素注射液肌注,2个月为1个疗程,治疗晚期乳腺癌23例,治愈1例,显效6例,有效11例,总有效率78%。④肺癌:用蟾酥麻油注射液配合化疗,治疗48例,16例肿瘤消失,客观有效41例,有效率85.4%。⑤白血病:用蟾酥酒治疗32例,完全缓解8例,基本缓解24例。⑥晚期癌症:用蟾酥水溶性总成分注射液治疗晚期癌症45例追踪观察18月,总有效率为71.11%,显效率为44.44%。治后生存期(月)为27.18±37.06;对照组27例为9±4.55。观察组生存期显著延长。由于除去脂溶性部分成分,故毒副反应减少,病人乐于接受。

(3)结核病:用蟾酥水溶液肌注,3个月为1个疗程,治疗肺结核54例,1、2、3个疗程的有效率分别为68.5%、72.3%和72.2%,显效率分别为24.1%、42.6%和61.6%。用蟾酥注射液肌内注射治疗骨结核、附睾结核共70例,资料完整者43例,有效36例,有效率83.7%。

(4)局部麻醉:用1%~4%蟾酥酊剂外涂局部进行扁桃体切除术的局部麻醉,共观察应用150例,麻醉优良率98%。

(5)神经性皮炎:用梅花针在皮损处摇打后涂以蟾酥液,每日2次,不用其他药物,共治98例,痊愈78例,好转18例,有效率98%。

(6)顽固性呃逆:华蟾素2~4ml肌内注射,每日2~3次,治疗顽固性呃逆25例,16例注射2天后呃逆消失,6例注射

3天后消失,3例注射4天显著减轻,有效率100%。

〔附〕:其他章节具开窍作用的药有:牛黄(化痰开窍)、皂荚(化痰开窍)、远志(祛痰开窍)、郁金(凉血清心,行气开郁,治湿温病浊邪蒙蔽清窍,神志不清)、细辛(通鼻窍)。

思考题

1. 何为开窍药?包括哪些药物?其作用与适应证和用法有什么特点?
2. 麝香、冰片、石菖蒲各自的功效主治如何?
3. 写出你所学习过的其他章节的具有开窍作用的药物名称。

第十七章 补虚药

【学习要求】

1. 掌握补虚药的含义,补气、补血、补阳、补阴四类药物性味、功效、适用范围的要点及配伍方法。

2. 掌握药物19味(人参、党参、黄芪、白术、甘草、鹿茸、淫羊藿、杜仲、续断、菟丝子、当归、熟地黄、何首乌、白芍、阿胶、北沙参、麦门冬、龟甲、鳖甲),熟悉药物11味(西洋参、山药、大枣、巴戟天、补骨脂、紫河车、天门冬、玉竹、石斛、百合、枸杞),了解药物11味(太子参、白扁豆、益智、肉苁蓉、沙苑子、冬虫夏草、蛤蚧、南沙参、黄精、墨旱莲、女贞子),参考药物3味(饴糖、蜂蜜、核桃仁)。

3. 掌握相似药物功效、应用的异同点。

一、含义

凡能补充人体气血阴阳之不足,增强体质,提高抗病能力,消除虚证的药物,称为补虚药。

二、归经与治疗范围

补气药:本类药物多属脾、肺经。气是构成人体的基本物质,也是维持人体生命活动的精微物质。脾主运化,为后天之本,气血生化之源;肺司呼吸主一身之气,若因久病、劳倦、饮食等因素导致气虚之证,当健脾益肺。

补阳药:本类药物多属肾经。肾阳为一身之元阳,乃诸阳之本。肾阳之虚得补,就能温煦其他脏腑,从而消除改善全身的阳虚诸证。

补血药:本类药物多属心、肝、脾经。血由心所主,藏于肝,由脾所生而统于脾,对人体各脏腑组织器官均有营养作用。

补阴药:本类药物多入肺、胃、肝、肾经。分别适用于肺阴虚、胃阴虚、肝阴虚及肾阴虚证。

三、性能特点

补虚药大多味甘,有滋补疗虚的功效。补气、补阳药多性温,温补温通,增强机体的活动能力。部分补阳药味咸,以咸能入肾。补血、补阴药多寒凉或平和,质润,能补充机体精血津液的耗损。

四、分类及各类补虚药的作用与适应证

虚证一般分为:气虚证、血虚证、阳虚证和阴虚证四大类。补益药也相应的根据各种药物的功效及其主治证候的不同,将其区分为补气药、补血药、补阳药及补阴药。

分类	含义	作用	适应证
补气药	具有补气功能,用治气虚证的药物	以补脾益肺为主	主治脾气虚、肺气虚证
补血药	能补血,治疗血虚证为主的药物	以滋生血液为主	主治血虚证
补阳药	能温补人体阳气,治疗阳虚证的药物	以温补肾阳为主	主治肾阳虚证
补阴药	能滋养阴液,生津润燥,治疗诸阴虚证为主的药物	以滋养阴液,生津润燥为主	主治肺阴虚、胃阴虚肝阴虚、肾阴虚证

备注:
1. 脾气虚　多见神疲乏力,食欲不振,脘腹虚胀,大便溏薄,甚或浮肿,脱肛,脏器下垂。
2. 肺气虚　多见少气懒言,语音低微,甚或喘促,易出虚汗等。
3. 肾阳虚　多见畏寒肢冷、腰膝酸软或冷痛,阳痿早泄、宫冷不孕,白带清稀、夜尿增多、脉沉苔白等。
4. 血虚证　多见面色萎黄、嘴唇及指甲苍白、头晕眼花、心慌心悸,以及妇女月经后期、量少、色淡、甚至经闭等。
5. 肺阴虚　多见干咳少痰、咯血、虚热、口干舌燥等症。
6. 胃阴虚　多见舌绛、苔剥、咽干口渴,或不知饥饿,或胃中嘈杂、呕哕,或大便燥结等症。
7. 肝阴虚　多见两目干涩昏花、眩晕等症。
8. 肾阴虚　多见腰膝酸软、手足心热、心烦失眠、遗精,或潮热盗汗等症。

五、配伍原则

在人体生命活动中,生理状态下,气、血、阴、阳能相互资生,相互转化;在病理状态下,又能相互影响。所以单一虚证较为少见,两种或两种以上虚证并见是十分普遍的,是相互依存的,相互影响的。气虚和阳虚表示机体活动能力减退,阳虚多兼气虚,而气虚常可导致阳虚;血虚和阴虚表示精血津液的耗损,阴虚多兼血虚,而血虚也易导致阴虚。故补气药与补阳药,补血药与补阴药常相须为用。至于气血双亏,阴阳两虚的证候,又当气血双补,阴阳兼顾。

六、注意事项

1. 补气药,多味甘壅中,助湿碍气,湿盛中满者慎用,必要时配伍健脾消食药。
2. 补阳药,性多温燥,能伤阴助火,阴虚火旺者不宜使用。
3. 补血药与补阴药,性多黏滞,妨碍消化功能,湿阻中焦腹满便溏者不宜服用。
4. 防止"闭门留寇",对于外邪尚未完全清除的病人,补益药不宜过早应用,以免留邪,必须用时,也应以祛邪药为主,酌加补养药协助,以扶正祛邪。从现代医学观点看:许多滋补

药因有收敛、抗利尿、止泻、止汗等作用,不利于病邪从大、小便或发汗而解,所以说会留邪。

5. 对"虚不受补"(凡虚弱病人服用补药后,如果出现虚火上炎的症状,如口干、唇焦、烦躁、失眠,以及消化不良、腹胀等,称为"虚不受补")的病人。应与健脾和胃或滋养阴液药配伍。

(1)由于这些病人脾胃虚弱,而许多补药较腻滞,不易吸收,服用过多反而加重消化不良,助长邪气乘虚而入。

(2)阴虚患者由于身体消耗,体液不足,神经系统功能不平衡,表现为交感神经兴奋,而许多补养药(特别是补气、补阳药)能使人体功能亢盛,兴奋神经系统(尤其交感神经系统),使原有"虚火"症状加重。

6. 补气药是为虚证而设,凡脏腑功能正常者,不宜使用,否则可导致阴阳失调,气血逆乱。

7. 本类药物煎服,宜文火久煎。

8. 若须久服,可制成蜜丸、膏滋或酒剂服用。

七、药理作用

1. 对机体免疫功能的影响　补虚药可增强机体的非特异性和(或)特异性免疫功能,这是其扶正祛邪的药理学基础之一,对于防治免疫功能低下及肿瘤、感染性疾病等具有重要意义。

(1)对非特异性免疫的影响:人参、黄芪、刺五加、党参、白术、枸杞子等可升高外周白细胞数或对抗化疗药引起的白细胞减少,并能增强巨噬细胞的吞噬功能。

(2)对特异性免疫的影响:特异性免疫包括细胞免疫和体液免疫。补虚药可促进或调节细胞免疫功能,增强 T 细胞功能,并可增强或调节体液免疫功能。

2. 对神经系统的影响　补虚药对神经系统的作用主要表现在对人体智能的影响。人体智能活动受大脑支配。人参能调节大脑皮质的功能;鹿茸、人参对神经系统有兴奋作用;当归能有效地改善脑微循环,增加脑血流量,从而有利于提高大脑的血氧和能量供应;此外,不少补虚药含有丰富的蛋白质、激素、多种维生素及微量元素,能营养细胞、促进大脑发育和延缓大脑衰退萎缩,从而改善记忆、健脑益智。

3. 对物质代谢的影响　人参能促进蛋白质 DNA、RNA 的合成;黄芪能促进血清和肝脏蛋白质的更新;不少补虚药还能促进组织中的 cAMP 浓度,促进蛋白质代谢。

4. 对内分泌系统的影响　补虚药具有改善内分泌功能的作用。

5. 对心血管系统的影响　主要能增强心肌收缩力,扩张血管和降压。

6. 对造血系统的影响　补虚药有促进或改善造血功能的作用。

7. 延缓衰老作用。

第一节　补　气　药

人参(根和根茎)

来源于五加科多年生草本植物人参 *Panax ginseng* C. A. Mey. 的干燥根和根茎。主产于吉林、辽宁、黑龙江。野生者名"山参";栽培者称"园参"。于秋季采挖。园参一般栽培6~7年后收获。鲜参洗净后干燥者称"生晒参";蒸制后干燥者称"红参";焯烫浸糖后干燥者称"糖参"或"白参";加工断下的细根称"参须"。山参经晒干,称"生晒山参"。以根粗,体丰,纹细,芦头长,坚韧不断,气香,味微苦者为佳。切片或研粉用。

据悉,野山参生长四五十年才增加一两(十六两制),年代愈久,性愈温和,其药力亦足,"因其吸天空清静之气足,受地脉英灵之质厚,故效力巨也"。民间有"七两为参,八两为宝"的说法。1989年吉林省发现一株老山参,重305g,生长达500年之久,被视为参中"奇宝"。

【性味归经】甘、微苦,微温。归脾、肺、心、肾经。

【功用特点】本品大补元气,为治疗气虚欲脱,脉微欲绝之重危证候的要药。脾为生化之源,肺为主气之脏,元气旺盛则脾肺之气自足,故又可补脾肺之气,为治疗脾肺气虚之主药。元气充沛,又可生津、安神、生血、摄血、壮阳,故为治虚劳内伤第一要药。

【功效主治与配伍组方】

功效	主治	配伍组方
大补元气	气虚欲脱,脉微欲绝	单用　独参汤
	兼见四肢逆冷,阳气衰微	附子　参附汤
	兼见汗多口渴,气阴两伤	麦冬、五味子　生脉散(君)
	肺气虚弱证	黄芪、五味子等
补脾益肺	肺肾两虚证	补益肺肾药　人参胡桃汤(君)　参苓白术散(君)
	脾气虚弱证	益气健脾药　四君子汤(君)　人参蛤蚧散(君)
生津	热病气津两伤	石膏、知母等
	消渴证	山药、黄芪等　玉液汤(君)
安神	气血亏虚,心悸失眠	单用或配养血药　天王补心丹(君)　八珍汤(君)

解说:

1. 大补元气　大失血、大吐泻或久病、大病所致气虚欲脱,脉微欲绝的重危证候,单用人参大量浓煎服,即有大补元气,复脉固脱之效,如独参汤,近年报道,独参汤可用于心力衰竭,心源性休克;兼见四肢逆冷,阳气衰微者,可配附子以益气回阳,即参附汤(现代制剂有参附注射液);兼见汗多口渴,气阴两伤者,可配麦冬、五味子以益气敛阴,即生脉散(现有生脉注射剂)。

2. 补脾益肺　肺气虚弱的短气喘促,懒言声微,脉虚自汗等症,可配黄芪、五味子等补益敛肺止咳之品。喘促日久,肺肾两虚者,常与胡桃肉、蛤蚧等补益肺肾药同用,如人参胡桃汤、人参蛤蚧散。脾胃气虚之倦怠乏力,食少便溏等症,常与白术、茯苓、甘草等益气健脾药同用,如四君子汤;脾胃气虚夹湿之证,在四君子汤的基础上,加用山药、莲子等药,以益气健脾,渗湿止泻,如参苓白术散。气血两虚,面色苍白,可与熟地共为君药,益气养血,加白术、当归等药同用,如八珍汤;对血虚证、气不摄血的出血证及阳痿证,能益气生血、益气摄血和益气壮阳;对于体虚外感或邪实正虚之证,可随证配伍解表、攻里药,以扶正祛邪。

3. 生津　热病气津两伤,身热汗多,口渴脉虚,常配石膏、知母等清热泻火药,以清热益气生津。消渴证,可与山药、黄芪等药同用,以益气生津,润燥止渴,如玉液汤。

4. 安神 气血亏虚的心悸、失眠、健忘等症,可单用,或配伍生地、丹参、酸枣仁等养血安神药同用,如天王补心丹。

此外,人参芦(根茎)可单味应用,涌吐痰涎,对虚弱之人,痰涎壅盛须吐者,尤宜,如参芦饮。

【用法用量】入汤剂,宜文火另煎兑服,3~9g;用于急重证,剂量可酌增为15~30g。研末吞服,每次2g,一日2次。

【注意事项】反藜芦。畏五灵脂。不宜同时吃萝卜或喝茶,以免影响补力。

【现代研究】

1. 主要成分 含皂苷、挥发油、糖类、氨基酸、维生素、甾醇及微量元素。皂苷有人参皂苷 Ro、Ra、Rb$_1$、Rb$_2$、Rc、Rp、Re、Ra$_1$、Ra$_2$、Ra$_3$、Rh$_3$、Rf、三七皂苷 R$_4$、假人参皂苷(Pseudoginsenoside Saponin)F$_{11}$、Rp$_1$、Rt$_1$ 等;挥发油有人参烯、β-榄香烯(β-Elemene)、人参炔醇(Panaxynol)、人参环氧炔醇(Panaxydol)及人参炔三醇(Panaxytriol)等。皂苷元主要有人参二醇、人参三醇及齐墩果酸等。

2. 药理作用

(1)对中枢神经系统的作用:人参对神经系统有兴奋和抑制作用,前者更为明显。人参皂苷 Rg 类有兴奋作用,Rb 类有抑制作用。小剂量主要为兴奋,大剂量则为抑制。

人参能兴奋垂体分泌促性腺激素,加速大鼠性成熟,促进和加强雄性大鼠交配行为,延长雌性大鼠动情期,具有促性腺激素样作用。

人参有益智作用,能促进脑内 Ach 的合成和释放,提高脑内 DA 和 NA 的含量,促进脑内 RNA 和蛋白质的合成及提高脑的供血、供氧等,是其益智作用的药理学基础。

(2)对免疫系统的作用:人参皂苷和多糖可增强机体的免疫功能。

(3)对心血管系统的作用:人参对多种动物心脏均有先兴奋后抑制,小剂量兴奋,大剂量抑制的作用。人参对心脏功能的影响主要是增心肌收缩力,减慢心率,增加心输出量和冠脉血流量,抗心肌缺血、缺氧,从而具有强心抗休克作用,主要成分人参皂苷。人参对血管,小量收缩,大量扩张,或先收缩后扩张,对血压有双向反应。

(4)对血液和造血系统的作用:人参或提取物对骨髓的造血功能有保护和刺激作用,能使正常或贫血动物红细胞、白细胞和血红蛋白含量增加。

(5)增强机体的抗应激能力:人参煎剂和人参皂苷具有明显抗疲劳、抗缺氧、抗寒冷及抗高温作用。

(6)其他作用:人参皂苷可明显延长动物寿命和细胞寿命;人参提取物、人参皂苷和人参多糖均有抗实验性肿瘤的作用;人参具有抑制血小板聚集、降血脂、抗动脉粥样硬化作用;人参或人参皂苷对不正常血糖具有双向调整作用;人参皂苷和人参多糖能提高网状内皮系统吞噬功能,升高血清补体和免疫球蛋白含量。

3. 临床应用

(1)休克:大失血及一切急慢性疾病所致虚脱与休克,常用独参汤、参附汤或人参注射液治疗。用红参30g煎服,配合针刺治疗失血性休克10余例,效果较好。

(2)冠心病:人参皂苷糖衣片,每日3次,2个月为1个疗程。治疗心绞痛92例,显效15例,有效26例;治疗心律失常114例,显效34例,有效16例。

(3)高凝血症:人参口服液内服,每次10ml,每日2次,治疗20例,症状改善有效率73.3%,全血黏度下降有效率83.3%,血细胞比容下降有效率100%,脑血流图改善有效率68.4%。

(4)白细胞减少症:治疗229例白细胞减少症患者,其中207例患者用人参注射液,每次2ml,每日2次,或每次4ml,每日1次;22例给予口服人参片,每次3~4片,每日3次。30天为1个疗程。结果显效120例,有效28例,总有效率64.6%。对化疗者的升白作用优于放疗者。

(5)新生儿疾病:用人参水提液抢救新生儿窒息及恢复期,重症肺炎,颅内出血和肺出血者30例,均获满意疗效。另对28例31~34孕周胎儿宫内生长迟缓者,用人参叶总苷片予以治疗,取得较好效果。

(6)慢性肝炎:人参多糖每次0.8g,每日3次,疗程1~3个月,治疗102例。结果人参多糖可改善症状,近期内 GPT 降低率87.1%,GPT 复常率为66.7%。

(7)过敏性鼻炎:用红参注射液鼻甲黏膜注射,每次每侧注射1ml(含生药10mg),每4天1次,4次为1个疗程。治疗

70例,1～2个疗程。结果:治愈35例,好转33例,无效2例,随访1年,治愈32例,半年内复发36例。

(8)病毒性心肌炎:人参注射液10ml加入5%葡萄糖注射液40ml,静脉推注,每天1次,10天为1个疗程,治疗31例,经2个疗程用药,总有效率96.8%。

(9)老人病窦综合征:以红参2～4g,放入口中舌下含化,每天1次,20天为1个疗程,经38例用药3个疗程后,有效率86%。

(10)其他:人参芦皂苷糖衣片可治疗老化症;口服红参粉可预防急性高原反应;人参芦可治疗脱肛(人参芦1个研末,开水送服,每天1次,连服20天,治疗Ⅰ期脱肛50例,全部治愈)。

(11)弱精子症:选用高丽人参(规格每支25～30g),软化后切成薄片蒸服,每天服用3～4g,25～30天为1个疗程,76例患者精子的成活率和质量明显提高。

(12)先兆流产:选用中低档红参15g,水煎服,分3～5天服完,并注意卧床休息,稳定情绪,禁止性生活;治疗18例,16例症状消失并足月分娩。

西洋参(根)

来源于五加科多年生草本植物西洋参 *Panax quinquefolium* L. 的干燥根。主产于美国、加拿大及法国,我国亦有栽培。于秋季采挖生长3～6年的根。除去分枝、须尾,晒干。喷水湿润,撞去外皮,再用硫黄熏之,晒干后,称"光西洋参";挖起后即连皮晒干或烘干的,称"原皮西洋参"。以根条均匀,质硬,表面横纹紧密,气香,味浓者为佳。切片入药。

【性味归经】甘、微苦,凉。归心、肺、肾经。

【功用特点】本品功善补气,性偏寒凉,又能养阴,清肺火,生津液,故气虚而阴津耗伤有火之证,用之甚宜;"凡欲用人参而不受人参之温补者,皆可以此代之";临床主要用于阴虚火旺的喘咳痰血及热病气阴两伤的烦倦,口渴之证。

【功效主治与配伍组方】

功效	主治	配伍组方
补气养阴	阴虚火旺的喘咳痰血证	养阴清肺兼止血药
清火生津	热病气阴两伤,烦倦,口渴	养阴清热生津药　清暑益气汤(君)

解说:

补气养阴,清火生津　阴虚火旺的喘咳痰血证,常与知母、川贝母、阿胶等养阴清肺止血,止咳化痰的药物同用。热病气阴两伤,烦倦,口渴,常与麦冬、鲜石斛等养阴清热生津药同用,如清暑益气汤。

【用法用量】另煎兑服,3～6g。

【注意事项】不宜与藜芦同用。

【现代研究】

1. 主要成分　含多种皂苷,还含有少量挥发油、树脂、淀粉、糖类、氨基酸和无机元素等。

2. 药理作用　西洋参有镇静、抗惊厥、抗缺氧、抗疲劳、抗应激、抗心律失常、抗心肌缺血、抗心肌氧化、增加心肌收缩力、抗失血性休克的作用。西洋参皂苷能增加肝脏 DNA 和 RNA 的含量,降低豚鼠肝糖原含量,对抗环磷酰胺所致小鼠睾丸和脾脏 DNA 的损伤。

3. 临床应用

(1)慢性疲劳综合征:27例慢性综合征(气阴两虚型)患者采用西洋参饮片代茶饮的治疗方法,14天为1个疗程,总有效率达96.3%。

(2)弱精子症:将62例弱精子症患者随机分为治疗组31例和对照组31例,治疗组口服六味地黄丸+西洋参(5g/d),对照组口服六味地黄丸,治疗3~6个月后评定疗效。结果:治疗后治疗组临床疗效、精子活力与对照组比较有显著性差异($P<0.05$)。

党参(干燥根)

来源于桔梗科多年生草本植物党参 *Codonopsis pilosula* (Franch.) Nannf.、素花党参 *Codonopsis pilosula* Nannf. var. *modesta* (Nannf.) L. T. Shen 或川党参 *Codonopsis tangshen* Oliv. 的干燥根。主产于山西、陕西、甘肃、四川等地。因以山西上党者最有名,故名党参。秋季采挖,洗净,晒干。以条粗壮、皮松肉紧、狮子盘头较大、横纹多、味香甜、嚼之无渣者为佳。切厚片,生用。

【性味归经】甘,平。归脾、肺经。

【功用特点】本品善补中气,又益肺气,为脾肺气虚常用之药;气能生血,气旺津生,所以又有养血生津之效。本品功似人参,可代人参用。然不如人参之能大补元气,且药力薄弱,故重证、急证仍需用人参。

【功效主治与配伍组方】

功效	主治	配伍组方
补脾益肺	中气不足证	黄芪、白术
	肺气亏虚证	黄芪、五味子等
生津养血	气津两伤及气血双亏证	生津药或补血药

解说:

1. 补脾益肺　中气不足的体虚倦怠,食少便溏等,常配黄芪、白术等补气健脾之品。肺气亏虚的咳嗽气促,语声低弱等,可配伍黄芪、五味子等益肺止咳平喘之品。

2. 生津养血　气津两伤的气短口渴,可与麦冬、五味子等生津药同用。气血双亏的面色萎黄,头晕心悸等,与当归、熟地黄等补血药同用。

此外,对气虚外感及正虚邪实之证,亦可随证配解表药或攻里药同用,以扶正祛邪。

【用法用量】煎服,9~30g。

【注意事项】不宜与藜芦同用。

【现代研究】

1. 主要成分　含三萜类化合物、皂苷、微量生物碱、糖类、氨基酸、维生素 B_1 和 B_2、树脂和多种微量元素。三萜类化合物有蒲公英萜醇乙酸酯、木栓酮及脲基甲酸正丁酯等。

2. 药理作用

(1)增强机体免疫功能:党参、党参多糖能明显增强腹腔巨噬细胞吞噬功能,对胸腺T细胞玫瑰花环形成有促进作用,明显增强淋巴细胞转化,对抗环磷酰胺所致的免疫抑制作用。

(2)提高机体的抗应激能力:党参可提高机体对有害刺激的抵抗能力。如党参注射液有抗高温和低温的能力;煎剂可提高γ-射线照射小鼠的存活率,多糖延长小鼠游泳时间,提高耐缺氧能力等。

(3)对消化系统的作用:党参具有抗溃疡作用,以正丁醇提取物的疗效最为显著,水提物次之。

(4)对心血管系统的作用:党参能增强心肌收缩力,增加心排出量,有一定的强心作用,系抑制心肌细胞内磷酸二酯酶的活性所致。党参浸膏对多种动物有降压作用。此作用与其抑制肾上腺素及扩张外周血管有关。而党参注射液对家兔晚期失血性休克有明显的升压效应,可使动脉血压迅速回升,而中心静脉压下降。对垂体后叶素所致实验性心肌缺血有保护作用。

(5)对血液及造血系统的作用:①抗血小板聚集与抗血栓形成作用,党参水溶性提取物对ADP诱导的大鼠血小板聚集有明显的抑制作用和解聚作用。党参水煎醇提取物可明显抑制体外血栓形成,表现为血栓长度、湿重和干重均较给药前明显减少。血细胞比容缩小,红细胞电泳值缩短,全血比黏度和血浆比黏度降低,说明党参有降低血液黏度,防止血栓形成的作用。②升高血细胞计数,党参能使红细胞数目与血红蛋白量明显增加,对化疗及放疗引起的白细胞下降也有升高作用。

(6)其他作用:党参能增进和改善小鼠的学习记忆过程;党参多糖能抑制小鼠自发活动,促进戊巴妥钠等所致的睡眠。

3. 临床应用

(1)妇产科贫血:党参熬膏(每1ml含生药1.5g)。每次服10ml,每天3次,10天为1个疗程。治疗103例。结果总有效率80.37%。

(2)功能性子宫出血:党参30~60g,水煎,早晚分服,在月经期连续服用5天,治疗37例,痊愈5例,显效14例,有效10例,无效8例。

(3)辅助治疗肺癌、食管癌:潞党参熬膏,每天3次,每次10ml(10g生药),从放疗开始服用,直至放疗结束,前后60天。肺癌33例,食管癌32例。结果潞党参对肺癌、食管癌放疗患者免疫功能和造血功能有明显保护作用。

(4)预防高山反应:党参醇提取物制成糖衣片,每天2次,每次5片,连服5天。预防急性高山反应42例,均有良好效果。

(5)冠心病:党参口服液,每日剂量相当于生药20g,连服2周,治疗35例,结果:党参口服液能明显改变冠心病患者的主要症状,增加心肌收缩力,改善左室舒张功能,增加左室舒张期充盈度。

太子参(块根)

来源于石竹科多年生草本植物孩儿参 *Pseudostellaria heterophylla* (Miq.) Pax ex Pax et Hoffm. 的干燥块根。主产于山东、安徽、江苏等地。夏季茎叶大部分枯萎时采挖,洗净,除去须根,置沸水中略烫后晒干或直接晒干。以条肥润,色黄白,无须根者为佳。生用。

【性味归经】甘、微苦,平。归脾、肺经。

【功用特点】本品为清补之品,具有补气生津之功,适用于脾肺亏虚,气阴不足之证。

【功效主治与配伍组方】

补气生津 脾气虚弱、胃阴不足的食少倦怠,常配山药、石斛等补脾益气,滋肾阴之品。气虚肺燥咳嗽,配北沙参、麦冬等养阴清肺润燥之品。气阴两虚的心悸不眠,多汗,配酸枣仁、五味子等补益心肾、宁心安神、敛汗之品。

【用法用量】煎服,9~30g。

【现代研究】

1. 主要成分 本品含太子参多糖及人体必需的多种氨基酸、微量元素等。
2. 药理作用 太子参对淋巴细胞增值有明显刺激作用。

黄芪(根)

来源于豆科多年生草本植物蒙古黄芪 *Astragalus membranaceus* (Fisch.) Bge. var. *mongholicus* (Bge.) Hsiao 或膜荚黄芪 *Astragalus membranaceus* (Fisch.) Bge. 的干燥根。主

产于内蒙古、山西、甘肃、黑龙江等地。春秋季采挖,除去须根及根头,晒干。以根条干燥粗长,皱纹少,质地坚而绵,断面色黄白,粉性足,味甜者为佳。生用或蜜炙用。

【性味归经】 甘,微温。归脾、肺经。

【功用特点】 本品补中益气,升阳举陷,为惟一的一味补气升阳药;补肺气,益卫气固表止汗;补气利水消肿;又能补气以托毒生肌。

四味升阳药:升麻、柴胡、葛根发表升阳,黄芪补气升阳。

【功效主治与配伍组方】

功效	主治	配伍组方
补气升阳	脾胃气虚证	随证配伍
	中气下陷证	升麻、柴胡等　补中益气汤(君)
	血痹麻木不仁	桂枝、白芍等　黄芪桂枝五物汤(君)
益卫固表	肺气虚	紫菀、五味子等
	表虚自汗且易外感者	白术、防风　玉屏风散(君)
利水消肿	气虚浮肿、小便不利	防己等　防己黄芪汤(君)
托毒生肌	气血不足,脓成不溃	穿山甲、皂角刺等　透脓散(君)
	久溃不敛	当归等　当归补血汤(君)

解说:

1. 补气升阳　脾胃气虚证,凡脾虚气短,食少便溏,倦怠乏力等,常配白术,以补气健脾;气虚较甚,配人参,以增强补气作用;中焦虚寒,腹痛拘急,常配桂枝、白芍、甘草等,以补气温中,缓急止痛;气虚阳弱,体倦汗多,常配附子,以益气温阳固表。

中焦下陷证,凡脾阳不升,中气下陷,而见久泻脱肛,内脏下垂者,常配人参、升麻、柴胡等补气升阳之品,以培中举陷,如补中益气汤。

其补气之功还能生血,对气虚血亏的面色萎黄、神倦脉虚等,常与补血的当归同用;补气以摄血,对气虚不能摄血的便血、崩漏等,常与人参、龙眼肉、当归等补气养血之品同用;补气以行滞,对血痹肌肤麻木不仁,常与桂枝、芍药等药同用,以益气温经,和血通痹,如黄芪桂枝五物汤;补气尚能生津止渴,对气虚津亏的消渴,常与地黄、山药等养阴生津之品同用。

2. 益卫固表　肺气虚弱,咳喘气短,常配紫菀、五味子等敛肺止咳之品;近年以黄芪为主,补中寓散,配伍百部、地龙等药治慢性气管炎,亦颇有效。表虚卫阳不固的自汗,且易外感者,常配白术、防风,以益气固表止汗,如玉屏风散。

3. 利水消肿　气虚水湿失运的浮肿、小便不利,常与防己、白术等药同用,以益气祛风,健脾利水,如防己黄芪汤。现以黄芪为主,配伍补脾肾,利水湿之品,治疗慢性肾炎浮肿,尿蛋白长期不消者,亦颇为有效。

4. 托毒生肌　气血不足脓成不溃,常配当归、穿山甲、皂角刺等药,以托毒排脓,如透脓散。疮疡久溃不敛,可配补血活血的当归,以补气养血,生肌敛疮,如当归补血汤。

【用法用量】 煎服,9~30g,大剂量30~60g。益气补中宜炙用;其他方面多生用。

【注意事项】 凡表实邪盛,内有积滞,阴虚阳亢,疮疡阳证、实证等,均不宜用。

【现代研究】

1. 主要成分 含黄酮、皂苷、多种氨基酸、多糖、β-谷甾醇、胆碱(Choline)、甜菜碱(Betaine)、熊竹素、苦味素、亚麻油酸及多种微量元素。黄酮类有二羟基二甲氧基异黄酮;皂苷类有黄芪皂苷Ⅰ~Ⅷ、大豆皂苷Ⅰ。

2. 药理作用

(1)对免疫系统的影响:①对非特异性免疫功能的影响:黄芪能显著增加血液中的白细胞总数,促进中性粒细胞及巨噬细胞的吞噬和杀菌能力,增强 NK 细胞的活性,促进病毒诱生干扰素,以上是其补气固表、对感染性疾病中的虚证疗效较好的药理学基础之一。②对特异性免疫功能的影响:黄芪能明显提高 T 淋巴细胞功能,增强植物血凝素(PHA)、刀豆素(ConA)等引起的淋巴细胞增殖作用,明显提高恶性肿瘤病人淋巴细胞引起的大鼠局部移植物抗宿主反应,并有明显促进抗体生成的作用。有效成分主要是多糖、皂苷。

(2)对心血管系统的作用:黄芪具有强心作用,对心肌细胞有明显的保护作用;能明显扩张外周、冠状、脑、肠及肾血管;对多种动物具有降压作用,其降压特点是,作用迅速,持续时间短暂,连续给药无快速耐受性,降压成分是 γ-氨基丁酸及黄芪皂苷甲等。

(3)延缓衰老作用:黄芪可补虚抗衰老,黄芪、黄芪多糖具有抗疲劳、抗缺氧、抗辐射、耐低温和耐高温作用,能延长动物细胞在体外的生长寿命,降低老年大鼠主动脉和肺中胶原的含量,故可改善衰老的肺功能,预防老年性动脉硬化,减少自由基的生成,促进其消除。

(4)对物质代谢的影响:黄芪能增加小鼠脾脏与肝脏的 RNA、DNA 和蛋白质含量。对糖代谢呈双向调节作用,对正常血糖无明显影响。

(5)其他作用:黄芪所含生物碱、黄酮和苷类等各部分均有直接抑杀病毒的作用,还可通过诱生干扰素或提高 NK 细胞活性等间接发挥抗病毒作用;具有保肝、抗炎、抗菌等活性;具有利尿,消除蛋白尿的作用,能治疗动物增值性肾炎,肾毒血清性肾炎肾病;黄芪苷具有镇静、镇痛等作用。

3. 临床应用

(1)冠心病:黄芪注射液,静脉滴注。每日 1 次,连续 14 天,治疗 45 例,对照 22 例,结果黄芪注射液能明显提高冠心病患者钠泵活性,降低红细胞钠浓度,与对照组比较,有极显著性差异。

(2)血管炎:黄芪水煎服,治疗结节性血管炎,服药 15~20 剂后痊愈。

(3)儿童急性病毒性心肌炎:两组患儿均采用急性病毒性心肌炎的综合常规治疗,治疗组在上述综合治疗基础上给予单味黄芪 20g,加水 200ml,文火慢煎成 100ml,分 3 次温服。15 天为 1 个疗程。结果:治疗组总有效率(91.4%)亦高于对照组(68.6%),$P<0.05$。

(4)过敏性鼻炎:用单味生黄芪 50g,加水 100~150ml,隔水炖,每日 2 次口服。连服 1 周后,鼻痒减轻,喷嚏减少,1 个月后症状消失。

(5)肾病患者口腔溃疡:中药黄芪(免煎)10g/d,加少许水搅拌成液态,每日分 3~4 次漱口,同时使用棉签搽拭溃疡面,5 天为 1 个疗程,5~6 日即可痊愈。

(6)小儿慢性腹泻:治疗组应用黄芪煎剂每天每岁每次口服 5ml,每天 2~3 次;随机设立对照 A、B 组,分别用思密达、整肠生常规治疗,均以连服 7 天 1 个疗程。与对照 A、B 组比较,治疗组疗效有非常显著性差异,$P<0.01$。

(7)其他:黄芪注射液尚可治疗病毒性心肌炎、胃及十二指肠溃疡、萎缩性胃炎及慢性肾炎等,并可预防感冒。

人参与黄芪功效主治异同点

药名	相同点	不同点
人参	补益脾肺,治疗脾肺气虚证	补气力强,善于大补元气,为治疗气虚欲脱的要药;又可生津止渴,治疗津伤口渴、消渴;还可益心气,安神,用治心悸、失眠、健忘
黄芪	补益脾肺,治疗脾肺气虚证	温升性好,善于补气升阳,为治疗中气下陷的要药;并善于走肌表,益卫固表止汗,利水消肿,托疮生肌,治疗表虚自汗,气虚水肿,疮疡不溃或久溃不敛等

白术（根茎）

来源于菊科多年生草本植物白术 *Atractylodes macrocephala* Koidz. 的干燥根茎。主产于浙江、湖北、湖南、江西等地。冬季下部叶枯黄、上部叶变脆时采收，除去泥沙，烘干或晒干，再除去须根。切厚片。以个大，质坚实，断面色黄白，香气浓者为佳。生用或土炒、麸炒用；炒至黑褐色，称为焦白术。

【性味归经】苦、甘，温。归脾、胃经。

【功用特点】本品归脾、胃经；甘温补气，苦燥健脾，为补气健脾的要药；燥湿利水，脾虚痰饮水肿，小便不利等证用之甚宜；固表止汗安胎，均与补气健脾作用相关。

【功效主治与配伍组方】

功效	主治	配伍组方	备注
补气健脾	脾胃气虚证	随证配伍 四君子汤（臣）	理中丸（佐）
燥湿利水	脾虚痰饮、水肿、小便不利	茯苓等 苓桂术甘汤（佐）	
止汗	脾虚多汗	单用或配黄芪等 玉屏风散（臣）	
安胎	脾虚胎动不安	砂仁	

解说：

1. 补气健脾 脾气虚弱，食少神疲，常配人参、茯苓等药，以益气补脾，如四君子汤。脾胃虚寒，腹满泄泻，常配人参、干姜等药，以温中祛寒，如理中丸。

两方均用人参、白术、炙甘草以补中益气，然四君子汤配茯苓以益气健脾为主，主治脾胃气虚证；理中丸用干姜以温中祛寒为主，适用于中焦虚寒证。

2. 燥湿利水 中焦阳虚，脾失运化，则湿聚成饮，常配桂枝、茯苓等药，以温阳化饮，健脾利湿，如苓桂术甘汤。对脾虚水肿，小便不利，常配茯苓、泽泻等药，以健脾利湿。

3. 止汗 脾虚气弱，肌表不固而多汗，可单用为散服，或配黄芪、防风等药，以益气固表止汗，如玉屏风散。

4. 安胎 脾虚气弱，胎动不安，常配行气安胎的砂仁。

【用法用量】煎服，6~12g。燥湿利水宜生用，补气健脾宜炒用，健脾止泻宜炒焦用。

【现代研究】

1. 主要成分 主要含挥发油，油中主要成分为苍术醇（Atractylol）和苍术酮（Atractylone）等。并含有维生素A样物质。

2. 药理作用

(1) 利尿作用：白术煎剂、流浸膏灌胃或静注，对大鼠、家兔、狗等均有利尿作用，可促进电解质特别是钠的排出，钠的排除量可增加35.2倍。

(2) 降血糖作用：对家兔或大鼠有降低血糖的作用。

(3) 抗血凝作用：可延长大鼠凝血时间和凝血酶原时间。

(4) 免疫增强作用：白术可提高小鼠巨噬细胞的吞噬功能，对白细胞减少症有升高的作用，提高淋巴细胞转化率和自然玫瑰花环形成率，促进细胞免疫功能，明显增加抗体的含量。

(5) 安胎作用：白术醇提取物与石油醚提取物对催产素、益母草引起的子宫兴奋性收缩均呈显著抑制作用。

(6) 其他作用：白术煎剂对脑膜炎球菌、炭疽杆菌、白喉杆菌、枯草杆菌以及絮状表皮癣菌等真菌有抑制作用；对艾氏腹水癌有显著抑制作用。

3. 临床应用

(1) 肝病:重用白术 30~60g,治疗肝硬化腹水;用白术 15~30g,治疗迁延性肝炎;重用大剂量白术 60~100g,治疗原发性肝癌,收到良好效果。

(2) 结肠慢传输型便秘:治疗组用生白术 60g,2 次/天。对照组西沙必利 10mg,3 次/天。每组 1 个疗程均为 4 周,治疗期间禁用各类泻药。治疗组总有效率和对照组相比差异有显著性意义。

(3) 肛肠病术后便秘:将 116 例术后便秘患者分为大剂量组、中等剂量组和常规剂量组,在辨证论治的基础上,白术应用量分别为 35~60g、20~30g 和 10~15g。结果:常规剂量组无明显通便作用(通便有效率 27.5%),中等剂量组有通便作用(通便有效率 56.7%),大剂量组有非常显著的通便作用(通便有效率 100%)。结论大剂量白术通便作用明显,且作用缓和,无毒副作用。

白术与苍术功效主治异同点

药名	相同点	不同点
白术	健脾燥湿,同可用治脾虚湿盛之证	健脾力强,为补气健脾的要药,主治脾虚证,又能燥湿利水,为治疗痰饮水肿的良药;补气固表止汗,治疗表虚自汗;补气健脾安胎,治疗脾虚胎动不安
苍术		燥湿力盛,主治湿阻中焦证;又能发汗解表祛风湿,治疗风寒夹湿的表证及痹证

山药(根茎)

来源于薯蓣科多年蔓生草本植物薯蓣 *Dioscorea opposita* ThunB. 的干燥根茎。主产于河南、江苏、广西、湖南等地。霜降后采挖。刮去粗皮晒干或烘干,为"毛山药";再经浸软闷透,搓压为圆柱状,晒干打光,成为"光山药"。以条粗,质坚实,粉性足,色洁白者为佳。润透,切厚片,生用或麸炒用。

【性味归经】甘,平。归脾、肺、肾经。

【功用特点】本品既可补气,又能养阴。为平补脾、肺、肾三经之药,且兼涩性,可固精缩尿止带。常用治脾、肺、肾不足之证与滑脱不禁之泄泻、带下、遗精、尿频等证。

【功效主治与配伍组方】

功效	主治	配伍组方	备注
补脾肺肾	脾胃虚弱证	人参、白术等　参苓白术散(臣)	完带汤(君)
益气养阴	肺肾虚弱证	随证配伍	
固精止带	阴虚内热消渴证	黄芪、生地黄、天花粉等	

解说:

1. 补脾肺肾　脾虚食少,体倦便溏,及妇女带下,儿童消化不良的泄泻等脾胃虚弱证,常配人参、白术、茯苓等药,以益气健脾,渗湿止泻,如参苓白术散。

2. 益气养阴,固精止带　肺虚咳喘,或肺肾两虚,久咳久喘,常配人参、麦冬、五味子等补肺益肾、敛肺止咳之品。肾虚不固的遗精、尿频等,常配熟地、山茱萸、菟丝子、金樱子等益肾固精缩尿之品。肾虚不固,带下清稀,绵绵不止,可与莲子、芡实等益肾健脾、固涩止带之品同用。阴虚内热,口渴多饮,小便频数的消渴证,常配黄芪、生地黄、天花粉等滋阴清热、益气生津止渴之品。

据已故名医施今墨"多年实践,山药伍黄芪,苍术配玄参,一阴一阳,一脾一肾,应用于治疗糖尿病,可有降低血糖,减除尿糖之功"。

【用法用量】煎服,15~30g,大量60~250g。研末吞服,每次6~10g。补阴生津宜生用,健脾止泻宜炒用。

【现代研究】

1. 主要成分　含皂苷、黏液质、尿囊素(Allantoin)、胆碱(Choline)、蛋白质、脂肪、淀粉、精氨酸(Arginine)、碘质及淀粉酶等。黏液中有甘露聚糖(Mannan)与植酸(Phytic acid)。

2. 药理作用

(1)降血糖作用:山药水煎剂有降血糖作用。

(2)调节或增强免疫功能的作用:其有效成分为多糖。

(3)降血脂作用:山药能降低小鼠胆固醇的浓度。

3. 临床应用　小儿腹泻:将山药用土炒至黄色,用水、牛奶、果汁等调成稀糊状,按患儿年龄适量酌减,3次/天,每次5~10g。50例患儿中,痊愈36例,有效12例,无效22例,总有效率96%。

白扁豆(成熟种子)

来源于豆科一年生缠绕草本植物扁豆 *Dolichos lablab* L. 的干燥成熟种子。主产于江苏、河南、安徽、浙江等地。秋季果实成熟时采收,去皮或直接晒干。以种子饱满,色白者为佳。生用或炒用。

【性味归经】甘,微温。归脾、胃经。

【功用特点】本品炒用健脾化湿和中,生用消暑解毒。

【功效主治与配伍组方】

功效	主治	配伍组方
健脾化湿	脾虚湿盛证	人参、白术、茯苓等　参苓白术散(臣)
消暑	暑湿吐泻	单用或配香薷等　香薷散(佐)

解说:

1. 健脾化湿　脾虚湿盛,运化失常,而见食少便溏或泄泻,及脾虚而湿浊下注,白带过多等,常配人参、白术、茯苓等,共收健脾止泻、止带之功,如参苓白术散。

2. 消暑　暑湿吐泻,如《备急千金要方》单用本品水煎服,治暑湿吐泻,也可配香薷、厚朴等,以祛暑解表,化湿和中,如香薷散。

此外,对食物中毒的呕吐,前人还单用鲜品研水绞汁服,有解毒和缓和呕吐的作用。

【用法用量】煎服,9~15g。健脾止泻宜炒用;消暑解毒宜生用。

【现代研究】

1. 主要成分　本品含蛋白质、碳水化合物、钙、磷、铁、锌、维生素 B_1、维生素 B_2、维生素 C、烟酸以及泛酸、酪氨酸酶等。此外,尚含有豆甾醇、磷脂、蔗糖及血球凝聚素 AB 等。

2. 药理作用　扁豆冷盐浸液对 E-玫瑰花环形成有促进作用。

白术、山药、白扁豆功效主治异同点

药名	相同点	不同点
白术		苦温,既长于补中气,又能燥湿利水、止汗安胎,脾胃气虚兼湿者尤宜,又治脾虚水肿、痰饮、气虚自汗及胎动不安等
山药	均健脾止泻,治脾虚泄泻	甘平,既补气,又养阴,兼益肺肾,虽药力平缓,但带涩性,又可固精缩尿止带。可治久咳虚喘、遗精带下及消渴等证
白扁豆		甘而微温,补益之力虽不及白术、山药,但不腻不燥,病后初进补剂而又不耐峻补者尤宜,又兼化湿消暑,治暑热烦渴有效

甘草(根及根茎)

来源于豆科多年生草本植物甘草 *Glycyrrhiza uralensis* Fisch.、胀果甘草 *Glycyrrhiza inflata* Bat. 或光果甘草 *Glycyrrhiza glabra* L. 的干燥根及根茎。主产于内蒙古、山西、甘肃、新疆等地。春秋季采挖,除去须根,晒干。以外皮细紧,色红棕,质坚实,粉性足,断面色黄白,味甜者为佳。切厚片,生用或蜜炙用。

【性味归经】甘,平。归心、肺、脾、胃经。

【功用特点】本品性平,作用平和,此时作用取决于五味,体现了甘味药的特点。甘补:益心气,补脾气;甘润:润肺祛痰止咳;甘缓:缓和药性,缓急止痛;甘和:调和脾胃;甘:能解毒。

【功效主治与配伍组方】

功效	主治	配伍组方	备注
益气补中	心悸动,脉结代	人参、阿胶等 炙甘草汤(臣)	三拗汤(佐使)
	脾气虚弱证	人参、白术等 四君子汤(使)	麻杏甘石汤(使)
			苓甘五味姜辛汤(使)
祛痰止咳	痰多咳嗽诸证	随证配伍	二陈汤(使)
			小建中汤(佐)
缓急止痛	脘腹、四肢挛急作痛	白芍	桃核承气汤(佐使)
调和药性	随方选用	四逆汤(佐使)	
清热解毒	热毒疮疡	金银花等 仙方活命饮(使)	
	咽喉肿痛	桔梗 桔梗汤(臣)	
	药食中毒	单用或配绿豆等	

解说:

1. 益气补中 气虚血弱,心悸动,脉结代,常配人参、阿胶、桂枝等药,以益气滋阴,补血复脉,如炙甘草汤。脾气虚弱的倦怠乏力,食少便溏,常与人参、白术等药同用,以补气健脾,如四君子汤。

2. 祛痰止咳 痰多咳嗽,随证配伍,临床广泛应用。风寒咳嗽,可配麻黄、杏仁,以宣肺解表止咳,如三拗汤。表邪未解,肺热咳喘,可配石膏、麻黄、杏仁,以辛凉宣肺,清热平喘,如

麻杏甘石汤。寒痰咳喘，配干姜、细辛等，以温肺化痰，如苓甘五味姜辛汤。湿痰咳嗽，配半夏、茯苓等，以燥湿化痰，理气和中，如二陈汤。

3. 缓急止痛　阴血不足，筋失所养，脘腹及四肢挛急作痛，常配白芍，以柔肝缓急止痛，即芍药甘草汤。脾胃虚寒，营血不能温养所致脘腹及四肢挛急作痛，常配桂枝、白芍、饴糖等药，以温中补虚，和里缓急，如小建中汤。

近年报道，单用甘草粉或配伍乌贼骨、瓦楞子等治疗胃及十二指肠溃疡，有较好的近期疗效。

4. 调和药性　可调和寒热温凉、补泻各类药物。

如与附子、干姜同用，能缓和其热，以防伤阴；与石膏、知母同用，能缓和其寒，以防伤胃；与大黄、芒硝同用，能缓和其泻下作用；与党参、白术、熟地、当归等补药同用，能缓和补力，使作用缓慢而持久；与半夏、黄芩、黄连、干姜等热药、寒药同用，又能在其中协和寒热，平调升降，如四逆汤、桃核承气汤。

5. 清热解毒　热毒疮疡，常与金银花等清热解毒药同用，以清热消痈，如仙方活命饮。咽喉肿痛，常与宣肺疗哑的桔梗同用，如桔梗汤。药物、食物中毒，在无特殊解毒药时，可以甘草治之，亦可与绿豆或大豆煎汤服。

【用法用量】煎服，2～10g。清热解毒宜生用；补中缓急宜炙用。

【注意事项】湿盛胀满、浮肿者不宜用。反大戟、芫花、甘遂、海藻。久服较大剂量的生甘草，可引起浮肿等。

【现代研究】

1. 主要成分　含多种黄酮类化合物、甘草甜素(Glycyrrhizine)及多种微量元素 Zn、Ca、Fe。黄酮类：甘草黄苷(甘草黄碱酮, Liquiritine)、异甘草黄苷(异甘草黄碱酮, Isoliquiritine)、甘草素(甘草黄碱酮苷元, Liquiritigenin)、异甘草素(异甘草碱酮苷元, Isoliquiritigenin)及异黄酮类 F_{m100} 等。甘草甜素是甘草酸(Glycyrrhinic acid)的钾、钙、铵盐，其水解产物甘草次酸是甘草甜素中的主要活性成分。

2. 药理作用

(1) 肾上腺皮质激素样作用：甘草粉、甘草浸膏、甘草甜素、甘草次酸对健康人及多种动物均能促进钠、水潴留，排钾增加，呈现去氧皮质酮样作用。甘草浸膏、甘草甜素能使大鼠胸腺萎缩，肾上腺重量增加，具促皮质激素样作用并能增强和延长可的松的作用。

(2) 对消化系统的作用：甘草粉、甘草浸膏、甘草次酸、甘草苷及其苷元、异甘草苷均有抗消化性溃疡作用；甘草煎剂、浸剂、甘草素、异甘草素对离体肠管有明显的解痉作用，解痉成分主要是黄酮类化合物，其中以甘草素的作用为最强；甘草制剂和甘草甜素具有保肝作用，能降低实验性肝硬化的发生率，促进肝细胞再生。

(3) 抗病毒作用：甘草甜素对人体免疫性缺陷病毒(HIV，艾滋病毒)、肝炎病毒及水痘、带状疱疹病毒等的增殖有抑制作用。其机制除对病毒的直接作用外，还与诱生干扰素、增强 NK 细胞活性等有关。

(4) 解毒作用：主要成分为甘草甜素。解毒机制即甘草甜素水解后释放出的葡萄糖醛酸与含羧基、羟基的毒物结合；皮质激素样抗应激反应；提高机体对毒物的耐受力；提高小鼠肝细胞色素 P-450 的含量等。

(5) 其他作用：甘草具有抗炎、抗变态反应作用，有效成分为甘草甜素与甘草次酸；具有镇咳祛痰作用及抗心律失常作用，甘草甜素能降血脂。

3. 临床应用

(1) 胃及十二指肠溃疡：甘草流浸膏、生胃酮(甘草次酸琥珀酸半酯二钠盐)及甘草锌对消化道溃疡有较好疗效。

(2) 肝炎：甘草甜素口服或静脉滴注，对急、慢性乙型肝炎有一定疗效，并能使部分病例 HBsAg 及 HBeAg 转阴。

(3) 慢性肾上腺皮质功能减退症(艾迪生病)：用甘草流浸膏每日 15ml 口服治疗，取得较好疗效，用药后使肾上腺皮质功能减退所引起的各种症状明显好转。

(4) 过敏性紫癜：将生甘草 20～30g 水煎，每日分 2 次服，20 日判断疗效。痊愈 34 例(83%)，有效 7 例(17%)，总有效率 100%。而且有效病例继服 10 次也获痊愈。用药期间未见不良反应，随访 6 个月无复发。

(5)荨麻疹:生甘草30g,开水500ml冲泡,热服、凉服均可,每天代水饮,30天为1个疗程。结果:34例治愈,1例好转,1例未愈。抽查随访9例,均在服药后1周内消退,继续服用1个疗程治愈,随访1年未复发。

大枣(成熟果实)

来源于鼠李科落叶乔本植物枣 Ziziphus jujuba Mill. 的干燥成熟果实。主产于河北、河南、山东、陕西等地。秋季果实成熟时采收,晒干,生用。以色红,肉厚饱满,核小,味甜者为佳。

【性味归经】 甘,温。归脾、胃经。

【功用特点】 本品为补中益气,养血安神之品,又可缓和峻烈药的药性。与生姜配伍:在解表剂中以调和营卫;在补益剂中以调补脾胃。

【功效主治与配伍组方】

功效	主治	配伍组方
补中益气	脾虚便溏	人参、白术等
养血安神	血虚萎黄	熟地黄、阿胶等
	妇女脏躁	甘草、小麦 甘麦大枣汤(佐)
缓和峻烈药的药性		甘遂、大戟、芫花等 十枣汤(臣佐)

解说:

1. 补中益气 脾虚食少便溏,倦怠乏力,常配人参、白术等补气健脾药,以增强疗效。

2. 养血安神 血虚萎黄,常配熟地黄、阿胶等补血滋阴之品。妇女脏躁,精神恍惚,神志不安,常配甘草、小麦以养心宁神,和中缓急,如甘麦大枣汤。

3. 缓和药性 常与峻烈药同用,以缓和药性,如配伍甘遂、大戟、芫花,即十枣汤,使泻水逐痰而不伤脾胃;配伍葶苈子,即葶苈大枣泻肺汤,能泻肺平喘利尿而不伤肺气。

此外,常配伍生姜,入解表剂中以调和营卫;入补益剂中以调补脾胃,增强疗效。近年报道,用治过敏性紫癜有效。

【用法用量】 劈破煎服,6~15g;亦可去皮核捣烂为丸服。

【现代研究】

1. 主要成分 含三萜类皂苷、生物碱、黄酮、大量糖类、氨基酸、有机酸、维生素、cAMP、cGMP、黏液质及微量元素。黄酮类有药黄素(Swertisin)和黄酮-C-葡萄糖苷(Spinosin Ⅰ)。

2. 药理作用

(1)抗变态反应作用:大枣的酒提取物能抑制抗体产生而有抗变态反应作用。

(2)镇静及降压作用:有效成分为黄酮苷类,大枣水煎液可降低胆固醇含量。

(3)抗肿瘤作用:大枣可抑制癌细胞的增殖。

(4)其他作用:大枣有保肝、抗疲劳、促生长作用,大枣含有丰富的cAMP样物质,可增加白细胞内cAMP含量,有一定的抗衰老作用。大枣水煎服可降低胆固醇含量。

3. 临床应用 非特异性血小板减少性紫癜:鲜大枣10枚,洗净生食,每日3次,至紫癜消退后继用数日。治疗非特异性血小板减少性紫癜6例,其中1例配用维生素C、维生素K等,余者单用即愈。

饴糖与蜂蜜功效主治异同点

药名	相同点	不同点
（饴糖）	补中益气、缓急止痛、润肺止咳，为中虚腹痛、肺虚咳喘所常用	补虚健中，缓急止痛，药力较佳
（蜂蜜）		润肺止咳、润肠通便功效较著，此外尚能解毒，治疮疡、烫火伤及乌头类药毒

备注：饴糖为米、麦等粮食经发酵糖化的制成品；蜂蜜为蜜蜂科昆虫中华蜜蜂或意大利蜜蜂所酿的蜜。

思考题

1. 补虚药分几类？试述其含义、主要功效及适应范围。
2. 比较人参、黄芪；白术、苍术功效应用的异同点。
3. 以甘草为例，说明甘补、甘润、甘缓、甘和的作用。
4. 补气药包括哪些药物？

第二节 补 阳 药

鹿茸（雄鹿未骨化的幼角）

来源于鹿科动物梅花鹿 Cervus nippon Temminck 或马鹿 Cervus elaphus Linnaeus 的雄鹿未骨化密生绒毛的幼角。前者习称"花鹿茸"，后者习称"马鹿茸"。主产于吉林、辽宁、黑龙江、新疆、青海等地。夏秋季锯取鹿茸，经加工后阴干或烘干。花鹿茸以茸粗大、主枝圆，顶端丰满，质嫩，毛细，皮色红棕，有油润光泽者为佳；马鹿茸以茸体饱满，体轻，毛色灰褐，下部无棱线者为佳。用时燎去毛，刮净，横切薄片，或劈成碎块，研细粉用。

【性味归经】甘、咸，温。归肾、肝经。

【功用特点】本品为温肾壮阳，益精血，强筋骨的要药，力强而效佳，治疗肾阳不足，精血亏虚之证；又可固冲任，止崩止带；托疮毒。

〔附〕鹿角（已骨化的角或脱落的角基）：补肾壮阳，强筋骨。可做鹿茸的代用品，但力薄而少用，兼能活血化瘀消肿（先煎）。

鹿角胶（鹿角经水煎浓缩而成的固体胶）：温补肝肾，益精血，止血。（烊化兑服）

鹿角霜（鹿角去胶质的角块）：温肾助阳力弱，但能收敛止血，外用止血敛疮。（先煎）

【功效主治与配伍组方】

功效	主治	配伍组方
壮肾阳	肾阳不足，精血亏虚诸证	单用或配肉桂等　右归丸（臣）
益精血	肝肾不足诸证	补肝肾药
强筋骨		
调冲任	冲任不固，崩漏带下	随证配伍
托疮毒	疮疡不敛或阴疽内陷	黄芪、肉桂等

解说：

1. 壮肾阳　肾阳不足，精血亏虚的阳痿早泄，宫寒不孕，尿频不禁，头晕耳鸣，腰膝酸痛，肢冷神疲等症，可单服，或同山药浸酒服；亦可配伍肉桂等为丸服，如右归丸。

2. 益精血，强筋骨　肝肾精血不足的筋骨痿软，小儿发育不良，囟门过期不合，齿迟，行迟等，常配伍山茱萸、熟地黄等补肝肾、益精髓之品。

3. 调冲任　冲任虚寒，白带过多，可与芡实等补益固涩止带之品同用；冲任虚寒，崩漏不止，可配当归、阿胶、艾叶等养血止血暖宫之品。

4. 托疮毒　疮疡久溃不敛，脓出清稀，或阴疽内陷不起，可与黄芪、当归、肉桂等补益气血、温托之品配伍应用。

【用法用量】研末服，1～2g，一日 3 次分服。如入丸、散，随方配制。

【注意事项】服用本品宜从小量开始，缓缓增加，不宜骤用大量，以免阳升风动，头晕目赤，或助火动血，而致鼻衄。凡阴虚阳亢，血分有热，胃火盛或肺有痰热，以及外感热病者均应忌服。

【现代研究】

1. 主要成分　含脑素(Ceramide)、雌酮(Oestrone)、多种氨基酸、蛋白质、脂类、胆甾醇、糖类、维生素 A、骨胶、骨质及钙、磷、镁等多种元素。

2. 药理作用　鹿茸能促进生长发育，提高机体的细胞免疫和体液免疫，并提高人体的脑力、体力，减轻疲劳，改善睡眠，增进食欲，促进核酸和蛋白质合成，调节新陈代谢，调节内分泌，且具有促性激素样作用(主要为磷脂类物质)，可增加肾脏利尿功能。亦能促进造血功能，尤能促进红细胞新生，有明显抗脂质过氧化作用，其磷脂成分能抑制单胺氧化酶的活性。鹿茸提取物口服可延缓衰老。鹿茸多糖对实验性胃溃疡有保护作用。

3. 临床应用

(1)阳痿：用鹿茸精穴位注射，并辨证配合内服中药，取得相当效果。

(2)再生障碍性贫血：20% 鹿茸血酒口服，能使血象及临床症状获得不同程度的好转。

(3)宫颈糜烂：将宫颈糜烂患者 60 例随机分为鹿茸组(治疗组)30 例、保妇康组(对照组)30 例，两组均每日 1 次给药。治疗组每日暴露宫颈后，用棉球擦拭宫颈口及阴道分泌物后给予鹿茸均匀外涂于宫颈表面，超出糜烂边缘。对照组同法给予保妇康栓，治疗时间为 4 周。结果：治疗组治愈率37%，总有效率100%，对照组治愈率10%，总有效率83%，两组疗效差异显著($P<0.05$)。

鹿茸、鹿角、鹿角胶、鹿角霜功效主治异同点

药名	相同点	不同点
鹿茸		甘咸温，补肾阳、益精血、强筋骨、固冲任、托疮毒，力强而效佳，凡肾阳不足、精血亏虚所致之证皆可选用
鹿角	补肾阳	补肾阳，强筋骨，可作鹿茸的代用品，但力薄而少用，兼能活血化瘀消肿
鹿角胶		补肝肾、益精血，止血功良，宜开水或黄酒烊化服
鹿角霜		益肾助阳力弱，但兼收敛止血，外用止血敛疮

巴戟天(根)

来源于茜草科多年生藤本植物巴戟天 *Morinda officinalis* How 的干燥根。主产于广东、广西、福建等地。全年均可采挖。晒干，再经蒸透，除去木心者，称"巴戟肉"。以条大、肥壮，呈连珠状,肉厚,色紫,木心细,味微甜者为佳。切段,干燥。生用或盐水炙用。

【性味归经】 甘、辛,微温。归肾、肝经。

【功用特点】 本品为补肾阳中的祛风湿药物,除治疗肾阳不足外,还可治疗肝肾不足兼感风湿的病人。

【功效主治与配伍组方】

功效	主治	配伍组方
补肾壮阳	肾阳虚证	随证配伍
	肾阴阳两虚	地黄饮子(君)
祛风除湿	肝肾不足,筋骨痿软、风湿久痹	补肝肾、祛风湿药

解说:

1. 补肾壮阳　肾阳虚弱的阳痿、不孕,常配淫羊藿、仙茅、枸杞子等补肾阳、益精血之品。下元虚冷,少腹冷痛,月经不调,常与高良姜、肉桂、吴茱萸等温里散寒调经之品同用。下元虚衰,虚阳上浮,阴阳两虚,舌强不能言,足废不能用,与熟地、山茱萸、肉苁蓉共为君药,以补肾填精,温肾壮阳,如地黄饮子。

2. 祛风除湿　肝肾不足的筋骨痿软,腰膝疼痛,或风湿久痹,步履艰难,常配杜仲、萆薢等补肝肾、祛风湿药。

【用法用量】 煎服,3~10g。

【现代研究】

1. 主要成分　主要为糖类,尤其是还原糖及其苷,黄酮、甾体三萜、氨基酸、有机酸、棕榈酸、强心苷、微量蒽醌类大黄素甲醚、甲基异茜草素甲醚、维生素C、β-谷甾醇(β-Sitosterol)、甲基异茜草素、树脂及环烯醚萜苷、水晶兰苷(Monotropein)及四乙酰车叶草苷(Asperuloside tetraacetate)等。

2. 药理作用

(1)增强性腺功能:巴戟天具有明显的促进肾上腺皮质激素的作用,并能增强下丘脑-垂体-卵巢促黄体功能。

(2)皮质酮可分泌促进作用:临床研究表明巴戟天可减轻肾炎、全身性红斑狼疮患者长期使用类固醇的副作用,并使类固醇易于停药。

(3)免疫促进作用:巴戟天低聚糖类成分有促进细胞免疫的作用,对小鼠胸腺T淋巴细胞增值反应有明显的促进作用。

(4)其他作用:巴戟天水煎液口服能增加甲状腺功能低下小鼠的耗氧量,抑制幼年小鼠胸腺萎缩;能显著增加小鼠体重,延长持续游泳时间;升高白细胞数;巴戟天水煎膏有显著的抗抑郁活性。

淫羊藿(叶)

来源于小檗科多年生直立草本植物淫羊藿 *Epimedium brevicornum* Maxim.、箭叶淫羊藿 *E. sagittatum* (Sieb. et Zucc.) Maxim.、柔毛淫羊藿 *E. pubescens* Maxim. 或朝鲜淫羊藿 *E. koreanum* Nakai的干燥叶。主产于陕西、辽宁、山东、四川等地。夏、秋季茎叶茂盛时采割,除去粗梗及杂质,晒干。以梗少,叶多,色黄绿,不破碎者为佳。切丝生用或羊脂油(炼油)炙用。

【性味归经】 辛、甘,温。归肝、肾经。

【功用特点】 本品功效主治与巴戟天类似,而温性强之。

补阳药中祛风湿的药为:巴戟天、淫羊藿、仙茅(辛热有毒)。

【功效主治与配伍组方】

功效	主治	配伍组方
温肾壮阳	肾阳虚证	单用或配熟地等
祛风除湿	肝肾不足，风湿痹痛	单用或配补肝肾、祛风湿药

解说：

1. 温肾壮阳　肾阳虚的阳痿，不孕及尿频等证，可单味浸酒服；亦可配伍熟地、枸杞子、巴戟天等壮阳益精之品。

2. 祛风除湿　肝肾不足，肢体麻木拘挛，可单用浸酒服。肝肾不足，筋骨痿软，步履艰难者，可配杜仲、巴戟天、桑寄生等补肝肾、强筋骨之品。

此外，现代用于肾阳虚的喘咳及妇女围绝经期的高血压等，亦有较好疗效。

【用法用量】 煎服，6～10g。亦可浸酒、熬膏或入丸散。

【现代研究】

1. 主要成分　含淫羊藿苷（Icariine）、去氧甲基淫羊藿苷（Des-o-methyicariine）、β-去水淫羊藿素（β-Anhy-dr-oicaritin）、木兰碱、皂苷、苦味素、挥发油、植物甾醇、鞣质、蜡醇、棕榈酸及油酸等。

2. 药理作用

（1）壮阳、增强性腺功能：能促进阳虚动物的核酸、蛋白质合成，兴奋性欲。

（2）抗微生物作用：对脊髓灰质炎病毒及ECHO病毒6、9型及柯萨奇病毒A9、B4、B5型均有抑制作用；对白色葡萄球菌、金黄色葡萄球菌有显著的抑制作用。

（3）对心血管系统的作用：淫羊藿煎剂及乙醇浸剂可降低血压，降低心肌耗氧量，对抗急性心肌缺血。抗实验性心律不齐。

（4）其他作用：淫羊藿可促进免疫功能（多糖和苷），并抗衰老（黄酮类）；淫羊藿总黄酮有镇静催眠作用，煎剂有降血糖作用；有抗炎、抗过敏作用（甲醇提取物）；并有镇咳、祛痰及平喘作用（甲醇和醋酸乙酯提取物）。

3. 临床应用

（1）小儿麻痹症：有用10%淫羊藿注射液肌内注射，每次2ml，1日1次，10天为1个疗程，治疗急性期患者26例，效果好。急性期以肌内注射为主，配合穴位注射，恢复期或后遗症期以穴位注射为主，配合肌内注射，共治疗246例，急性期34例，有效率为97%；恢复期43例，有效率为95.6%；后遗症期169例，有效率为81%。

（2）外阴白斑：淫羊藿鱼肝油软膏涂于患处，共治疗38例，疗效显著。

（3）心绞痛：淫羊藿注射液（200%）肌内注射，治疗120例心绞痛患者，总有效率为85.6%。

（4）血管性痴呆（VD）：60例轻度患者随机分为A、B两组，每组30例。A组：淫羊藿注射液2ml穴位注射加西药组用药，穴位注射每日1次，每周6次；B组：单纯西药，两组均治疗8周。结果：A组总改善率为86.7%，明显优于对照组（66.7%），并能有效改善VD患者血液流变学指标（$P<0.05$）。结论：淫羊藿穴位注射疗效确切，优于单纯西药治疗。

（5）绝经后骨质疏松症：以单味中药淫羊藿150g/d，水300ml，浸泡20分钟后，煎取100ml，滤渣取50ml，温习分3次于餐前1～2小时服用，服药期间不服用影响骨代谢的止痛药物，30天为1个疗程，以3个疗程后判定疗效。本组50例，治愈4例，显效32例，有效10例，无效4例，总有效率92%。

（6）其他：淫羊藿浸膏片口服治疗冠心病患者140例，有效率为98.57%，治疗高血压患者115例，有效率为78%，治疗神经衰弱患者138例，有效率为89.85%。治疗病毒性心肌炎，同时维生素C静滴，共治疗36例，获良好效果。

补骨脂（成熟果实）

来源于豆科一年生草本植物补骨脂 *Psoralea corylifolia* L. 的干燥成熟果实。主产于河南、四川、陕西等地。秋季果实成熟时采收。以粒大，色黑，质坚饱满，无杂质者为佳。生用或盐水炙用。

【性味归经】辛、苦,温。归肾、脾经。

【功用特点】本品主入肾经,兼入脾经,补肾壮阳、固精缩尿、暖脾止泻,为治脾肾阳虚及下元不固之要药;又可补肾纳气平喘;酊剂外涂可治白癜风。

【功效主治与配伍组方】

功效	主治	配伍组方
补肾助阳	肾阳虚证	补肾阳药
固精缩尿	遗精、尿频	补肾固精缩尿药
暖脾止泻	脾肾阳虚泄泻	五味子、肉豆蔻、吴茱萸 四神丸(君)
纳气平喘	肾不纳气的虚喘	人参、肉桂、沉香等

解说:

1. 补肾助阳,固精缩尿 肾阳不足,命门火衰,腰膝冷痛,阳痿,配补肾壮阳之品。肾虚遗精、滑精、遗尿、尿频,配补肾固精缩尿之品。

2. 暖脾止泻 脾肾阳虚泄泻,常配五味子、肉豆蔻、吴茱萸,以温肾暖脾,固肠止泻,如四神丸。

3. 纳气平喘 肾不纳气的虚喘,常配人参、磁石、沉香等补益纳气平喘之品。

此外,还可治白癜风。可研末用酒浸制成20%~30%酊剂,外涂局部。

【用法用量】煎服,6~10g。

【现代研究】

1. 主要成分 含香豆素、黄酮、有机酸、挥发油、皂苷、不挥发萜、补骨脂酚、胡萝卜苷、脂类等。香豆素类有补骨脂素或补骨脂内酯(Psoralen)、异补骨脂素或异补骨脂内酯(Isopsoralen)、补骨脂定(Psoralidin)及双羟异补骨脂定(Corylidin)等。黄酮类有补骨脂乙素(Coryfolinin, Isobavachalcone)、补骨脂甲素(Bavachin, Coryfolin)、补骨脂甲素甲醚(Bavachinin)、异补骨脂甲素(Isobavachin)、补骨脂查耳酮(Bavachalcone)及补骨脂宁(Corylin)等。

2. 药理作用

(1)光敏作用:补骨脂粗制剂有致光敏作用,内服或局部用药后,使皮肤对紫外线敏感,容易出现色素沉着(补骨脂素和甲氧补骨脂素),临床上利用此作用治疗白癜风恢复白斑处的皮肤颜色。

(2)对心血管系统的作用:补骨脂乙素有明显的扩张冠脉作用,加强心肌收缩力,对家兔实验性缓慢心率还有明显提高作用,其效果与阿托品相当。

(3)抗肿瘤作用:补骨脂多种成分均有抗肿瘤作用。

(4)抗早孕和雌性激素样作用:异补骨脂素和补骨脂酚对小鼠有明显的抗早孕作用,有较强的雌性激素样作用。

(5)抗衰老作用:补骨脂是通过调节神经和血液系统,促进骨髓造血,增强免疫和内分泌功能,从而发挥抗衰老作用。

(6)其他作用:补骨脂有升高白细胞、止血、杀虫及抗菌作用(活性成分为脂溶性成分)。

3. 临床应用

(1)白细胞减少症:以补骨脂末,炼蜜为丸或以补骨脂粉冲服,治疗白细胞减少症19例,痊愈14例,好转4例,无效1例。

(2)外阴白斑:补骨脂醇浸部分浸膏涂患处,治疗53例,近期治愈50例,好转3例,有7例发生药物性皮炎。

(3)银屑病:补骨脂注射液肌注,共治疗银屑病800例,治愈125例,显效238例,进步381例,无效56例,总有效率为93%。

(4)小儿夜尿:补骨脂焙干研末,开水冲服,每次5~10g,每日2次,屡获神效。

(5)汗斑:补骨脂酊剂(13% g/ml)涂患处,治疗14例,均获痊愈。

(6)用治白癜风、脱发:以制斑素(取补骨脂1两捣碎,加75%乙醇1000ml泡5~7天后用)涂局部,并以50%补骨脂注射液肌内注射,每次5ml,日1次,加紫外线照射治疗白癜风49例,有效率75.5%;脱发只用注射剂及紫外线照射,治疗

45例,有效率84.4%;局部用药后可照射日光5~10分钟或弱光20分钟,或紫外线2~5分钟之后,洗去药液,以防起泡,可连用数月。如发生红斑水泡应暂停用药,待恢复后可继续使用。

(7)其他:补骨脂酊剂局部外用,可治疗扁平疣、寻常疣及慢性湿疹。

益智(成熟果实)

来源于姜科多年生草本植物益智 *Alpinia oxyphylla* Miq. 的干燥成熟果实。主产于海南岛、广东、广西等地。夏秋间果实由绿变红时采收。晒干,去壳取仁,生用或盐水炒用。以身干,粒大饱满,显油性;种子色红棕或灰棕,断面色红白,质坚硬,气香,味辛苦者为佳。用时捣碎。

【性味归经】辛,温。归肾、脾经。

【功用特点】本品主入肾经,兼入脾经,性固涩;暖肾固精缩尿;温脾止泻摄唾,为治疗脾寒泄泻,腹中冷痛,口多唾涎的要药。

【功效主治与配伍组方】

功效	主治	配伍组方
暖肾固精缩尿	遗精滑精、遗尿尿频	乌药、山药等　缩泉丸(君)
温脾止泻摄唾	脾寒泄泻	白术、干姜等
	口多涎唾	党参、白术、陈皮等

解说:

1. 暖肾固精缩尿　肾气虚寒,遗精,可配补骨脂、龙骨、金樱子等补肾涩精之品。肾气不足,膀胱虚寒,遗尿或夜尿频多,可与山药、乌药为丸服,以温肾散寒,缩尿止遗,如缩泉丸。

2. 温脾止泻摄唾　脾胃虚寒泄泻,常配白术、干姜等药,以补气健脾,温中止泻。口多涎唾或小儿流涎不禁,可配党参、白术、陈皮等药,以补气健脾止唾。

【用法用量】煎服,3~10g。

【现代研究】

1. 主要成分　含挥发油、蛋白质、苷类。挥发油中主要成分为桉油精(Cineole,占55%)、益智酮甲、乙(Yakuchinone A、B)、益智醇(Nootkatol)、姜烯(Zingiberene)、姜醇(Zingiberol)及辛味成分等。

2. 药理作用

(1)抗利尿作用:益智仁抗利尿作用可能是通过保Na^+来实现的。

(2)其他作用:益智仁有健胃、减少唾液分泌等作用;对免疫及记忆功能有增强作用;益智仁甲醇提取物有消炎作用。益智仁挥发油有一定抑菌作用。

补骨脂与益智功效主治异同点

药名	相同点	不同点
补骨脂	温补脾肾 固精缩尿 用治遗精滑精及 遗尿尿频	助阳力强,长于补肾壮阳,兼能温脾止泻、纳气平喘,主治肾阳虚证及脾肾阳虚久泻、肾不纳气虚喘;浸酒外用还治白癜风
益智		助阳力较弱,长于温脾散寒摄唾,兼能温肾固精缩尿,多用于中寒腹痛、吐泻食少、多唾

肉苁蓉(带鳞叶的肉质茎)

来源于列当科一年生寄生草本植物肉苁蓉 Cistanche deserticola Y. C. Ma 或管花肉苁蓉 Cistanche tubulosa (Schrenk) Wight 的干燥带鳞叶的肉质茎。主产于内蒙古、甘肃、新疆、青海等地。多于春季苗未出土或刚出土时采挖,除去花序,干燥。以条粗壮,密被鳞片,色棕褐,内碴色棕黑显油润者为佳。切厚片生用或酒炙用。

【性味归经】 甘、咸,温。归肾、大肠经。

【功用特点】 本品补肾阳,益精血,为药力缓慢的滋补药,故有"苁蓉"之名。又可润肠通便,对老人肾阳不足,精血亏虚之肠燥便秘者尤宜。

〔附〕锁阳(锁阳科锁阳的肉质茎):功效与肉苁蓉相似,二者为补阳药中的润肠通便药。

【功效主治与配伍组方】

功效	主治	配伍组方	备注
补肾阳益精血	肾阳不足,精血亏虚诸证	随证配伍	地黄饮子(君)
润肠通便	肠燥便秘	当归等	济川煎(君)

解说:

1. 补肾阳益精血　肾阳不足,精血亏虚诸证,可随证配伍。如肾阴阳两虚,舌强不语,筋骨痿软,常配熟地、山茱萸等药,以滋肾阴,补肾阳,开窍化痰,代表方地黄饮子。

2. 润肠通便　肾虚津亏,肠燥便秘,常配当归、枳壳等药,以温肾益精,润肠通便,如《景岳全书》济川煎。

【用法用量】 煎服,6~10g;单用大剂量煎服,可用至30g。

【现代研究】

1. 主要成分　D-甘露醇、β-谷甾醇、甜菜碱、胡萝卜苷、丁二酸(Succinic acid)、咖啡酸糖脂、睾酮、氨基酸及多糖类。

2. 药理作用　水浸液对实验动物有降低血压作用;又能促进小鼠唾液分泌;有抗家兔动脉粥样硬化的作用;有一定程度的抗衰老作用。

3. 临床应用　维持性血液透析致便秘:治疗组在规律透析基础上予肉苁蓉。方法:将30g肉苁蓉煎煮至100ml,代茶频饮。研究结果表明,单味肉苁蓉不仅可有效改善排便,增加尿量,且作用持久,无腹痛腹泻等不良反应,对人体质量、血压及超滤量的控制有明显协助作用。

菟丝子(成熟种子)

来源于旋花科一年生寄生草本植物南方菟丝子 Cuscuta australis R. Br. 或菟丝子 Cuscuta chinensis Lam. 的干燥成熟种子。分布于我国大部分地区。秋季果实成熟时采收植株,晒干,打下种子,除去杂质,以色灰黄,颗粒饱满者质优。生用或盐水炙用。

【性味归经】 甘,温。归肝、肾、脾经。

【功用特点】 本品质润滋补,既助肾阳,又益肾阴,为平补肝肾之良药;且有固精缩尿、养肝明目,补肝肾安胎之效。又可温肾补脾而止虚泻。

第十七章 补虚药

【功效主治与配伍组方】

功效	主治	配伍应用
补肾固精	肾虚腰痛,阳痿遗精,尿频带下等	左归丸(佐)　右归丸(佐)
养肝明目	肝肾不足,目暗昏花	补肝肾明目药
止泻	脾肾虚泻	人参、白术、补骨脂等
安胎	肝肾不足,胎动不安	续断、桑寄生等

解说:

1. 补肾固精　真阴不足,头目眩晕,腰膝酸软,代表方左归丸中,菟丝子、川牛膝补肝肾、强腰膝、健筋骨,俱为佐药。肾阳不足,命门火衰,阳痿遗精,小便自遗,代表方右归丸中,佐以菟丝子、杜仲,补肝肾、健腰膝。

2. 养肝明目　肝肾不足,目失所养而致目昏目暗,视力减退之证,常配熟地黄、枸杞子、车前子等补肝肾明目之品。

3. 止泻　脾肾虚泻,常配温补脾肾止泻的补骨脂等药。

4. 安胎　肝肾不足的胎动不安,常与川续断、桑寄生、阿胶配伍同用,以补肝肾,养血安胎。

此外,菟丝子还能治肾虚消渴,常与天花粉、五味子、知母、山药等益气生津药配伍同用。酒浸外涂,对白癜风亦有一定疗效。

【用法用量】煎服,6~12g。外用适量。

【现代研究】

1. 主要成分　含甾醇、三萜酸、黄酮。树脂苷、糖类、淀粉酶及维生素 A 等。甾醇有胆甾醇(Cholesterol)、豆甾醇(Stigmasterol)、β-谷甾醇(β-Sitosterol)、菜油甾醇(Campesterol)及 β-香树精(β-Amyrin)等。

2. 药理作用

(1)对心血管系统的作用:菟丝子有强心、降压作用,有保护心肌缺血的作用,并增加冠脉血流量。

(2)抗菌作用:菟丝子 100% 煎剂在体外试验,对金黄色葡萄球菌、福氏痢疾杆菌、伤寒杆菌等均有抑制作用。

(3)兴奋子宫的作用:菟丝子浸剂对豚鼠离体子宫有兴奋作用。

(4)其他作用:菟丝子煎剂具有延缓衰老的作用;具有类似雌激素样活性;并能促进造血功能,增强机体免疫力。此外,尚能降低胆固醇,软化血管,改善动脉硬化等作用。

沙苑子(成熟种子)

来源于豆科多年生草本植物扁茎黄芪 *Astragalus complanatus* R. Br. 的干燥成熟种子。主产山西、陕西等地。秋末冬初果实成熟尚未开裂时采割植株,晒干,打下种子,除去杂质。以颗粒饱满,色绿褐色者为佳。生用或盐水炒用。

【性味归经】甘,温。归肝、肾经。

【性能特点】本品补肾固精,养肝明目,与菟丝子作用相似,然菟丝子补阳为优,沙苑子固涩功强。

补阳药中具有固精缩尿作用的药为:归肝肾经的沙苑子、菟丝子;归脾肾经的补骨脂、益智仁。

补阳药中具有养肝明目的药为:沙苑子、菟丝子。

【功效主治与配伍组方】

功效	主治	配伍应用
补肾固精	阳痿遗精,尿频带下	龙骨等　金锁固精丸(君)
	肾虚腰痛	单用
养肝明目	肝肾不足,眩晕目暗	枸杞子、菟丝子、菊花等

解说:

1. 补肾固精　阳痿遗精,尿频带下,常配龙骨、莲须、芡实等,以补肾涩精,如金锁固精丸。肾虚腰痛,《外台秘要》即单用本品。

2. 养肝明目　肝肾不足的眩晕目暗,常配枸杞子、菟丝子、菊花等药,以补肝肾明目。

【用法用量】 煎服,9～15g。

【现代研究】

1. 主要成分　含沙苑子苷(Complanatuside)、沙苑子新苷(Neocomplanoside)、沙苑子杨梅苷(Myricomplanoside)、沙苑子亭(Complanatin)、多种氨基酸及微量元素、脂肪酸、鼠李柠檬素-3-O-β-葡萄糖苷、山柰素-3-O-α-L-阿拉伯吡喃糖苷、山柰素、杨梅皮素、三萜类、蛋白质、鞣质、酚类、多肽皂苷、挥发油、糖类及香豆素等。

2. 药理作用

(1) 对心血管系统的影响:沙苑子能改善血液流变学指标,抑制血小板聚集;水煎醇沉剂用于麻醉犬能减慢心率,降低血压和心肌张力指数,增加脑血流量。

(2) 对肝代谢的影响:沙苑子保护肝糖原积聚,降脂降酶,是有前途的治疗肝病的药物。

(3) 对免疫功能的影响:沙苑子能增强机体免疫力,提高机体的非特异性和特异性免疫功能。

(4) 其他作用:沙苑子有抗炎、镇痛、解热、耐寒、抗疲劳、镇静、增加体重等作用。

杜仲(树皮)

来源于杜仲科落叶乔木植物杜仲 *Eucommia ulmoides* Oliv. 的干燥树皮。主产于四川、云南、贵州、湖北等地。4—6月剥取,刮去粗皮,堆置"发汗"至内皮呈紫褐色,晒干。以皮厚,块大,去净粗皮,断面丝多,内表面暗紫色者为佳。切块或丝,生用或盐水炙用。

【性味归经】 甘,温,归肝、肾经。

【性能特点】 本品补肝肾,强筋骨,调冲任安胎。

【功效主治与配伍组方】

功效	主治	配伍应用
补肝肾	肝肾不足之腰痛脚弱	补骨脂、胡桃肉等
强筋骨	阳痿,尿频	右归丸(佐)
安胎	肝肾亏虚,胎动不安	续断、菟丝子等

解说:

1. 补肝肾,强筋骨　肝肾不足,腰痛脚弱,常配补骨脂、胡桃肉等,补肾壮阳强腰之品。肾阳不足,命门火衰,阳痿,尿频,可与山萸肉等同用,如右归丸,在方中与菟丝子补肝肾,强腰膝,俱为佐药。

2. 安胎 肝肾亏虚,下元虚冷的妊娠下血,胎动不安,腰痛如坠或习惯性流产等,可配续断、菟丝子等补肝肾安胎之品。

现代临床用于高血压症,有可靠的降血压作用。对老人肾虚又血压高者,可与淫羊藿、桑寄生、怀牛膝等补益降压之品同用;若肝阳肝火偏亢者,可配夏枯草、菊花、决明子等清肝平肝之品。

【用法用量】 煎服,6~10g。炒用疗效较生用为佳。

【现代研究】

1. 主要成分 含木脂素、环烯醚萜类、杜仲醇(Eucommiol)、杜仲醇葡萄糖苷-Ⅰ和Ⅱ(Eucommioside-Ⅰ和Ⅱ)、杜仲胶(Gutta-Percha)、杜仲丙烯醇(Ulmoprenol)、绿原酸(Chlorogenic aid)、胡萝卜苷(Daucosterol)、氨基酸、蛋白质、脂肪、有机酸、树脂、维生素及酸性多糖等。木脂素类有杜仲树脂双吡喃葡萄糖苷、松脂醇双吡喃葡萄糖苷、松脂醇吡喃葡萄糖苷、橄榄树脂素及橄榄树脂素-4'-吡喃葡萄糖苷等。环烯醚萜类有京尼平苷、京尼平和京尼平苷酸等。

2. 药理作用 杜仲的水溶液、醇溶液、醚溶液及经提纯的糖类、生物碱、桃叶珊瑚苷、绿原酸等均有不同程度的降压作用,煎剂作用强于酊剂,且砂烫杜仲和杜仲炭较生杜仲的降压效果好。能减少胆固醇的吸收,可使小鼠肝糖原含量显著升高。有增强机体免疫功能的作用,能使离体子宫自主收缩减弱,并拮抗子宫收缩剂而达到解痉的作用。还有镇静、镇痛、抗炎、利尿等作用。

3. 临床应用
(1)高血压:用杜仲皮片或杜仲叶片观察102例,连服100天,结果杜仲皮的总有效率为76.4%,杜仲叶为78.7%。
(2)风湿性关节炎:杜仲叶注射液肌内注射,治疗121例各种类型的关节炎和腰痛,使用时间平均3~4个月,有效87.4%,其中显效42.1%。

续断(根)

来源于川续断科多年生草本植物川续断 *Dipsacus asper* Wall. ex Henry 的干燥根。主产于四川、湖北、湖南、贵州等地。秋季采挖,除去根头及须根,用微火烘至半干,堆置"发汗"至内部变绿色时,再烘干。以条粗,质软,内呈黑绿色者为佳。切薄片用。

【性味归经】 苦、辛,微温。归肝、肾经。

【性能特点】 本品既能补肝肾,强筋骨;味辛,又可行血脉,疗伤续折,故有"续断"之称;又可止血安胎;为伤科、妇科要药。

【功效主治与配伍组方】

功效	主治	配伍应用
补肝肾	肝肾不足,腰痛脚弱	杜仲、牛膝、补骨脂等
强筋骨	风湿痹痛	萆薢、防风、牛膝等
疗伤续折	跌损骨折	骨碎补、自然铜、土鳖虫等
止血安胎	胎漏下血,崩漏经多	人参、黄芪等 泰山磐石散(佐)

解说:

1. 补肝肾,强筋骨 肝肾不足,腰膝酸痛,软弱无力,常配杜仲、牛膝、补骨脂等补肝肾、强筋骨药。风寒湿痹,筋挛骨痛,常与萆薢、防风、牛膝等补肝肾、祛风湿药同用。

2. 疗伤续折 跌仆损伤,骨折,肿痛等,常与骨碎补、自然铜、土鳖虫等接骨疗伤之品同用。

3. **止血安胎** 气血两虚,胎漏下血,胎动欲坠或习惯性流产,续断与熟地合用,补益肝肾而保胎元,再加人参、黄芪等药同用,如泰山磐石散。崩漏经多,可与黄芪、地榆、艾叶等补气摄血之品同用。

【用法用量】 煎服,9~15g。外用适量研末敷。

【现代研究】

1. **主要成分** 主要含三萜皂苷类、生物碱、β-谷甾醇(β-Sitosterol)、胡萝卜苷(Daucosterol)、挥发油及微量元素钛等。
2. **药理作用** 本品具有抗维生素 E 缺乏的作用,并能促进去卵巢小鼠子宫的生长发育,尚有止血、镇痛、促进组织再生的药理作用。

杜仲与续断功效主治异同点

药名	相同点	不同点
杜仲	补肝肾、强筋骨。治肾虚腰痛脚弱、筋骨无力等症,常相须为用	补益力较好,且善安胎、降压,又治胎动不安、胎漏,还可治肝阳上亢头痛目眩
续断		补益安胎力弱,但能止血疗伤、续筋骨,又为妇科崩漏、胎动不安、伤科筋伤骨折所常用

蛤蚧(全体)

来源于壁虎科动物蛤蚧 *Gekko gecko* Linnaeus 的干燥体。主产于广东、广西,云南亦产。全年均可捕捉,除去内脏,拭净,用竹片撑开,使全体扁平顺直,低温干燥。以体大,肥壮,尾全,不破碎者为佳。用时除去鳞片及头足,切成小块,黄酒浸润后,烘干。

【性味归经】 咸,平。归肺、肾经。

【性能特点】 本品峻补肺肾之气而纳气平喘、定喘嗽,为治疗肺肾两虚喘咳的要药;助肾阳、益精血,用于肾阳不足,精血亏虚的阳痿。

【功效主治与配伍组方】

功效	主治	配伍应用
补肺气定喘嗽	肺肾两虚喘咳	人参 人参蛤蚧散(君)
助肾阳益精血	肾阳不足,精血亏虚证	单用或配人参、鹿茸、淫羊藿等

解说:

1. **补肺气,定喘嗽** 肺肾两虚,肾不纳气的虚喘久嗽,常与大补元气,益脾肺的人参同用,如人参蛤蚧散。

2. **助肾阳,益精血** 肾阳不足,精血亏虚的阳痿,可单用浸酒服,或配人参、鹿茸、淫羊藿等补肾阳、益精血之品。

【用法用量】 研末服,3~6g。亦可浸酒服,或入丸、散剂。

【现代研究】

1. **主要成分** 含胆碱、肉毒碱(Carnitine)、肌肽(Carnosine)、鸟嘌呤(Guanine)、蛋白质及脂肪等。
2. **药理作用** 蛤蚧提取液具有雄性激素样作用;并能使小鼠交尾期延长,卵巢、子宫重量增加,与注射雌性激素相似；能增强机体免疫功能。能解痉平喘、抗炎、降低血糖；能显著提高自由基代谢酶的活性及 GSH 的含量，同时显著降低 LPO 含量；并有抗衰老作用，尾部作用大于体部；尚能耐高温、耐低温及耐缺氧。

冬虫夏草（幼虫子座及尸体的干燥复合体）

来源于麦角菌科真菌冬虫夏草菌 Cordyceps sinensis (Berk.) Sacc. 寄生在蝙蝠蛾科昆虫幼虫上的子座及幼虫尸体的干燥复合体。主产于四川、西藏、青海、云南等地。初夏子座出土，孢子未发散时挖取，晒至六七成干，除去似纤维状的附着物及杂质，晒干或低温干燥。以完整，虫体饱满肥大，色黄，子座粗壮，断面充实、色白，气香浓者为佳。生用。

【性味归经】甘，平。归肺、肾经。

【功用特点】本品益肾壮阳、补肺定喘、止血化痰。与蛤蚧同可治疗肺肾虚喘，因其兼止血化痰，治疗劳嗽咯血又有其独到之处。

补阳药中补益肺肾，治疗肺肾虚喘的药为：蛤蚧、冬虫夏草、胡桃仁。

【功效主治与配伍组方】

功效	主治	配伍组方
益肾壮阳	肾虚腰痛，阳痿遗精	单用或配补阳药
补肺定喘，止血化痰	肺肾虚喘，劳嗽痰血	随证配伍

解说：

1. 益肾壮阳　肾虚腰痛，阳痿遗精，可单用浸酒服，或配伍淫羊藿、巴戟天、菟丝子等补肾壮阳固精之品。

2. 补肺定喘，止血化痰　肺虚或肺肾两虚之劳嗽痰血，常配五味子、川贝母、阿胶等补益肺肾、润肺止血之品。喘咳短气，常与人参、胡桃肉、蛤蚧等温补肺肾、纳气平喘之品同用。

此外，病后体虚不复，自汗畏寒等，可以之同鸭、鸡、猪肉等炖服，有补虚扶弱之效。

【用法用量】煎汤或炖服，3~9g。

【现代研究】

1. 主要成分　含核苷、麦角甾醇、麦角甾醇过氧化物、多糖、甘露醇、胆固醇的棕榈酸脂、棕榈酸、冬虫夏草素、虫草酸、维生素 B_{12}、多种氨基酸及微量元素。核苷类有腺嘌呤、尿嘧啶、腺嘌呤核苷及次黄嘌呤核苷等。

2. 药理作用

（1）对心血管系统的作用：本品有减慢心率，降血压，抗实验性心律失常及抗心肌缺血，抑制血栓形成，降低胆固醇、甘油三酯的作用。

（2）对肾功能的影响：可明显改善肾衰患者的肾功能状态和提高细胞免疫功能。

（3）对性功能的影响：本品有一定的拟雄激素样作用和抗雌激素样作用，对性功能紊乱有调节恢复作用。

（4）其他作用：本品尚有抗衰老、抗癌、祛痰、平喘、镇静、抗炎、抗惊厥、抗菌及抗病毒等作用。

3. 临床应用

（1）高脂血症：人工虫草胶囊每次1g，1日3次，1~2个月为1个疗程，共治273例，结果总胆固醇平均下降17.5%，总有效率为61.2%；甘油三酯平均下降9.93%，总有效率为56.7%；高密度脂蛋白胆固醇上升27.19%，总有效率为76.2%。

（2）乙型肝炎：冬虫夏草胶囊治疗乙型肝炎33例（包括肝硬化8例），结果本品能明显改善肝功能，有效率为78.56%；对 HBsAg 转阴有一定作用；能显著提高患者血浆白蛋白，抑制 γ-球蛋白，对免疫球蛋白似有双向调节作用。

（3）性功能低下：用虫草菌胶囊、虫草胶囊等共治疗254例，有效率分别为64.1%和31.6%。

(4)心律失常:用虫草胶囊,每次2粒,每日3次,治疗57例,总有效率为64.9%。

(5)变态反应性鼻炎:用虫草菌冲剂,每次1包(含生药6g),每日3次,3个月为1个疗程,治疗43例,总有效率为93%。

冬虫夏草、蛤蚧、核桃仁功效主治异同点

药名	相同点	不同点
冬虫夏草	有补益肺肾,平喘的功效,可治肺肾两虚喘咳	甘温滋补力胜,尚可治病后体虚不复,自汗畏寒等症
蛤蚧		能补肾阳益精血,治阳痿遗精
(核桃仁)		甘温质润,能补肾阳强腰膝,又可润肠通便,排石通淋

备注:核桃仁为胡桃科胡桃的成熟果实的核仁。

紫河车(胎盘)

来源于健康人的干燥胎盘。将新鲜胎盘除去羊膜及脐带,反复冲洗至去净血液,蒸或置沸水中略煮后,干燥,或研制为粉。以干燥,色黄或紫红,洁净者为佳。

【**性味归经**】甘、咸,温。归心、肺、肾经。

【**功用特点**】本品温肾补精、益气养血,气血阴阳均补,可用治一切虚损劳极之证。

【**功效主治与配伍组方**】

功效	主治	配伍组方
温肾补精	肾阳不足,精血亏虚诸证	单用或配补肾温阳益精药
	肺肾两虚的喘嗽	单用或配补肾纳气平喘药
益气养血	气血两虚证	补气血药

解说:

1. 温肾补精 肾阳不足,精血亏虚的不孕,阳痿遗精,腰酸耳鸣等,可单用,或配伍补肾温阳益精之品,如鹿茸、人参、当归、菟丝子之类同用。肺肾两虚的喘嗽,可单用,或随证配伍人参、蛤蚧、胡桃肉、地龙等补肾纳气平喘药。

2. 益气养血 气血不足,萎黄消瘦,产后乳少等,可与党参、黄芪、当归、熟地黄等补气血药同用。

此外,还可治癫痫及某些过敏性疾病或免疫缺陷病。

【**用法用量**】研末或装胶囊吞服,2~3g。也可用鲜品煨食,每次半个或1个,1周2~3次。现有片剂及注射液,直接应用于临床。

【**现代研究**】

1. 主要成分 含黄体激素、卵巢激素、乙酰氨基葡萄糖(n-Acetyl-glucosamine)、甘露糖(Mannose)、右旋半乳糖(d-Galactose)、多种氨基酸及抗体、干扰素、与血流有关的成分。

2. 药理作用 紫河车具有提高机体免疫功能的作用,能增强机体抵抗力;能促进乳腺、子宫、阴道、卵巢、睾丸的发育;有抗过敏、抗癌、延缓衰老等作用。

3. 临床应用 慢性气管炎:取鲜胎盘制成20%蒸馏液。每日肌内注射1次,每次20ml,10天为1个疗程。治疗47例,治愈17例,显效24例,好转6例,总有效率为100%。对咳、痰、喘均有一定疗效。

> 思考题
1. 比较杜仲、续断功效主治异同点。
2. 试述鹿茸的功效主治特点。
3. 补阳药包括哪些药物?

第三节 补 血 药

当归(根)

来源于伞形科多年生草本植物当归 Angelica sinensis(Oliv.)Diels 的干燥根。主产于甘肃东南部岷县(秦州),产量多,质量好;其次则为四川、云南、陕西等地。秋末采挖,除去须根及泥沙,待水分稍蒸发后,捆成小把,上棚,用烟火慢慢熏干。切薄片,或身、尾分别切片。以主根大,身长,支根少,外皮黄棕色,断面黄白色,气味清香、浓厚者为佳。生用或酒炒用。

【性味归经】甘、辛,温。归肝、心、脾经。

【功用特点】本品甘补、辛行、温通,有补血、活血、调经、散寒、止痛之功,常用于血虚、血瘀、血寒诸证。既为补血要药,又为妇科良药,且为外科所常用。兼能滑肠通便。

【功效主治与配伍组方】

功效	主治	配伍组方	备注
补血	心肝血虚证	熟地等	四物汤(臣)、当归补血汤(臣)
活血	血虚血瘀经期诸证	随证配伍	桃红四物汤(臣)、归脾汤(臣)
调经	血虚血滞寒凝诸痛证	随证配伍	
止痛	痈疽疮疡	黄芪等	
润肠	血虚肠燥便秘	火麻仁等	济川煎(臣)

解说:

补血,活血,调经,止痛,润肠 心肝血虚,面色萎黄,眩晕心悸等,常配熟地、白芍等,以补血和血,如四物汤。气血两虚者,常与黄芪、人参等同用,以补气生血,如当归补血汤、归脾汤等。血虚兼有瘀滞的月经不调,痛经,经闭等症,常配桃仁、红花等活血化瘀通经之品,如桃红四物汤;因于寒凝者,常配肉桂、艾叶等温通经脉、调经止痛之品;偏血热者,则常配赤芍、丹皮等凉血之品。血滞兼寒的头痛,常配川芎、白芷等祛风寒止痛之品。气血瘀滞的胸痛、胁痛,常配郁金、香附等疏肝理气止痛之品。虚寒腹痛,常配桂枝、白芍等,以温中散寒,缓急止痛。血痢腹痛,常配黄芩、黄连、木香等,以燥湿止痢,行气止痛。癥瘕积聚,常配三棱、莪术等,以破血消癥。跌打损伤,常配乳香、没药等,以活血止痛。风湿痹痛,肢体麻木,常配羌活、桂枝、秦艽等祛风湿药。现代用于冠心病心绞痛、血栓闭塞性脉管炎等,亦取得一定疗效。疮疡初期,常配银花、连翘、炮山甲等药,以清热解毒,消肿止痛。痈疽溃后,气血亏虚,常配人参、黄芪、熟地黄等补气养血之品,以托毒生肌。血虚肠燥便秘,常配火麻仁、肉苁蓉等润肠通便药。

此外,还可治久咳气喘。近代亦有单用5%当归注射液注入膻中、肺俞等穴位,治疗慢性支气管炎者。

【用法用量】 煎服,6~12g。一般生用,为加强活血则酒炒用。又通常补血用当归身,活血用当归尾,和血(补血活血)用全当归。

【现代研究】

1. 主要成分　含挥发油、水溶性成分、β-谷甾醇、亚叶酸(Folinic acid)、维生素A及E、当归多糖、多种氨基酸及微量元素。油中主要成分为藁本内酯(Ligustilide)、正丁烯基酞内酯(Butylidenephalide);水溶性成分有阿魏酸(Ferulic acid)、丁二酸(Succinic acid)、腺嘌呤及尿嘧啶等。

2. 药理作用

(1)对血液及造血系统的影响:当归与阿魏酸有抗血小板聚集作用及明显的抗血栓作用;当归主要能促进血红蛋白及红细胞的生成,可造血与抗贫血,其主要有效成分为当归多糖。

(2)对心血管系统的作用:当归水提液及阿魏酸有抗心肌缺血、缺糖、缺氧作用,能增强心肌的血液供应,缓解心肌缺血,能改善缺糖、缺氧培养心肌细胞的超微结构;当归能扩张外周血管,有降压作用。

(3)促进免疫功能:当归、当归多糖及阿魏酸钠能增强非特异性吞噬功能,当归能增强细胞免疫和体液免疫。

(4)对平滑肌的影响:当归可兴奋和抑制子宫平滑肌,其抑制成分主要为挥发油及阿魏酸,兴奋成分主要为水溶性或醇溶性的非挥发性物质,当归对子宫的作用取决于子宫的功能状态而呈双向调节作用,是其治疗痛经、催产及崩漏的药理学基础。

(5)其他作用:当归有降血脂、保肝、抗炎、抗缺氧、抗疲劳等作用。

3. 临床应用

(1)肌肉、关节疼痛及神经疼痛:采用当归液穴位注射,治疗腰肌劳损、风湿、四肢关节损伤、关节炎及各种神经痛(坐骨神经痛、肋间神经痛、枕神经痛等)100例,总有效率达89.0%。

(2)慢性气管炎:以50%当归液注入膻中、肺俞、定喘、孔最等穴位。每次穴注0.5~1ml。治疗53岁以上的患者93例,总有效率为89.3%。

(3)带状疱疹:当归粉口服,每次0.5~1g,4~6小时1次,治疗小儿带状疱疹54例,1天止痛的22例,2天止痛的32例。或用0.5g当归浸膏片内服,治疗成人患者23例,均在第3天有部分枯萎,第4天结痂痊愈。

(4)鼻炎:当归液穴位注射,治疗慢性、单纯性、肥厚性、过敏性鼻炎或副鼻窦炎等120例,治愈73例(60.8%),有效45例(37.5%),无效2例(占1.7%)。

(5)其他:当归注射液静滴或局部注射,治疗缺血性中风50例,总有效率为94%;当归注射液静脉滴注治疗小儿病毒性肺炎30例,均痊愈;当归注射液局部注射治疗肛裂300例,1次治愈258例;当归注射液治疗局限性硬皮病,总有效率为80%;阿魏酸钠对脑动脉硬化、脑动脉供血不足和脑血栓形成也有效。

熟地黄(块根)

来源于生地黄的炮制加工品。将生地黄经加黄酒拌蒸至内外色黑、油润,或直接蒸至黑润而成。以色黑,柔润,甘味浓,洁净无杂质者为佳。切厚片用。

【性味归经】 甘,微温。归肝、肾经。

【功用特点】 本品补血滋阴,为补血的要药,滋阴的主药。且可益精填髓,治疗血虚萎黄、肾阴不足、肝肾精血亏虚之证。

【功效主治与配伍组方】

功效	主治	配伍组方
补血滋阴	血虚诸证	当归、白芍等　四物汤(君)
	肾阴虚诸证	六味地黄丸(君)　大补阴丸(君)
益精填髓	精血亏虚诸证	补精血,乌须发药

解说:

1. 补血滋阴　血虚萎黄,眩晕心悸失眠,月经不调,崩漏等症,常与当归、白芍同用,并随证配伍相应的药物,如四物汤。

肾阴不足的潮热骨蒸、盗汗、遗精、消渴等,常与山萸肉、山药等同用,如六味地黄丸,以滋阴补肾。阴虚火旺证,与滋阴潜阳的龟甲、泻火存阴的知母、黄柏等药配伍,以滋阴降火。

2. 益精填髓 肝肾精血亏虚的腰膝酸软,眩晕耳鸣,须发早白等,常与制何首乌、枸杞子、菟丝子等补精血,乌须发药同用。

【用法用量】煎服,9~15g。

【现代研究】
1. 主要成分 含梓醇、地黄素、β-谷甾醇、糖类、氨基酸类等。
2. 药理作用 熟地黄有强心、利尿、降血糖和升高外周白细胞,增强免疫功能等作用。
3. 临床应用 高血压:用熟地黄每日30~50g水煎服,连续2周,治疗62例,其血压、血清胆固醇和甘油三酯均有下降,且脑血流图和心电图也有所改善。

白芍(根)

来源于毛茛科多年生草本植物芍药 Paeonia lactiflora Pall. 的干燥根。主产于浙江、安徽、四川等地。夏、秋季采挖,洗净,除去头尾及须根,置沸水中煮后除去外皮,或去皮后再煮至无硬心,捞起晒干。以根粗长、匀直、质坚实、粉性足、表面光洁者为佳。切薄片,生用、炒用或酒炒用。

明代李时珍曾说:"群花中以牡丹为第一,芍药为第二,故世谓牡丹为花王,芍药为花相。"古代有"洛阳牡丹扬州芍药甲天下"的说法。到了明代,芍药的中心北移,因而,安徽亳州成为"芍药之乡"。亳州所产的白芍,特称亳白芍,其产量居全国之首,种植面积近10万亩,驰名中外,是安徽四大名药之一。

【性味归经】苦、酸、甘、微寒。归肝、脾经。

【功用特点】本品酸能收涩,有养血敛阴止汗的作用。可用于血虚萎黄,月经不调,自汗,盗汗。"肝为刚脏",主藏血,血虚阴亏则肝阳偏亢,肝失柔和。本品养血敛阴,所以又有平肝、柔肝止痛的作用。适用于血虚肝旺,肝失柔和,肝阳偏亢引起的头晕目眩,胁肋及四肢挛急作痛,肝脾失和腹中挛急作痛及泻痢腹痛。

补血药中止痛的药为:当归、白芍。当归性温,用于血虚有寒证;白芍性寒,用于血虚有热证。

白芍、赤芍均能止痛;白芍以养血敛阴柔肝为主,柔肝止痛;赤芍以清热凉血、活血化瘀为主,化瘀止痛。

【功效主治与配伍组方】

功效	主治	配伍组方
养血调经	血虚阴虚月经不调,崩漏等	四物汤(佐) 胶艾汤(臣) 固经丸(君)
平肝止痛	肝阳眩晕	牛膝、石决明等
	肝郁胁痛	当归、柴胡等 逍遥散(臣)
	脘腹手足挛急疼痛	甘草
	肝脾不调,腹痛泄泻	防风、白术等 痛泻药方(臣)
	肝木乘脾,腹满时痛	桂枝等 桂枝加芍药汤(君)
敛阴止汗	阴虚盗汗	生地黄、牡蛎、浮小麦等
	表虚自汗	桂枝汤(臣)

解说：

1. 养血调经　血虚月经不调，崩漏等证，常配当归、熟地黄等补血滋阴之品，如四物汤或胶艾汤；若阴虚血热，月经过期，量多或崩漏不止，可与龟甲、黄芩、椿根皮等同用，以滋阴清热，如固经丸。

2. 平肝止痛　肝阳上亢的头痛眩晕，常配生地、石决明等滋阴潜阳之品。肝郁血虚，胁肋疼痛，常配当归、白术、柴胡等药，以疏肝解郁，养血健脾，如逍遥散。脘腹手足挛急疼痛，常配甘草，如芍药甘草汤，以缓急止痛。肝脾不调，腹痛泄泻，常配防风、白术等，如痛泻药方，以补脾柔肝、祛湿止泻。太阳病误下损伤脾气，肝木乘脾所致腹满时痛，在桂枝汤中，芍药加倍，以柔肝缓急止痛，如桂枝加芍药汤。

3. 敛阴止汗　营卫不和，表虚自汗，常与桂枝配伍，调和营卫而止汗，如桂枝汤。阴虚盗汗，可配生地黄、牡蛎、浮小麦等，敛阴而止汗。

【用法用量】煎服，6～15g；大量15～30g。欲其平肝敛阴多生用；用以养血调经多炒用或酒炒用。

【注意事项】反藜芦。

【现代研究】

1. 主要成分　含芍药苷(Paeoniforin)、芍药内酯苷、芍药花苷、芍药酮、牡丹酚、苯甲酸、挥发油、脂肪油、β-谷甾醇、三萜类、蛋白质及鞣质等。

2. 药理作用

(1)对免疫功能的影响：白芍水煎剂及白芍总苷对机体的细胞免疫、体液免疫及巨噬细胞功能均有调节作用。其免疫调节作用可能与影响白细胞介素、白三烯等介质的产生密切相关。

(2)白芍提取物及白芍总苷对急性炎症水肿及佐剂型关节炎有治疗作用。

(3)抗菌作用：白芍煎剂有抗菌、抗病毒作用，且抗菌作用较强，抗菌谱也较广。

(4)对平滑肌的作用：芍药苷及白芍浸出液对动物肠管平滑肌有解痉作用，对子宫运动有调节作用，并有一定的镇痛作用。白芍的解痉、镇痛为其柔肝止痛，治疗内脏平滑肌痉挛疼痛提供了药理依据。

(5)抗炎作用：白芍总苷为有效成分。

(6)其他作用：白芍总苷对实验性肝细胞损伤具有保护作用。

3. 临床应用

(1)类风湿关节炎：白芍总苷每天1.2～1.8g，口服，连用8周，对类风湿关节炎患者有明显疗效，不仅改善临床症状与体征以及降低血沉和类风湿因子滴度，而且对类风湿关节炎患者的异常免疫功能有功能依赖性恢复作用。

(2)胃炎、胃溃疡、肠炎、肝炎等：芍药甘草汤对胃炎、胃溃疡、肠炎、肝炎、便秘、肌肉性痉挛综合征、面肌抽搐、哮喘、糖尿病等有效。

当归与白芍功效异同点

药名	相同点	不同点
当归	补血止痛	性温，补血活血调经止痛，血虚血瘀有寒者宜之；兼润肠通便
白芍		微寒，养血调经，平肝止痛，血虚有热者宜之；兼能敛阴止汗

何首乌(块根)

来源于蓼科多年生缠绕藤本植物何首乌 *Polygonum multiflorum* Thunb. 的干燥块根。产于我国大部分地区，如河南、湖北、广西、广东、贵州、四川、江苏等地均有出产。秋冬季叶枯萎时采挖,削去两端,洗净,切厚片,干燥,称生何首乌;再以黑豆汁拌匀,蒸至内外均呈棕褐色,晒干,称为制何首乌。以质坚体实,粉性足者为佳。

【性味归经】制何首乌:甘、涩,微温,归肝、肾经。生何首乌:甘、苦,平;归心、肝、大肠经。

【功用特点】本品制用有补肝肾、益精血、强筋骨、乌须发之效,兼可收敛精气,性质温和,不寒不燥,又无腻滞之弊,是一味平补肝肾精血的良药。生用补益力弱,有截疟、解毒,润肠通便之功。

【功效主治与配伍组方】

功效	主治	配伍组方	备注
制用补益精血、固肾乌须	精血亏虚诸证	随证配伍	七宝美髯丹(君)
生用截疟解毒、润肠通便	体虚久疟、痈疽瘰疬、肠燥便秘	随证配伍	

解说:

1. 制用补益精血、固肾乌须　血虚萎黄、失眠健忘等,常与熟地黄、当归、酸枣仁等药同用,以补血安神。肝肾精血亏虚,须发早白,梦遗滑精,常与当归、枸杞子、菟丝子等药同用,以补肝肾,益精血,乌须发,固精气,如七宝美髯丹。

现代用于高血脂症、高血压、冠心病而有肝肾精血不足之证者,用制首乌配伍在辨证方药中,均有相当效果。

2. 生用截疟解毒、润肠通便　体虚久疟,气血耗伤者,常配人参、当归等,以补气养血。肠燥便秘,血虚津亏者,配当归、火麻仁等,以补血润肠。痈疽疮疡,配金银花、连翘等清热解毒之品。瘰疬结核,配夏枯草、玄参、浙贝母等清热散结之品。

此外,对血燥生风,皮肤瘙痒,疮疡等,用生何首乌配伍祛风止痒的荆芥、防风、苦参等药内服,或同艾叶煎汤外洗,均有效。

【用法用量】煎服,生用3~6g,制用6~12g。补益精血宜用制何首乌;截疟、润肠、解毒宜用生何首乌。

【现代研究】

1. 主要成分　含蒽醌类及二苯乙烯类化合物,尚含多种氨基酸、苷藜素(Tricin)、胡萝卜苷(Daucosterol)、没食子酸、儿茶精、淀粉、鞣质及多种微量元素。蒽醌类有大黄素(Emodin)、大黄酚(Chrysophanol)、大黄酸(Rhein)、大黄素甲醚(Physcion)、大黄酚蒽酮(Chrysophanol anthrone)、大黄素-1,6-二甲醚(Emodin-1,6-dimethylether)等;二苯乙烯类有磷脂酰胆碱(Phosphatidycholine)、磷脂酰乙醇胺(Phosphatidyl ethanolamine)及磷脂酸(Phosphatidic acid)等。

2. 药理作用

(1)降血脂、抗动脉粥样硬化作用:何首乌对多种高脂动物模型有明显的降脂作用。能与胆固醇结合,减少肠道胆固醇的吸收,所含卵磷脂能阻止胆固醇在肝脏沉积,从而缓解动脉粥样硬化的形成。

(2)对心血管的作用:何首乌提取物可促进造血功能,有减慢心率,增加冠脉血流量,抗心肌缺血等作用。

(3)增强免疫功能:何首乌主要为增强网状内皮系统吞噬功能和细胞免疫,促进肾上腺皮质功能。

(4)抗衰老作用:何首乌水提液灌胃给药,可显著对抗老龄小鼠脑、肝、血等组织中超氧化物歧化酶(SOD)活性的降低,增加老年及青年小鼠组织中的SOD含量,首乌对老年和青年小鼠脑和肝组织中的B型单胺氧化酶(MAO-B)活性有显著的抑制作用。并能使老年小鼠胸腺不断萎缩,甚至保持年轻时的水平,通过多种途径起到延缓衰老的作用。

(5)其他作用:何首乌也有抗菌作用。

3. 临床应用

(1)高脂血症:用制首乌30g,水煎,分2次温服,每日1剂,治疗32例,治疗1个疗程后,显效19例,有效10例,无效3

例,总有效率为90.93%。用首乌片口服,1次5片。每日3次,连服3个月,治疗36例,有明显降低胆固醇、β-脂蛋白的作用。

(2)神经衰弱:用何首乌注射液每日1次肌内注射,20~30天为1个疗程,重症失眠者,同时服用复方首乌片,治疗141例,治愈76例,好转63例,无变化2例,有效率98.6%,经对照观察,疗效优于利眠宁、眠尔通和溴剂。

(3)皮肤赘疣:用首乌片每次5片(儿童3片),日服3次,一般连续治疗3~10周,治疗各种疣类55例,治愈42例,好转10例,无效3例。

(4)痔疮:痔疮发作期,以鲜何首乌200g或干何首乌100g切片,装入约20cm长之猪大肠内,以线扎紧两端,加水1500ml,文火缓缓炖至猪大肠熟透,1日内分3~4次同锅内药汁空腹服完。同时外用鲜何首乌100g或干何首乌50g,食盐6g,冷水适量煎取药液反复熏洗肛门,日洗3~4次。连续内服外洗20~30天,病情即可控制。

(5)神经卡压症:主要包括椎管狭窄、腰椎间盘突出症、犁状肌综合征、臀上皮神经卡压等,制首乌30g,日1剂,水煎服,早晚2次服,一般10剂见效,病重者服30剂,疗效良好。

熟地与何首乌功效主治异同点

药名	相同点	不同点
熟地	补肝肾益精血的要药,用治血虚萎黄,肾阴不足盗汗遗精,精血亏虚,须发早白	不仅补血滋阴且可补精益髓,为补血药中的滋阴之品
制何首乌		兼有涩性,收敛精气,固崩止带,治疗崩漏带下;生用截疟解毒,润肠通便,用治体虚久疟,痈疽、瘰疬及肠燥便秘

阿胶(固体胶)

来源于马科动物驴 Equus asinus Li. 的干燥皮或鲜皮经煎煮、浓缩制成的固体胶。主产于山东、浙江、河北、河南、江苏等地。以山东省东阿县的产品最著名。以色泽乌黑均匀,断面光亮,质脆味甘,无腥气者为佳。捣成碎块或以蛤粉烫炒成珠用。

【性味归经】甘,平。归肺、肝、肾经。

【功用特点】本品补血、止血,为唯一的补血止血药,对出血兼见阴虚血虚者尤为适宜,也为补血的佳品。滋阴润燥,入肾补阴,入肺润肺,又可治疗阴虚证和肺燥证。

【功效主治与配伍组方】

功效	主治	配伍组方
补血	血虚萎黄证	补益气血药
止血	多种出血证	随证配伍 胶艾汤(君) 黄土汤(佐)
滋阴润燥	阴虚证及燥证	随证配伍 清燥救肺汤(佐) 大定风珠(君)

解说:

1. 补血 血虚萎黄、眩晕、心悸等,常与熟地黄、当归、黄芪等补益气血药同用。

2. 止血 用于多种出血证,对出血兼见阴虚血虚者,尤为适宜,可随证配伍,如妇人冲任虚损,崩漏及妊娠下血,与生地、艾叶、当归、芍药等药同用,以养血止血,调经安胎,如胶艾汤。

3. 滋阴润燥 温燥伤肺,干咳无痰,配伍桑叶、石膏、麦冬、杏仁等药,以清燥润肺,如清燥救肺汤。热病伤阴,虚风内动,手足瘈疭,配龟甲、牡蛎、白芍、生地黄等药,以滋阴熄风,如大定风珠。

【用法用量】入汤剂,3~9g,烊化兑服;止血常用阿胶珠,或用蒲黄炒。

【注意事项】本品性滋腻,有碍消化,胃弱便溏者慎用。

【现代研究】

1. 主要成分 主含蛋白质,水解后生成组氨酸、色氨酸等多种氨基酸。并含钙、硫等。

2. 药理作用 阿胶具有强大的补血作用,对实验动物有促进血中红细胞和血红蛋白生成的作用,疗效优于铁剂;能改善动物体内钙平衡,促进钙的吸收和在体内的留存;预防和治疗进行性肌营养障碍;可使血压升高而抗休克。

3. 临床应用

(1) 贫血:阿胶烊化冲服,治疗10例贫血,每日3次,每次15g,服药24天,痊愈6例,好转4例,有效率达100%,用生血片(主含阿胶)治疗100例再障贫血,有效86例。

(2) 慢性溃疡性结肠炎:阿胶制成栓剂,塞于肛门,再用肛管送于病灶处,每日大便后上药1次,7~10天为1个疗程,治疗200例,显效118例,有效76例,无效6例,总有效率97%。疗效较西药对照组为佳。

(3) 不孕症:将不孕症患者分为2组,实验组接受阿胶治疗($n=40$),对照组($n=30$)。结果:实验组患者子宫内膜比对照组患者厚,整合素 $β_3$ 的表达高于对照组,差异均有统计学意义($P<0.05$)。结论:阿胶治疗不孕症患者后能增加子宫内膜厚度并改善子宫内膜容受性,有利于胚胎着床。

> **思考题**
> 1. 比较当归和白芍、熟地和何首乌功效主治异同点。
> 2. 试述阿胶的功用主治特点。
> 3. 补血药包括哪些药物?

第四节 补阴药

北沙参(根)

来源于伞形科多年生草本植物珊瑚菜 *Glehnia littoralis* Fr. Schmidt ex Miq. 的干燥根。主产于山东、辽宁、河北、江苏等地。夏秋季采挖,洗净,置沸水中烫后,除去外皮,干燥。或洗净直接干燥。以根条细长,均匀色白,质坚实者为佳。

【性味归经】甘、微苦,微寒。归肺、胃经。

【功用特点】本品以清肺热,养肺阴,益胃阴,生胃津为主要功能。适用于肺阴虚、胃阴虚之证。

【功效主治与配伍组方】

功效	主治	配伍组方	备注
养阴清肺	肺阴虚燥咳或痨嗽久咳	麦冬、川贝母等	一贯煎(臣)
益胃生津	胃阴不足诸证	麦冬、生地等	益胃汤(臣)

解说:

1. 养阴清肺 肺阴虚的肺热燥咳,干咳少痰,或痨嗽久咳,咽干音哑等,常与麦冬、玉竹、天花粉、川贝母等养阴清热润燥之品同用。

2. 益胃生津　胃阴虚或热伤胃阴,津液不足的口渴咽干,舌质红绛,胃脘隐痛、嘈杂、干呕等,常配麦冬、生地等养阴清热、生津润燥之品,如益胃汤。其养阴作用在治疗肝肾阴虚,肝气不舒证的一贯煎中,与麦冬、当归、枸杞子同为臣药,益阴养血而柔肝,配合君药生地,育阴而涵阳。

【用法用量】煎服,5～12g。

【现代研究】

1. 主要成分　含生物碱、挥发油、β-谷甾醇、豆甾醇、三萜酸、淀粉及多糖类物质。

2. 药理作用

(1)解热、镇痛作用:本品的乙醇提取物能使正常家兔的体温明显下降,对由伤寒菌苗引起的发热家兔也有降温作用,并有一定的镇痛作用。

(2)对心血管系统的作用:本品水浸液低浓度时可加强蟾酥离体心脏收缩,高浓度时则呈现一定的抑制作用,直至心室停止跳动,但可以恢复,并有一定的升压作用。

(3)祛痰作用:北沙参能刺激支气管黏膜,使分泌物增多而有一定的祛痰作用。

(4)其他作用:北沙参有增强免疫功能的作用,其水浸液对多种皮肤真菌有不同程度的抑制作用。

南沙参(根)

来源于桔梗科多年生草本植物轮叶沙参 Adenophora tetraphylla (Thunb.) Fisch. 或沙参 A. stricta Miq. 的干燥根。主产于安徽、江苏、浙江、贵州等地。春秋季采挖,除去须根,洗后趁鲜刮去粗皮,干燥。以根粗大、饱满,无外皮,色黄白者为佳。切厚片或短段生用。

【性味归经】甘,微寒。归肺、胃经。

【功用特点】本品养阴清肺化痰,益气。

与北沙参功效相近,北沙参滋阴作用较好,南沙参兼有化痰益气之功。

【功效主治与配伍组方】

功效	主治	配伍组方
养阴清肺化痰	肺阴虚燥咳	麦冬、桑叶、知母、川贝母等
益气	热病后气津不足或脾胃虚弱者	石斛、麦冬、山药、谷芽等

解说:

1. 养阴清肺化痰　肺阴虚的燥热咳嗽,见干咳少痰,或痰黏不易咯出者,可与麦冬、桑叶、知母、川贝母等养阴润燥止咳之品同用。

2. 益气　热病后气津不足或脾胃虚弱,而见咽干口燥,舌红少津,食少不饥者,常与平补脾肺肾气阴的山药及养胃阴的石斛、麦冬等药同用。

【用法用量】煎服,9～15g。

【注意事项】反藜芦。

【现代研究】

1. 主要成分　含呋喃香豆精类、三萜皂苷、沙参皂苷、蒲公英赛酮(Taraxerone)、β-谷甾醇、胡萝卜素(Carotene)、胡萝卜苷(Daucosterol)、磷脂、磷脂酸、廿八酸(Octcosanoic acid)、多糖及微量元素钙、铅等。

2. 药理作用

(1)祛痰作用:沙参煎剂对家兔有祛痰作用,其机制是由于所含皂苷刺激胃黏膜感受器而反射性地引起迷走神经中枢兴奋增加气管或支气管的分泌。

(2) 对免疫功能的影响:杏叶沙参煎剂可提高细胞免疫和非特异性免疫功能,并可抑制体液免疫。

(3) 强心作用:本品浸剂对离体蟾酥心脏有明显的强心作用。

(4) 抗菌作用:沙参水浸剂对多种皮肤真菌有不同程度的抑制作用。

3. 临床应用　慢性气管炎:每日6~9g,水煎分服。

百合(肉质鳞叶)

来源于百合科多年生草本植物卷丹 *Lilium lancifolium* Thunb.、百合 *Lilium brownii* F. E. Brown var. *viridulum* Baker 或细叶百合 *L. pumilum* DC. 的干燥肉质鳞叶。产于全国各地,以湖南、浙江产者为多。秋季采挖,洗净,剥去鳞叶,置沸水中略烫,干燥。以瓣匀肉厚,色黄白,质坚,筋少者为佳。生用或蜜炙用。

【性味归经】甘,微寒。归肺、心经。

【功用特点】本品以养阴润肺止咳,清心安神为长。

【功效主治与配伍组方】

功效	主治	配伍组方
养阴润肺止咳	肺阴虚燥咳	款冬花
	劳嗽久咳	生地黄、川贝母等　百合固金汤(臣)
清心安神	热病余热未清,虚烦惊悸	知母、生地黄

解说:

1. 养阴润肺,止咳　肺阴虚的燥热咳嗽,痰中带血,常与润肺止咳的款冬花同用。肺虚久咳,劳嗽咯血,常配生地黄、玄参、川贝母等滋阴润肺之品,如百合固金汤。

2. 清心安神　热病余热未清,虚烦惊悸,失眠多梦等,常配知母、生地黄等养阴清热之品,如百合知母汤、百合地黄汤。

【用法用量】煎服,6~12g。清心宜生用,润肺蜜炙用。

【现代研究】

1. 主要成分　含秋水仙碱(Colchicine)、蛋白质、淀粉、脂肪。

2. 药理作用

(1) 对呼吸系统的作用:百合水和醇提取液对实验动物有明显的镇咳祛痰作用,其煎剂并能对抗组胺引起的过敏性哮喘。

(2) 镇静作用:本品能明显增加戊巴比妥钠的睡眠时间及阈下剂量的睡眠率,具有明显的镇静作用。

(3) 其他作用:本品水提液具有强壮、耐缺氧作用;对肾上腺皮质功能具有保护作用,并具有抗过敏作用;本品所含秋水仙碱有抗癌作用。

3. 临床应用　外用止血:用百合粉加蒸馏水制成百合海绵,高压消毒后填塞治疗鼻衄及鼻息肉切除手术后止血。观察100余例,止血效果良好,无不良反应。

麦冬(块根)

来源于百合科多年生草本植物麦冬 *Ophiopogon japonicus* (L. f) Ker-Gawl. 的干燥块根。

主产于四川、湖北、浙江等地。夏季采挖,反复暴晒,堆置,至七八成干,除去须根,干燥。以表面色淡黄白、半透明,体肥大,质柔,气香,味甜,嚼之发黏者为佳。生用。

【性味归经】甘、微苦,微寒。归心、肺、胃经。

【功用特点】本品既养肺、胃之阴而润燥生津,又可清心而除烦安神。用治肺、心、胃三经阴伤有火之证。

【功效主治与配伍组方】

功效	主治	配伍组方
养阴润肺	肺阴虚燥咳,劳嗽咳嗽	桑叶等　清燥救肺汤(臣)　麦门冬汤(君)
益胃生津	胃阴虚证	玉竹、沙参等　益胃汤(君)
	热病津伤,肠燥便秘	玄参、生地黄　增液汤(臣)
清心除烦	心阴虚,心烦不眠	生地黄、酸枣仁等　天王补心丹
	热扰心营,身热烦躁等	黄连、竹叶心等　清营汤(臣)

解说:

1. 养阴润肺　肺阴不足,燥咳痰黏,咽干鼻燥,常与桑叶、杏仁、阿胶等滋阴润燥之品同用,如清燥救肺汤。肺胃阴虚,痰涎不化,重用麦冬养阴生津,滋液润燥以清虚热,再加人参、半夏同用以润肺益胃,降逆下气,如麦门冬汤。

2. 益胃生津　热伤胃阴的口渴,常配玉竹、沙参等养胃阴药,如益胃汤。热病津伤,肠燥便秘,常与玄参、生地黄等清热滋阴润燥之品同用,如《温病条辨》增液汤。

3. 清心除烦　阴虚有热的心烦不眠,常与生地黄、酸枣仁等滋阴清热养心安神药同用,如天王补心丹。

邪扰心营,身热烦躁,舌绛而干等,常配黄连、生地黄、竹叶卷心等清心泻火、凉血滋阴之品同用,如清营汤。

【用法用量】煎服,6~12g。

【现代研究】

1. 主要成分　含多种甾体皂苷、β-谷甾醇(β-Sitosterol)、β-谷甾醇-3-O-β-D-葡萄糖苷(β-Sitosterol-3-O-β-D-glucoside)、豆甾醇(Stigmasterol)、二氢高异黄酮、龙脑苷、挥发油、单糖及氨基酸等。甾体皂苷主要是麦门冬皂苷(Ophiopogonin)A、B、B'、C、C'、D、D'。挥发油主要是樟脑、沉香醇等。

2. 药理作用

(1)对中枢神经系统的影响:麦冬总氨基酸腹腔注射可明显协同戊巴比妥钠对小鼠的中枢抑制作用,麦冬总皂苷及总糖对阈下催眠剂量的戊巴比妥钠的作用无明显影响;麦冬煎剂有镇静作用,可拮抗咖啡因的兴奋作用,并有抗惊厥作用。

(2)对心血管系统的影响:麦冬总皂苷小剂量能增强心肌收缩力,增加心输出量及冠脉流量,对心肌缺血有明显保护作用,较纯物作用不及粗提物,较大剂量则呈现抑制作用;麦冬总皂苷并可抗心律失常。

(3)抗菌作用:麦冬煎剂对白色葡萄球菌、大肠杆菌、伤寒杆菌、枯草杆菌等多种致病菌有显著抑制作用。

(4)其他作用:麦冬水、醇提液可促进抗体的生成并增强其免疫功能;麦冬水煎剂有降低血糖的作用;麦冬多糖能提高小鼠的耐缺氧能力;麦冬所含皂苷、多糖、氨基酸等对小鼠有明显的抗疲劳作用。

3. 临床应用　冠心病:麦冬制剂治疗冠心病患者101例,口服煎剂者50例,总有效率74%;肌内注射麦冬注射液者31例,总有效率83.7%;静注麦冬注射液者20例,总有效率80%。除改善症状外,对心电图的改善也有一定作用。

天冬(块根)

来源于百合科多年生攀援草本植物天冬 Asparagus cochinchinensis (Lour.) Merr. 的干燥块根。主产于四川、贵州、广西等地。秋冬季采挖,洗净,除去茎基和须根,置沸水中煮或蒸至透心,趁热除去外皮,洗净,干燥。以体饱满,色黄白,半透明者为佳。切薄片,生用。

【性味归经】甘、苦,寒。归肺、肾经。

【功用特点】本品能养阴润燥、清火生津,为治肺、肾阴虚有热之品。

【功效主治与配伍组方】

功效	主治	配伍组方
养阴润燥	肺阴虚燥咳或劳嗽咳血	随证配伍
清火生津	肾阴不足,阴虚火旺诸证	随证配伍

解说:

1. 养阴润燥　阴虚肺热燥热咳嗽,常配麦冬、沙参、川贝母等滋阴润肺之品。劳嗽咯血,或干咳痰黏,痰中带血,常配麦冬、川贝母、生地黄、阿胶等滋阴润肺、补血止血药。

2. 清火生津　肾虚火旺,潮热遗精等,常配熟地黄、知母、黄柏等,以滋阴降火退虚热。内热消渴,或热病伤津口渴,常配人参、生地黄等益气生津止渴之品。热伤津液的肠燥便秘,可与生地黄、玄参等滋阴润燥之品同用。

【用法用量】煎服,6~12g。

【现代研究】

1. 主要成分　含天门冬素(天冬酰胺 Asparagine)、甾体皂苷、羊齿皂苷 A、B、C、D、5-甲氧基甲基糠醛(5-Methoxymethylfurfurol)、β-谷甾醇、黏液质等。

2. 药理作用

(1)抗菌作用:煎剂对炭疽杆菌、甲型及乙型溶血型链球菌、肺炎链球菌、金黄色葡萄球菌、白色葡萄球菌及枯草杆菌等均有不同程度的抑制作用。

(2)抗肿瘤作用:天冬对实验动物有明显的抗细胞突变作用,可抑制肿瘤细胞增殖。

(3)对呼吸系统的作用:本品有镇咳、祛痰、平喘作用,其有效成分为天冬酰胺。

(4)其他作用:本品对免疫功能有一定的增强作用。

3. 临床应用

(1)乳腺小叶增生及乳腺癌:天冬制剂内服或注射治疗乳腺小叶增生42例,治愈16例,显效8例,有效11例,总有效率83%;治疗乳腺癌72例,可见局部肿块及转移淋巴结均有一定程度的缩小。

(2)扩张宫颈:操作时按常规消毒,于人工流产前12小时,将天门冬插入子宫颈管,能使宫颈自然扩张与软化,观察84例,效果良好者达94%,未发现1例感染。

(3)功能性子宫出血:天门冬水煎剂,每日1次,红糖为引,治疗功能性子宫出血和妊娠期阴道出血60余例,效果满意。

(4)扁平疣:用鲜天门冬块根折断,断面置于消毒后刺破的扁平疣上,来回摩擦,每日2次,隔3~5天再进行1次,治疗10余例,一般在半月左右消失,不再复发。

各　论

天冬与麦冬功效主治异同点

药名	相同点	不同点
天冬	养阴清肺,润燥止咳,治疗燥咳痰黏,劳嗽咳血,肠燥便秘	性寒,清火润燥力较强,且滋肾阴,治疗肾阴亏虚,盗汗遗精,内热消渴
麦冬		益胃生津,养阴清心,除烦安神,治疗口渴咽干,心阴虚及热病神昏,心烦失眠

石斛(茎)

来源于兰科多年生草本植物金钗石斛 Dendrobium nobile Lindl.、鼓槌石斛 Dendrobium chrysotoxum Lindl. 或流苏石斛 Dendrobium fimbriatum Hook. 的栽培品及其同属植物近似种的新鲜或干燥茎。主产于四川、贵州、云南、安徽、广东、广西等地。全年均可采收,以秋季采收为佳。烘干或晒干。鲜者可栽于砂石内,以备随时取用。鲜者以青绿色,肥满多叶,嚼之发黏者为佳;干品以色金黄,有光泽,质柔韧者为佳。切段,生用。2010年版《中华人民共和国药典》另列铁皮石斛为兰科植物铁皮石斛 Dendrobium officinale Kimura et Migo 的干燥茎,功用主治相同。

【性味归经】甘,微寒。归胃、肾经。

【功用特点】本品养阴清热、益胃生津,为养胃阴,生津液,滋肾阴,除虚热之品。补肾养肝明目,强筋骨。

【功效主治与配伍组方】

功效	主治	配伍组方
养阴清热	热病伤津,低热烦渴	西洋参、麦冬等　清暑益气汤(臣)
益胃生津	胃阴虚证	麦冬、白芍等

解说:

1. 养阴清热　暑热耗气伤津,口渴汗多,舌红苔少,脉虚数,常配西洋参、麦冬、西瓜翠衣等益气生津养阴、清热解暑之品,如清暑益气汤。

2. 益胃生津　胃阴不足,口渴咽干,食少呕逆,胃脘嘈杂,隐痛或灼痛,舌光少苔等,常配麦冬、竹茹、白芍等,以益胃生津,止呕止痛。

此外,石斛尚有补肾养肝明目及强筋骨的作用。治肾虚目黯,视力减退,内障失明等,常配菊花、枸杞子、熟地黄等滋养肝肾明目之品,如石斛夜光丸;治肾虚痿痹,腰脚软弱,常与熟地黄、怀牛膝、杜仲、桑寄生等补肝肾、强腰膝之品同用。

【用法用量】煎服,6~12g,鲜用15~30g。复方宜先煎,单用可久煎。

【现代研究】

1. 主要成分　含多种生物碱、氨基酸、黏液质、淀粉及多糖等。生物碱有石斛碱(Dendrobine)、石斛副碱(Dendrine)、石斛星碱(Dendroxine)、6-羟基石斛星碱(6-Hydroxy-dendroxine)及石斛胺碱(Dendramine)等。

2. 药理作用

(1)解热、消炎作用:石斛碱有一定的解热作用,煎剂对某些炎症,如疗疮、唇疗等具有明显疗效。

(2)对消化系统的作用:石斛煎剂能促进胃液的分泌而助消化,石斛煎剂低浓度可使肠道蠕动亢进而通便,高浓度则产生抑制,甚至使肠肌麻痹。

(3) 其他作用:石斛尚可扩张血管、降低血压,抑制心脏、抑制呼吸,并有一定的免疫增强作用;石斛碱使豚鼠及家兔产生中度的高血糖。

玉竹(根茎)

来源于百合科多年生草本植物玉竹 *Polygonatum odoratum* (Mill.) Druce 的干燥根茎。主产河北、江苏等地。秋季采挖,洗净,晒至柔软后,反复揉搓,晾晒至无硬心,晒干;或蒸透后,揉至半透明,晒干。以条长,肉肥,色黄白,光泽柔润者为佳。切厚片或锻用。

【性味归经】甘,微寒。归肺、胃经。

【功用特点】本品养阴润燥、生津止渴,以滋肺、胃之阴为主要功效;因滋阴不敛邪,故还可用于阴虚外感之证。

【功效主治与配伍组方】

功效	主治	配伍组方	备注
养阴润燥	肺虚燥咳	沙参、麦冬、川贝母等	加减葳蕤汤(君)
生津止渴	热病伤津,口渴、消渴	生地等	

解说:

1. 养阴润燥　阴虚肺燥的干咳少痰,常与沙参、麦冬、川贝母等滋阴润燥之品同用。
2. 生津止渴　热病伤津的烦热口渴、消渴,常配生地等清热滋阴生津之品。

此外,用于阴虚外感,养阴而不留邪,如加减葳蕤汤,以之为君药(葳蕤即玉竹),配伍薄荷、葱白、淡豆豉等,以滋阴解表。

【用法用量】煎服,6~12g。

【现代研究】

1. 主要成分　含白屈菜酸(Chelidonic acid)、铃兰苷(Convallarin)、铃兰苦苷(Convallamarin)、槲皮醇苷(Quercitol)、山奈酚苷、环氮丙烷-2-羟酸(Azetidin-2-carbonic acid)、天冬酰胺、维生素 A 及鞣质等。

2. 药理作用

(1) 对心血管系统的作用:玉竹煎剂与酊剂及铃兰苷、铃兰苦苷均有强心作用;玉竹煎剂并能扩张外周血管和冠脉,改善心肌缺血与心电图。

(2) 抗菌作用:玉竹煎剂体外实验对白喉杆菌、金黄色葡萄球菌、卡他球菌、白色葡萄球菌等均有较强的抑制作用,并能抑制结核杆菌的生长。

(3) 对平滑肌的作用:玉竹煎剂对小鼠离体子宫有缓和的兴奋作用,对肠管活动有暂时性增强作用,而后抑制。

(4) 其他作用:玉竹黄酮类成分有抗氧化作用;玉竹有降血脂作用,并能延长生物寿命;玉竹醇提取液可增强体液免疫和吞噬功能,为一种免疫增强剂。

3. 临床应用　冠心病:玉竹水煎服,代茶饮,治疗心血管疾病,尤其是冠心病。持续服用,疗效显著。

黄精(根茎)

来源于百合科多年生草本植物黄精 *Polygonatum kingianum* Coll. et Hemsl.、滇黄精 *P. sibiricum* Red. 或多花黄精 *P. cyrtonema* Hua 的干燥根茎。黄精主产内蒙古、河北、陕西,滇

黄精主产云南、贵州、广西,多花黄精主产贵州、湖南、安徽、浙江。春秋季采挖,洗净,置沸水中略烫或蒸至透心,干燥。以块大、肥润、色黄、断面透明者为佳。切厚片生用或酒炙用。

【性味归经】甘,平。归脾、肺、肾经。

【功用特点】本品既能滋肾润肺、又可补脾益气(既益脾阴,又补脾气,兼润肺燥,益肾精)。

【功效主治与配伍组方】

功效	主治	配伍组方
滋肾润肺	阴虚燥咳、劳嗽久咳、肾虚精亏、消渴	随证配伍
补脾益气	脾胃虚弱证	随证配伍

解说:

1. 滋肾润肺　阴虚肺燥咳嗽,可单用熬膏服,或配沙参、川贝母、知母等,以滋阴润燥。劳嗽久咳,可配阿胶、百部等补血止血、滋阴润肺止咳之品。肾虚精亏,常配补肝肾、益精血的枸杞子。消渴,常配生地黄、麦冬、天花粉等,以滋阴生津止渴。

2. 补脾益气　脾胃气虚而倦怠乏力,食欲不振,脉象虚软者,可与党参、白术等补气健脾药同用。脾胃阴虚而致口干食少,饮食无味,舌红无苔者,可与石斛、麦冬、山药等药同用,以益气养阴。

【用法用量】煎服,9~15g。

【现代研究】

1. 主要成分　含黄精多糖甲、乙、丙和黄精低聚糖甲、乙、丙。尚含多种氨基酸、淀粉、黏液质及醌类成分。

2. 药理作用

(1)对心血管系统的作用:黄精醇浸液和水浸液能对抗心肌缺血,增加冠脉流量,增强耐缺氧力及强心作用,黄精水、乙醇及醇水提取物有降低麻醉动物血压的作用。

(2)增强免疫作用:黄精能提高机体免疫功能和促进 DNA、RNA 及蛋白质的合成,其多糖类提取物有促进淋巴细胞转化作用。

(3)抗菌作用:水煎液对伤寒杆菌、金黄色葡萄球菌及多种致病性皮肤真菌均有抑制作用,对结核杆菌有显著的治疗作用。

(4)其他作用:黄精有抗过氧化、抗衰老作用;能对抗肾上腺素引起的高血糖;并有降血脂作用,对防止动脉粥样硬化及脂肪肝浸润有一定作用。

3. 临床应用

(1)白细胞减少症:黄精水煎制成糖浆剂,每次 10ml,每日 3 次,4 周为 1 个疗程,治疗 40 例,显效 11 例,有效 18 例,总有效率为 72.5%。

(2)蛲虫病:黄精水煎加冰糖搅溶化,每日 1 剂,分 3 次服,连服 2 天,治疗百余例均显效。

(3)糖尿病:黄精 50g,每日 1 剂,水煎,分 2 次服,一般 1 周可见效。本法服用方便,长期服用无毒副作用。

枸杞子(成熟果实)

来源于茄科落叶灌木植物宁夏枸杞 *Lycium barbarum* L. 的干燥成熟果实。主产于宁夏、甘肃等地。夏秋季果实呈橙红色时采收,晾至皮皱后,再暴晒至外皮干硬、果肉柔软。以粒大,肉厚,种子少,色红,质柔软,味甜者为佳。生用。

【性味归经】甘,平。归肝、肾经。

【功用特点】本品有补肝肾、益精血、明目、止渴之效,为治疗肾虚遗精,肝肾阴虚,视力减退及消渴等的常用药。

【功效主治与配伍组方】

功效	主治	配伍组方
补肝肾,明目	肝肾不足,精血亏虚诸证	菊花等　杞菊地黄丸(臣)

解说:

补肝肾,明目　肾虚遗精,常配熟地黄、沙苑子、菟丝子等,以补肾固精止遗。肝肾阴虚,视力模糊,常配菊花、地黄等,如杞菊地黄丸,以滋肾养肝明目。消渴,可配生地、麦冬、天花粉等,以清热养阴,生津止渴。

【用法用量】 煎服,6~12g。

【现代研究】

1. 主要成分　含枸杞多糖(Polysacharide of Lycium barbarum LBP)、甜菜碱(Betaine)、酸浆素(Physalien)、玉蜀黍黄素、维生素 B_2、维生素 C、多种氨基酸及微量元素钙、磷、铁等。尚含微量胡萝卜素。

2. 药理作用

(1)对免疫功能的影响:本品能显著提高网状内皮系统的吞噬能力,有增强细胞免疫和体液免疫的作用,同时具有免疫调节作用。

(2)抗肿瘤作用:枸杞多糖对巨噬细胞在非特异性抗肿瘤或特异性抗肿瘤过程中有一定的激活作用。

(3)对造血系统的影响:枸杞多糖对造血系统具有促进作用。

(4)其他作用:枸杞子对动物生长有刺激作用,还能抗衰老、抗突变、降血脂、保肝及抗脂肪肝、降血糖、降血压等。

3. 临床应用

(1)男性不育症:每晚连续服用本品2~4个月,治疗精子减少或缺乏或活动力弱者42例,精液复常33例,3例疗效不佳,6例无精者无效。

(2)银屑病:用枸杞粗提物每次50mg,每日2次,服2个月,治疗27例,有效率73.5%。

(3)老年人免疫功能偏低者:用枸杞粗提物每次50mg,每日2次,治疗30例,服8周后,血清胆固醇下降,淋巴细胞转化率及E花环明显上升。

(4)慢性萎缩性胃炎:枸杞子每日20g,空腹嚼服,2个月为1个疗程,治疗20例,显效15例,有效5例。

(5)乳腺癌:用枸杞子果,每日20g,常服治疗乳腺癌。

(6)蚊虫咬伤:枸杞嫩茎叶汁涂于患处,每日2~3次,治疗300例,结果痊愈150例,显效135例,有效5例,无效10例。

(7)老年夜间口干症:枸杞子10g,置于水杯内加开水500ml浸泡。待枸杞子泡开后,先嚼服枸杞子,再将泡枸杞子水喝净。每日饮用3~4次,10天为1个疗程。治愈与好转者共21例,占70%。

(8)烫伤:枸杞子40g烘干研细末,麻油120g加热至沸,离火倒入枸杞子粉搅匀。以消毒药棉蘸浸药油涂于患处,局部包扎,每6小时涂药1次,一般半小时后痛减,5天痊愈。

墨旱莲(地上部分)

来源于菊科一年生草本植物鳢肠 *Eclipta prostrata* L. 的干燥地上部分。主产于江苏、江西、浙江、广东等地。花开时采割,晒干。以色绿,无杂质者为佳。切段生用。

【性味归经】 甘、酸,寒。归肝、肾经。

【功用特点】 本品补肝肾阴、凉血止血,除治疗肝肾阴虚证外,又可治疗阴虚血热出血。

【功效主治与配伍组方】

功效	主治	配伍组方
补肝肾阴	肝肾阴虚诸证	女贞子　二至丸(君)
凉血止血	阴虚血热出血	单用或配滋阴凉血止血药

解说：

1. 补肝肾阴　肝肾阴虚的头晕目眩，须发早白，腰膝酸软，遗精耳鸣等，常与女贞子同用，如二至丸。

2. 凉血止血　阴虚血热的咯血，衄血，便血，尿血，崩漏等，可单用，也可与生地黄、阿胶、蒲黄等滋阴凉血止血药同用，以增强疗效。外用亦可止血。

【用法用量】 内服，6～12g。外用适量。

【现代研究】

1. 主要成分　含挥发油、皂苷、蟛蜞菊内酯(Wedolactone)、去甲蟛蜞菊内酯(Demethyl wedelolactone)、鳢肠素(Editine)、α-三胼噻酚甲醇(α-Terthienymethanol)、鞣质及烟碱等。

2. 药理作用

(1) 止血作用：墨旱莲草叶粉敷出血处，并稍加压迫有良好止血作用。

(2) 抗菌作用：本品煎剂对金黄色葡萄球菌、脑膜炎双球菌、白喉杆菌、卡他球菌、白色葡萄球菌、伤寒杆菌、痢疾杆菌、大肠杆菌、铜绿假单胞菌等具有不同程度的抑制作用，对阿米巴原虫也有效。

(3) 增强免疫功能作用：墨旱莲煎剂有增强非特异性免疫功能的作用。

(4) 其他作用：墨旱莲能促进毛发生长使头发变黑；对四氯化碳等所致肝损伤有明显保护作用。

3. 临床应用

(1) 冠心病：墨旱莲浸膏治疗30例不同程度的冠心病、心绞痛患者，结果显效15例，有效14例，有效率为96.7%。

(2) 斑秃：墨旱莲酊剂每日擦药3次，干后每日用七星针叩打2次，新生头发日渐增加时改为每日擦药1次，叩打2次，疗程约1～3个月，治疗斑秃11例，痊愈10例，有效1例，愈后未见复发。

(3) 白喉病：新鲜墨旱莲汁加等量蜂蜜，儿童每日100ml，分4次口服，治疗轻型白喉92例，治愈84例，死亡8例；又观察37例，治愈35例，死亡2例。

(4) 稻田性皮炎：鲜墨旱莲草搓烂外擦手脚，至皮肤发黑，防治2947例，效果良好。

女贞子(成熟果实)

来源于木犀科常绿乔木植物女贞 *Ligustrum lucidum* Ait. 的干燥成熟果实。主产于浙江、江苏、湖南、福建、四川等地。冬季果实成熟时采收，稍蒸或置沸水中略烫后，干燥。以粒大、饱满，色紫黑，质坚实者为佳。生用或酒制用。

【性味归经】 甘、苦，凉。归肝、肾经。

【功用特点】 本品补肝肾阴、乌须明目，补肝肾阴常与墨旱莲相须为用。

补阴药中可治疗须发早白的药是：墨旱莲、女贞子、桑椹、黑芝麻。

【功效主治与配伍组方】

功效	主治	配伍组方
补肝肾阴	肝肾阴虚的目暗不明、须发早白	墨旱莲　二至丸(臣)
乌发明目	阴虚发热	地骨皮、生地黄等

解说：

补肝肾阴，乌发明目　肝肾阴虚的目暗不明，常配熟地黄、菟丝子、枸杞子等，以补肝肾明目。须发早白，常配滋补肝肾乌须发的墨旱莲、桑椹等药。阴虚发热，常配地骨皮、生地黄等，以滋阴降火退虚热。

【用法用量】煎服，6～12g。

【现代研究】

1. 主要成分　含女贞子苷(Nuzhenide)、齐墩果酸(Oleanolic acid)、乙酰齐墩果酸、乌索酸(Ursolic acid)、挥发油、棕榈酸、油酸及微量元素等。

2. 药理作用　女贞子水煎液能增强免疫功能，升高外周白细胞，增强网状内皮系统的吞噬能力，增强细胞免疫和体液免疫；对化疗和放疗所致的白细胞减少有升高作用。女贞子有强心、利尿、保肝作用；并有止咳、缓泻、抗菌、抗癌等作用。

3. 临床应用

(1)白细胞减少症：单用女贞子注射液治疗有较好疗效。

(2)冠心病：用女贞子浸膏片(1日量相当于生药30g)共2个月，治疗80例，心绞痛缓解率80%，心电图改善率55%。

(3)高脂血症：用女贞子蜜丸每次1粒(相当于生药5.3g)，1个月为1个疗程，治疗30例，血清胆固醇、β-脂蛋白下降率分别为70.6%和91.6%。

龟甲(背甲及腹甲)

来源于龟科动物乌龟 Chinemys reevesii (Gray) 的背甲及腹甲。主产于浙江、湖北、湖南、安徽、江苏等地。全年均可捕捉，杀死，或用沸水烫死，剥取甲壳，除去残肉，晒干。以块大，完整，洁净而无腐肉者为佳。以砂炒后醋淬用。

【性味归经】甘、咸，寒。归肝、肾、心经。

【功用特点】本品既能滋补肝肾之阴退内热，又可潜肝阳息内风，且益肾健骨、固经止血、养血补心安神，为滋补清潜之品。

【功效主治与配伍组方】

功效	主治	配伍组方
滋阴潜阳	阴虚内热	熟地、黄柏等　大补阴丸(君)
	阴虚阳亢眩晕	滋阴潜阳药
	虚风内动	滋阴息风药　大定风珠(臣)
益肾健骨	肾虚骨痿，囟门不合	熟地、锁阳、牛膝等
固经止血	崩漏、月经过多	固经丸(君)
养血补心	心虚惊悸，失眠，健忘	龙骨、远志等

解说：

1. 滋阴潜阳　阴虚内热，骨蒸盗汗，常配熟地黄、知母、黄柏等，如大补阴丸，以滋阴降火。阴虚阳亢，头晕目眩，常配生地黄、石决明、菊花等，以滋阴潜阳。热病伤阴，虚风内动，舌干红绛，手足蠕动，常配生地黄、牡蛎、鳖甲等，如大定风珠，以滋阴息风。

2. 益肾健骨　肾虚骨痿，小儿囟门不合等证，常配熟地、锁阳、牛膝等，以补肝肾，强筋骨。

3. **固经止血** 阴虚血热,冲任不固的崩漏、月经过多等,常配白芍、黄柏等,如固经丸,以滋阴清热,固经止血。

4. **养血补心** 心虚惊悸,失眠,健忘,常与龙骨、远志等安神之品同用。

【用法用量】入汤剂,9～24g;宜捣碎先煎。

【现代研究】

1. 主要成分 含18种氨基酸、脂肪、无机物(钙、铁、锌、铝)及胶质等。

2. 药理作用 龟甲对人型结核杆菌有抑制作用,其煎剂高浓度时对大鼠离体子宫有一定的兴奋作用,并具有增强机体免疫、补血、解热、镇痛等作用,其滋阴机制与降低阴虚动物体内甲状腺素水平有密切关系。

鳖甲(背甲)

来源于鳖科动物鳖 Trionyx sinensis Wiegmann 的背甲。主产于河北、湖南、安徽、浙江等地。全年均可捕捉,杀死后置沸水中烫至背甲上硬皮能剥落时取出,除去残肉。以个大,甲厚,无残肉,洁净而无腐臭味者为佳。晒干,以砂炒后醋淬用。

【性味归经】咸,寒。归肝、肾经。

【功用特点】本品能滋阴清热,潜阳息风,为治疗阴虚发热的要药。咸又能软坚散结。

【功效主治与配伍组方】

功效	主治	配伍组方
滋阴潜阳	阴虚发热证	青蒿等 青蒿鳖甲汤(君) 秦艽鳖甲散(君)
	阴虚阳亢证	滋阴潜阳药
	阴虚风动证	滋阴息风药 大定风珠(臣)
软坚散结	癥瘕积聚,疟母等	柴胡、丹皮等 鳖甲煎丸(君)

解说:

1. **滋阴潜阳** 阴虚发热,常配青蒿、秦艽、知母等,如青蒿鳖甲汤、秦艽鳖甲散等,以滋阴降火退虚热。阴虚阳亢,头晕目眩,配生地、牡蛎、菊花等,以滋阴潜阳。热病伤阴,阴虚风动,舌干红绛,手足蠕动,常配生地黄、龟甲、牡蛎等,如大定风珠,以滋阴息风。

2. **软坚散结** 癥瘕积聚,疟母等,常配柴胡、丹皮、土鳖虫等,如鳖甲煎丸,以行气活血,软坚消癥。

【用法用量】入汤剂,9～24g;宜捣碎先煎。

【现代研究】

1. 主要成分 鳖甲主要含骨胶原、角蛋白、碘质、磷酸钙、维生素D等成分。

2. 药理作用 鳖甲能抑制结缔组织增生,故可消散肿块;并能提高血浆蛋白含量,提高淋巴母细胞转化率,延长抗体存在时间,促进造血功能,保护肾上腺皮质功能,防止癌细胞突变作用,还有一定镇静作用。

3. 临床应用

(1)结核性溃疡:用鳖甲油纱条治疗结核性溃疡效果良好,治疗50余例,疗效满意。

(2)肝炎肝硬化:所有患者保肝对症治疗,治疗组加用炙鳖甲粉,口服,3g/d,疗程1年。对照组则不加。结果:提示该药对肝炎肝硬化有较好的临床疗效,有一定改善预后、阻止肝硬化进展的作用。

龟甲与鳖甲功效主治异同点

药名	相同点	不同点
龟甲	滋阴潜阳,治阴虚发热、骨蒸劳热;阴虚阳亢及热病阴伤虚风内动之证	滋阴力强,益肾强骨,固经止血,养血补心安神,可治疗肾虚骨痿;阴虚血热崩漏;心血不足惊悸、失眠健忘等证
鳖甲		清热力强,为治疗阴虚发热的要药,又软坚散结,治癥瘕积聚、疟母等

思考题

1. 比较天冬和麦冬、龟甲和鳖甲功效主治异同点。
2. 补阴药包括哪些药物?如何结合归经来加强记忆?

第十八章 收涩药

【学习要求】
1. 掌握收涩药的含义、功效、适用范围，常与补虚药配伍的意义及各节药物的功用特点、注意事项。
2. 掌握药物5味（五味子、乌梅、山茱萸、桑螵蛸、莲子），熟悉药物4味（诃子、肉豆蔻、芡实、海螵蛸），了解药物3味（麻黄根、赤石脂、五倍子），参考药物5味（罂粟壳、石榴皮、禹余粮、金樱子、覆盆子）。
3. 掌握相似药物功效、应用的异同点。

一、含义

凡以收敛固涩为主要作用的药物，称为收涩药。

二、归经与治疗范围

本类药物主入肺、脾、肾、大肠经，分别具有固表止汗、敛肺止咳、涩肠止泻、固精缩尿、收敛止血、止带等作用。

三、性能特点

本类药物多酸涩收敛，性温或平。用其收敛固涩之性敛其耗散，固其滑脱，以治滑脱病证。

四、分类及各类收涩药的作用与适应证

分类	作用	适应证
固表止汗药	固表止汗	气虚自汗，阴虚盗汗
敛肺涩肠药	敛肺止咳，涩肠止泻	肺虚久咳，久泻久痢
固精缩尿止带药	固精缩尿止带	遗精、滑精、遗尿、尿频、带下

五、配伍原则

收涩药为治标之品，而滑脱病证的根本原因是正气虚弱，临床须与相应的补益药配伍同用，以标本兼顾。

1. 气虚自汗、阴虚盗汗者，则分别配伍补气固表药与滋阴除蒸药。

2. 肺肾虚损,久咳虚喘者,当配伍补肺益肾纳气药等。

3. 久泻、久痢者,脾肾阳虚者,当配伍温补脾肾药;气虚下陷,当配伍补气升提药;脾胃虚弱,当配伍补益脾胃药。

4. 肾虚遗精、滑精、遗尿、尿频者,当配伍补肾药。

5. 冲任不固,崩漏下血者,当配伍补肝肾,固冲任药。

总之,应根据具体证候,寻求根本,适当配伍,标本兼治,才能收到较好的疗效。

六、注意事项

收涩药,性涩敛邪,故实邪未尽诸证均不宜用(如表邪未解,湿热所致之泻痢、带下,血热出血,以及郁热未清等)。

七、药理作用

1. 收敛作用 本类药物所含的鞣质、有机酸、无机盐等均有明显的收敛作用。与黏膜、创面等接触后能沉淀或凝固局部的蛋白质,使组织表面有一较致密的保护层,形成痂膜,以减少分泌和血浆损失,从而保护伤部,有助于创面愈合。并能收缩小血管而有明显止血作用。常用于治疗烧伤、烫伤及做局部止血剂。

2. 收涩药的收敛成分与汗腺、消化腺等接触,可抑制腺体分泌。

3. 抗菌作用 鞣质及有机酸具有抗菌活性。

4. 止泻作用 本类药物大多具有较明显的止泻作用。

第一节 固表止汗药

麻黄根(根及根茎)

来源于麻黄科多年生草本状小灌木植物草麻黄 *Ephedra sinica* Stapf 或中麻黄 *Ephedra intermedia* Schrenk et C. A. Mey. 的干燥根及根茎。主产于河北、山西、内蒙古、甘肃、四川等地。立秋后采收。剪去须根,干燥切段。以身干,质坚,外皮红棕色,断面黄白色者为佳。生用。

【性味归经】甘,平。归肺经。

【功用特点】本品敛肺止汗之功较为显著,为临床止汗专品。可用于自汗,盗汗。

【功效主治与配伍组方】

功效	主治	配伍组方	备注
敛肺止汗	自汗盗汗	随证配伍	牡蛎散(佐)

解说:

敛肺止汗 气虚自汗,阴虚盗汗,常与黄芪、煅牡蛎等药同用,以益气固表,敛阴止汗,如牡蛎散。产后虚汗不止,常与当归、黄芪等补益气血药同用。

此外,治虚汗,以本品配牡蛎,共研细末,外扑身上,也有止汗功效。

【用法用量】 煎服,3~9g。外用适量。
【注意事项】 有表邪者忌用。
【现代研究】
1. 主要成分 本品主含麻黄根素、麻黄根碱甲和麻黄根碱乙。
2. 药理作用

(1) 对心血管系统的作用:麻黄根素能升高血压,麻黄根碱甲和麻黄根碱乙及麻黄根甲醇提取物有降压作用;麻黄根所含生物碱可使离体蛙心收缩减弱,对末梢血管有扩张作用。

(2) 对平滑肌的作用:麻黄根浸膏对肠管、子宫等平滑肌呈收缩作用。

止汗药功效主治异同点

药名	相同点	不同点
麻黄根		敛汗力强
(浮小麦)	止汗:自汗、盗汗	益心气退虚热,治骨蒸劳热
(糯稻根须)		益胃生津止汗,兼口渴者尤宜,退虚热,治骨蒸劳热

备注:浮小麦为禾本科小麦的干燥未成熟的颖果;糯稻根须为禾本科糯稻的根茎及根。

第二节 敛肺涩肠药

五味子(成熟果实)

来源于木兰科多年生落叶木质藤本植物五味子 *Schisandra chinensis* (Turcz.) Baill. 的干燥成熟果实。习称"北五味子",主产于东北。秋季果实成熟时采取。晒干。以粒大,色紫红,肉厚,柔润光泽,气味浓者为佳。生用或经醋、蜜拌蒸晒干用。

【性味归经】 酸、甘,温。归肺、心、肾经。

【功用特点】 本品五味俱备,唯酸独胜;上能敛肺止咳,下能滋肾,故可用治肺虚久咳及肺肾两虚喘咳(收涩药中独此一味);味酸生津止渴;敛肺止汗,补肾涩精,涩肠止泻,又可宁心安神。

【功效主治与配伍组方】

功效	主治	配伍组方	备注
敛肺滋肾	久咳虚喘	随证配伍 九仙散(臣)	苓甘五味姜辛汤(佐)
			回阳救急汤(佐)
生津敛汗	津伤口渴	人参、麦冬 生脉散(佐)	小青龙汤(佐)
	消渴证	黄芪、山药等 玉液汤(佐)	大定风珠(佐)
	自汗、盗汗	麻黄根、牡蛎等	
涩精止泻	遗精、滑精	固精止遗药	
	久泻不止	补骨脂等 四神丸(佐)	
宁心安神	心悸、失眠、多梦等	生地等 天王补心丹(佐)	

解说：

1. 敛肺滋肾　肺虚久咳者，常与敛肺止咳的罂粟壳同用，如九仙散。肺肾两虚喘咳者，常与山茱萸、熟地、山药等滋补肺肾之品同用。寒饮咳喘者，与辛温宣散的麻黄、温肺化饮的细辛、干姜等药同用，如小青龙汤。

2. 生津敛汗　热伤气阴，汗多口渴，常与人参、麦冬等益气养阴之品同用，如生脉散。阴虚内热，口渴多饮之消渴证，多与山药、知母、天花粉、黄芪等益气生津药同用，如玉液汤。自汗、盗汗，可与麻黄根、牡蛎等敛汗之品同用。

3. 涩精止泻　肾虚精关不固之遗精、滑精，可与桑螵蛸、金樱子、龙骨等补肾固涩之品同用。脾肾虚寒久泻不止，常与补骨脂、吴茱萸、肉豆蔻同用，以温补脾肾，涩肠止泻，如四神丸。

4. 宁心安神　阴血亏损，心神不安之心悸、失眠、多梦等，与生地、丹参、酸枣仁等滋阴养血安神之品同用，如天王补心丹。此外，其他原因之失眠者亦可选用。

本品研末内服，对慢性肝炎转氨酶升高者，亦有治疗作用。

【用法用量】　煎服，2~6g；研末服，每次1~3g。

【注意事项】　凡表邪未解，内有实热，咳嗽初起，麻疹初期，均不宜用。

【现代研究】

1. 主要成分　五味子素(Schizandrin)、去氧五味子素(五味子甲素，Deoxyschizandrin)、γ-五味子素(五味子乙素，γ-Schizandrin)、伪-γ-五味子素(Pseudo-γ-schizandrin)、五味子醇(Schizandrol)、安五味子酸(Anwuweizic acid)、dl-安五脂素(dl-Anwulignan)及五味子酯甲、乙、丙、丁、戊五种木脂体类化合物。尚含挥发油、多量有机酸、维生素A和E、脂肪油、树脂及糖类等。挥发油中有α-恰米烯(α-Chamigrene)、β-恰米烯及恰米醛(Chamigrenal)等。

2. 药理作用

(1)对中枢神经系统的作用：五味子能增强大脑皮质兴奋和抑制过程的灵活性，并促使两过程趋于平衡，从而提高大脑的调节功能，改善人的智力活动，提高工作效率。五味子醇提物、醚提物具有镇静、抗惊厥作用，其中五味子酯甲、五味子酯乙、五味子醇甲、五味子丙素均有镇静作用。

(2)保肝作用：五味子醇提物及五味子甲素、乙素、丙素、醇甲、醇乙、酯甲、酯乙等对主要毒物(CCl_4、GalN)引起的动物肝细胞损伤有明显保护作用，可抑制转氨酶的释放，使ALT活性降低，能明显诱导小鼠和大鼠肝微粒体细胞色素P-450活性。

(3)对心血管系统的作用：五味子有扩张血管的作用，对血压有调节作用，对离体蛙心有强心作用，能使麻醉犬冠脉血流增加，但水醇提取物对犬、猫、兔等有降压作用。

(4)延缓衰老作用：五味子乙素、五味子酚均具有抗氧化作用，能清除自由基，抑制过氧化脂质的形成。五味子能降低血清胆固醇，增加脑和肝中蛋白质含量，均表明具有抗衰老作用。

(5)对呼吸系统的作用：五味子煎剂和五味子素有兴奋呼吸作用，五味子的酸性成分具有祛痰和镇咳作用。

(6)对代谢及免疫功能的作用：五味子能促进肝糖原的合成，使糖代谢加强，又能增加肝细胞蛋白质的合成，对免疫功能有双向调节作用。

(7)其他作用：五味子能促进胆汁分泌，有抗溃疡作用；水溶液有抗菌作用，对皮肤癣菌最敏感；乙醇浸液在体外对炭疽杆菌、金黄色葡萄球菌、白色葡萄球菌、副伤寒杆菌A和B、肺炎杆菌、伤寒杆菌、霍乱弧菌、肠炎沙门菌、志贺痢疾杆菌及变型杆菌等皆有抑制作用。

3. 临床应用

(1)病毒性肝炎：将五味子核仁水醇提取，制成片剂或胶囊，治疗急性无黄疸型肝炎25例，迁延性肝炎9例，肝硬化活动期6例，共40例，结果血清谷丙转氨酶降至小于40单位者32例，好转3例，其他肝功能指标均有好转。

(2)催产：五味子酊剂，每次20~25滴，每小时1次，连服3次，处理滞产80例，其中72例效果良好，余8例未获效。

(3)神经症：五味子酊剂口服，治疗患者73例，结果痊愈43例，好转13例，无效1例，中断治疗16例。

(4)急性菌痢：五味子糖浆治疗急性菌痢33例，结果痊愈29例，显效3例，无效死亡1例。

(5)妊娠肝内胆汁淤积症:在地塞米松治疗基础上加用中药五味子 22.5mg,3 次/天,共 2 周,治疗妊娠肝内胆汁淤积症 30 例。甘胆酸、转氨酶、胆红素下降明显,优于对照组。

乌梅(近成熟果实)

来源于蔷薇科落叶乔木植物梅 Prunus mume(Sieb.) Sieb. et Zucc. 的干燥近成熟果实。主产于浙江、福建、云南等地。夏季果实近成熟时采收,低温烘干后闷至皱皮,色变黑时即成。以个大,肉厚,外皮乌黑色,质柔润,味极酸者为佳。去核生用或炒炭用。

【**性味归经**】酸、涩,平。归肝、脾、肺、大肠经。

【**功用特点**】本品能敛肺止咳、涩肠止泻;因味酸生津,而有生津止渴之功,治疗虚热消渴;蛔虫得酸则伏,又可安蛔止痛,治疗蛔厥腹痛。

【**功效主治与配伍组方**】

功效	主治	配伍组方	备注
敛肺止咳	肺虚久咳	罂粟壳、五味子　九仙散(臣)	二陈汤(佐)
涩肠止泻	久泻、久痢	涩肠止泻药	
安蛔止痛	蛔厥腹痛,呕吐	细辛、川椒等　乌梅丸(君)	
生津止渴	虚热消渴	单用或配天花粉、麦冬等	

解说:

1. 敛肺止咳　肺虚久咳少痰或干咳无痰之证,常与罂粟壳、杏仁等敛肺止咳药同用,如九仙散。

2. 涩肠止泻　久泻、久痢,常与罂粟壳、诃子等涩肠之品同用。

3. 安蛔止痛　蛔虫引起的腹痛、呕吐、四肢厥冷的蛔厥病证,常与细辛、川椒、黄连、附子等同用,见乌梅丸。

4. 生津止渴　虚热消渴,可单用煎服,或与天花粉、麦冬、人参等益气养阴生津之品同用。

此外,本品内服还可止血,治崩漏下血;外敷能消疮毒,并治胬肉外突。

【**用法用量**】煎服,6~12g,大剂量可用至 30g。外用适量,捣烂或炒炭研末外敷。止泻止血宜炒炭用。

【**注意事项**】外有表邪或内有实热积滞者均不宜服。

【**现代研究**】

1. 主要成分　含多量枸橼酸、酒石酸、齐墩果酸、琥珀酸、苹果酸、熊果酸、棕榈酸、β-谷甾醇、柠檬酸三甲酯、β-胡萝卜苷、3-羟基-3-羧基戊二酸二甲酯、3-羟基-3-甲酯戊二酸及少量挥发性成分如正己醛(n-Hexana)、正己醇(n-Hexanol)、反式-2-已烯醛(Frans-2-Hexenal)等。种子含脂肪油及苦杏仁苷等。

2. 药理作用

(1)抗菌、抗真菌、抗过敏作用:乌梅水煎剂对大肠杆菌、炭疽杆菌、白喉杆菌、类白喉杆菌、葡萄球菌、枯草杆菌、肺炎链球菌、宋内痢疾杆菌、变形杆菌、伤寒杆菌、铜绿假单胞菌及霍乱杆菌等致病菌均有抑制作用。对百日咳菌、脑膜炎球菌和溶血型链球菌也有效。其乙醇浸液对一些革兰菌以及人型结核杆菌皆有明显抗菌作用,乌梅粉对白色葡萄球菌、枯草杆菌、大肠杆菌及伤寒杆菌有较强抑制作用。另外,乌梅水煎液在试管内对须疮癣菌、絮状表皮癣菌、石膏样小芽孢癣菌等致病真菌也有抑制作用。乌梅煎剂对豚鼠蛋白质过敏性休克及组胺性休克有对抗作用。但对组胺所致哮喘无对抗作用。

(2)驱蛔作用:乌梅对蛔虫有抑制作用,可使胆囊收缩 35% 左右。

3. 临床应用

(1)慢性结肠炎:乌梅水煎剂加适量糖,每日1剂,当茶饮,25天为1个疗程,治疗18例,痊愈15例,好转3例。

(2)病毒性肝炎:乌梅水煎顿服或分2次服,每日1剂,共治疗74例,显效66例,有效7例,无效1例。

(3)白癜风:乌梅酊(1000ml 乌梅浸出液加入山莨菪碱 0.3g)治疗白癜风患者112例,以消毒纱布条蘸乌梅酊,每日3次外涂,连用2个月为1个疗程。总有效率75.9%,优于对照组(51.5%),且未见不良反应。

(4)鸡眼:乌梅加食醋适量浸泡1周,取乌梅肉外敷于鸡眼处,外加胶布固定。每5天换1次。一般3~5次即愈,对周围组织无任何损伤。

五倍子(虫瘿)

来源于漆树科落叶灌木或小乔木植物盐肤木 Rhus chinensis Mill.、青麸杨 Rhus potaninii Maxim. 或红麸杨 Rhus punjabensis Stew. var. sinica(Diels) Rehd. et Wils. 叶上的虫瘿,主要由五倍子蚜 Melaphis chinensis(Bell) Baker 寄生而形成。分布于我国大部分地区,而以四川为主。秋季摘下虫瘿。煮死内中寄生虫,干燥。按外形不同分为"肚倍"和"角倍"。以个大、完整,壁厚,色灰褐者为佳。生用。

【性味归经】酸、涩,寒。归肺、大肠、肾经。

【功用特点】本品敛肺降火,因性寒,还可治疗肺热痰嗽;涩肠止泻,用治久泻、久痢;固精止遗,用治遗精、滑精;敛汗止血,用治自汗、盗汗;崩漏下血或便血痔血。

【功效主治与配伍组方】

功效	主治	配伍组方
敛肺降火	肺虚久咳	敛肺止咳药
	肺热痰嗽	清热化痰药
涩肠止泻	久泻、久痢	涩肠止泻药
固精止遗	遗精、滑精	固精止遗药
敛汗止血	自汗、盗汗	单用或配伍
	崩漏下血	单用或配棕榈炭、血余炭等　固冲汤(佐)
	便血痔血	槐花、地榆等

解说:

1. 敛肺降火　肺虚久咳,常与五味子、罂粟壳等敛肺止咳药同用。肺热痰嗽,可与瓜蒌、黄芩、贝母等清热化痰药同用。

2. 涩肠止泻　久泻、久痢,可与诃子、五味子同用,以增强涩肠之功。

3. 固精止遗　肾虚遗精、滑精,常与收敛固涩的龙骨等药同用。

4. 敛汗止血　自汗、盗汗,可单用研末,与荞面等分作饼,煨熟食之;或研末水调敷肚脐处。崩漏下血,可单用,或与棕榈炭、血余炭等止血药同用,如固冲汤。便血痔血,可与槐花、地榆等止血药同用,或煎汤熏洗患处。

此外,本品外用,还有解毒、消肿、收湿、敛疮、止血等功效。可用于疮疖肿毒、湿疮流水、溃疡不敛、肛脱不收、子宫下垂等,可单味研末外敷或煎汤熏洗,也可配合枯矾同用。

【用法用量】 煎服,3~6g;入丸散服,每次1~1.5g。外用适量。研末外敷或煎汤熏洗。

【注意事项】 湿热泻痢者忌用。

【现代研究】

1. 主要成分 含五倍子鞣质(Gallotannin)、没食子酸(Gallic acid)、树脂、淀粉及蜡质等。

2. 药理作用

(1)收敛止血作用:五倍子鞣质与皮肤、黏膜溃疡面接触后,其组织蛋白即被凝固而形成大分子沉淀物,在创面形成一层被膜而呈收敛作用,同时小血管也被压迫收缩,血液凝结而具有止血功效。

(2)抗菌作用:五倍子煎剂对铜绿假单胞菌、痢疾杆菌、变形杆菌、大肠杆菌、产气杆菌、伤寒杆菌、金黄色葡萄球菌、白色葡萄球菌、乙型链球菌、肺炎链球菌、白喉杆菌及炭疽杆菌等革兰菌均有不同程度的抑制作用。其抗菌机制与所含鞣质对蛋白质的凝固作用有关。

(3)止泻作用:鞣质对正常小肠运动无影响,由于其收敛作用而减轻炎症,故可制止腹泻。

(4)其他作用:五倍子鞣质具有一定的保肝和抗氧化的作用,对亚硝酸胺致癌过程可能有抑制作用;五倍子有良好的杀精抗生育的作用;五倍子鞣质能和很多重金属离子、生物碱及苷类形成不溶性复合物,而有解毒的作用。

3. 临床应用

(1)蜂窝织炎:五倍子粉末米醋调成糊状,涂于敷料上贴于患处,3天换药1次,治疗156例,痊愈150例,无效6例。

(2)多发性毛囊炎:五倍子粉末米醋调成糊状,敷于患处,3天换药1次,5~10天为1个疗程,治疗83例,治愈率为100%。

(3)流行性腮腺炎:五倍子粉末和醋调匀,包敷于患处,每日2次,有效。

(4)单纯性甲状腺肿:五倍子炒黄,研末米醋调成膏状,睡前敷于患处,次晨洗去,7次为1个疗程,治疗23例,有效20例。

(5)淋巴结核久不收口:五倍子与等量炼蜜混匀,米醋调成膏状,涂于患处,每日或隔日换药1次,治疗1月左右可愈合。

(6)稻田皮炎:五倍子溶于8倍醋中,外涂手脚下水部位,防治稻田皮炎,效果良好。

(7)牙痛:五倍子煎浓汁含漱口,治疗5年多双侧上牙反复剧烈疼痛,2天后止痛,6年未复发。

(8)智齿冠周炎:自制五倍子明胶海绵局部用药治疗智齿冠周炎109例,总有效率97.25%。

(9)口腔溃疡:五倍子煎剂联合氨来呫诺糊剂局部治疗重型复发性口腔溃疡,最大溃疡直径差值明显高于对照组,治疗组临床有效率为100%,优于对照组(66%)。五倍子粉治疗复发性口腔溃疡40例,有效率为90%,优于对照组(20%)。

(10)消化性溃疡:五倍子粉复合奥美拉唑治疗39例消化性溃疡患者,溃疡愈合良好,复发率低,总有效率97.4%。

(11)睫毛倒卷:五倍子粉末醋或蜂蜜调成糊状,涂于距睑缘2mm处,每日1次,一般涂3~10次即可。

(12)汗证:五倍子粉外敷神阙穴治疗术后汗证50例,5天为1个疗程,总有效率94%。五倍子药糊贴敷于患者神阙及双侧三阴交,治疗急性白血病化疗后盗汗103例,总有效率90.3%。五倍子外敷脐部治疗盗汗22例,效果良好。

(13)小儿迁延性腹泻:五倍子敷脐合常规疗法治疗小儿迁延性腹泻37例,24小时更换1次,10天为1个疗程。总有效率97.3%,优于对照组(78.4%)。

(14)新生儿腹泻:在对症处理基础上加用五倍子膏外敷神阙穴(脐部),24小时更换1次,3天为1个疗程。敷药后每次按摩10~15分钟,每日按摩2~3次。总有效率96.7%,优于对照组(83.3%)。

(15)压疮:五倍子粉外敷治疗压疮32例,总有效率100%。

(16)小儿鞘膜积液:五倍子涂膜剂涂抹外用治疗小儿鞘膜积液25例,24小时换药1次,7天为1个疗程。1个疗程总有效率为96%。

(17)糖尿病颈痈:五倍子粉热醋调膏外敷治疗糖尿病颈痈36例,每日更换1~2次,治疗10天为1个疗程。总有效率94.4%。

诃子(成熟果实)

来源于使君子科落叶乔木植物诃子 *Terminalia chebula* Retz. 或绒毛诃子 *Terminalia chebula* Retz. Var. *tomentella* Kurt. 的干燥成熟果实。主产于云南及广东、广西等地。秋、冬季采取。晒干。以个大肉厚,表面色黄棕,有光泽,质坚实,味酸涩者为佳。生用或煨用。若用果肉,则去核。

【性味归经】苦、酸、涩,平。归肺、大肠经。

【功用特点】本品生用敛肺止咳、利咽开音,用于久咳、失声;煨用涩肠止泻,用于久泻、久痢、脱肛。

【功效主治与配伍组方】

功效	主治	配伍组方	备注
涩肠止泻	久泻、久痢、脱肛	随证配伍 真人养脏汤(臣)	咳血方(佐)
敛肺止咳,利咽开音	久咳、失声	随证配伍	

解说:

1. 涩肠止泻 久泻、久痢、脱肛,可单用。虚寒久泻、久痢或脱肛,常与罂粟壳、肉豆蔻、人参等药同用,以温中补虚,涩肠止泻,如真人养脏汤。

2. 敛肺止咳,利咽开音 肺虚久咳、失声者,可与人参、五味子等补肺敛肺之品同用。痰热郁肺,久咳失声者。常与桔梗、甘草宣肺开音疗哑之品同用。

【用法用量】煎服,3~10g。涩肠止泻宜煨用,敛肺清热,利咽开音宜生用。

【注意事项】凡外有表邪、内有湿热积滞者忌用。

【现代研究】

1. 主要成分 含鞣质23.6%~37.36%,并含番泻苷A(Sennoside A)、诃子素(Chebulin)、β-谷甾醇、鞣酸酶(Tannase)、过氧化物酶(Peroxydase)、多酚氧化酶(Polyphenoloxidase)、棕榈酸、胡萝卜苷、三十烷酸等。鞣质有诃子酸(Chebulinic acid)、原诃子酸(Terchebin acid)、没食子酸(Gallic acid)、并没食子酸(Ellagic acid)、诃黎勒酸(Chebulagic acid)、鞣云实精(Corilagin)、莽草酸、去氢莽草酸、毒八角酸(Shikimic acid)、去氢毒八角酸(Dehydroshikimic acid)、葡萄糖没食子鞣苷(Glucogallin)、奎宁酸、氨基酸及糖类等。

2. 药理作用

(1)抗菌作用:诃子水煎剂对痢疾杆菌、白喉杆菌、铜绿假单胞菌、金黄色葡萄球菌、大肠杆菌、肺炎球菌、溶血型链球菌、变形杆菌、鼠伤寒杆菌及流感病毒等均有抑制作用。

(2)强心作用:诃子苯、氯仿、乙酸乙酯、丁酮、正丁醇和水提取物均具有很强的强心作用其提取物的强心作用不是通过心脏的 $β_1$ 受体引起,而是直接作用于心肌所致。

(3)泻下与止泻作用:诃子除含有鞣质外还含有致泻成分,与大黄相似具有先致泻后收敛的作用。诃子的醇提取物口服或灌肠对黏膜有收敛作用,故对痢疾、肠炎有较好的疗效。诃子素对平滑肌有罂粟碱样的解痉作用。

(4)抗肿瘤作用:诃子水煎剂对小鼠艾氏腹水瘤、中国小鼠腹水肉瘤、梭形细胞肉瘤细胞之生长有抑制作用,体外也可抑制人体子宫颈癌细胞培养株系JTC-26。

3. 临床应用

(1)白喉带菌者:10%诃子煎剂内服或含漱,或用蒸过的诃子含咽,或50%煎液喷射鼻腔及咽喉部,临床观察20例,其中1例加用其他药物治疗,服药后连续3次以上喉拭培养均为阴性。用药最短4日,最长17日,平均为6.9日。

(2)湿疹:诃子打烂水煎后,加适量米醋煮沸,取药液浸渍患处,或用纱布蘸药液湿敷,每日3次,每次30分钟,每日1剂,一般3~5日显效。治疗47例急性湿疹,痊愈45例,显效2例;34例慢性湿疹中,痊愈30例,显效3例,无效1例。

敛肺止咳、涩肠止泻药功效主治异同点

药名	相同点	不同点
五味子	敛肺止咳、涩肠止泻用治肺虚久咳,久泻久痢	敛汗固精,用治自汗、盗汗;遗精、滑精	滋肾、生津、宁心安神;用治肺肾两虚喘咳,津伤口渴、消渴、心悸失眠多梦及脾肾阳虚五更泻,如四神丸
五倍子			降火、止血;用治肺热痰嗽,崩漏下血、便血痔血。因性寒,五更泻不用
乌梅		生津安蛔,用治虚热消渴、蛔厥腹痛
诃子		煨用涩肠,生用敛肺清热利咽开音,用治久咳失音
(罂粟壳)		止痛效佳,用治心腹筋骨诸痛

备注:罂粟壳为罂粟科罂粟的干燥成熟果壳。

肉豆蔻(种仁)

来源于肉豆蔻科高大乔木植物肉豆蔻 *Myristica fragrans* Houtt. 的干燥种仁。主产于马来西亚、印度尼西亚;我国广东、广西、云南亦有栽培。冬、春两季果实成熟时采收。除去皮壳后干燥。以个大,质坚体重,气香浓者为佳。煨制去油用。

【性味归经】辛,温。归脾、胃、大肠经。

【功用特点】本品温中暖脾,涩肠止泻,治疗脾肾虚寒久泻;其与豆蔻、草豆蔻同有温中行气之功,用治胃寒胀痛,食少呕吐。

【功效主治与配伍组方】

功效	主治	配伍组方
涩肠止泻	脾胃虚寒久泻	肉桂、诃子等 真人养脏汤(臣)
	脾肾阳虚五更泻	补骨脂等 四神丸(臣)
温中行气	胃寒胀痛,食少呕吐	木香等 健脾丸(臣)

解说:

1. 涩肠止泻 脾胃虚寒,久泻不止者,常与肉桂、人参、白术、诃子等同用,以温中健脾,涩肠止泻,如真人养脏汤。脾肾阳虚,五更泄泻者,可与补骨脂、五味子、吴茱萸同用,以温补脾肾,涩肠止泻,如四神丸。

2. 温中行气 胃寒气滞、脘腹胀痛、食少呕吐等证,常与行气止痛的木香等同用,如健脾丸。

【用法用量】煎服,3～10g;入丸、散服,每次0.5～1g。内服须煨熟去油用。

【注意事项】湿热泻痢者忌用。

【现代研究】

1. 主要成分 含挥发油、脂肪油、马拉巴酮(Malabaricone)B、C、淀粉及鞣质等。挥发油有蒎烯(Pinene)、肉豆蔻醚(Myristicin)、樟烯(Camphene)、桧烯(Sabinene)、丁香酚、甲基丁香酚、异丁香酚及甲氧基异丁香酚等。脂肪油有肉豆蔻酸甘油酯和油酸甘油酯(Olein)等。

2. 药理作用

(1)止泻作用:肉豆蔻有一种前列腺素样综合抑制作用,是其抗腹泻作用的基础,肉豆蔻的石油醚提取物和水提取物对蓖麻油所致的腹泻有止泻作用。

(2) 对胃肠功能的影响:肉豆蔻生品水煎液对正常家兔离体回肠有兴奋作用,炮制品水煎液低浓度对家兔离体回肠先短暂兴奋,后转入抑制。肉豆蔻所含挥发油少量能促进胃液的分泌及胃肠蠕动,而有开胃和促进食欲消胀止痛的作用,但大量服用则有抑制作用。

(3) 麻醉作用:肉豆蔻所含挥发油具有较显著的麻醉作用。

(4) 其他作用:肉豆蔻挥发油的萜类成分对细菌和霉菌均有抑制作用;肉豆蔻醚对正常人体有致幻作用。

赤石脂(多水高岭石)

来源于硅酸盐类矿物多水高岭石族多水高岭石,主含含水硅酸铝$[Al_4(Si_4O_{10})(OH)_8 \cdot 4H_2O]$。主产于福建、山东、河南等地。全年均可采挖。拣去杂石。以色红,光滑细腻,易碎,用舌舔之黏性强者为佳。研末水飞或火煅水飞用。

【性味归经】甘、涩,温。归大肠、胃经。

【功用特点】本品涩肠止泻,用于久泻久痢,常与禹余粮相须为用;收敛止血、固崩止带,治疗崩漏带下,便血等;外用敛疮生肌,用于疮疡久溃。

【功效主治与配伍组方】

功效	主治	配伍组方
涩肠止泻	久泻久痢	禹余粮　赤石脂禹余粮汤(君)
		或配温中散寒补虚药　桃花汤(君)
收敛止血	崩漏带下、便血等	禹余粮等　震灵丹(君)
敛疮生肌	疮疡久溃	随证配伍

解说:

1. 涩肠止泻　虚寒久泻久痢,滑脱不禁,脱肛等证,常与禹余粮相须而用,如赤石脂禹余粮汤;或与温中散寒补虚之干姜、粳米同用,如桃花汤。

2. 收敛止血　崩漏、便血者,常与禹余粮等止血之品同用,如震灵丹。肝肾虚,妇女赤白带下者,可与鹿角霜、芡实等温肾止带药同用。

3. 敛疮生肌　疮疡不敛,可与龙骨、炉甘石、血竭等敛疮生肌药同用,研细末,掺于疮口。此外,外用亦治湿疮流水、外伤出血等。

【用法用量】$9 \sim 12g$,先煎。外用适量。研细末撒患处或调敷。

【注意事项】湿热积滞泻痢者忌服。孕妇慎用。畏官桂。

【现代研究】

1. 主要成分　主含硅酸铝,其中含水氧化铝 34.7%,氧化硅 40.8%,水 24.5%,并含微量的氧化镁、氧化铁、氧化铬等。

2. 药理作用

(1) 吸附及止泻作用:内服能吸附消化道毒物,如磷、汞、细菌毒素及食物异常发酵的产物等,并能保护消化道黏膜,减少对肠黏膜的刺激,而呈现止泻作用。

(2) 抗炎作用:其煎剂对伤寒杆菌、金黄色葡萄球菌等有抑制作用;本品有吸湿性,可使创面皮肤干燥,防止细菌生长,减轻炎症,促进溃疡愈合。

(3) 止血作用:赤石脂煎剂对胃肠道出血有止血作用。

3. 临床应用　小儿病毒性肠炎:常规及对症治疗同时加用赤石脂口服治疗 80 例,显效率、有效率分别为 75%、

17.5%,优于对照组。在退热、止吐、止泻时间上比较,均显著短于对照组。

涩肠止泻药功效主治异同点

药名	相同点	不同点	
肉豆蔻	涩肠止泻,用于久泻久痢	温中行气(同白豆蔻、草豆蔻),因能温中暖脾,可治脾肾虚寒久泻(四神丸)	
(石榴皮)		杀虫,治肠道寄生虫病	
赤石脂		收敛止血止带,用于崩漏带下	外用敛疮生肌,治疮疡久溃不敛
(禹余粮)			

备注:石榴皮为石榴科石榴的干燥果皮;禹余粮为氢氧化物类矿物褐铁矿。

第三节 固精缩尿止带药

山茱萸(成熟果肉)

来源于山茱萸科落叶小乔木植物山茱萸 Cornus officinalis Sieb. et Zucc. 的干燥成熟果肉。主产于浙江、安徽、河南、山西、陕西等地。秋末冬初采收。用文火烘焙或置沸水中略烫,及时挤出果核。以无核,皮肉肥厚,色红紫柔润者为佳。晒干或烘干用。

【性味归经】酸、涩,微温。归肝、肾经。

【功用特点】本品为补益肝肾的要药(补肾益精,温肾壮阳);又可收敛固涩,固精止遗,固崩止血,敛汗固脱。

【功效主治与配伍组方】

功效	主治	配伍组方
补益肝肾	肝肾亏虚证	熟地、山药等 六味地黄丸(臣)
	肾阳不足证	附子、肉桂等 肾气丸(臣) 右归丸(臣)
	肾阴不足证	熟地、山药等 左归丸(臣)
收敛固涩	遗精、遗尿	熟地等 六味地黄丸(臣)
	崩漏及月经过多	黄芪、五味子等 固冲汤(臣)
	大汗虚脱	人参、附子、龙骨等

解说:

1. 补益肝肾 肝肾阴虚,头晕目眩,腰酸耳鸣,常与熟地、山药等药同用,以滋阴补肾,如六味地黄丸。肾阳不足,腰膝酸软,小便不利,常与肉桂、附子等补肾阳药同用,如肾气丸、右归丸。肾阴不足,精髓亏损,与熟地、枸杞子、山药等滋肾益精之品同用,如左归丸。

2. 收敛固涩 肾虚不固而致遗精、遗尿者,常与熟地、山药等同用,如六味地黄丸、肾气丸;或与覆盆子、金樱子、沙苑子、桑螵蛸等同用,以增强补肾固涩作用。妇女脾气虚弱,冲脉不固所致的崩漏下血及月经过多之证,常与黄芪、白术、龙骨、五味子等同用,以益气健脾,固冲摄血,如固冲汤。大汗不止,体虚欲脱证,常与人参、附子、龙骨等同用,以益气敛汗固脱。

此外,本品亦治消渴证,多与生地、天花粉等养阴生津之品同用。

【用法用量】 煎服,6~12g,急救固脱 20~30g。

【注意事项】 素有湿热,小便淋涩者,不宜应用。

【现代研究】

1. 主要成分 含山茱萸苷(Cornin)、熊果酸(Ursolic acid)、5,5′-二甲氧基糖醛醚、5-羟甲基糖醛、3,5-二羟基苯甲酸、马钱素、7-脱氢马钱素、没食子酸、7-O-甲基莫诺苷、脱水莫诺苷元及β-谷甾醇等。

2. 药理作用

(1)抗菌作用:山茱萸煎剂对金黄色葡萄球菌、志贺痢疾杆菌、伤寒杆菌及堇氏毛癣菌等有不同程度的抑制作用。

(2)对心血管系统的作用:山茱萸注射液能增强心肌收缩性,提高心脏效率,扩张外周血管,明显增强心脏泵血功能,使血压升高。

(3)降血糖:山茱萸降血糖的有效成分是熊果酸和齐墩果酸。对正常大鼠血糖无明显影响。

(4)升高白细胞作用:山茱萸对因放疗及化疗引起的白细胞下降有明显升高作用。

3. 临床应用

(1)肩凝症:山茱萸水煎服或代茶泡服,每日1剂,随证酌加1~2味,治疗29例,全部有效,其中痊愈20例,占69%,显效6例,占20.7%,好转3例,占10.3%,一般服药4~5剂便开始见效。

(2)脱证:李士懋教授运用山茱萸治疗多例脱证,主张用酸敛补肝之法,重用山茱萸浓煎频服,在内科危急病证的抢救中,有着确切的疗效及广泛的用途。

桑螵蛸(卵鞘)

来源于螳螂科昆虫大刀螂 *Tenodera sinensis* Saussure、小刀螂 *Statilia maculata*(Thunberg)或巨斧螳螂 *Hierodula patellifera*(Serville)的干燥卵鞘。以上三种分别习称"团螵蛸"、"长螵蛸"及"黑螵蛸"。产于全国大部分地区。深秋至次春采收。置沸水中浸杀其卵,或蒸透,晒干用。以干燥、完整、幼虫未出、色黄、体轻而带韧性、无树枝草根等杂质者为佳。

【性味归经】 甘、咸,平。归肝、肾经。

【功用特点】 本品为补肾助阳、固精缩尿之良药,而尤以遗尿尿频最为常用。

【功效主治与配伍组方】

功效	主治	配伍组方	备注
固精缩尿	遗精、遗尿	随证配伍	桑螵蛸散(君)
补肾助阳	肾虚阳痿	补肾壮阳药	

解说:

1. 固精缩尿 肾虚遗精、滑精者,常与山茱萸、菟丝子、沙苑子、覆盆子同用,以增强补肾固精功效。小儿遗尿者,可单用为末,米汤送服。心肾两虚,心神恍惚,小便频数,遗尿,白浊者,可与远志、龙骨、石菖蒲等同用,以调补心肾,涩精止遗,如《本草衍义》桑螵蛸散。

2. 补肾助阳 肾虚阳痿,常与鹿茸、肉苁蓉、菟丝子等补肾壮阳之品同用。

【用法用量】煎服,5~10g。

【注意事项】本品助阳固涩,故阴虚多火,膀胱有热而小便频数者忌用。

【现代研究】

1. 主要成分　本品含蛋白质、脂肪、粗纤维及铁、钙、胡萝卜素类色素。
2. 药理作用　本品具有轻微抗利尿及敛汗作用。
3. 临床应用

(1)儿童遗尿症:桑螵蛸10g分2次直接食用,10岁以上可增至18g。也可将桑螵蛸炒熟研末冲服。14天为1个疗程,一般2~3个疗程可见效,疗效满意。

(2)阳痿:阳痿患者1例,将新鲜桑螵蛸焙熟每晚嚼服10粒,连服1个月,病情痊愈。

海螵蛸(内壳)

来源于乌贼科动物无针乌贼 *Sepiella maindroni* de Rochebrune 或金乌贼 *Sepia esculenta* Hoyle 的干燥内壳。产于辽宁、江苏、浙江沿海等地。收集其骨状内壳,洗净,干燥。以身干,体大,色白,完整者为佳。生用。

【性味归经】咸、涩,微温。归肝、肾经。

【功用特点】本品温涩收敛,有固精止带之功,用于遗精,带下;收敛止血,治疗出血证;有良好制酸止痛作用,用于胃痛吐酸;外用能收湿敛疮,用于湿疮,湿疹,溃疡不敛等。

【功效主治与配伍组方】

功效	主治	配伍组方
固精止带	遗精、带下	随证配伍
收敛止血	内外出血	随证配伍　固冲汤(佐)
制酸止痛	胃痛吐酸	延胡索、海蛤壳等
收湿敛疮	湿疮、湿疹、溃疡不敛等	单用或配伍

解说:

1. 固精止带　肾虚遗精者,常与山茱萸、菟丝子、沙苑子等同用,以补肾固精。妇女赤白带下,可与白芷等燥湿止带之品同用。

2. 收敛止血　崩漏下血者,常与茜草、棕榈炭、五倍子等止血药同用,如固冲汤。吐血、咯血者,常与白及同用,以增强收敛止血之功。外伤出血,可单用研末外敷。

3. 制酸止痛　胃痛吐酸,常与延胡索、海蛤壳等制酸止痛之品同用。

4. 收湿敛疮　湿疮、湿疹,配黄柏、青黛、煅石膏等燥湿解毒敛疮之品研末外敷。溃疡多脓,久不愈合者,可单用研末外敷,或配煅石膏、枯矾、冰片等敛疮防腐生肌之品,共研细末,撒敷患处。

【用法用量】煎服,5~10g,散剂酌减。外用适量。

【现代研究】

1. 主要成分　主含碳酸钙(80%~85%),少量磷酸钙、有机质10%~15%、氯化钠、镁盐、甲壳质6%~7%及氨基酸等。

2. 药理作用

（1）抗消化道溃疡及止血作用：海螵蛸中所含碳酸钙能中和胃酸，降低胃蛋白酶活性，促进溃疡面愈合。本品所含胶质与胃中有机质和胃液作用后，可在溃疡面上形成保护膜，使出血趋于凝固。

（2）接骨作用：海螵蛸有明显促进骨缺损修复作用，其中陈年海螵蛸的作用更为明显。

（3）抗肿瘤、抗放射作用：海螵蛸依地酸提取液对 S_{180} 肉瘤及腹水型肉瘤均有抑制作用。海螵蛸水提液灌胃可明显提高 ^{60}Co 射线辐射大鼠的存活率及血中 5-羟色胺的含量。

3. 临床应用

（1）疟疾：海螵蛸酊剂服 1~3 次即奏效，观察 45 例，症状消失 39 例，镜检阴性者 20 例，7~10 个月复查复发率 9%。

（2）哮喘：海螵蛸与砂糖混合服用，成人每次 15~24g，儿童酌减，每日 3 次，用药 1 周显效，治疗 8 例慢性哮喘，7 例得到控制，1 例好转。

（3）胃肠造影：海螵蛸 150~200g，温开水冲调搅匀，煮熟，用于胃肠造影，充盈良好，对比清晰。

（4）干预尿毒症血透患者钙磷代谢：海螵蛸颗粒剂 1.5g 在每餐中冲服治疗 30 例尿毒症血液透析病人 8 周，海螵蛸组降低血磷效果与碳酸钙组疗效相当，且治疗后未出现高钙血症、高钾血症及肝功能损害。

（5）乳头状结膜炎：对 28 例用抗生素眼药水久治未愈的乳头状结膜炎患者，用中药海螵蛸摩擦乳头、压榨滤泡，使结膜表面恢复正常的光滑状态。治疗后症状基本消退，异物感消失，疗效较好。

莲子（成熟种子）

来源于睡莲科多年生水生草本植物莲 *Nelumbo nucifera* Gaertn. 的干燥成熟种子。主产于湖南、福建、江苏、浙江及南方各地池沼湖塘中。秋季采收。晒干。以色黑，饱满，质重者为佳。生用。

【性味归经】甘、涩，平。归脾、肾、心经。

【功用特点】本品有益肾固精作用，用于肾虚遗精、遗尿；补脾涩肠止泻，用于脾虚食少，久泻；固涩止带，用于带下病；养心益肾，交通心肾，用于心肾不交所致虚烦、心悸、失眠。

〔附〕莲子心（莲子中的青嫩胚芽）：清心安神，交通心肾，涩精止血。

荷叶（莲的叶片）：清暑利湿，升阳止血。

【功效主治与配伍组方】

功效	主治	配伍组方
益肾固精	肾虚遗精、遗尿	芡实等　金锁固精丸（臣）
补脾止泻	脾虚久泻	人参、山药等　参苓白术散（臣）
止带	带下病	随证配伍
养心	心肾不交虚烦失眠	酸枣仁、茯神、远志等

解说：

1. 益肾固精　肾虚遗精、遗尿，常与芡实、龙骨等同用，以补肾涩精，如金锁固精丸。

2. 补脾止泻　脾虚食少，久泻，常与人参、茯苓、白术等补气健脾药同用，以益气健脾，渗湿止泻，如参苓白术散。

3. 止带　脾虚带下者，可与茯苓、白术等健脾燥湿之品同用。脾肾虚带下者，可与山药、芡实等益肾健脾，收涩止带之品同用。

4. **养心** 心肾不交所致虚烦、心悸、失眠,常与酸枣仁、远志等养心安神药同用。

【用法用量】煎服,6~15g,去心打碎用。

【现代研究】

1. **主要成分** 含多量的棉子糖(Raffinose)、蛋白质、脂肪、淀粉、碳水化合物、β-谷甾醇、天门冬酰胺及铁、钙、磷等。子荚含荷叶碱,N-去甲基荷叶碱、氧化黄心树宁碱和N-去甲亚美罂粟碱等。

2. **药理作用**

(1)抗癌作用:氧化黄心树宁碱有抑制鼻咽癌生长的作用。

(2)增强免疫功能作用:莲子能使大鼠胸腺皮质中T淋巴细胞数明显升高。

(3)其他作用:莲子有收敛、镇静作用;延长果蝇寿命的作用。

3. **临床应用** 失眠症:口服莲子粉治疗失眠症40例,每日2次,每次1包,每包15g,连续观察30天,总有效率82.5%。

芡实(成熟种仁)

来源于睡莲科多年生水生草本植物芡 *Euryale ferox* Salisb. 的干燥成熟种仁。主产于湖南、江西、安徽、山东等地。秋末冬初采收成熟果实,除去果皮,取出种仁,再除去硬壳,晒干。以颗粒饱满,质坚实,断面白色,粉性足,无碎末及皮壳者为佳。捣碎生用或炒用。

【性味归经】甘、涩,平。归脾、肾经。

【功用特点】本品益肾固精,治疗遗精滑精,遗尿尿频;健脾收敛止泻,用于脾虚久泻;除湿止带,用于带下病。

【功效主治与配伍组方】

功效	主治	配伍组方
益肾固精	遗精、滑精 遗尿尿频	补肾固精药　金锁固精丸(臣)　水陆二仙丹
健脾止泻	脾虚久泻	莲子、白术等
除湿止带	带下病	随证配伍　易黄汤(君)

解说:

1. **益肾固精** 肾虚不固之遗精、滑精等证,常与金樱子同用,以补肾涩精,如水陆二仙丹,因一生于水,一生于山,故以水陆名之;亦可与莲子、莲须、牡蛎等同用,以补肾固精,如金锁固精丸。

2. **健脾止泻** 脾虚湿盛,久泻不愈之证,常与白术、茯苓、扁豆等健脾药物同用。

3. **除湿止带** 湿热带下,可与清热除湿之黄柏、车前子药等同用,如易黄汤。脾肾两虚之带下,可与补益脾肾之党参、白术、山药等药同用。

【用法用量】煎服,9~15g。

【现代研究】

1. **主要成分** 本品主含淀粉、蛋白质、脂肪、碳水化合物、粗纤维,并含有钙、磷、铁等多种微量元素,十几种氨基酸及维生素 B_1、B_2、尼古酸、维生素 C 等。

2. **药理作用** 本品具有收敛、滋养作用。

固精缩尿药功效主治异同点

药名	相同点	不同点	
山茱萸		补益肝肾,敛汗固脱,固崩止血	
桑螵蛸		补肾助阳	
海螵蛸		止带,止血、制酸止痛,外用收湿敛疮	
莲子		补脾涩肠止泻	养心益肾安神,止带
芡实			除湿止带
(金樱子)	固精缩尿,治疗遗精、滑精、遗尿、尿频	无补性,专收敛,涩肠止泻	
(覆盆子)		益肝肾,明目	
五味子		敛肺敛汗	滋肾,生津,宁心安神
五倍子		涩肠止泻	降火止血
补骨脂		见补阳药	
菟丝子		见补阳药	
沙苑子		见补阳药	
益智		见补阳药	

备注:覆盆子为蔷薇科华东覆盆子的干燥果实;金樱子为蔷薇科金樱子的干燥成熟果实。

思考题

1. 试述五味子、乌梅、山茱萸及莲子的功用主治。
2. 写出具有固精缩尿作用的药物名称(包括前面所学内容)。
3. 收涩药是如何分类的? 各类包括哪些药物?

第十九章 涌吐药

【学习要求】
1. 掌握涌吐药的含义、功效与适用范围。
2. 了解药物2味(常山、瓜蒂)。

一、含义

凡以促使呕吐为主要作用的药物,称为催吐药。

二、作用与适应证

本类药物具有涌吐毒物、宿食、痰涎等作用。适用于误食毒物,停留胃中,未被吸收;或宿食停滞不化,尚未入肠,脘部胀痛;或痰涎壅盛,阻于胸膈或咽喉,呼吸喘促;以及癫痫发狂等证。

三、注意事项

1. 体质虚弱及妇女胎前产后均当忌用。
2. 注意用法用量,一般宜以小量渐增的方法,防其中毒或涌吐太过;若呕吐不止,当采取措施及时解救。
3. 中病则止,不可连服、久服。
4. 因本类药物作用峻猛,药后患者反应强烈、痛苦,故现今临床已很少应用。

四、药理作用

现代研究表明,涌吐药内服,可刺激胃黏膜感觉神经末梢,能反射性兴奋呕吐中枢,引起呕吐。

常山(根)

来源于虎耳草科落叶小灌木植物常山 Dichroa febrifuga Lour. 的干燥根。主产于长江以南各省及甘肃、陕西、四川等地。秋季采收。晒干。以质坚实而重,形如鸡骨,表面及断面色淡黄、光滑者为佳。切片生用或酒炒用。

【性味归经】苦、辛,寒。有毒。归肺、肝、心经。

【功用特点】本品涌吐痰涎,今少用,现主要用其祛痰截疟,治疗各种疟疾,尤其治疗间日疟和三日疟效果明显。因有致吐的副作用,应用时宜酒炒,并配伍陈皮、半夏,减少胃肠反应。

【功效主治与配伍组方】

功效	主治	配伍组方
涌吐痰涎	胸中痰饮	甘草等
截疟	疟疾	草果、槟榔等

解说：
1. 涌吐痰涎　胸中痰饮，如《备急千金要方》配甘草，水煎和蜜温服，以涌吐胸中痰涎、积饮。然此法今已少用。
2. 截疟　疟疾，常与截疟的草果、槟榔等药同用。因本品有致吐的副作用，故应用时宜酒炒，并配伍陈皮、半夏等，以减少胃肠反应。

【用法用量】煎服，5~9g；入丸散酌减。涌吐可生用，截疟宜酒制用。治疗疟疾宜在寒热发作前半天或2小时服。

【注意事项】因能催吐，用量不宜过大，孕妇慎用。

【现代研究】
1. 主要成分　含黄常山碱[即常山碱(Dichroine)甲、乙、丙、丁，三者为互变异构体]。并含常山次碱(Dichroidine)、常山素 A(伞形花内酯或伞花酮, Umbeliferone, Dichrin A)、B(为两种中性荧光性物质)及4-喹唑酮(4-Quinazolone)等。
2. 药理作用
(1)抗疟作用：常山所含生物碱对疟原虫有较强的抑制作用，其中常山碱丙的截疟作用最强，常山碱乙次之，常山碱甲最弱，大致与奎宁相等。
(2)抗菌作用：常山碱乙有抗阿米巴原虫的作用；常山水提液对甲型流感病毒有抑制作用。
(3)催吐作用：常山碱有催吐作用，与其刺激胃肠道的反射作用有关。
(4)其他作用：常山煎剂对人工发热家兔有退热作用，常山碱有降压作用，常山碱有抗癌作用。

瓜蒂（果蒂）

来源于葫芦科一年生草质藤本植物甜瓜 *Cucumis melo* L. 的干燥果蒂。全国各地多有栽培。夏季甜瓜盛产时，将尚未老熟果实摘下，切取果蒂。阴干。以干燥，色黄，稍带果柄者为佳。生用。

【性味归经】苦，寒；有毒。归胃经。

【功用特点】本品涌吐热痰、宿食，单用既可；又可祛湿退黄，治疗湿热黄疸。

【功效主治与配伍组方】

功效	主治	配伍组方
涌吐痰食	痰热郁胸	随证配伍
	宿食滞胃	瓜蒂散（君）
祛湿退黄	湿热黄疸	单用

解说：
1. 涌吐痰食　痰热郁于胸中而为癫痫发作，或喉痹喘息者，可单用研末吞服取吐，或配郁金等分为末，温开水调服。宿食停滞胃中而致胃脘胀痛、烦闷不食、嗳腐等，常配赤小豆为

末,香豉煎汤送服,如瓜蒂散。

2. 祛湿退黄　湿热黄疸,可单用研末吹鼻,令鼻中黄水出,引去湿热之邪,而达退黄之效;或单用本品煎汤内服,或研末送服,均能退黄。

【用法用量】煎服,2.5~5g;入丸散服,每次0.3~1g。外用适量。研末鼻,待鼻中流出黄水即停药。

【注意事项】体虚、吐血、咯血及上部无实邪者忌服。若剧烈呕吐不止,用麝香0.01~0.015g,开水冲服以解之。

【现代研究】

1. 主要成分　含葫芦素(Cucurbitacin)及葫芦素B、D、E(即甜瓜素Elaterin或甜瓜毒素Melotoxin),并含异葫芦素B及B苷(β-2-O-β-D-吡喃葡萄糖苷)。

2. 药理作用

(1)保肝作用:葫芦素B、E及葫芦素B葡萄糖苷对四氯化碳所致肝损伤有明显的保护作用,可明显降低血清谷丙转氨酶,葫芦素B能增加肝糖原蓄积,防止肝细胞脂肪性变及抑制细胞纤维增生。

(2)催吐作用:甜瓜素与甜瓜蒂内服能刺激胃黏膜的感觉神经,反射性引起呕吐中枢兴奋,而有强烈的催吐作用。

(3)抗肿瘤作用:葫芦素能引起艾氏腹水癌、固体黑瘤及腹水黑瘤细胞变性。葫芦素D苷对瓦克氏癌及白血病256等均有抑制作用。葫芦素E对Lewis肺癌有效。葫芦素类化合物还可用于胰腺癌、胃癌、贲门癌等消化道肿瘤。

(4)增加免疫功能的作用:本品水提物及葫芦素B可增强细胞免疫功能。

3. 临床应用

(1)肝炎:对急性和迁延性肝炎、肝硬化,有较好的退黄和改善肝功能的作用。用甜瓜蒂水浸液或丸剂内服,治疗151例急性黄疸性肝炎,治愈率达93.33%;用甜瓜的提取成分葫芦素B、E片内服,治疗迁延性或慢性肝炎309例,总有效率达69.9%。

(2)原发性肝癌:用葫芦素B、E片治疗Ⅱ、Ⅲ期普遍型和肝硬化型原发性肝癌33例,可使肿瘤缩小,肝痛减轻,食欲增进。治疗半年后的生存率为40%左右。用葫芦素片治疗169例,有效率69%,显效率达39%。

第二十章 解毒杀虫燥湿止痒药

【学习要求】
1. 熟悉本章药物的含义、功效、适用范围与注意事项。
2. 掌握药物2味(硫黄、雄黄),了解药物4味(蛇床子、蜂房、土荆皮、白矾)。
3. 掌握相似药物功效、应用的异同点。

一、含义

凡以解毒疗疮,攻毒杀虫,燥湿止痒为主要作用的药物,称为解毒杀虫燥湿止痒药。

二、作用与适应证

本类药物具有解毒疗疮、攻毒杀虫、燥湿止痒的作用,主要适用于疥癣、湿疹、痈疽疔毒、麻风、梅毒、毒蛇咬伤等病证。

三、用法

本类药物以外用为主,兼可内服。

外用方法分别有:研末外撒,或用香油或茶水调敷,或制成软膏涂抹,或作为药捻、栓剂栓塞,或煎汤洗渍及热敷等。

四、注意事项

1. 具有毒性的药物,应严格按照剂量服用,且不宜长期服用,以免蓄积中毒;
2. 注意用法(包括炮制)。

五、药理作用

本类药物以外用为主,能对皮肤、黏膜及病坏组织发挥治疗效果,其次可通过药物对局部刺激,或药物为皮肤、黏膜、创面组织吸收,随血液循环分布于全身各部,调整人体功能,对全身发挥治疗作用。

雄黄(雄黄的矿石)

来源于硫化物类矿物雄黄族雄黄,主含二硫化二砷(As_2S_2)。雄黄中之熟透者,色鲜,质最佳,称雄精或腰黄。主产于湖南、湖北、贵州、四川等地。随时可采,除去杂质,研成细粉或水飞用。以块大,色红,质脆,有光泽者为佳。切忌火煅。

【性味归经】 辛,温。有毒。归、肝、大肠经。

【功用特点】 本品以毒攻毒,有良好解毒作用,用于痈肿疔疮,湿疹疥癣,蛇虫咬伤,常复方配伍;又有杀虫之功,用于治疗虫积腹痛;此外,亦有燥湿化痰、截疟作用。

【功效主治与配伍组方】

功效	主治	配伍组方	备注
解毒	痈肿疔疮,湿疹疥癣,虫蛇咬伤	随证配伍	安宫牛黄丸(佐) 至宝丹(佐)
杀虫	虫积腹痛	驱虫药	

解说:

1. 解毒 痈肿疔疮,常与乳香、没药等活血消痈药同用。湿疹疥癣,配等量白矾为散,清茶调涂患处,以增强收湿止痒功效。虫蛇咬伤,可单用雄黄粉,香油调涂患处或用黄酒冲服。

2. 杀虫 蛔虫等肠寄生虫病引起的虫积腹痛,常与槟榔、牵牛子等驱虫药同用。蛲虫病引起的肛门瘙痒,可用本品与铜绿为末撒于肛门处,或用雄黄粉、凡士林制成的纱布条塞于肛门内。

此外,本品亦有燥湿化痰、截疟作用,还可用于哮喘、疟疾、惊痫等证。

在安宫牛黄丸中,雄黄助牛黄以豁痰解毒;至宝丹中,亦取雄黄豁痰解毒之功。

【用法用量】 外用适量,熏涂患处。入丸散服,每次 0.05~0.1g。

【注意事项】 本品毒性较强,内服宜慎,不可过量久服。孕妇忌用。本品亦能从皮肤吸收,外用时不宜大面积涂擦及长期持续使用。切忌火煅,烧煅后即分解为三氧化二砷(As_2O_3),即砒霜,有剧毒。

【现代研究】

1. 主要成分 主含二硫化砷(As_2S_2),并含少量其他重金属盐。
2. 药理作用

(1)抗菌作用:雄黄水浸剂在体外对化脓性球菌、人型、牛型结核杆菌、肠道致病菌及堇色毛菌等多种致病性皮肤真菌有抑制作用,对金黄色葡萄球菌、铜绿假单胞有杀灭作用。

(2)抗血吸虫作用:雄黄有抗血吸虫及鼠疟原虫作用。

(3)其他作用:据报道雄黄有抗早孕作用。

3. 临床应用

(1)避孕:雄黄用白萝卜汁及米醋炙后研末,月经后第 2~3 天,晨起空腹开水送服 0.3~1.5g,可避孕。

(2)慢性支气管炎及支气管哮喘:雄黄以白面糊为丸,治疗慢性支气管炎 33 例,支气管哮喘 11 例,痊愈 16 例,显著好转 14 例,症状减轻 9 例,无效 5 例。

(3)带状疱疹:取雄黄粉 50g 加入 75% 乙醇溶液 100ml 混匀,每天搽敷 2 次,治疗 125 例,皆有效。

硫黄(天然硫黄矿)

来源于自然元素类矿物硫族自然硫,为其提炼加工品。主产于山西、山东、河南等地。全年均可采挖。采后加热熔化,除去杂质,取出上层溶液,冷却后即得。生硫黄只作外用。

若内服,则需与豆腐同煮,至豆腐呈绿色为度,取出漂净,阴干。以色黄,光亮,质松脆者为佳。用时研末。

【性味归经】 酸,温;有毒。归肾、大肠经。

【功用特点】 本品外用有解毒杀虫止痒作用,尤为疥疮要药,用于疥癣,秃疮,湿疹;本品内服有补火助阳,通便作用,用于寒喘,阳痿,虚寒便秘。

【功效主治与配伍组方】

1. 解毒杀虫止痒　疥疮,可单用硫黄研末,麻油调涂患处。一切干湿癣,配石灰、铅丹等共研细粉外撒,可增强收湿止痒功效。湿疹瘙痒,可单用硫黄粉外敷,或与蛇床子、明矾同用,以增强祛湿、止痒作用。

2. 补火助阳通便　肾阳不足,下元虚冷而致寒喘者,常与附子、肉桂等补肾阳药同用。肾阳虚阳痿,小便频数者,可与温肾壮阳起痿的鹿茸、补骨脂同用。老年人肾阳不足,虚寒便秘者,常与半夏同用。

【用法用量】 外用适量,研末撒敷或香油调涂。炮制后入丸散服,1.5~3g。

【注意事项】 孕妇慎用。畏朴硝。

【现代研究】

1. 主要成分　主含硫,并杂有砷、硒、铁等。
2. 药理作用
(1) 抗菌作用:硫黄外用与皮肤接触后,形成硫化氢及五硫磺酸,五硫磺酸具有杀虫、杀霉菌作用。
(2) 缓泻作用:硫黄内服后在肠中,特别是脂肪分解酶存在时,可转化为硫化物及硫化氢,刺激肠壁黏膜,使之兴奋蠕动,而产生泻下。
(3) 镇咳、祛痰作用:硫黄及升华硫有一定的镇咳、祛痰作用。
(4) 溶解角质作用:硫局部应用对皮肤有溶解角质,软化表皮的作用,可用于某些皮肤病的治疗。
3. 临床应用　扁平疣:取硫黄 0.5g 加入鲜鸭蛋(绿皮)中蒸熟,每天 1 次,7 天为 1 个疗程;薏苡仁 30g 加适量水煎服,每日 2 次。若第 1 个疗程效果不满意,可5~7天后再用 1 个疗程。

硫黄与雄黄功效主治异同点

药名	相同点	不同点
硫黄	以毒攻毒的解毒杀虫药,用治恶疮疥癣等内服宜慎	杀虫止痒效佳,多用治疥疮、皮肤瘙痒,内服主治肾虚阳痿、寒喘便秘,可收补火助阳通便之效
雄黄		解毒疗疮功效强,主治痈肿疔疮、毒蛇咬伤,内服还可用治虫积腹痛、疟疾痰多,又有杀虫截疟之效

白矾(硫酸盐类明矾石)

来源于硫酸盐类矿物明矾石经加工提炼而成的结晶。主含含水硫酸铝钾$[KAl(SO_4)_2 \cdot 12H_2O]$。主产于浙江、安徽、山西、湖北等地。以无色透明者为佳。生用或煅用。煅后称枯矾。

【性味归经】 酸、涩,寒。归肺、肝、脾、大肠经。

【功用特点】 本品外用能解毒杀虫,收湿止痒,用于湿疹,湿疮,疥癣。内服清化痰涎,收敛止血,涩肠止泻。

【功效主治与配伍组方】

功效	主治	配伍组方	备注
外用解毒杀虫止痒	湿疹,湿疮,疥癣	随证配伍	化虫丸(臣)
			救急稀涎散(臣)
内服化痰止血止泻	久泻,久痢	随证配伍	
	便血、崩漏下血及创伤出血	随证配伍	
	风痰癫痫、癫狂	随证配伍	

解说:

1. 外用解毒杀虫止痒　湿疹瘙痒,配煅石膏、冰片等,研末外撒。疥癣、湿疮瘙痒,常配硫黄、雄黄等,研末外用。小儿鹅口疮,配朱砂研末外敷。

在内服的化虫丸中,取其杀虫之效,以为臣药。

2. 内服化痰止血止泻　久泻,久痢,常与五倍子、诃子等涩肠止泻之品同用。便血、崩漏下血,常与五倍子、地榆等止血之品同用。创伤出血,可单用,或配松香研末外敷伤处。风痰昏厥,与通窍开闭逐顽痰的牙皂同用,如救急稀涎散。风痰癫狂,常与清心开窍的郁金为丸。

此外,本品还可用于脱肛、子宫脱垂、湿热黄疸等病证。

【用法用量】 外用适量,研末外敷,或化水熏洗。入丸散服,0.6~1.5g。

【现代研究】

1. 主要成分　主含硫酸铝钾[$KAl(SO_4)_2 \cdot 12H_2O$]。
2. 药理作用

(1) 抗菌作用:白矾对金黄色葡萄球菌、变形杆菌、铜绿假单胞菌、炭疽杆菌、痢疾杆菌、伤寒及副伤寒杆菌、白色念珠菌、链球菌、肺炎链球菌、白喉杆菌等多种细菌有抑制作用,并有明显的抗阴道滴虫作用。

(2) 止血作用:白矾外用可硬化皮肤,止汗、止血。

(3) 止泻作用:白矾内服在肠内不吸收,能制止肠黏膜分泌而有止泻的作用。

(4) 其他作用:白矾能刺激胃黏膜引起反射性呕吐;并有利胆作用。

3. 临床应用

(1) 内痔:用12%的枯矾液局部注射治疗内痔患者30例,均痊愈。

(2) 直肠脱垂:用6%的明矾溶液注射治疗89例,治愈率为100%。

(3) 各种出血症:用6%的明矾溶液治疗胃出血(口服或灌胃)、前列腺术后出血(尿管注入)、出血性膀胱炎(尿管注入)、结肠直肠出血(保留灌肠)等各种出血症50例,47例收效明显。

(4) 卵巢囊肿:在B超引导下经皮或经阴道穿刺抽液后注射饱和明矾溶液治疗卵巢囊肿11例14个囊肿,结果14个囊肿均一次性穿刺治疗成功,1个月消失3例,2个月消失5例,5个月消失3例,随访半年未见复发。

(5) 急性尿潴留:5%白矾水溶液口服治疗急性尿潴留24例,疗效满意但对前列腺肥大引起的尿潴留无效。

蛇床子(成熟果实)

来源于伞形科一年生草本植物蛇床 *Cnidium monnieri*(L.)Cuss. 的干燥成熟果实。产于全国各地,以广东、广西、江苏、安徽等地为多。夏秋季果实成熟时采收。以颗粒饱满,色灰黄,气香浓者为佳。晒干。生用。

【性味归经】辛、苦,温;有小毒。归肾经。

【功用特点】本品外用燥湿杀虫止痒,用于阴部湿痒,湿疹,疥癣等。内服温肾壮阳,用于阳痿,不孕等证。

【功效主治与配伍组方】

功效	主治	配伍组方
杀虫止痒	阴痒、湿疹、疥癣等	单用或配伍
温肾壮阳	阳痿、不孕等证	补肾壮阳药

解说:

1. 杀虫止痒　妇女阴痒,男子阴囊湿痒,可单用或配白矾、苦参、黄柏等煎汤外洗。湿疹、疥癣,可单用煎汤外洗,或研末外掺或制成油膏搽敷,亦可配枯矾、苦参、黄柏、硼砂等研细末,油调外涂。

近代亦有以本品制成软膏或栓剂用治滴虫性阴道炎。

2. 温肾壮阳　肾阳衰微,下焦虚寒所致的男子阳痿、女子宫冷不孕等证,常与熟地、菟丝子、五味子、肉桂等同用,以温肾益精。

此外,本品又有散寒祛风燥湿作用,亦可用于寒湿带下、湿痹腰痛等证。

【用法用量】煎服,3~10g。外用适量,多煎汤外洗;或适量研末调敷;或制成油膏、软膏、栓剂外用。

【注意事项】阴虚火旺或下焦有湿热者不宜内服。

【现代研究】

1. 主要成分　含挥发油约1.3%及香豆精类成分。油中主要成分为l-蒎烯(l-Pinene)、l-莰烯(l-Camphene)等。香豆精类成分有甲氧基欧芹酚[Osthole,即蛇床子素(喔嘶脑)]、花椒毒酚(Xanthotoxol)等。

2. 药理作用　蛇床子浸膏具有性激素样作用,能增加子宫、卵巢重量,延长交尾期;并对小鼠前列腺、精囊、提肛肌重量有增加作用;有抗微生物、寄生虫、杀灭阴道滴虫、抑制絮状表皮癣菌的作用及局部麻醉作用;能明显拮抗组胺、慢反应物质,而有抗变态反应作用。蛇床子水提取物有抗心律失常的作用;蛇床子总香豆素有平喘、祛痰、催眠等作用。

3. 临床应用

(1)支气管哮喘和喘息型支气管炎:口服蛇床子总香豆素,每日80mg,分3次,10天为1个疗程,共治疗118例,总有效率为87.7%。

(2)阴道炎及会阴侧切感染:25%蛇床子洗剂经阴道冲洗器2次/天自行冲洗阴道治疗阴道炎,7天为1个疗程,总有效率97.5%;会阴侧切组用上液坐浴或局部湿敷,总有效率100%。

土荆皮(根皮或近根树皮)

来源于松科落叶乔木植物金钱松 *Pseudolarix kaempferi* Gord. 的干燥根皮或近根树皮。本品又名土槿皮,主产于江苏、浙江、安徽、江西等地。于五月挖取根皮或树皮。晒干。以皮片大,色黄棕,有纤维质,无栓皮者为佳。生用。

【性味归经】辛,温。有毒。归肺、脾经。

【功用特点】本品只供外用,具较好的杀虫止痒作用,用于各种癣病。

【用法用量】外用适量,浸酒涂搽,或研末醋调患处,或制成酊剂涂擦患处。

【现代研究】

1. 主要成分 含土槿皮二萜成分及鞣质、挥发油及多糖等。二萜成分主要为土槿皮甲酸、乙酸、丙酸(Pseudolaric acid A、B、C)。

2. 药理作用

(1)抗菌作用:土荆皮酊剂对金黄色葡萄球菌、枯草杆菌、痢疾杆菌、变形杆菌及常见致病性皮肤真菌均有抑制作用,其中以土荆皮酸的作用最强。

(2)止血作用:土荆皮醇提取物制成的10%止血粉,与血液接触后,在适当的压力下即形成富有弹性的膜状物,对实验动物有良好的止血作用。

(3)抗生育作用:土荆皮甲酸、乙酸和土荆皮酸苷均有抗早孕作用。

(4)抗癌作用:土荆皮乙酸苷具有明显的抗肝癌活性。

蜂房(巢)

来源于胡蜂科昆虫果马蜂 *Polistes olivaceous*(DeGeer)、日本长脚胡蜂 *Polistes japonicus* Saussure 或异腹胡蜂 *Parapolybia varia* Fabricius 的巢。全国均有,南方尤多。秋冬季采集。晒干或略蒸,除去死蜂、死蛹,晒干。以单个、整齐,色灰白,桶长,孔小,体轻,稍有弹性,内无死蜂蛹及杂质者为佳。生用或炒用。

【性味归经】 甘,平。归胃经。

【功用特点】 本品以毒攻毒,杀虫、祛风止痒,用于痈疽,瘰疬,癣疮,瘾疹瘙痒;又善于祛风止痛,用于风湿痹痛及牙痛。

【功效主治与配伍组方】

功效	主治	配伍组方	备注
攻毒杀虫	痈疽,瘰疬,癣疮	单用或配伍	鳖甲煎丸(佐)
祛风止痛	风湿痹痛,瘾疹瘙痒及牙痛	单用或配伍	

解说:

1. 攻毒杀虫 痈疽、乳痈初起,以本品焙黄研末内服,或煎汤外洗热敷。瘰疬,以本品配玄参、蛇蜕等熬膏外贴。疥疮、头癣,以本品为末,猪脂调涂,或配蜈蚣、白矾,文火焙焦为末,麻油调涂。

2. 祛风止痛 风湿痹痛,常与桂枝、乌头、蜈蚣等温经散寒、通络止痛之品同用。瘾疹瘙痒,可与蝉蜕、白鲜皮等祛风止痒之品同用。牙痛,可单用或配细辛、花椒煎水含漱。

此外,亦常用于恶性肿瘤,可与全蝎、僵蚕、山慈菇等攻毒散结之品同用。

【用法用量】 煎服,3~5g。外用适量,研末油调敷;或煎水漱,或洗患处。

【现代研究】

1. 主要成分 主含蜂蜡及树脂。并含一种有毒成分蜂房油(为一种挥发油)。

2. 药理作用

(1)抗炎作用:蜂房水提液给小鼠皮下注射或口服能明显抑制巴豆油诱发的小鼠耳渗出性炎症,对蛋清诱发脚跖的急性渗出性炎症与醋酸氢化可的松作用相似,并能抑制皮下埋藏棉球诱发肉芽组织增生。

(2)镇痛作用:蜂房水提液对醋酸诱发的扭体反应有抑制作用,说明其有镇痛作用。

(3)抗癌作用:露蜂房能抑制人肝癌细胞;用美蓝法对胃癌细胞有抑制作用。

(4)其他作用:蜂房的乙醇、乙醚、丙酮浸剂有促进血液凝固而止血的作用,尤以丙酮浸剂为最强。本品能增强心脏收缩,并能使血压短暂性下降;且有利尿作用;蜂房所含挥发油有驱绦虫作用,但其毒性很强,能导致急性肾炎,故不宜做驱虫药。

> 思考题

1. 何谓解毒杀虫燥湿止痒药？其适用范围与注意事项是什么？包括哪些药物？
2. 比较雄黄、硫黄功效应用异同点。

第二十一章 拔毒化腐生肌药

【学习要求】
1. 掌握本章药物的含义、功效与适用范围。
2. 掌握药物1味(升药),了解药物3味(砒石、炉甘石、硼砂)。参考药物1味(轻粉)。
3. 掌握相似药物的功效、应用异同点。

一、含义

凡以拔毒化腐,生肌敛疮为主要作用的药物,称为拔毒化腐生肌药。

二、作用与适应证

1. 拔毒化腐,生肌敛疮,适用于痈疽疮疡,溃后不敛,伤口难以愈合之证。
2. 某些药物兼能解毒明目退翳,可用治目赤肿痛、目生翳膜等。

三、用法

本类药物多具剧毒,以外用为主。

四、注意事项

1. 应用时应严格控制剂量和用法。外用时亦不宜过量和持续使用。
2. 剧毒药物,不宜在头面部使用(如升药、轻粉、砒石等),以防中毒。
3. 制剂时严格遵守炮制及制剂法度,确保安全。

五、药理作用

本类药物除拔毒化腐生肌外,还分别兼有消疮肿、蚀恶肉、收湿、杀虫、止痒、止痛、止血、止泪、退翳等多种功效。

升药(升华物)

为水银、火硝、明矾各等分,混合升华而成的粗制氧化汞。红色者称红升,黄色者称黄升。各地均有生产。以河北、湖北、湖南、江苏等地产量较大。红升以色红,片状,有光泽者为佳;黄升以色黄,片状,有光泽者为佳。研细末入药,陈久者良。本品又名升丹、三仙丹、红升丹、黄升丹。

【性味归经】辛,热;有大毒。归肺、脾经。

【功用特点】本品只供外用,为外科要药。有较好的拔毒化腐作用,用于痈疽溃后,脓出不畅；或腐肉不去，新肉难生，不用纯品，常配煅石膏用。

【功效主治与配伍组方】

拔毒化腐　痈疽溃后，脓出不畅；或腐肉不去，新肉难生，常配煅石膏研末外用；随病情不同，两药配伍比例亦不同。溃疡后期，脓毒较轻，疮口不敛，煅石膏与升药之比为9:1，称九一丹，以拔毒生肌。溃疡中期，脓毒较盛，煅石膏与升药之比为1:1，称五五丹，其拔毒排脓力较强。痈疽初溃，脓毒盛，腐肉不去，煅石膏与升药之比为1:9，称九转丹，其拔毒化腐排脓力最强。

选用以上治疗方法，用时可将药物撒于患处，也可将药物黏附棉纸上，插入脓腔中。

【用法用量】 外用适量。不用纯品，多与煅石膏配伍研末外用。

【注意事项】 本品有毒，只可外用，不可内服。外用亦不可持续大量使用。本品拔毒化腐作用强烈，故外疡腐肉已去或脓水已尽者，不宜用。

【现代研究】

1. 主要成分　本品主含氧化汞(HgO)，另含少量硝酸汞[$Hg(NO_3)_2$]等。

2. 药理作用

(1) 杀菌作用：氧化汞与组织接触后经常游离出微量汞离子，汞离子能使细菌呼吸酶中的硫基失去原有活力，病原菌不能呼吸而趋于死亡，起到杀菌作用。升药溶液在试管中对铜绿假单胞菌、乙型溶血型链球菌、大肠杆菌及金黄色葡萄球菌均有不同程度的抑制作用。1%氧化汞软膏用于眼科作温和的防腐及刺激药，对表皮癣、肛门瘙痒亦有效。

(2) 去腐作用：硝酸汞溶于水，生成的酸性溶液具有腐蚀性，可使病变组织与药物接触面的蛋白质凝固坏死，逐渐与健康组织分离而后脱落，起到去腐作用。

(3) 生肌作用：氧化汞对组织的刺激性较低，通过对组织温和的刺激，能使局部血管扩张，促进毛细血管循环，增加局部免疫体的渗出，又能加强局部因营养，帮助炎性产物的吸收，可促进机体组织的再生和伤口的愈合。

轻粉与升药功效主治异同点

药名	相同点	不同点
升药	含汞的有毒药物，有攻毒拔腐之效，用治痈疽恶疮、溃疡多脓等	拔毒去腐功胜，只作外用，不用纯品，多配煅石膏同用，以治脓出不畅、腐肉不去、新肉难生者
（轻粉）		攻毒杀虫，善治梅毒疥癣；内服利水通便，还治水肿臌胀、二便不通

备注：轻粉为水银、食盐、白矾等经升华法制成的氯化亚汞结晶性粉末。

砒石（含砷矿物）

来源于氧化物类矿物砷华 Arsenolite 的矿石，或含砷矿物毒砂或雄黄等的加工品。又名信石。主产于江西、湖南、广东、贵州等地。商品有红信石及白信石之分，药用以红信石为主。凡砒石，须装入砂罐内，用泥将口封严，置炉火中煅红，取出放凉，或与绿豆同煮以减其毒。红信石以块状，色红润，有晶莹直纹，无渣滓者为佳；白信石以块状，色白，有晶莹直纹，无渣滓者为佳。研细粉用。砒石升华之精制品为白色粉末，即砒霜，毒性更剧。

【性味归经】 辛，大热；有大毒。归肺、肝经。

【功用特点】 本品外用可蚀疮去腐，内服能劫寒痰平喘。

【功效主治与配伍组方】

1. 外用可蚀疮去腐　疥癣恶疮，用砒石少许，研细末，米汤调涂患处。瘰疬，以本品为末,合浓墨汁为丸,用针刺破患处贴之,至蚀尽为度。牙疳,用去核大枣,包裹砒石,煅炭研末,外敷患处。痔疮,配白矾、硼砂、雄黄等制成外用药。

2. 内服能劫寒痰平喘　寒痰哮喘久治不愈之证,每与淡豆豉为丸服。

此外,本品还有截疟作用,现临床少用。

【用法用量】外用适量。研末撒敷或入膏药中贴之。入丸、散服,每次 0.002~0.004g。

【注意事项】本品剧毒,内服宜慎用,须掌握好用法用量,不可持续服用,不能做酒剂服。孕妇忌服。外用也不宜过量,以防局部吸收中毒。

【现代研究】

1. 主要成分　本品主含三氧化二砷。

2. 药理作用

(1)增强同化作用:长期吸收少量砒,能使机体同化作用增强,促进蛋白质合成,脂肪组织增厚,皮肤营养改善,加速骨骼生长,使骨髓造血功能活跃,促使红细胞和血红蛋白新生。其机制是少量砒抑制氧化而引起的同化增强。

(2)抗肿瘤作用:砒为原生质毒,有抑制活体细胞所含巯基酶的活性,杀灭活体细胞及使其崩坏的作用。对恶性肿瘤、梅毒性橡皮肿的新生物也有同样作用;还可抑制白细胞过多增值,并对小鼠 S_{180} 肉瘤有抑制作用。

(3)其他作用:砒石有杀菌作用,可杀灭微生物、螺旋体和原虫,还可杀灭臭虫、虱子、跳蚤及昆虫。砒石局部应用,还对末梢神经有抑制其呼吸和传导的作用。

3. 临床应用

(1)淋巴结核:砒石水煮冒出蒸气时,手心向下,熏劳宫穴,治疗淋巴结核 10 例,治愈 7 例,显效 3 例,总有效率为 100%。

(2)疟疾:疟疾发作前 24 小时内贴含 0.3mg 砒石的药膏于背部第 3 胸椎上,疟止后,将药揭下。治疗间日疟为主的疟疾患者 94 例,痊愈 59 例,减轻 12 例。痊愈率 63%,总有效率为 76%。

炉甘石(菱锌矿石)

来源于碳酸盐类矿物方解石族菱锌矿。主含碳酸锌($ZnCO_3$)。主产于广西、四川、云南、湖南等地。采挖后除去泥土、杂石。制用,称为"制炉甘石",有火煅、醋淬及火煅后用三黄汤(黄连、黄柏、大黄)淬等制法。以块大、白色或显淡红色,质轻者为佳。晒干研末,水飞后用。

【性味归经】甘,平。归肝、脾经。

【功用特点】本品既能解毒明目退翳,为眼科外用要药,用于目赤翳障,烂弦风眼。又能收湿生肌敛疮,用于溃疡不敛,皮肤湿疮。

【功效主治与配伍组方】

1. 解毒明目退翳　目暴赤肿,配风化硝等分,化水点眼。目生翳膜,配青矾、朴硝等分,沸水化开,温洗。各种睑缘炎,配十大功劳叶制成眼膏外用。多种目疾,常配硼砂、冰片等,制成眼药点眼。

2. 收湿生肌敛疮　溃疡不敛,脓水淋漓,及皮肤湿疮湿疹瘙痒者,常配青黛、黄柏、煅石膏等收湿敛疮之品研末外用。

【用法用量】外用适量。水飞点眼,研末撒或调敷。

【注意事项】本品宜炮制后使用,专作外用,不作内服。

【现代研究】

1. 主要成分　本品主含碳酸锌,尚含铁、钙、镁、锰、钴的碳酸盐。

2. 药理作用　本品有收敛、防腐及保护创面的作用,并有抑菌作用。
3. 临床应用
(1)儿童缺锌症:醋制炉甘石糖浆,每次口服10ml,每日3次,可使儿童缺锌症状得到明显改善,未发现任何不良反应。
(2)压疮:将压疮患者分为实验组和对照组,在采用基本治疗的基础上,实验组采用炉甘石外用(用棉棒蘸取适量,涂抹压疮部位及周围皮肤,每日3~5次),对照组未外用炉甘石,实验组压疮治疗效果优于对照组。

硼砂(硼砂)

来源于天然矿物的矿石,经提炼精制而成的结晶体。主产于青海、西藏等地。须置于密闭容器以防止风化。以无色透明洁净的结晶为佳。生用或煅用。

【性味归经】甘、咸,凉。归肺、胃经。

【功用特点】本品外用能清热解毒、消肿、防腐,为喉科、眼科常用要药,用于咽喉肿痛,口舌生疮,目赤翳障;内服有清肺化痰功效,用于痰热壅滞,痰黄黏稠,咳吐不利。

【功效主治与配伍组方】

功效	主治	配伍组方
外用清热解毒	咽痛口疮	冰片等　冰硼散(君)
	目赤翳障	单用或配炉甘石、冰片等
内服清肺化痰	痰热咳喘	清热化痰药

解说:
1. 外用清热解毒　咽喉肿痛,口舌生疮,配冰片、朱砂、元明粉等共研吹敷患处,以解毒消肿止痛,如冰硼散。鹅口疮,配雄黄、甘草等掺之或蜜水调敷,以清热解毒。目赤肿痛,目生翳障,可单用本品水溶液洗眼,或配炉甘石、冰片、元明粉等制成点眼剂点眼。
2. 内服清肺化痰　痰热壅滞,痰黄黏稠,咳吐不利,可与清热化痰药配伍同用。

【用法用量】外用适量。研细末撒布或调敷患处,或配制眼剂外用。入丸、散服,每次1.5~3g。

【注意事项】多作外用,内服宜慎。化痰可生用,外敷宜煅用。

【现代研究】
1. 主要成分　主含四硼酸钠($Na_2B_4O_7 \cdot 10H_2O$)。
2. 药理作用
(1)抗菌作用:本品对多种致病菌有弱的抗菌作用,临床应用于冲洗创面、脓肿、结膜炎等,既可抑菌预防感染,又可使黏膜去垢,口服还可用于尿道感染。
(2)降低氟毒性作用:本品可以减轻氟对靶组织的毒性作用,抑制氟从肠道吸收,减轻氟中毒引起的继发性甲状旁腺功能亢进。
3. 临床应用
(1)复发性口疮:用2%~3%硼砂溶液于饭后漱口或刷牙,每天至少2次,治疗85例,单用本品治愈率为88.2%。
(2)急性腰扭伤:用煅硼砂颗粒放入患者睛明穴内,单侧腰痛放患侧,双侧腰痛放双侧,上药后让患者左右旋转10°~15°。治疗68例,经1~5次治疗,腰痛消失41例,缓解24例,无效3例。
(3)氟骨症:硼砂4.5g,每日分3次服,连服3个月,治疗31例,治愈5例,显效12例,有效13例,无效1例,总有效率为96.7%。

炉甘石与硼砂功效主治异同点

药名	相同点	不同点
炉甘石	解毒防腐,少刺激性,同用治目赤翳障、眼睑赤烂,为眼科常用药	性平,解毒力缓,专供外用,以收湿敛疮为能,疮疡不敛、湿疮多脓者最为适用
硼砂		性凉,解毒功胜,还可治咽喉肿痛、口舌生疮,内服又治痰热咳嗽,有清肺化痰之功

思考题

1. 何谓拔毒化腐生肌药？其适用范围与注意事项是什么？包括哪些药物？
2. 试述升药的功效、主治与配伍。

模拟试题(一)

一、单项选择题(从下面每题的4个被选答案中,选出1个正确答案填在小题后的括号中)

1. 淡味药的作用有:( )
   A. 燥湿　　　　　　　　　　B. 补益
   C. 行气　　　　　　　　　　D. 渗湿
2. 荆芥、防风都具有的功效是:( )
   A. 祛风解表　　　　　　　　B. 祛风胜湿
   C. 祛风止痉　　　　　　　　D. 祛风明目
3. 反甘草的药:( )
   A. 瓜蒌　　　　　　　　　　B. 贝母
   C. 大戟　　　　　　　　　　D. 细辛
4. 清血分实热,又退虚热的药是:( )
   A. 石膏　　　　　　　　　　B. 知母
   C. 牡丹皮　　　　　　　　　D. 赤芍
5. 地黄主治病证是:( )
   A. 热入气分,壮热烦渴　　　B. 湿热黄疸
   C. 热毒血痢　　　　　　　　D. 血热妄行之吐血、衄血、崩漏
6. 化湿、行气、温中、安胎的药是:( )
   A. 苍术　　　　　　　　　　B. 砂仁
   C. 紫苏梗　　　　　　　　　D. 豆蔻
7. 咸味药的作用有:( )
   A. 发散　　　　　　　　　　B. 补益
   C. 软坚　　　　　　　　　　D. 收敛
8. 既利水通淋,又利湿退黄的药是:( )
   A. 海金沙　　　　　　　　　B. 金钱草
   C. 夏枯草　　　　　　　　　D. 龙胆
9. 功能清热解毒,善治肺痈,肺热咳嗽的药是:( )
   A. 桔梗　　　　　　　　　　B. 芦根
   C. 鱼腥草　　　　　　　　　D. 败酱草
10. 砂仁、豆蔻都可治疗的病证是:( )
    A. 脾寒泄泻　　　　　　　　B. 湿阻气滞,脾胃不和

C. 湿温初起　　　　　　　　　D. 气滞胎动不安

11. 具有温中降逆,温肾助阳作用的药是:(　)
    A. 高良姜　　　　　　　　　B. 丁香
    C. 沉香　　　　　　　　　　D. 干姜

12. 上助心阳,中温脾阳,下补肾阳的药是:(　)
    A. 附子　　　　　　　　　　B. 干姜
    C. 吴茱萸　　　　　　　　　D. 桂枝

13. 治疗外感风寒,内有寒饮喘咳的首选药是:(　)
    A. 麻黄　　　　　　　　　　B. 干姜
    C. 生姜　　　　　　　　　　D. 细辛

14. 下列哪项不是金银花的适应证?(　)
    A. 外感风热,温病初起　　　B. 疮痈疔肿
    C. 热毒泻痢　　　　　　　　D. 风湿热痹

15. 木香、香附、乌药的共同功效是:(　)
    A. 疏肝理气　　　　　　　　B. 降逆止呕
    C. 行气止痛　　　　　　　　D. 散结消滞

16. 生何首乌制熟的目的是:(　)
    A. 清除毒性　　　　　　　　B. 改变性能
    C. 便于贮藏　　　　　　　　D. 纯净药物

17. 能消食、回乳的药是:(　)
    A. 麦芽　　　　　　　　　　B. 神曲
    C. 鸡内金　　　　　　　　　D. 莱菔子

18. 除下列何药外均有化瘀止血的作用?(　)
    A. 蒲黄　　　　　　　　　　B. 三七
    C. 艾叶　　　　　　　　　　D. 五灵脂

19. 既能清肺化痰,又能润肠通便的药是:(　)
    A. 杏仁　　　　　　　　　　B. 苏子
    C. 瓜蒌　　　　　　　　　　D. 川贝母

20. 对痰热惊痫抽搐,选用何药最宜?(　)
    A. 全蝎　　　　　　　　　　B. 蜈蚣
    C. 僵蚕　　　　　　　　　　D. 石决明

21. 补肾助阳、润肠之品是:(　)
    A. 益智　肉苁蓉　　　　　　B. 肉苁蓉　锁阳
    C. 胡桃肉　补骨脂　　　　　D. 补骨脂　胡桃肉

22. 五味子、五倍子都具有的功效是:(　)
    A. 益气生津　　　　　　　　B. 清肺降火
    C. 固精涩肠　　　　　　　　D. 宁心安神

23. 下列哪项不是人参的功能?(　)
    A. 益脾气　　　　　　　　　B. 补肺气

C. 生津液 　　　　　　　　　　　　D. 镇心神
24. 补血活血调经,为妇科要药的是:( )
   A. 丹参 　　　　　　　　　　　　B. 当归
   C. 白芍 　　　　　　　　　　　　D. 阿胶
25. 能平补气血阴阳的药是:( )
   A. 太子参 　　　　　　　　　　　B. 山药
   C. 黄精 　　　　　　　　　　　　D. 紫河车
26. 功能补气升阳,治中气下陷的首选药是:( )
   A. 人参 　　　　　　　　　　　　B. 黄芪
   C. 升麻 　　　　　　　　　　　　D. 白术
27. 既补肺胃阴,又清心除烦的药是:( )
   A. 沙参 　　　　　　　　　　　　B. 麦门冬
   C. 天门冬 　　　　　　　　　　　D. 石斛
28. 除哪项外,均是干姜的适应证?( )
   A. 亡阳证 　　　　　　　　　　　B. 脾虚寒证
   C. 寒湿痹痛 　　　　　　　　　　D. 寒饮喘咳
29. 旋覆花、赭石都具有的功效是:( )
   A. 降逆下气 　　　　　　　　　　B. 平降肝阳
   C. 降气消痰 　　　　　　　　　　D. 平肝息风
30. 下列哪项不是大黄的功能?( )
   A. 泻下攻积 　　　　　　　　　　B. 清热泻火
   C. 润燥软坚 　　　　　　　　　　D. 活血祛瘀

二、多项选择题(从下面每题的5个被选答案中,选出2~5个正确答案填在小题后的括号中)

1. 既疏散风热,又清肝明目的药是:( )
   A. 桑叶 　　　　　B. 菊花 　　　　　C. 薄荷
   D. 牛蒡子 　　　　E. 僵蚕
2. 黄芪、白术的共同功效是:( )
   A. 补脾气 　　　　B. 补肺气 　　　　C. 利水
   D. 安胎 　　　　　E. 燥湿
3. 生用、制用功效有别的药是:( )
   A. 何首乌 　　　　B. 甘草 　　　　　C. 地黄
   D. 白芍 　　　　　E. 阿胶
4. 能温降肺胃的药是:( )
   A. 旋覆花 　　　　B. 半夏 　　　　　C. 枇杷叶
   D. 桑白皮 　　　　E. 紫苏子
5. 既行气又化痰的药是:( )
   A. 陈皮 　　　　　B. 枳实 　　　　　C. 青皮

D. 木香　　　　　　　E. 佛手
6. 白茅根、芦根的共同功效是:(　)
　　A. 收敛止血　　　B. 凉血止血　　　C. 清热解毒
　　D. 清热利尿　　　E. 清肺胃热
7. 主要用于驱绦的药是:(　)
　　A. 使君子　　　　B. 鹤草芽　　　　C. 槟榔
　　D. 雷丸　　　　　E. 南瓜子
8. 脾虚水肿、小便不利可选用:(　)
　　A. 茯苓　　　　　B. 猪苓　　　　　C. 泽泻
　　D. 薏苡仁　　　　E. 车前子
9. 杜仲、续断都具有的功效是:(　)
　　A. 补肝肾　　　　B. 续筋骨　　　　C. 行血脉
　　D. 安胎　　　　　E. 强筋骨
10. 能升阳的药是:(　)
　　A. 升麻　　　　　B. 白术　　　　　C. 黄芪
　　D. 柴胡　　　　　E. 葛根
11. 既解表又透疹的药是:(　)
　　A. 荆芥　　　　　B. 薄荷　　　　　C. 蝉蜕
　　D. 牛蒡子　　　　E. 升麻
12. 大黄取其攻下作用的用法是:(　)
　　A. 生用　　　　　B. 开水泡服　　　C. 酒制大黄
　　D. 入汤剂应后下　E. 入汤剂应先下久煎
13. 肉桂的功效:(　)
　　A. 回阳救逆　　　B. 补火助阳　　　C. 温通经脉
　　D. 散寒止痛　　　E. 引火归原
14. 可治须发早白的药:(　)
　　A. 女贞子　　　　B. 墨旱莲　　　　C. 熟地
　　D. 桑椹　　　　　E. 何首乌
15. 莲子、芡实的共同功效:(　)
　　A. 益肾　　　　　B. 固精　　　　　C. 补脾
　　D. 止泻　　　　　E. 安神
16. 能凉血活血的药是:(　)
　　A. 丹参　　　　　B. 乳香　　　　　C. 茜草
　　D. 郁金　　　　　E. 牛膝
17. 槟榔的适应证:(　)
　　A. 多种肠寄生虫病　B. 泻痢后重　　　C. 食积气滞证
　　D. 水肿脚气　　　E. 疟疾
18. 痰热惊风应选:(　)
　　A. 天南星　　　　B. 胆南星　　　　C. 牛黄

D. 天竹黄　　　　　　E. 竹沥
19. 能补肾固精缩尿的药:( )
　　A. 菟丝子　　　　　　B. 沙苑子　　　　　　C. 金樱子
　　D. 桑螵蛸　　　　　　E. 覆盆子
20. 入汤剂应后下的药是:( )
　　A. 薄荷　　　　　　　B. 钩藤　　　　　　　C. 肉桂
　　D. 砂仁　　　　　　　E. 附子

三、填空题

1. 能升浮的药,大多具有_____味、_____性。
2. 能沉降的药,大多具有_____味、_____性。
3. 上半身风湿痹痛宜用_____,下半身风湿痹痛宜用_____。
4. 既利水通淋,又下乳的药是_____,_____。
5. 活血药中既活血,又退黄的药是_____,_____。

四、判断题

1. 我国第一部药典是《神农本草经》。
2. 薄荷能疏解肝郁,可用于肝气郁结之证。
3. 茵陈须用嫩苗,宜在春三月时采集。
4. 佛手、香橼的功用与橘皮完全相同,故可作其代用品。
5. 萹蓄能利水而分清去浊,为治膏淋的常用药。
6. 苏合香既可用于热闭,又可用于寒闭。
7. 常山有涌吐痰饮、截疟之功。
8. 祛风湿药可用于肢体震颤抽搐。
9. 甘草能调和百药,故一切方中均可用甘草。
10. 桑叶有清肺热,润肺燥功效。

五、简答题

1. 什么是清热药?分几类?各有何适应证?
2. 牛膝引血下行的功效,临床可用治哪些病证?如何配伍应用?
3. 黄芩、白术、杜仲的安胎功用有何不同?如何区别应用?
4. 比较龟甲与鳖甲功效应用有何异同。

模拟试题（二）

一、单项选择题

1. 神昏、心悸应选用归哪经的药？（　）
   A. 心经　　　　　　　　　　B. 肺经
   C. 肝经　　　　　　　　　　D. 肾经
2. 既能驱肠道多种寄生虫,又行气利水的药是:（　）
   A. 榧子　　　　　　　　　　B. 贯众
   C. 川楝子　　　　　　　　　D. 槟榔
3. 风寒湿邪痹着于肌肉关节,尤以下部痹证为适宜的药是:（　）
   A. 独活　　　　　　　　　　B. 羌活
   C. 威灵仙　　　　　　　　　D. 防己
4. 既能祛风湿,又清虚热的药是:（　）
   A. 防己　　　　　　　　　　B. 桑寄生
   C. 秦艽　　　　　　　　　　D. 木瓜
5. 砂仁、豆蔻都可治疗的病证是:（　）
   A. 湿温初起　　　　　　　　B. 湿阻气滞、脾胃不和
   C. 脾寒泄泻　　　　　　　　D. 气滞胎动不安
6. 能清热解毒,善治肺痈、肺热咳嗽的药是:（　）
   A. 白头翁　　　　　　　　　B. 鱼腥草
   C. 红藤　　　　　　　　　　D. 败酱草
7. 痰热壅盛所致的抽搐惊痫,宜用:（　）
   A. 全蝎　　　　　　　　　　B. 蜈蚣
   C. 僵蚕　　　　　　　　　　D. 地龙
8. 既能补益肝肾,又能收敛固涩的药是:（　）
   A. 女贞子　　　　　　　　　B. 枸杞子
   C. 黄精　　　　　　　　　　D. 山茱萸
9. 既安神又解郁的药是:（　）
   A. 朱砂　　　　　　　　　　B. 酸枣仁
   C. 合欢皮　　　　　　　　　D. 柴胡
10. 柴胡忌用于:（　）
    A. 肝气郁结证　　　　　　　B. 肝阳上亢证
    C. 气虚下陷证　　　　　　　D. 伤寒邪在少阳证

11. 下列何药外用可治咽喉肿痛、口舌生疮及目赤肿痛?( )
    A. 芒硝　　　　　　　　　　B. 玄明粉
    C. 番泻叶　　　　　　　　　D. 芦荟

12. 除哪项外,均为肉桂的功效?( )
    A. 回阳救逆　　　　　　　　B. 引火归原
    C. 补火助阳　　　　　　　　D. 散寒止痛

13. 上清肺、中健脾、下利水的药是:( )
    A. 茯苓　　　　　　　　　　B. 车前子
    C. 泽泻　　　　　　　　　　D. 薏苡仁

14. 具收敛止血之效,又能化瘀的药是:( )
    A. 仙鹤草　　　　　　　　　B. 蒲黄
    C. 白及　　　　　　　　　　D. 棕榈炭

15. 滋阴而不敛邪,阴虚外感常用的药是:( )
    A. 天门冬　　　　　　　　　B. 沙参
    C. 玉竹　　　　　　　　　　D. 石斛

16. 百部、百合的共同功效是:( )
    A. 润肺止咳　　　　　　　　B. 清心安神
    C. 灭虱杀虫　　　　　　　　D. 以上都不是

17. 除哪项外,均为中药的性能?( )
    A. 配伍七情　　　　　　　　B. 性味
    C. 归经　　　　　　　　　　D. 有毒无毒

18. 治疗膏淋的要药是:( )
    A. 石韦　　　　　　　　　　B. 金钱草
    C. 海金沙　　　　　　　　　D. 萆薢

19. 下列何药入汤剂宜后下?( )
    A. 牛蒡子　　　　　　　　　B. 桑叶
    C. 钩藤　　　　　　　　　　D. 朱砂

20. 具有升举脾胃清阳之气而止泻的药是:( )
    A. 葛根　　　　　　　　　　B. 滑石
    C. 山药　　　　　　　　　　D. 芡实

21. 哪种炙法可增强疏肝止痛功效?( )
    A. 蜜炙　　　　　　　　　　B. 醋炙
    C. 酒炙　　　　　　　　　　D. 姜汁炙

22. 既清解暑热,又利水通淋的药是:( )
    A. 广藿香　　　　　　　　　B. 香薷
    C. 滑石　　　　　　　　　　D. 泽泻

23. 除哪项外,均为天麻、钩藤的共同功效?( )
    A. 清热　　　　　　　　　　B. 平肝
    C. 息风　　　　　　　　　　D. 止痉

24. 既能补血,又能润肠通便的药是:( )
　　A. 龙眼肉、阿胶　　　　　　　　B. 阿胶、熟地黄
　　C. 熟地黄、何首乌　　　　　　　D. 何首乌、当归
25. 下列哪项不是椿皮的适应证?( )
　　A. 久泻久痢　　　　　　　　　　B. 湿热带下
　　C. 崩漏下血　　　　　　　　　　D. 自汗盗汗
26. 可用于血虚、血瘀、血寒证之要药是:( )
　　A. 丹参　　　　　　　　　　　　B. 白芍
　　C. 当归　　　　　　　　　　　　D. 阿胶
27. 既活血补血,又舒筋活络的药是:( )
　　A. 玄参　　　　　　　　　　　　B. 鸡血藤
　　C. 熟地黄　　　　　　　　　　　D. 阿胶
28. 内外表里诸湿证,宜首选:( )
　　A. 防风　　　　　　　　　　　　B. 苍术
　　C. 陈皮　　　　　　　　　　　　D. 白术
29. 除哪项外,均反甘草?( )
　　A. 大戟　　　　　　　　　　　　B. 大蓟
　　C. 海藻　　　　　　　　　　　　D. 芫花
30. 可用于肺、胃阴虚的药是:( )
　　A. 沙参　　　　　　　　　　　　B. 黄精
　　C. 天门冬　　　　　　　　　　　D. 石斛

二、多项选择题

1. 黄连能:( )
　　A. 清肺止咳　　　B. 清胃止呕　　　C. 清热燥湿
　　D. 退虚热　　　　E. 清心火
2. 白茅根、苎麻根的共同功效是:( )
　　A. 收敛止血　　　B. 凉血止血　　　C. 清热利尿
　　D. 清热解毒　　　E. 安胎
3. 能补气升阳的药组是:( )
　　A. 人参配升麻　　B. 人参配当归　　C. 黄芪配升麻
　　D. 升麻配柴胡　　E. 枳实配柴胡
4. 使用毒性药常用的配伍关系是:( )
　　A. 相畏　　　　　B. 相杀　　　　　C. 相恶
　　D. 相反　　　　　E. 相须
5. 黄芪、白术的共同功效是:( )
　　A. 补脾气　　　　B. 安胎　　　　　C. 补肺气
　　D. 利水　　　　　E. 止汗
6. 活血利水的药是:( )

A. 益母草 B. 泽兰 C. 红花
D. 桃仁 E. 琥珀

7. 芦根与天花粉的共同功效:( )
   A. 清肺胃热 B. 清热生津 C. 清热利尿
   D. 除烦止呕 E. 滋阴生津

8. 山药、莲子、芡实的共同功效:( )
   A. 补脾止泻 B. 益肾固精 C. 养心安神
   D. 敛肺平喘 E. 敛肺止咳

9. 脾肾阳虚,五更泄泻,宜用:( )
   A. 五倍子 B. 五味子 C. 肉豆蔻
   D. 豆蔻 E. 补骨脂

10. 生用解毒,制后补益的药是:( )
    A. 甘草 B. 石斛 C. 生地
    D. 何首乌 E. 大枣

11. 肾不纳气之虚喘宜用:( )
    A. 麻黄 B. 磁石 C. 紫苏子
    D. 沉香 E. 蛤蚧

12. 紫苏、生姜的共同功效是:( )
    A. 解表 B. 解鱼蟹毒 C. 行气宽中
    D. 温肺止咳 E. 止呕

13. 可治须发早白的药是:( )
    A. 何首乌 B. 旱莲草 C. 熟地
    D. 女贞子 E. 黑芝麻

14. 菊花可用于:( )
    A. 风寒头痛 B. 肝阳头痛 C. 厥阴头痛
    D. 风热头痛 E. 肝火头痛

15. 既平肝又息风的药是:( )
    A. 羚羊角 B. 决明子 C. 天麻
    D. 钩藤 E. 地龙

16. 具有补肝肾、强筋骨作用的药是:( )
    A. 桑寄生 B. 牛膝 C. 杜仲
    D. 续断 E. 狗脊

17. 善治下焦寒凝气滞的药:( )
    A. 荔枝核 B. 川楝子 C. 小茴香
    D. 檀香 E. 乌药

18. 有安神作用的药有:( )
    A. 丹参 B. 五味子 C. 石菖蒲
    D. 百合 E. 远志

19. 能补肾固精缩尿的药有:( )

A. 菟丝子   B. 金樱子   C. 五倍子
D. 沙苑子   E. 覆盆子

20. 有行气止痛作用的药是：( )
A. 木香   B. 乌药   C. 延胡索
D. 五灵脂   E. 川芎

三、填空题

1. 乳香、没药均有_____，_____的功效，然乳香功擅_____，没药偏于_____。
2. 龟甲、鳖甲的共同功效是_____，此外，龟甲还能_____、_____，鳖甲又能_____。
3. 宋代本草代表作当推_____，作者_____。
4. 世界第一部药典性著作是_____，载药_____。
5. 能升浮的药大多具有_____味和_____性。
6. 大青叶、板蓝根、青黛均有_____之功。
7. 能"上行头目，下入血海"的药是_____。
8. 被称为"夏月麻黄"的药是_____。
9. 具有补血止血，滋阴润肺的药是_____。

四、判断题

1. 服瓜蒂呕吐不止，饮葱汤可解。
2. 硫黄可用治虚寒便秘。
3. 鸦胆子入汤剂，应包煎。
4. 钩藤入汤剂应后下。
5. 桑叶应在夏季植物生长茂盛时采集。
6. 根与根茎类药材，应在早春或深秋季节采收。
7. 五味就是辛、甘、酸、苦、咸五种真实的味道。
8. 胆南星为温化寒痰药。
9. 车前子有升阳止泻作用，可用治湿热泻痢。
10. 桔梗治心神不宁，是取其载药上行的作用。

五、简答题

1. 什么是理气药？有何功效及适应证？
2. 试述川贝母与浙贝母的功效应用异同点。
3. 试述石膏的功用主治。
4. 被誉为"气病之总司，女科之主帅"的药物是什么？并简述其功效、主治。
5. 比较人参、黄芪的功效应用主治异同点。
6. 长于"疏散半表半里之邪"的药是什么？其功效、主治为何？

模拟试题(一)参考答案

一、

1. D 2. A 3. C 4. C 5. D 6. B 7. C 8. B 9. C 10. B
11. B 12. A 13. D 14. D 15. C 16. B 17. A 18. C 19. C 20. C
21. B 22. C 23. D 24. B 25. D 26. B 27. B 28. C 29. A 30. C

二、

1. AB 2. AC 3. ABC 4. AC 5. ABE 6. DE
7. BCDE 8. AD 9. ADE 10. ACDE 11. ABCDE 12. ABD
13. BCDE 14. ABCDE 15. ABCD 16. ACD 17. ABCDE 18. BCDE
19. ABDE 20. ABCD

三、

1. 辛甘;温热

2. 酸苦咸;寒凉

3. 羌活;独活

4. 木通;通草

5. 虎杖;郁金

四、

1. 误(神农本草经——新修本草)

2. 正

3. 正

4. 误(可作其代用品——不可作其代用品)

5. 误(萹蓄——草薢)

6. 误(既可用于热闭,又可用于寒闭——只可用于寒闭)

7. 正

8. 误(可用于——不可用于)

9. 误(均可用——不一定)

10. 正

五、简答题(共 30 分)

答案：

1. 凡以清解里热为主要作用，主治里热证的药物是清热药。分五类，各类的作用和适应证如下表：

分类	作用	适应证
清热泻火药	清气分热	气分实热证，诸脏腑热证
清热燥湿药	清热燥湿	热湿合邪的病证
清热解毒药	清热解毒	热毒炽盛的病证
清热凉血药	清营、血分热	营分、血分实热证
清退虚热药	清虚热、退骨蒸	虚热病证

2. 牛膝引血下行的功效，临床可用治：

（1）肝阳上亢之头痛眩晕目赤，则配代赭石、牡蛎等平肝潜阳之品，如镇肝熄风汤。

（2）胃火上炎、齿龈肿痛、口舌生疮，则配地黄、石膏、知母同用，以清胃滋阴降火，如玉女煎。

（3）气火上逆，迫血妄行之吐、衄血，则配白茅根、山栀、代赭石等同用。以引血下行，降火止血。

3. 黄芩、白术、杜仲均可安胎。

但黄芩清热安胎，治疗胎热不安；白术补气健脾安胎，治疗脾虚胎动不安；杜仲补肝肾、调冲任安胎，治疗肝肾亏虚胎动不安。

4. 龟甲与鳖甲功效主治异同点见下表：

	相同点	不同点
龟甲	滋阴潜阳，治阴虚发热、骨蒸劳热；阴虚阳亢及热病阴伤虚风内动之证	滋阴力强，益肾强骨，固经止血，养血补心安神，可治疗肾虚骨痿；阴虚血热崩漏；心血不足惊悸、失眠健忘等证
鳖甲		清热力强，为治疗阴虚发热的要药，又软坚散结，治癥瘕积聚、疟母等

模拟试题(二)参考答案

一、

1. A 2. D 3. A 4. C 5. B 6. B 7. C 8. D 9. C 10. B
11. B 12. A 13. D 14. B 15. C 16. B 17. A 18. D 19. C 20. A
21. B 22. C 23. A 24. D 25. D 26. C 27. B 28. B 29. B 30. A

二、

1. BCE 2. BC 3. AC 4. AB 5. ADE 6. ABE
7. AB 8. AB 9. BCE 10. AD 11. BDE 12. ABE
13. ABCDE 14. BDE 15. ACD 16. ABCDE 17. ACE 18. ABCDE
19. ADE 20. ABCE

三、

1. 活血行气止痛;消肿生肌;行气伸筋;散血化瘀

2. 滋阴潜阳;益肾强骨、固经止血;养血补心;软坚散结

3. 证类本草;唐慎微

4. 新修本草;844

5. 辛甘;温热

6. 清热凉血解毒

7. 川芎

8. 香薷

9. 阿胶

四、

1. 误(葱汤——麝香)

2. 正

3. 误(鸦胆子——车前子)

4. 正

5. 误(生长茂盛——经霜后)

6. 正

7. 误(真实的味道——真实的味道及药物作用)

8. 误(温化寒痰药——清化热痰药)
9. 误(车前子——葛根)
10. 正

五、简答题(共30分)

1. 凡能调理气分,消除气滞与气逆的药物称为理气药。因肺主气,肝主疏泄,胃主受纳,故结合归经来讲,分别具有以下功效与适应证。

功效	适应证
理气健脾	主要适用于脾胃气滞证(脘腹胀痛,嗳气吞酸,恶心呕吐,不思饮食,大便失常秘结或泻痢不爽等)
疏肝解郁	主要适用于肝郁气滞证(胁肋疼痛,胸闷不舒,疝气疼痛,乳房胀痛或结块积聚,以及月经不调、痛经等)
理气宽胸	主要适用于肺气壅滞证(胸闷不畅,喘咳短气)

2. 浙贝母、川贝母均可清热化痰、散结消肿,治疗痰热咳嗽、乳痈、肺痈。但浙贝母开泄力大,长于清热化痰,开郁散结,多用于外感风热或痰火郁结的实证,又为瘰疬疮痈(心胸郁闷)所必用。川贝母:性凉甘润,润肺止咳较胜,多用于阴虚久咳,痰少咽燥的虚证。

3. 石膏生用能清热泻火,除烦止渴,为治疗壮热烦渴肺胃气分实热证的要药;又可清肺热、泻胃火,治疗肺热喘咳,胃火牙痛;煅后外用收敛生肌,治疗疮疡不敛。

4. 被誉为"气病之总司,女科之主帅"的药物是香附,具有疏肝理气,调经止痛之功,治疗气滞胁痛,腹痛及肝郁月经不调、痛经、乳房胀痛等证。

5. 人参、黄芪的功效应用主治异同点见下表:

	相同点	不同点
人参	补益脾肺,治疗脾肺气虚证	补气力强,善大补元气,为治疗气虚欲脱的要药;又可生津止渴,治疗津伤口渴、消渴;还益心气,安神,用治心悸、失眠、健忘
黄芪		温升性好,善于补气升阳,为治疗中气下陷的要药;并善于走肌表,益卫固表止汗,利水消肿,托疮生肌,治疗表虚自汗,气虚水肿,疮疡不溃或久溃不敛等证

6. 长于"疏散半表半里之邪"的药是柴胡。有良好的疏散退热作用,为治疗寒热往来少阳证的要药;又可用于外感发热。疏肝解郁治疗肝郁气滞、胸胁疼痛、月经不调等;又善升阳举陷治疗气虚下陷,久泻脱肛。

主要参考书籍

雷载权,张廷模. 中华临床中药学[M]. 北京:人民卫生出版社,1998.
梅全喜,毕焕新. 现代中药药理手册[M]. 北京:中国中医药出版社,1998.
黄泰康. 常用中药成分与药理手册[M]. 北京:中国医药科技出版社,1997.
凌一揆. 中药学[M]. 上海:上海科学技术出版社,1984.
雷载权. 中药学[M]. 上海:上海科学技术出版社,1995.
许济群. 方剂学[M]. 上海:上海科学技术出版社,1985.
段富津. 方剂学[M]. 上海:上海科学技术出版社,1995.
国家药典委员会. 中华人民共和国药典(2010年版一部)[M]. 北京:中国医药科技出版社,2010.
沈映君. 中药药理学[M]. 上海:上海科学技术出版社,1997.
张贵君. 中药商品学[M]. 北京:人民卫生出版社,2002.
王焕华,储农,倪惠珠. 中国药话[M]. 北京:中国中医药出版社,1996.

药名索引

二画

丁香/191
人参/334

三画

三七/229
三棱/262
干姜/183
土荆皮/403
土茯苓/109
土鳖虫/256
大青叶/97
大枣/347
大黄/126
大蓟/223
山豆根/105
山茱萸/390
山药/343
山楂/209
川贝母/277
川乌/142
川芎/241
川楝子/203
广藿香/157
女贞子/376
小茴香/189
小蓟/224
马钱子/259
马兜铃/290

四画

天冬/371
天花粉/75
天竺黄/282
天南星/270
天麻/315
木瓜/146
木香/200
木通/172
五加皮/152
五灵脂/247
五味子/382
五倍子/385
太子参/339
车前子/170
车前草/170
牛黄/313
牛蒡子/57
牛膝/253
升药/406
升麻/64
化橘红/196
丹参/248
乌药/204
乌梅/384
火麻仁/132
巴豆/136
巴戟天/349
水牛角/118
水蛭/263

五画

玉竹/373
甘草/345
甘遂/134
艾叶/237

石韦/175
石决明/306
石菖蒲/328
石斛/372
石膏/71
龙齿/299
龙骨/299
龙胆/87
北豆根/105
北沙参/367
生姜/43
生姜汁/44
生姜皮/44
仙鹤草/234
白及/233
白术/342
白头翁/107
白芍/363
白芷/49
白花蛇舌草/108
白附子/271
白茅根/227
白矾/401
白果/294
白茯苓/166
白前/274
白扁豆/344
白鲜皮/90
瓜蒂/397
瓜蒌/279
冬虫夏草/359
玄参/113
半夏/269

六　画

地龙/317
地肤子/174
地骨皮/121
地黄/112
地榆/224
芒硝/128
西洋参/337
百合/369
百部/287
当归/361
肉苁蓉/354
肉豆蔻/388
肉桂/185
朱砂/297
竹叶/77
竹沥/281
竹茹/280
延胡索/242
自然铜/257
血竭/260
全蝎/318
关白附/271
决明子/79
冰片/326
防己/149
防风/47
红大戟/135
红花/249
红藤/103

七　画

麦冬/369
麦芽/211
远志/303
赤石脂/389
赤芍/116
赤茯苓/166
花椒/190
芥子/272

苍术/159
苍耳子/53
芡实/394
苎麻根/228
芦荟/131
芦根/74
苏木/257
苏合香/327
杜仲/356
豆蔻/162
连翘/92
吴茱萸/187
牡丹皮/115
牡蛎/308
何首乌/364
佛手/205
谷芽/212
龟甲/377
辛夷/54
羌活/48
沙苑子/355
没药/246
沉香/201
诃子/386
补骨脂/351
阿胶/366
陈皮/196
附子/182
忍冬藤/91
鸡内金/213
鸡血藤/255

八　画

青皮/197
青蒿/119
青黛/99
苦杏仁/285
苦参/89
苦楝皮/217
枇杷叶/291
板蓝根/98

郁李仁/133
郁金/244
虎杖/178
昆布/283
败酱草/103
知母/73
使君子/216
侧柏叶/226
佩兰/158
金钱白花蛇/144
金钱草/177
金银花/91
乳香/245
鱼腥草/101
狗脊/153
京大戟/134
炉甘石/408
泽兰/252
泽泻/169
细辛/51

九　画

珍珠母/307
荆芥/46
茜草/231
荜茇/192
草乌/143
茵陈/176
茯苓/165
茯苓皮/166
茯神/166
胡黄连/123
荔枝核/205
南瓜子/218
南沙参/368
枳壳/198
枳实/198
柏子仁/302
栀子/77
枸杞子/374
柿蒂/207

药名索引

威灵仙/141
砒石/407
厚朴/160
砂仁/161
牵牛子/135
骨碎补/258
钩藤/314
香加皮/169
香附/202
香薷/45
胆南星/270
独活/140
姜黄/245
前胡/275
炮姜/236
穿山甲/264
穿心莲/96
神曲/210
蚤休/107
络石藤/151

十画

秦艽/148
秦皮/88
莱菔子/212
莲子/393
莲子心/393
莪术/261
荷叶/393
桂枝/40
桔梗/276
桃仁/251
夏枯草/78
柴胡/62
党参/338
射干/104
高良姜/189
益母草/252
益智/353
浙贝母/278
海金沙/174

海螵蛸/392
海藻/282
桑叶/59
桑白皮/292
桑寄生/152
桑螵蛸/391

十一画

黄芩/81
黄芪/339
黄连/83
黄药子/284
黄柏/85
黄精/373
草薢/175
菟丝子/354
菊花/60
常山/396
野菊花/96
蛇床子/402
银杏叶/294
银柴胡/122
甜杏仁/285
猪苓/168
麻黄/39
麻黄根/381
鹿角/348
鹿角胶/348
鹿角霜/348
鹿茸/348
旋覆花/273
羚羊角/312
淫羊藿/350
淡竹叶/76
淡豆豉/67
续断/357
绵马贯众/101

十二画

琥珀/300
款冬花/289

葛花/65
葛根/65
葶苈子/293
棕榈炭/235
硫黄/400
雄黄/399
紫花地丁/95
紫苏子/286
紫苏叶/42
紫苏梗/43
紫河车/360
紫草/117
紫菀/288
蛤蚧/358
锁阳/354
番红花/249
番泻叶/130
滑石/171

十三画

蒺藜/310
蒲公英/94
蒲黄/232
槐花/225
槐角/225
硼砂/409
雷丸/219
雷公藤/145
蜈蚣/320
蜂房/404

十四画

蔓荆子/62
槟榔/217
酸枣仁/301
磁石/298
豨莶草/150
蝉蜕/58
熊胆/109

十　五　画

赭石/309
蕲蛇/143
墨旱莲/375
僵蚕/321
僵蛹/321
熟地黄/362

鹤草芽/219

十六画以上

薤白/206
薏苡仁/167
薄荷/56
橘叶/196

橘络/196
橘核/196
藁本/52
瞿麦/173
鳖甲/378
蟾酥/329
麝香/324